Delp

Das große Fitnessbuch

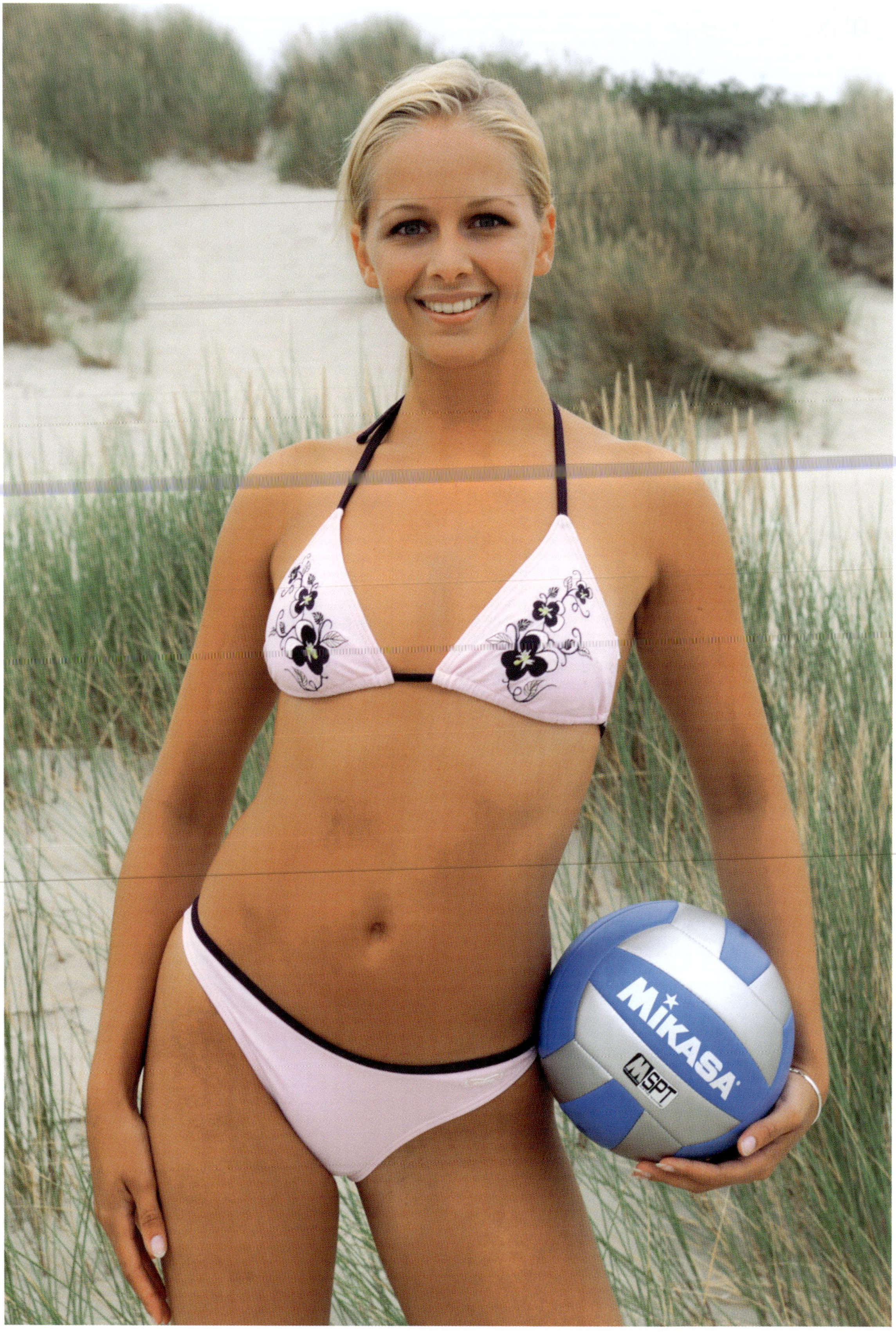
MIKASA
SPT

Christoph Delp

Das große Fitness Buch

Beweglichkeit • Kraft • Ausdauer

pietsch

Einbandgestaltung: Sven Rauert

ISBN 978-3-613-50645-9

1. Auflage 2011

Der Titel erschien bereits 2006 unter der ISBN 978-3-613-50500-1

Sie finden uns im Internet unter: www.pietsch-verlag.de

Lektorat: Tobias Lemke, Angela Saur
Innengestaltung: Jürgen Knopf, Printprodukte, 74321 Bietigheim
Druck und Bindung: LEGO S.p.A., 36100 Vicenza
Printed in Italy

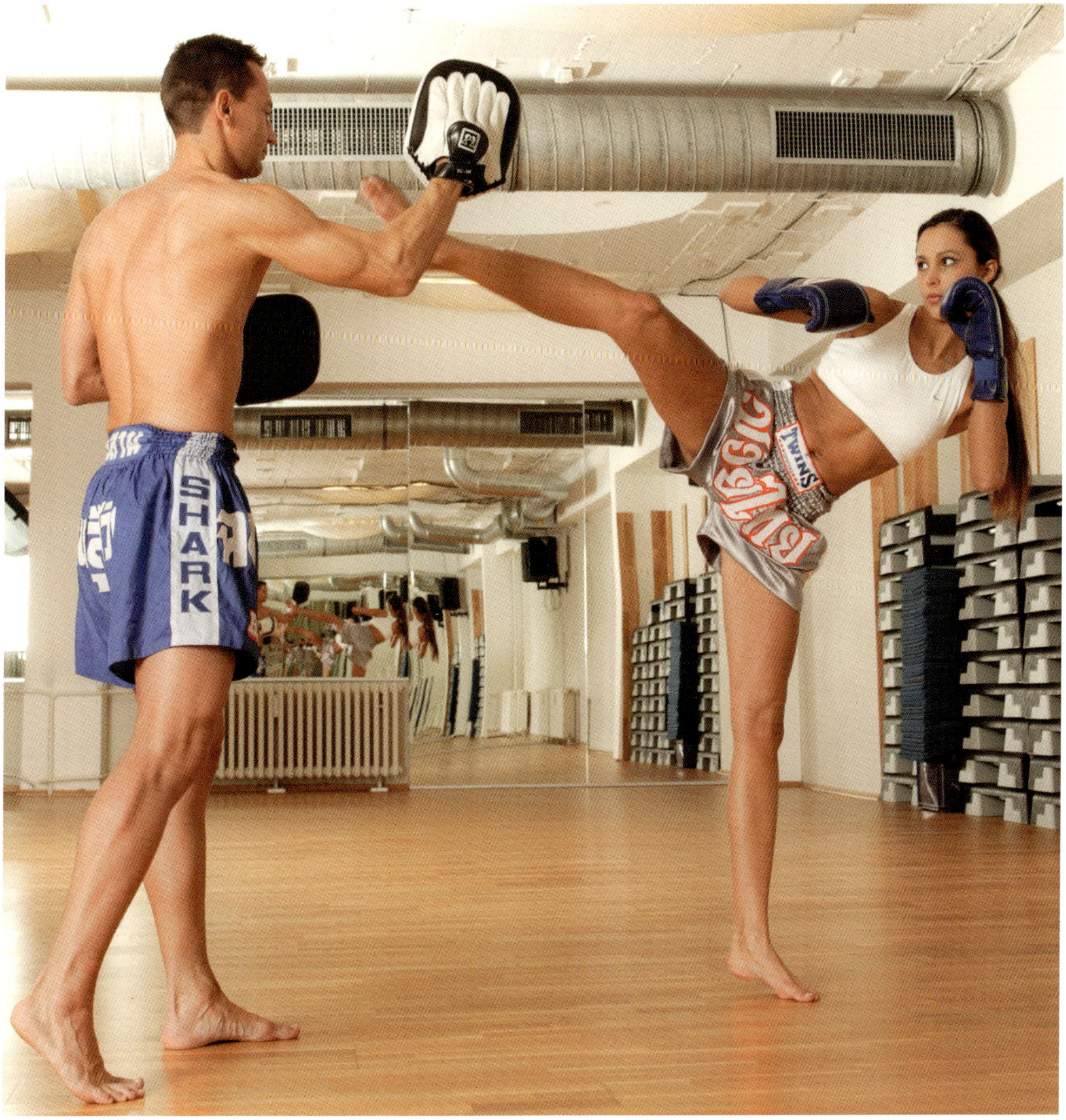

Danksagung des Verfassers

Ich bedanke mich bei meiner Familie für die Unterstützung; bei Oliver Glatow für die Hilfe bei den Fotoproduktionen; bei Angela Saur (Verlag pietsch) für die Unterstützung zur Verwirklichung meiner Buchprojekte; bei Jürgen Knopf für die gelungene Buchgestaltung; bei dem Fotographen Nopphadol Viwatkamolwat für die schönen Bilder und natürlich bei den Darstellern Claudia, Elise, Ernst, Petra, Sabrina und Tui für die hervorragende Zusammenarbeit.

Inhalt

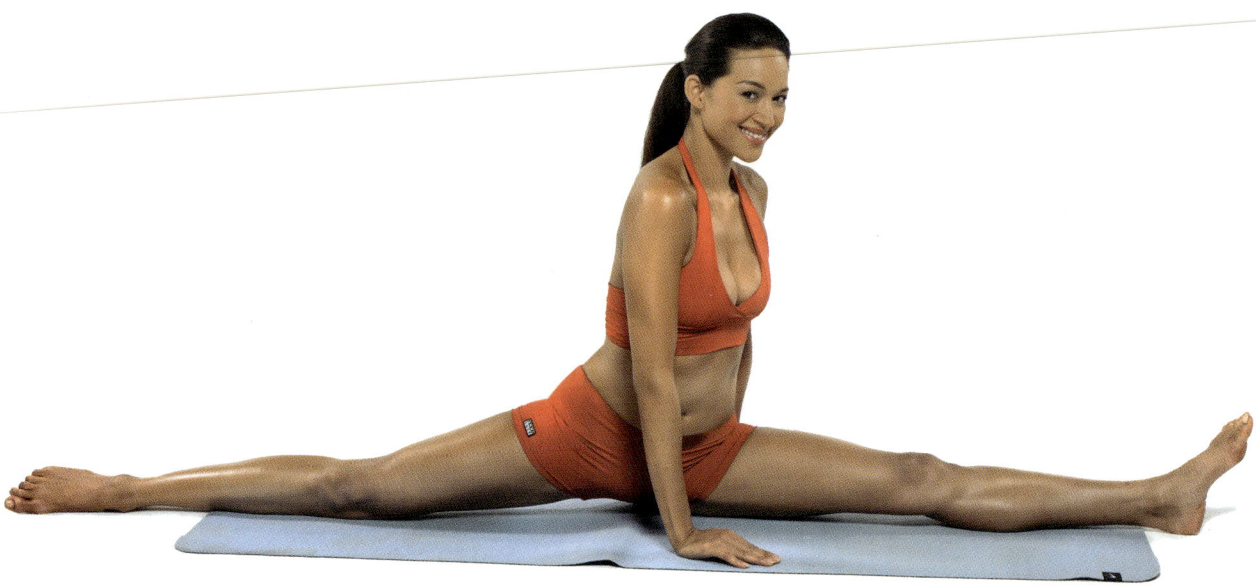

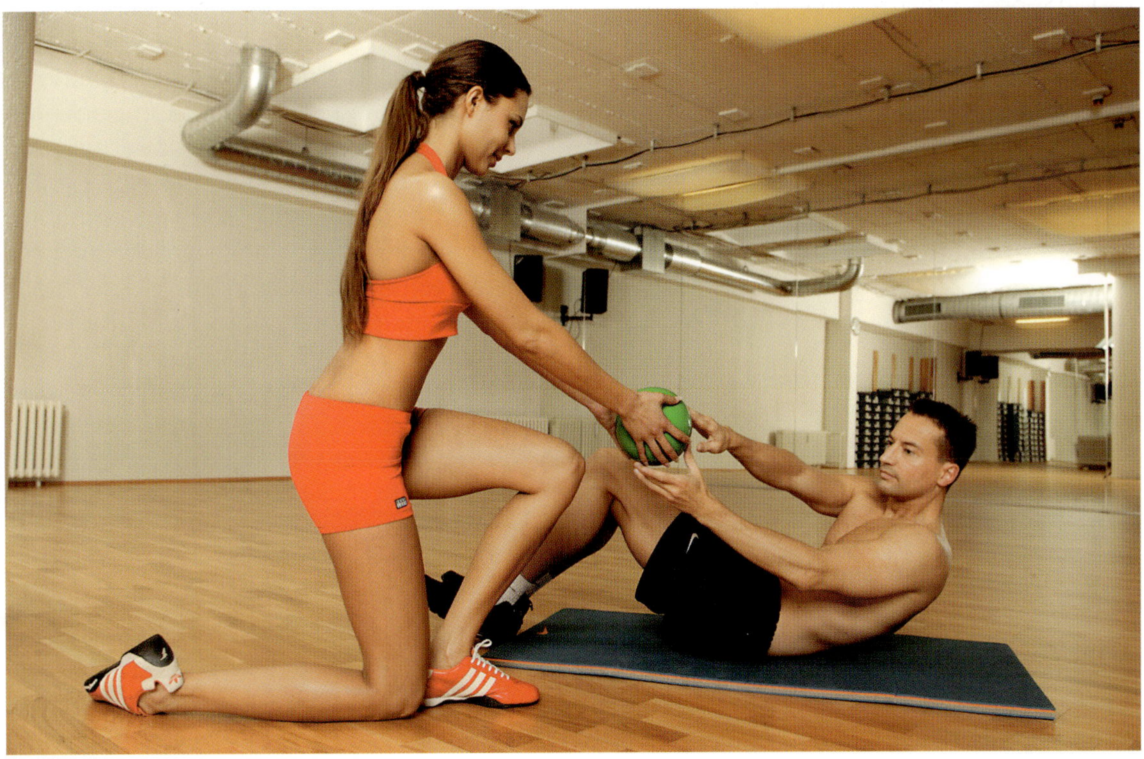

Teil I: Fitness Basics

Über Fitnesstraining und Ernährung werden immer wieder neue Theorien verbreitet. Diese sollen ermöglichen, die gewünschte Körperstatur innerhalb einer kurzen Zeitspanne und mit nur minimalem Aufwand zu erreichen. Beispielsweise werden Fitnessübungen propagiert, mit denen man durch wenige Minuten täglichen Trainings seine gewünschte Figur erreichen soll. Oder es gibt Ernährungsempfehlungen, die Erfolg versprechen, wenn man die bisherige Ernährung radikal umstellt. Diese Theorien führen aber nur zu kurzfristigem Erfolg, wenn sich ein solcher überhaupt einstellt.

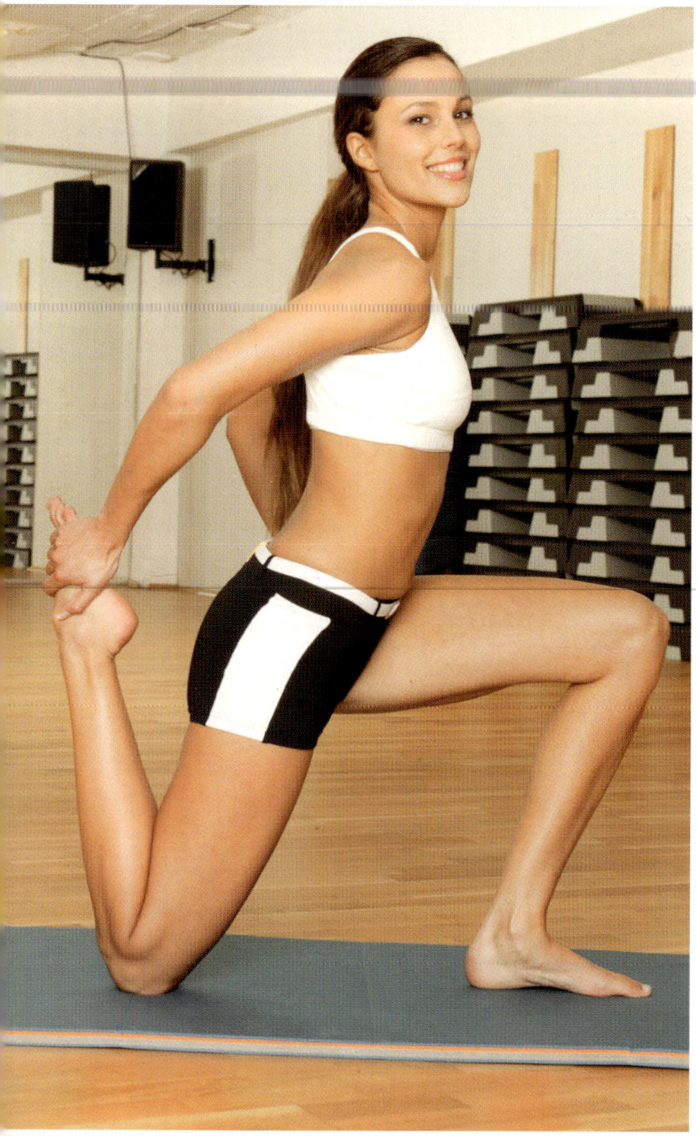

Sie erreichen hingegen die besten Effekte für Ihre Fitness und Gesundheit, wenn Sie Ihren Körper nach einem ausgewogenen Fitnessprogramm trainieren, das die Fitnesskomponenten **Ausdauer, Kraft** und **Beweglichkeit** fördert. Verzichten Sie in Ihrem Training auf zweifelhafte Fitnesstheorien und Ernährungstipps, sondern nutzen Sie die wissenschaftlichen Erkenntnisse. Wichtig ist es, bewusst zu trainieren. Sie müssen die Bewegungsabläufe der Kraft- und Dehnübungen exakt beherrschen und wissen, welche Muskelgruppen zu aktivieren sind. Machen Sie sich Trainingsnotizen zu der Entwicklung Ihrer Körperformen und zur körperlichen Leistungsfähigkeit. Je besser es Ihnen gelingt, die Reaktionen Ihres Körpers auf Trainingsanforderungen nachzuvollziehen, desto effektiver können Sie zukünftige Trainingseinheiten gestalten.

Dieses Buch vermittelt Ihnen die Grundlagen zum Training der Fitnesskomponenten Beweglichkeit, Kraft und Ausdauer und zur gesunden und bedarfsgerechten Ernährung. Außerdem stellt es Programme für unterschiedliche Trainingsziele vor und liefert zahlreiche Informationen zur eigenständigen Trainingsgestaltung und Trainingsplanung. So können Sie effektiv trainieren und Ihre Fitness langfristig aufbauen und aufrechterhalten.

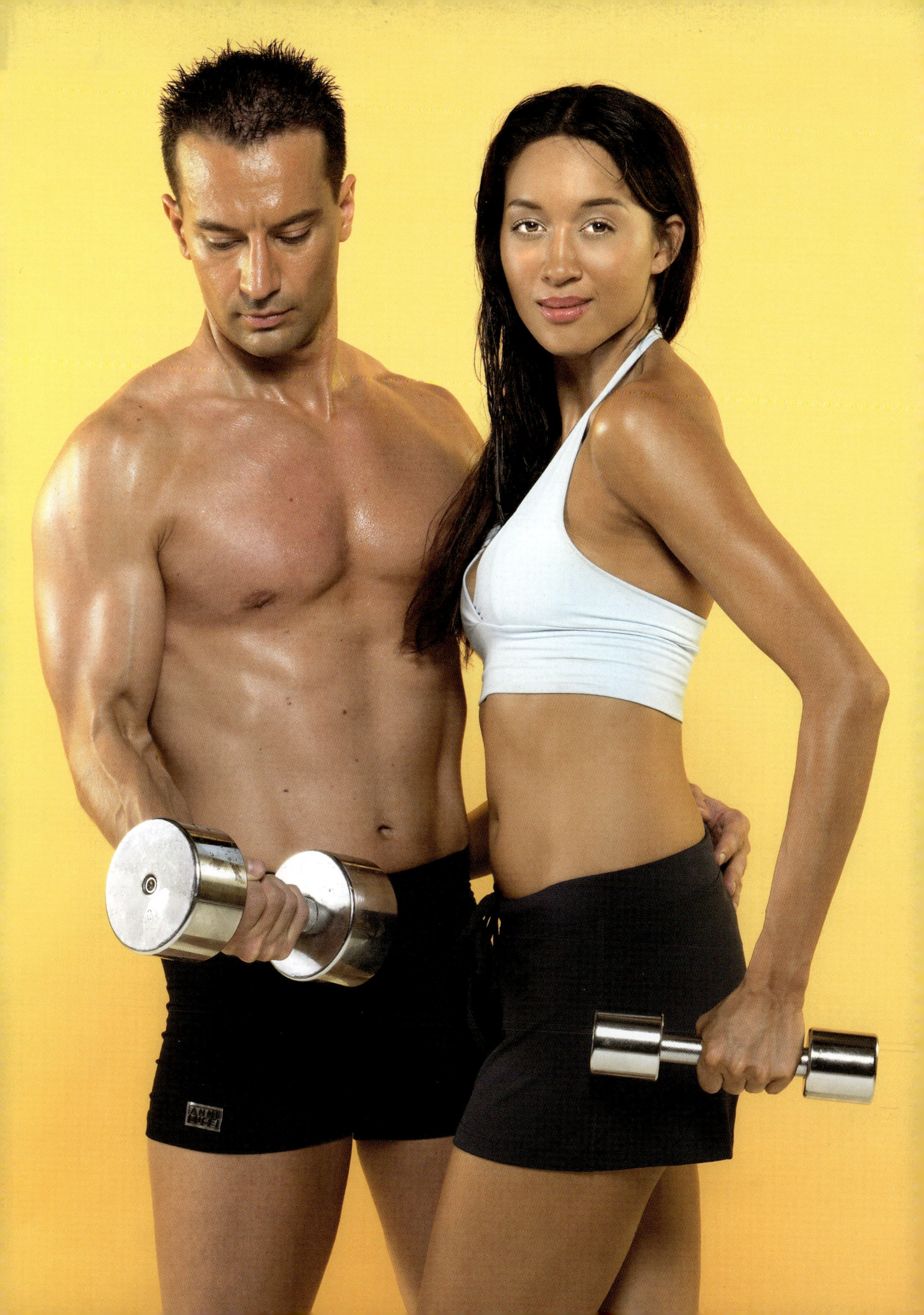

Zum Buchaufbau

Das Buch liefert im ersten Kapitel Grundwissen zum Fitnesstraining und stellt Fitnesstests vor, mit denen Sie Ihre Körperproportionen überprüfen und Ihre körperliche Leistungsfähigkeit testen können.
Das zweite Kapitel liefert Informationen zur Trainingsplanung und -einteilung. Sie erfahren, wie eine Trainingsstunde aufzubauen ist und wie Sie langfristig den Erfolg des Trainings kontrollieren können.
Im dritten Kapitel lernen Sie die besten Methoden und Übungen für das Krafttraining kennen. Ebenso werden Übungsvarianten vorgestellt, um Ihr Trainingsprogramm abwechslungsreich zu gestalten.
Das vierte Kapitel bietet Hintergrundwissen zum Dehnen und stellt zwei effektive Methoden vor. Es werden Dehnübungen und Übungsvarianten für alle Muskelgruppen beschrieben.
Das fünfte Kapitel widmet sich dem Ausdauertraining. Sie erfahren, mit welcher Intensität Sie die Ausdauer effektiv trainieren und welche Sportarten sich dazu eignen.
Im sechsten Kapitel werden Sie über richtige Ernährung informiert. Sie erhalten Grundwissen über die Nährstoffe und erfahren, wie Sie eine gesunde und bedarfsgerechte Ernährung zusammenstellen.
Im siebten Kapitel werden Trainingsprogramme vorgestellt. Es sind Programme für die Trainingsziele Fitness, Körperfettreduktion und Muskelaufbau enthalten. So können Sie schon sehr bald Ihre Ziele verwirklichen.

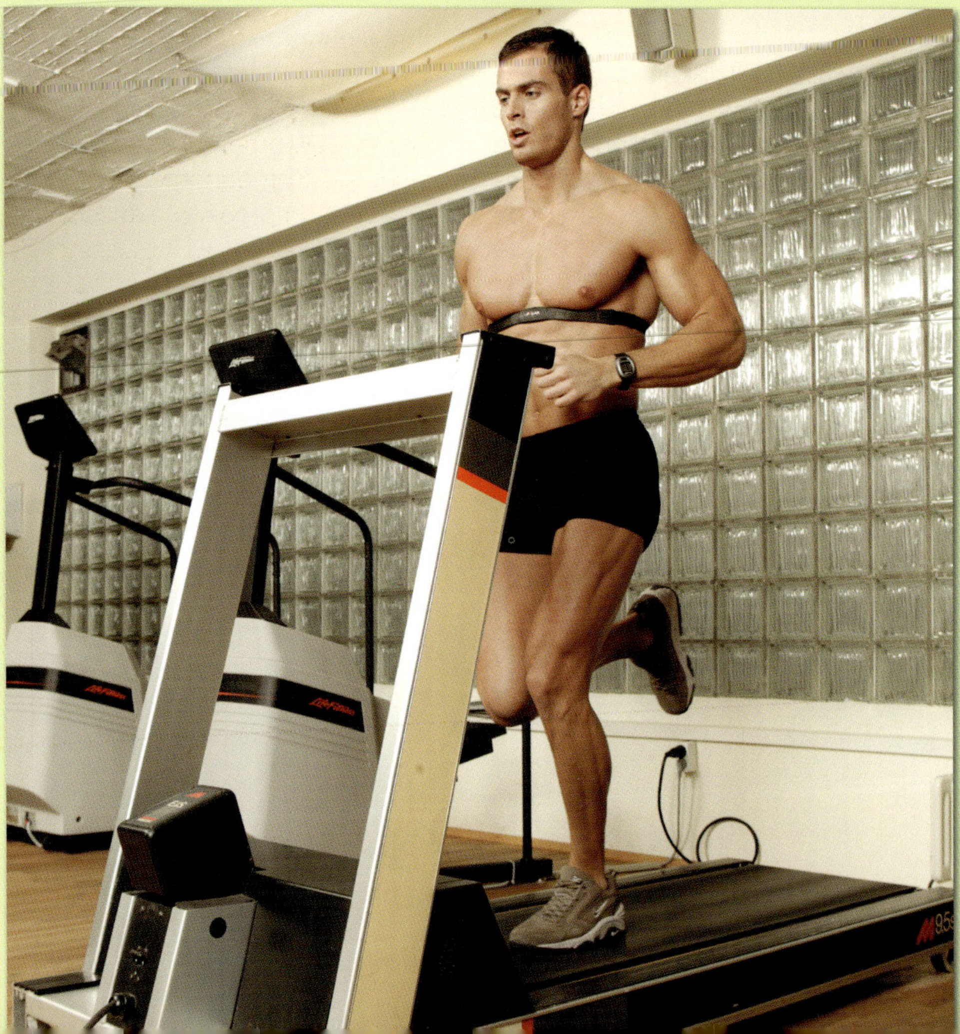

1. Wissenswertes über Fitnesstraining

Was ist Fitness?

Fit sein bedeutet, dass Sie sich in guter körperlicher Verfassung befinden, leistungsfähig sind und sich den Anforderungen des Alltags jederzeit gewachsen fühlen. Um Ihre Fitness zu erhalten, beziehungsweise zu verbessern, müssen Sie regelmäßig den Körper durch Training fordern und ihm so Reize setzen. Ansonsten erhöht sich die Leistungsfähigkeit des Körpers nicht, sondern wird wieder abgebaut.
Als Komponenten körperlicher Fitness gelten vorrangig Ausdauer, Kraft, Beweglichkeit, Koordination und Schnelligkeit. Im Rahmen eines gesundheitsorientierten Fitnesstrainings, wie es dieses Buch empfiehlt, sind insbesondere Beweglichkeit, Kraft und Ausdauer zu trainieren.

Beweglichkeit
Das Training der Beweglichkeit dient dazu, Beeinträchtigungen des Körperkorsetts vorzubeugen und solche zu verringern, wie beispielsweise Verspannungen der Nackenmuskulatur, die durch vorwiegend sitzende Tätigkeiten verursacht werden.

Kraft
Die Muskelkraft muss trainiert werden, um die körperliche Leistungsfähigkeit zu erhöhen und im Alter zu bewahren. Außerdem können mit Krafttraining Muskelungleichgewichte gezielt ausgeglichen werden, die sich durch regelmäßiges Ausführen einseitiger Tätigkeiten oder nach Verletzungen ergeben.

Ausdauer
Das Training der Ausdauer steigert die körperliche und geistige Leistungsfähigkeit in Beruf und Alltag. Außerdem hilft es, Stresssituationen besser zu bewältigen und Krankheiten des Herz-Kreislauf-Systems vorzubeugen.

Koordination
Mit Übungen für die Koordination, beispielsweise dem Einbeinstand (siehe S. 28), kann das Fitnessprogramm erweitert werden, um das Gleichgewichtsgefühl und die Reaktionsfähigkeit zu verbessern. Insbesondere nach einer Verletzung und im fortgeschrittenen Alter ist dies von entscheidender Bedeutung.

Schnelligkeit
Im Freizeit- und Gesundheitssport muss dem Training der Schnelligkeit weniger Beachtung gewidmet werden als den bereits genannten Komponenten. Schnelligkeit ist auf Wettkampfebene ausschlaggebend, beispielsweise bei Ballsportarten. Deshalb empfiehlt es sich, sie ins sportartspezifische Training zu integrieren. Das Schnelligkeitstraining kann aber auch, z. B. in Form von 60-Meter-Sprintübungen, von fortgeschrittenen Fitnesssportlern mit in ihr Trainingsprogramm aufgenommen werden.

Gute Trainingsgründe

Fitnesstraining hat zahlreiche positive Effekte für unsere Gesundheit und unser Wohlbefinden. Dies setzt allerdings voraus, dass Sie die Fitnesskomponenten Beweglichkeit, Kraft und Ausdauer trainieren und im Krafttraining auf ein gleichmäßiges Training aller großen Muskelgruppen achten.

Körperkräftigung und Krafterhalt

Mit dem Training von Kraft und Ausdauer stärken Sie Ihren Körper, was sich positiv im Alltag auswirkt, beispielsweise beim Treppensteigen und Tragen von Getränkekisten. Durch regelmäßiges Training können Sie Ihre Fitness kontinuierlich steigern.
Außerdem verhindert das Krafttraining die altersbedingte Kraftabnahme. Es wurde bei Untersuchungen festgestellt, dass selbst Senioren ihre Muskelkraft noch deutlich steigern können.

Körperformung

Fitnesstraining gestaltet die Körperproportionen und baut Körperfett ab. Beispielsweise sind »Sixpack« und knackiger Po Resultate von regelmäßigem Kraft- und Ausdauertraining und bedarfsgerechter Ernährung. Auch bewirkt Fitnesstraining eine aufrechte Körperhaltung, geschmeidige Körperbewegungen und einen dynamischen Gang.
Mit dem richtigen Trainingsprogramm lässt sich gezielt auf die gewünschte Körperform hin trainieren. Beispielsweise werden viele Ausdauereinheiten und im Krafttraining hohe Wiederholungszahlen ausgeführt, um einen schlanken Körper zu entwickeln. Ist hingegen das Ziel, einen muskulösen Körper aufzubauen, wird primär Krafttraining mit geringen Wiederholungszahlen ausgeführt.
Kraft- und Ausdauertraining verbrennt zahlreiche Kalorien, und dies nicht nur während der sportlichen Aktivität, sondern auch danach in der Regenerationsphase. Außerdem führt eine größere Muskelmasse zu höherem Grundverbrauch an Energie und somit an Kalorien. Deshalb ist Fitnesstraining der beste Weg, um Körperfett zu reduzieren. Voraussetzung ist aber, dass Sie eine negative Kalorienbilanz erreichen, d. h. weniger Kalorien aufnehmen, als Sie verbrauchen.

Ausgleich muskulärer Ungleichgewichte

Aus einseitigen Belastungen in Beruf und Freizeit können Ungleichgewichte zwischen Muskelgruppen entstehen. Muskel und Gegenspieler müssen sich in einem ausgeglichenen Kräfteverhältnis zueinander befinden. Beispielsweise streckt die vordere Oberschenkelmuskulatur das Bein im Kniegelenk und deren Gegenspieler, die hintere Oberschenkelmuskulatur, beugt das Bein im Kniegelenk. Damit das Knie optimal geschützt ist, müssen beide Muskelgruppen gleichmäßig trainiert sein. Ist ein solches Kräfteverhältnis zwischen Muskel und Gegenspieler nicht gegeben, führt dies zu Verspannungen und Fehlhaltungen, und daraus resultieren dann anhaltende Beschwerden. Gezieltes Krafttraining kombiniert mit Beweglichkeitstraining hilft gegen solche Probleme und beseitigt die Beschwerden.
Nach schweren Verletzungen, wie einem Kreuzbandriss, muss die Muskulatur der geschwächten Körperseite wieder aufgebaut werden. Ansonsten gewöhnt sich der Körper Fehlstellungen an, weil er versucht, die schwächere Körperpartie zu schützen.

Leistungsverbesserung im Sport

Nutzen Sie Fitnesstraining, um in Ihrer Sportart leistungsfähiger zu werden. Mit regelmäßigen Trainingseinheiten für Kraft, Beweglichkeit und Ausdauer können Sie den Körper ausgeglichen und somit optimal trainieren. Sie verbessern die Leistungsfähigkeit in Ihrer Sportart und verringern das Risiko, sich zu verletzen.
Leistungssportler sollten zusätzlich gezieltes Krafttraining zur Verbesserung der Schnellkraft und der Maximalkraft machen, um ihr Leistungsvermögen noch etwas zu

steigern. Für Hobbysportler sind diese intensiven Krafttrainingsformen jedoch nicht geeignet (siehe S. 49–51).

Häufige Missverständnisse

Rund um das Thema Fitnesstraining bestehen zahlreiche Fragen und Missverständnisse, auf die hier eingegangen wird.

• *Gibt es für das Fitnesstraining alters- oder geschlechtsbedingte Einschränkungen?*
Alle gesunden, ausgewachsenen Menschen können ohne Einschränkungen ihre Körperfitness trainieren. Senioren sollten jedoch auf extreme Fitnesseinheiten verzichten. Kinder und Jugendliche dürfen im Krafttraining einzig die Kraftausdauer-Methode einsetzen (siehe S. 50), bis der Körper ausgewachsen ist. Gegen ein ausgewogenes, alle Muskelgruppen berücksichtigendes Kräftigungsprogramm ist auch in diesem Alter nichts einzuwenden. Frauen können ebenso wie Männer trainieren, sie bevorzugen aber oft aus ästhetischen Gründen die Kraftausdauer-Methode.

• *Bedeutet effektives Training, mit Schmerzen zu trainieren?*
Vielfach besteht die Meinung, dass mit Schmerzen und den letzten Kraftreserven trainiert werden muss, um optimale Ergebnisse zu erzielen. Schmerzen im Training sind jedoch grundsätzlich falsch. Im Beweglichkeitstraining müssen Sie vorsichtig vorgehen und Ihren Körper entspannen, da Schmerzen und Anstrengungen zu Verkrampfungen führen. Im Krafttraining ist es durchaus sinnvoll, intensiv zu trainieren. Sie dürfen ein Brennen im Muskel spüren und die Übungsbelastung als schwer bis sehr schwer wahrnehmen. Es dürfen aber keine Schmerzen auftreten. Alle Bewegungen müssen mit gleichmäßiger Geschwindigkeit und ohne Ausweichbewegungen vollzogen werden können. Auch das Ausdauertraining kann intensiv gestaltet sein. Dies hängt jedoch davon ab, mit welcher Intensität Sie Ihre Ausdauer trainieren. Zuerst müssen Sie sich eine gute Grundlagenausdauer antrainieren, bevor Sie intensive Ausdauertrainingseinheiten ausführen.

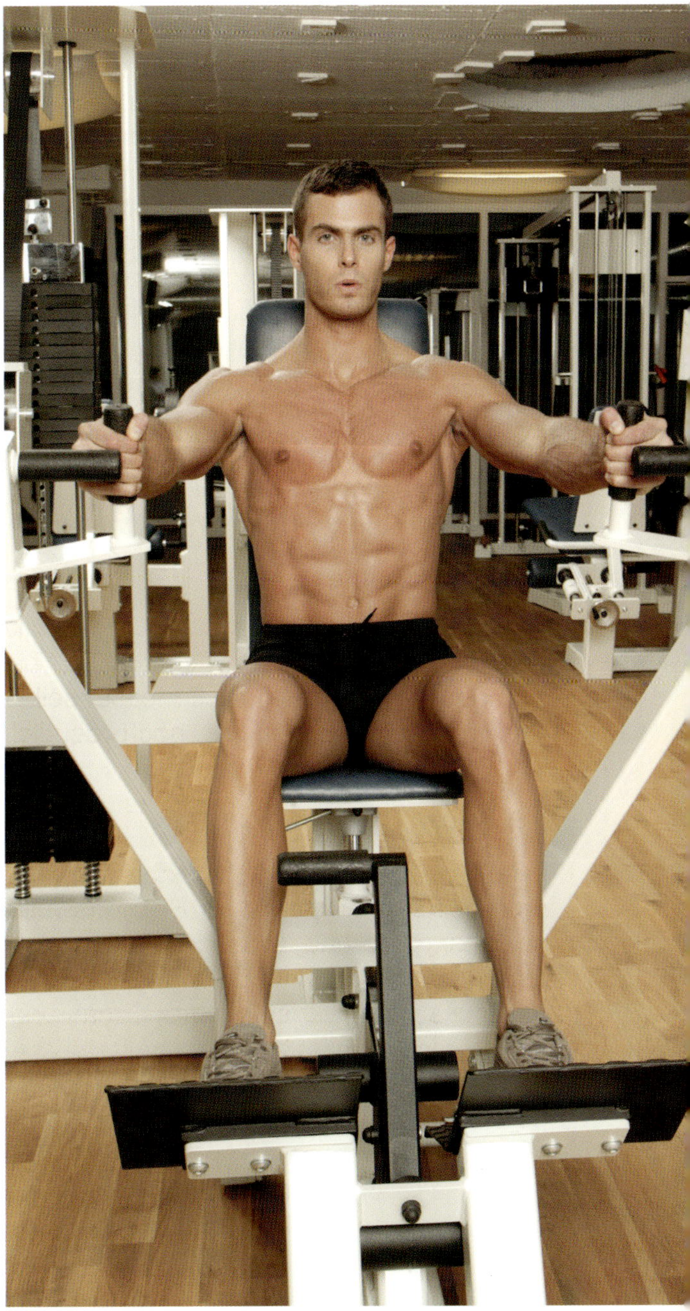

Sie können intensiv trainieren, dürfen dabei aber keine Schmerzen empfinden.

• *Sind Dehnen und Stretching dasselbe?*
Es gibt verschiedene Möglichkeiten, sich zu dehnen. Eine davon ist das Stretching, das in diesem Buch unter dem Namen »Entspannen – Erweitern« vorgestellt wird. Eine andere Methode ist das »Anspannen – Entspannen – Erweitern« (siehe S. 134–135). Es gibt noch zahlreiche andere Dehnmethoden, die aber für das gesundheitsorientierte Fitnesstraining wenig geeignet sind und deshalb in diesem Buch nicht vorgestellt werden.

• *Führt häufiges Dehnen zu einer Überbeweglichkeit und somit zu erhöhtem Verletzungsrisiko?*
Dieses Problem könnte sich ergeben, wenn Sie eine relativ schwache Muskulatur besitzen und sich oft und sehr intensiv dehnen, aber auf andere Inhalte des Fitnesstrainings verzichten. Trainieren Sie deshalb ebenso Ihre Kraft und Ausdauer, so vermeiden Sie das Risiko einer Überbeweglichkeit.

• *Kann das Krafttraining zu Hause ausgeglichen gestaltet werden?*
In diesem Buch werden Übungen gezeigt, mit denen Sie Ihr Krafttraining genauso effektiv daheim wie in einem modern ausgerüsteten Fitness-Studio gestalten können. Als problematisch könnte angeführt werden, dass Übungen mit Kurzhanteln und Stretchband mehr Ausweichmöglichkeiten als große Kraftmaschinen bieten und es bei Trainingseinsteigern zu fehlerhafter Übungsausführung kommen könnte. Wenn Sie Ihre Bewegungen regelmäßig vor einem Spiegel überprüfen und sich beim Training auf die Muskulatur konzentrieren, bestehen diese Risiken nicht. Außerdem führt freies Training zu besseren Ergebnissen, weshalb fortgeschrittene Fitnesssportler das freie Training dem an Geräten mit fixierter Bewegungsausführung vorziehen.

• *Führt Krafttraining zu einem unbeweglichen Körper?*
Diese Meinung entwickelte sich, als zu Beginn der Fitnesswelle in den 80er Jahren des letzten Jahrhunderts einige Bodybuilder das Dehnen komplett ausklammerten und als Folge davon verkürzte Muskeln entwickelten und sich kaum noch bewegen konnten. Mittlerweile wird auch im Bodybuilding regelmäßig gedehnt und es gibt sogar Bodybuilder, die einen Spagat ausführen können. Wer Übungen zur Körperkräftigung ausführt, sollte sich vor und nach dem Training dehnen. Auch zwischen einzelnen Übungen ist Dehnen sinnvoll, um Verkrampfungen der Muskulatur zu lockern und den Körper zu regenerieren.

• *Entwickeln Frauen vom Krafttraining große Muskeln?*
Oftmals sind Frauen dem Krafttraining gegenüber skeptisch. Sie befürchten, sich ausgeprägte Muskeln anzutrainieren, insbesondere muskulöse Oberarme. Tatsächlich ist das Muskelwachstum aber abhängig von der körperlichen Veranlagung und generell bei Frauen deutlich geringer als bei Männern. Wenn Sie von Ihrer Veranlagung her eine kräftige Frau sind, trainieren Sie nach der Kraftausdauer-Methode mit hohen Wiederholungszahlen (siehe S. 50).

• *Sind Menschen mit großen Muskeln schnell außer Atem?*
Dieser Eindruck ist entstanden, da viele Bodybuilder nur zu relativ kurzen Ausdauerleistungen fähig sind. Diese Leistungssportler konzentrieren ihr Training jedoch auf die Vergrößerung der Muskelmasse und setzen hierfür ihre gesamte Energie ein. Im Gegensatz dazu muss im Fitnesstraining mit gesundheitlicher Ausrichtung ebenso wie in den meisten anderen Sportarten das Ausdauertraining in das Fitnessprogramm integriert sein. Beispielsweise sind Kampfsportler auch in hohen Gewichtsklassen intensiv im Ausdauerbereich trainiert.

• *Kann das Stretchband nur für das Kraftausdauer-Training eingesetzt werden?*
Eine Kurzhantel-Übung können Sie mit den Gewichtsscheiben exakt auf Ihr Leistungsvermögen abstimmen. Dies ist mit einem Stretchband zwar nicht möglich, doch gibt es Stretchbänder mit unterschiedlichen Widerständen. Generell sind Stretchbänder besser für Übungen nach der Kraftausdauer-Methode geeignet, da es bei diesen auf hohe Wiederholungszahlen und weniger auf eine Intensitätsabstufung ankommt. Das Stretchband ist aber eine gute Alternative für das Muskelaufbau-Training, wenn keine Gewichte zur Verfügung stehen, beispielsweise im Urlaub. Außerdem können Zugübungen, die im Fitness-Studio am Zugturm ausgeführt werden, mit dem Stretchband wirkungsvoll daheim trainiert werden.

• *Wird durch Ausdauertraining ein dünner und schmächtiger Körper entwickelt?*
Professionelle Langstreckenläufer sind dünn und von schmächtigem Körperbau. Sie trainieren hauptsächlich ihre Ausdauer, wobei zahlreiche Kalorien verbrannt werden. Wenn keine entsprechende Kalorienzufuhr erfolgt und das Krafttraining vernachlässigt wird, bekommt der Körper solche Konturen. Triathleten belegen allerdings, dass auch mit intensivem Ausdauertraining eine kräftige Körperstatur entwickelt werden kann.

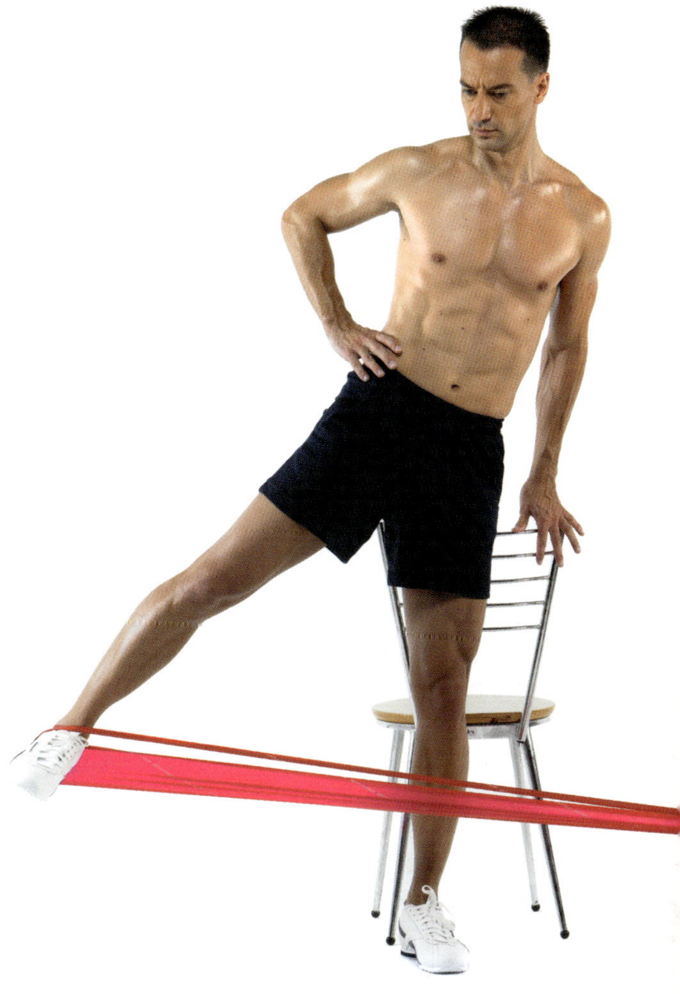

Das Training mit dem Stretchband (Theraband ®).

Die Ausrüstung

Für Fitnesstraining sind keine kostenintensiven Anschaffungen notwendig. Umso intensiver Sie jedoch trainieren, desto mehr Ausrüstung lohnt sich, damit das mögliche Leistungspotential noch etwas besser abgerufen werden kann.

Beweglichkeitstraining

Für das Dehnen tragen Sie angenehme Kleidung – nicht zu groß. Spezielle Trainingskleidung müssen Sie sich nicht zulegen.
Die Übungen in Bodenlage können Sie auf einer Trainingsmatte ebenso wie auf einem Handtuch oder Teppich ausführen. Eine Trainingsmatte erhalten Sie ab zirka 15 EUR im Fachhandel.

Krafttraining

Wenn Sie Ihr Training daheim durchführen, sind die im Folgenden aufgeführten Anschaffungen notwendig. Haben Sie hingegen die Möglichkeit, in einem Fitnessstudio zu trainieren, sind üblicherweise die für die Übungen in diesem Buch notwendigen Trainingsgegenstände vorhanden.

Sie benötigen ein Set aus zwei Kurzhanteln mit unterschiedlichen Gewichtsscheiben. Ein solches Set erhalten Sie in den großen Kaufhäusern ab 15 EUR. Am besten erwerben Sie Kurzhanteln, bei denen die Hantelbefestigung mit großen, sternförmigen Schraubmuttern erfolgt, da diese Muttern einen schnellen Wechsel der Gewichtsscheiben ermöglichen. Hingegen sind Hantelverschlüsse, die durch einen Inbusschlüssel festgezogen werden, weniger gut geeignet. Als Alternative können sich Personen, die eher wenig Muskelkraft besitzen, Kurzhanteln mit festen Gewichten von 1–3 kg zu legen. Zusätzlich ist der Kauf von Fußgelenksgewichten (Preis ab 10 EUR), Gymnastikball (Preis ab 10 EUR) und Stretchbändern empfehlenswert. Stretchbänder beispielsweise von der Firma Theraband® gibt es mit verschiedenen Bandwiderständen, die Sie entsprechend Ihrer Kraftentwicklung einsetzen können. Diese Bänder sind in den großen Kaufhäusern und im Sanitätsfachhandel ab 7 EUR zu erwerben.
Fortgeschrittene erweitern ihre Ausrüstung mit Langhantelstange (Preis ab 20 EUR), SZ-Hantelstange (Preis ab 20 EUR) und unterschiedlichen Gewichtsscheiben. Auch der Kauf einer Hantelbank mit verstellbarer Rückenlehne lohnt sich. Weiterhin benötigen Fortgeschrittene mehrere Kurzhantelsets, damit sie das Training nicht ständig unterbrechen müssen, um das Hantelgewicht bei den Übungen zu verändern.

Ausdauertraining
Für das Ausdauertraining sind die Sportarten Laufen, Walken, Radfahren und Schwimmen besonders geeignet. Machen Sie für den Trainingseinstieg möglichst wenige Anschaffungen. Wenn Sie die Trainingsintensität in einer Sportart erhöhen wollen, können Sie dann immer noch Ergänzungskäufe machen. Allerdings sind für regelmäßiges Lauftraining ein Paar geeignete Laufschuhe und gegebenenfalls speziell angefertigte Einlagen notwendig, um keine Verletzungen durch Fehlstellungen der Füße zu riskieren. Für das Ausdauertraining daheim eignen sich Fahrradergometer (Preis ab 150 EUR), Mini-Stepper (Preis ab 50 EUR) und Springseil (Preis ab 10 EUR). Diese Geräte können Sie auch in der Aufwärmphase einsetzen. Das Aufwärmen ist aber ebenso mit Übungen wie »Auf der Stelle laufen« und »Hampelmänner« möglich.

2. Trainingslehre

Im Fitnesstraining werden dem Körper Trainingsreize gesetzt, um kontinuierlich Leistungsverbesserungen zu erreichen. Dabei ist darauf zu achten, dass alle Fitnesskomponenten und Muskelgruppen des Körpers ausgewogen trainiert werden, was insbesondere beim Krafttraining wichtig ist.

Trainingsreize – Das Prinzip der Superkompensation

Überschwelliger Trainingsreiz
Unser Körper reagiert auf körperliche Belastung mit Anpassungsvorgängen. Wird im Training ein überschwelliger Reiz gesetzt, also eine größere Leistung abgerufen als in der vorherigen Trainingseinheit, stellt der Organismus nach einer Regenerationsphase ein größeres Leistungsniveau her. Dieser Vorgang, der zur Verbesserung des Ausgangsniveaus führt, wird **Superkompensation** genannt. Allerdings sind die möglichen Leistungsverbesserungen immer geringer, umso besser unser Körper trainiert ist. Wenn stattdessen nur geringe Reize gesetzt werden, d. h. der Körper nicht gefordert wird, dann erfolgt auch keine Anpassung, sondern maximal ein Erhalt des Leistungsniveaus. Erfolgt keine Reizsetzung, baut sich die Leistungsfähigkeit des Körpers ab. Muss beispielsweise ein Gipsverband zur Heilung eines Beinbruchs getragen werden, verringert sich die Muskulatur des geschütz-

ten Beines deutlich innerhalb weniger Tage. Entscheidend für die Anpassungsvorgänge und die Leistungsverbesserungen ist, mit welcher Intensität und nach welcher Methode der Körper gefordert wird.

Regenerationsphase

Der Organismus benötigt nach dem Trainingsreiz eine Regenerationsphase. In dieser Phase stellt sich der Körper auf den neuen Reiz ein. Nach einem überschwelligen Trainingsreiz verbessert er das Ausgangsniveau. Wie lange der Körper zur Regeneration und Anpassung benötigt, hängt von der Reizintensität, dem Trainingszustand und der ausgeführten Trainingsmethode ab. Beispielsweise benötigen die trainierten Muskelgruppen nach einem Krafttraining mit der Kraftausdauer-Methode weniger Regenerationszeit als nach einer intensiven Trainingseinheit mit der Muskelaufbau-Methode (siehe S. 49–51). Durch eine sinnvolle Regenerationsgestaltung, z. B. Auslaufen, Massagen und ausreichend Schlaf, lässt sich die Erholungsdauer beschleunigen.

Optimaler Trainingseffekt

Der Trainingseffekt ist dann optimal, wenn die Pause zwischen zwei Trainingseinheiten richtig gesetzt ist. Wird dem Körper nicht genug Zeit zur Regeneration gewährt, kann dies zu einem Zustand von Übertraining führen, was eine Verschlechterung des Leistungsniveaus zur Folge hat. Wird eine zu lange Pause zwischen zwei Trainingseinheiten gelassen, baut der Körper seine Leistungsfähigkeit wieder ab, und eine Verbesserung des Leistungsniveaus ist nicht mehr möglich. Da viele Komponenten auf die Dauer der Regenerationsphase einwirken, lässt sich diese nicht exakt bestimmen. Ziel eines Sportlers muss es ein, seinen Körper immer besser kennen zu lernen, um so die Trainingsplanung optimal gestalten zu können. Zur Orientierung für Einsteiger lässt sich festhalten, dass diese zwischen zwei gleichen Trainingseinheiten ein bis drei Tage pausieren sollten, je nachdem wie intensiv sie die erste Einheit wahrgenommen haben. Damit ambitionierte Sportler häufig ihre Muskelgruppen trainieren können, splitten sie ihr Trainingsprogramm nach Muskelgruppen. So können sie beispielsweise an einem Tag den Oberkörper trainieren und am nächsten Tag die Beine.

Grundlage zum Fitnesstraining

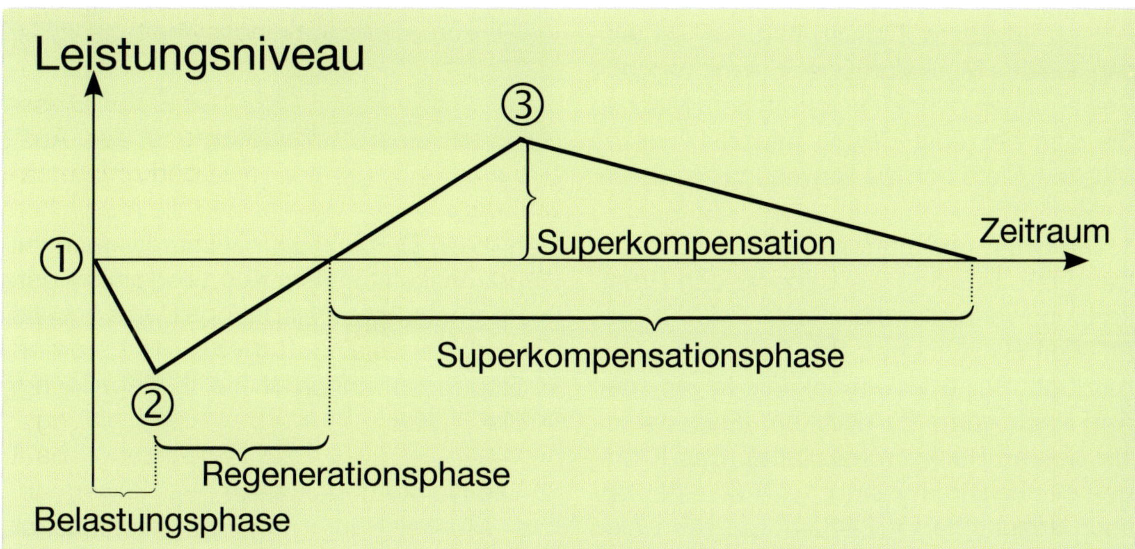

①Ausgangsniveau ②Ende der Trainingseinheit ③Optimaler Zeitpunkt der neuen Trainingseinheit

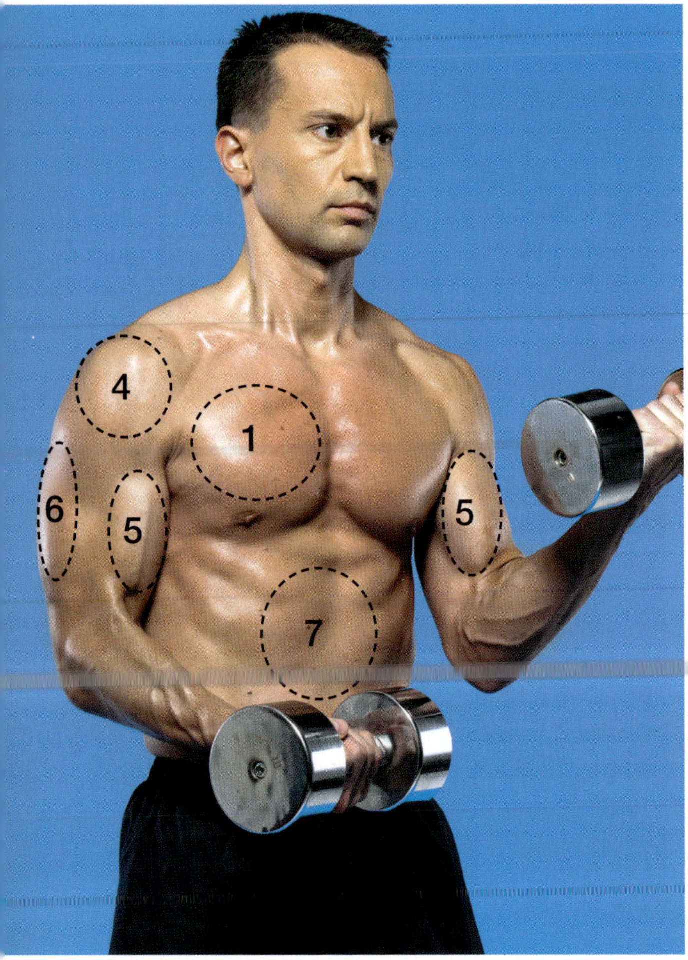

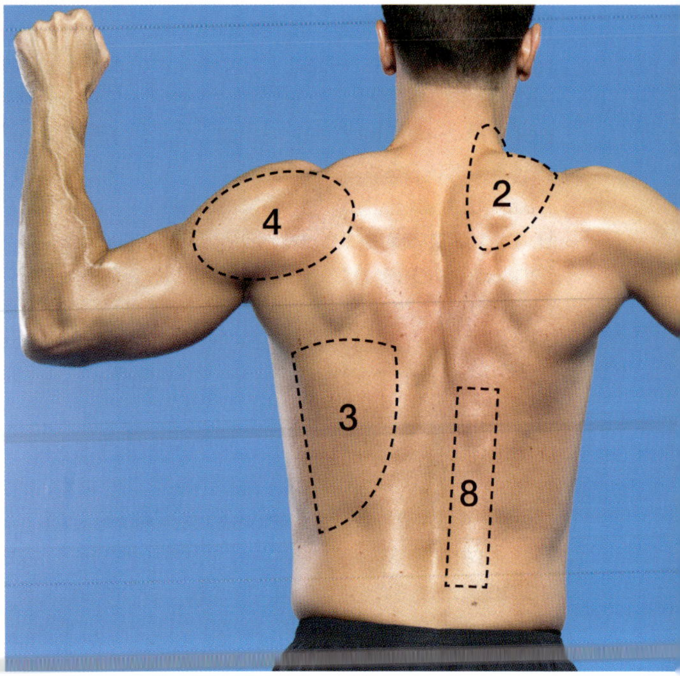

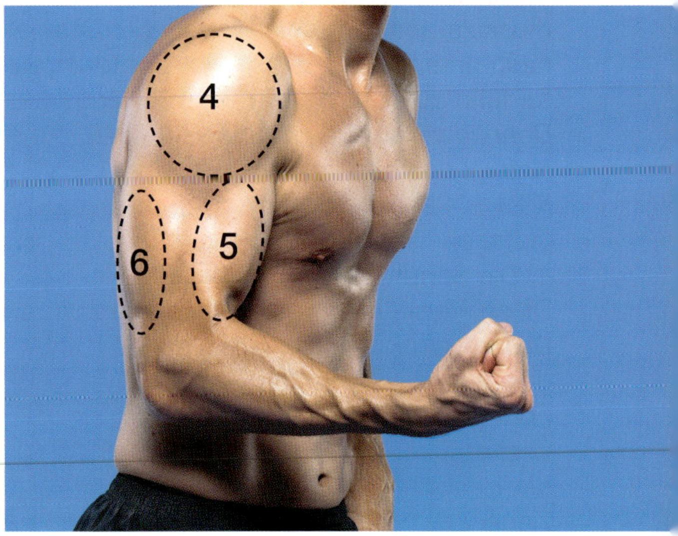

Muskelkunde

Für ein effektives Training müssen Sie wissen, welche Muskelgruppen Sie mit welchen Bewegungen dehnen und kräftigen. Machen Sie sich bei jeder Übung bewusst, welche Muskeln Sie durch die Bewegung aktivieren.

1. Die Brustmuskulatur

Der große Brustmuskel bedeckt den Brustkorb und verleiht ihm die Form. Er ist nahezu an allen Bewegungen des Schultergelenks beteiligt. Seine Hauptfunktion ist es, den Arm nach vorne zu drücken. (Gegenstück zur oberen Rückenmuskulatur). Das Kräftigen der Brustmuskulatur führt zu einer optisch ansprechenden Brustform. Bei vielen Menschen sind die Schultern nach vorne gezogen, was aus häufiger Tätigkeit im Sitzen folgt. Durch regelmäßiges Dehnen der Brustmuskulatur lässt sich wieder eine gute Körperhaltung erzielen.

Dehnübungen: D 3, D 4, D 5

Kräftigungsübungen: K 1, K 2, K 3, K 4, K 5, K 6, K 7, K 8

2. Die Nackenmuskulatur

Die Muskelstränge des Kapuzenmuskels (Trapezius) verlaufen über die Schulter und den oberen Rückenbereich bis hin zum

Nacken. Die Hauptfunktionen der Nackenmuskulatur bestehen – je nach Muskelanteil – darin, den Kopf gerade zu halten und ferner die Schultern zu heben, zu senken und nach hinten zu ziehen. Das Kräftigen dieser Muskulatur führt zu einer guten Haltung; u. a. lässt sich so ein Doppelkinn korrigieren. Häufiges Arbeiten am Bildschirm verursacht Verspannungen des Nackens, die sich aber durch regelmäßige Dehnübungen beseitigen lassen.
Dehnübungen: D 1, D 2
Kräftigungsübungen: K 12, K 14, K 15

3. Die obere Rückenmuskulatur
Der breite Rückenmuskel gibt dem Rücken seine Form. In starker Ausprägung bewirkt dieser Muskel die oft gewünschte V-Form. Seine Hauptfunktion ist das Ziehen des Arms nach hinten (Gegenstück zur Brustmuskulatur) oder aus angehobener Position nach unten. Das Kräftigen dieser Muskulatur führt zu einer guten Körperhaltung.
Dehnübungen: D 5, D 10, D 14, D 15, D 17
Kräftigungsübungen: K 17, K 18, K 19, K 20, K 21, K 22

4. Die Schultermuskulatur
Diese Muskelgruppe ist auch bekannt als Deltamuskel. Sie umschließt das Schultergelenk und gibt so der Schulter ihre runde Form. Der Deltamuskel lässt sich in drei Bereiche gliedern: Der vordere Anteil besitzt die Hauptfunktion, den Arm nach vorne zu ziehen; der seitliche Anteil spreizt den Arm vom Körper ab; und der hintere Anteil führt den Arm nach hinten. Das Training aller drei Anteile bildet eine schöne Schulterform und verhindert Fehlstellungen.
Dehnübungen: D 6, D 7, D 8, D 9, D 10
Kräftigungsübungen: K 9, K 10, K 11, K 14, K 15, K 16

5. Die vordere Oberarmmuskulatur
Diese Muskelgruppe ist auch als Bizeps (zweiköpfiger Oberarmmuskel) bekannt. Ihre Hauptfunktion ist das Beugen des Arms im Ellbogengelenk (Gegenstück zur hinteren Oberarmmuskulatur). Das Training führt zu einer Gewebsstraffung der Arme und zu mehr Kraft bei zahlreichen Alltagsbewegungen wie dem Tragen von Einkaufstüten. Wichtig ist es aber, dass die vordere und die hintere Oberarmmuskulatur gleichmäßig gekräftigt werden, damit keine Ungleichgewichte entstehen.
Dehnübungen: D 3, D 4
Kräftigungsübungen: K 27, K 28, K 29, K 30

6. Die hintere Oberarmmuskulatur
Diese Muskelgruppe ist auch als Trizeps (dreiköpfiger Oberarmmuskel) bekannt. Ihre Hauptfunktion ist das Strecken des Arms im Ellbogengelenk (Gegenstück zur vorderen Oberarmmuskulatur). Das ausgewogene Training der vorderen und der hinteren Oberarmmuskulatur bildet wohlproportionierte Arme.
Dehnübungen: D 8, D 9
Kräftigungsübungen: K 31, K 32, K 33, K 34, K 35

7. Die Bauchmuskulatur
Diese Muskelgruppe ist wichtig für die Körperhaltung. Ihre Hauptfunktionen sind das Stabilisieren der Wirbelsäule, ferner das Einrollen, Drehen und Seitwärtsbeugen des Rumpfes. Sie bildet das Gegenstück zur Rückenstreckmuskulatur. Das Kräftigen der Bauchmuskulatur bildet eine wohlgeformte Körpermitte und beugt Rückenbeschwerden vor. Sie muss oft trainiert werden, da sich ihre Kraft schnell verringert. Außerdem müssen Bauch- und untere Rückenmuskulatur ein ausgewogenes Verhältnis bilden.
Dehnübungen: D 11, D 12, D 13
Kräftigungsübungen: K 36, K 37, K 38, K 39, K 40, K 41, K 42, K 43, K 44, K 45

8. Die untere Rückenmuskulatur
Diese Muskelgruppe ist auch als Rückenstreckmuskulatur bekannt. Sie verläuft in zwei Strängen vom Becken entlang der Wirbelsäule. Ihre Hauptfunktionen bestehen darin, die Wirbelsäule zu stabilisieren und den Rumpf aus einer gebeugten Haltung

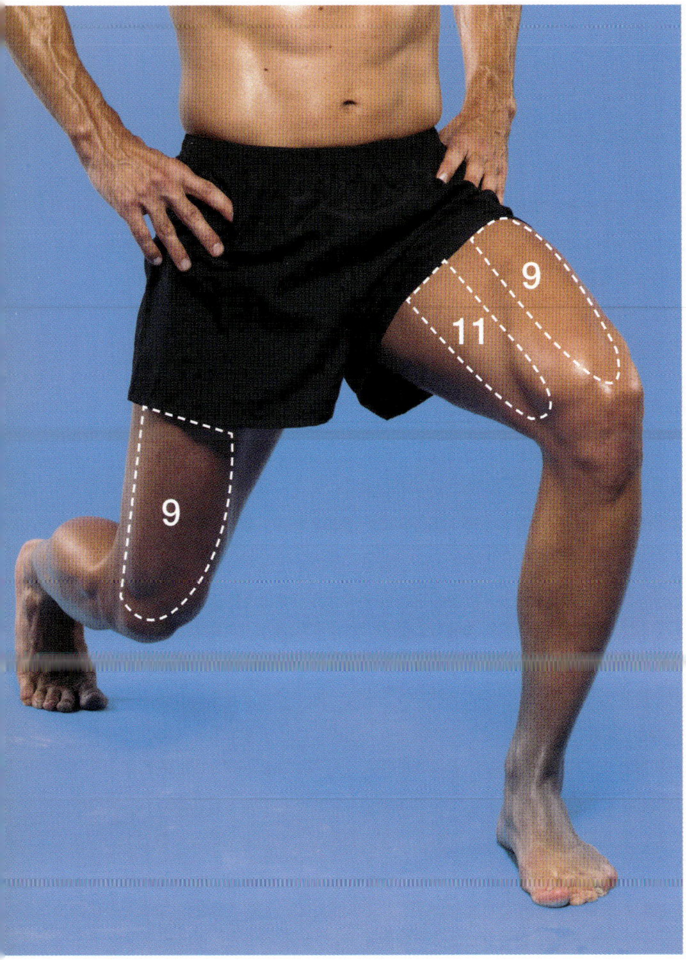

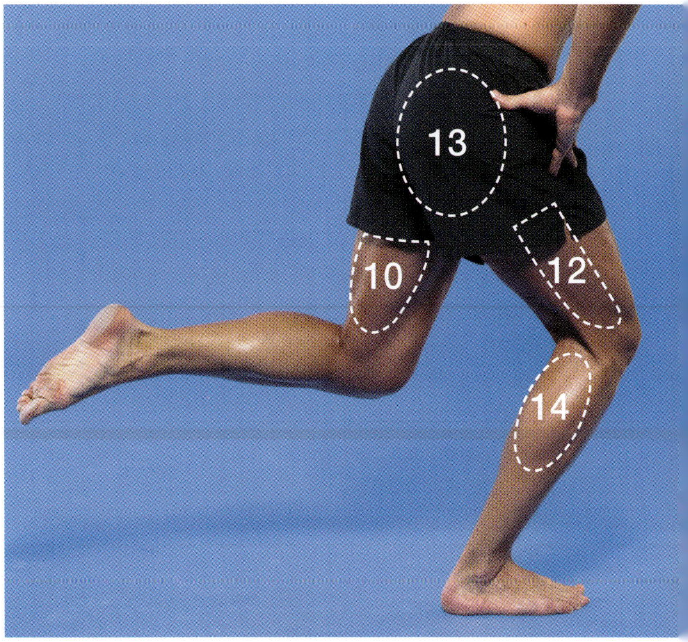

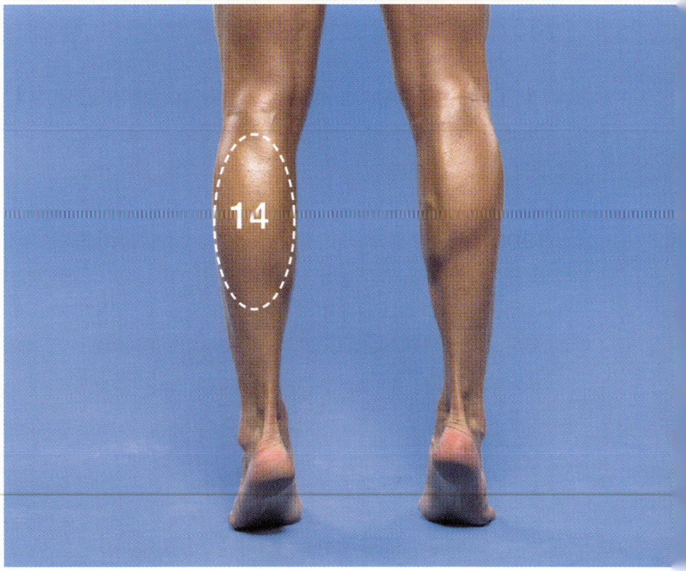

aufzurichten (Gegenstück zur Bauchmuskulatur). Das regelmäßige Training führt zu einer guten Haltung und beugt Rückenbeschwerden vor. Das setzt aber voraus, dass Rücken- und Bauchmuskulatur gleichmäßig gekräftigt werden. Wird hingegen die Bauchmuskulatur vernachlässigt, zieht sich der Rücken zu einem Hohlkreuz zusammen, was Rückenverspannungen und Schmerzen zur Folge hat.
Dehnübungen: D 12, D 15, D 16, D 17, D 24
Kräftigungsübungen: K 23, K 24, K 25, K 26

9. Die vordere Oberschenkelmuskulatur
Diese Muskelgruppe ist auch als vierköpfiger Oberschenkelmuskel bekannt. Ihre Hauptfunktion ist das Strecken des Beins im Kniegelenk (Gegenstück zur hinteren Oberschenkelmuskulatur). Außerdem stabilisiert sie gemeinsam mit der hinteren Oberschenkelmuskulatur das Kniegelenk. Regelmäßiges Training bildet eine wohlgeformte Kontur. Es ist wichtig, dass vordere und hintere Oberschenkelmuskulatur gleichermaßen gekräftigt werden, damit sich die beiden Muskelgruppen im Gleichgewicht befinden und das Knie optimal schützen.
Dehnübungen: D 20, D 21, D 22
Kräftigungsübungen: K 46, K 47, K 48, K 49, K 50, K 51, K 52

10. Die hintere Oberschenkelmuskulatur
Die Oberschenkelrückseite umfasst drei Muskeln, die sich von der Hüfte (Sitzbein) bis zur Wade ziehen. Ihre Hauptfunktionen bestehen im Beugen des Kniegelenks (Gegenstück zur vorderen Oberschenkelmuskulatur) und im Aufrichten des Beckens. Bei vielen Menschen ist die Muskulatur verkürzt, weil sie berufsbedingt oft sitzen. Auch wird bei einigen Sportarten die vordere Oberschenkelmuskulatur intensiver als die hintere gekräftigt, wodurch ein Muskelungleichgewicht entsteht, das Kniebeschwerden zur Folge hat. Regelmäßiges Dehnen und Kräftigen der hinteren Oberschenkelmuskulatur verhindert solche Probleme.
Dehnübungen: D 23, D 24, D 25, D 26, D 27
Kräftigungsübungen: K 53, K 54, K 55, K 56, K 57

11. Die innere Oberschenkelmuskulatur
Dieser Bereich umfasst die Muskeln an der Innenseite des Oberschenkels, welche auch Adduktoren (Schenkelanzieher) genannt werden. Ihre Hauptfunktion besteht darin, das Bein nach innen zu ziehen. Außerdem stabilisieren sie als Gegenstück zur äußeren Oberschenkelmuskulatur das Standbein und verhindern im Grätschstand, dass der Körper nach unten sackt. Aufgrund dieser Stabilisierungsfunktionen ist es notwendig, diese Muskulatur zu kräftigen. Es muss aber auch die äußere Beinmuskulatur trainiert werden, damit diese beiden Muskelgruppen im Gleichgewicht bleiben. Häufig sind die Adduktoren verkürzt, weshalb sie vor dem Kräftigen gedehnt werden müssen.
Dehnübungen: D 28, D 29, D 30, D 31
Kräftigungsübungen: K 58, K 59, K 60, K 61

12. Die äußere Oberschenkelmuskulatur
Dieser Bereich umfasst diejenigen Muskeln, die von der Außenseite des Beckens über die Außenseite des Oberschenkels bis hin zum Knie verlaufen. Diese Muskeln werden auch Abduktoren (Schenkelabspreizer) genannt. Ihre Hauptfunktionen bestehen darin, das Bein abzuspreizen und es im Stand zu stabilisieren (Gegenstück zur inneren Oberschenkelmuskulatur). Die Abduktoren müssen regelmäßig trainiert werden, da sie zur Abschwächung neigen. Ihr Training dient nicht nur der Vorbeugung vor Knieverletzungen, sondern strafft auch die Oberschenkelaußenseite – und führt so zu wohlgeformten Beinen.
Dehnübungen: D 32, D 33
Kräftigungsübungen: K 62, K 63, K 64

13. Die Gesäßmuskulatur
Diese Muskelgruppe ist auch bekannt als großer Gesäßmuskel, da sie dem Gesäß die Form verleiht. Ihre Hauptfunktion ist es, das Hüftgelenk zu strecken, beispielsweise beim Treppensteigen. Sie wirkt aber auch beim Abspreizen und Anziehen des Beines mit. Regelmäßiges Training strafft das Gewebe am Po und führt zu einer schönen und festen Form. Außerdem vereinfacht eine kräftige Gesäßmuskulatur zahlreiche Bewegungen im Alltag.
Dehnübungen: D 32, D 33
Kräftigungsübungen: K 46, K 47, K 51, K 53, K 65, K 66, K 67

14. Die Wadenmuskulatur
Dieser Bereich zeichnet sich in zwei Strängen entlang der Wadenaußenseite und -innenseite ab. Die Hauptfunktionen der Wadenmuskulatur bestehen im Abdruck der Ferse bei allen Geh-, Lauf- und Sprungbewegungen und in der Stabilisierung des Standfußes. Außerdem ist sie bei der Kniegelenkbeugung beteiligt. Das regelmäßige Training der Wadenmuskulatur formt den Unterschenkel und bewirkt einen dynamischen Gang. Bei vielen Menschen ist die Wadenmuskulatur verkürzt.
Dehnübungen: D 18, D 19
Kräftigungsübungen: K 68, K 69, K 70

Der Übersichtlichkeit wegen sind in den Abschnitten »Kraft« und »Beweglichkeit« einige Muskelgruppen zusammengefasst.

3. Fitnesstests

Bevor Sie mit dem Fitnesstraining beginnen, ist es wichtig, dass Sie sich über Ihren Fitnesszustand klar werden. Dazu führen Sie den Körpertest und den Leistungstest aus und halten die Ergebnisse in Ihrem Trainingsbuch fest (siehe S. 40–43). Wiederholen Sie die Tests in regelmäßigen Zeitabständen, um die Entwicklung Ihrer Fitness langfristig nachvollziehen und mitverfolgen zu können.

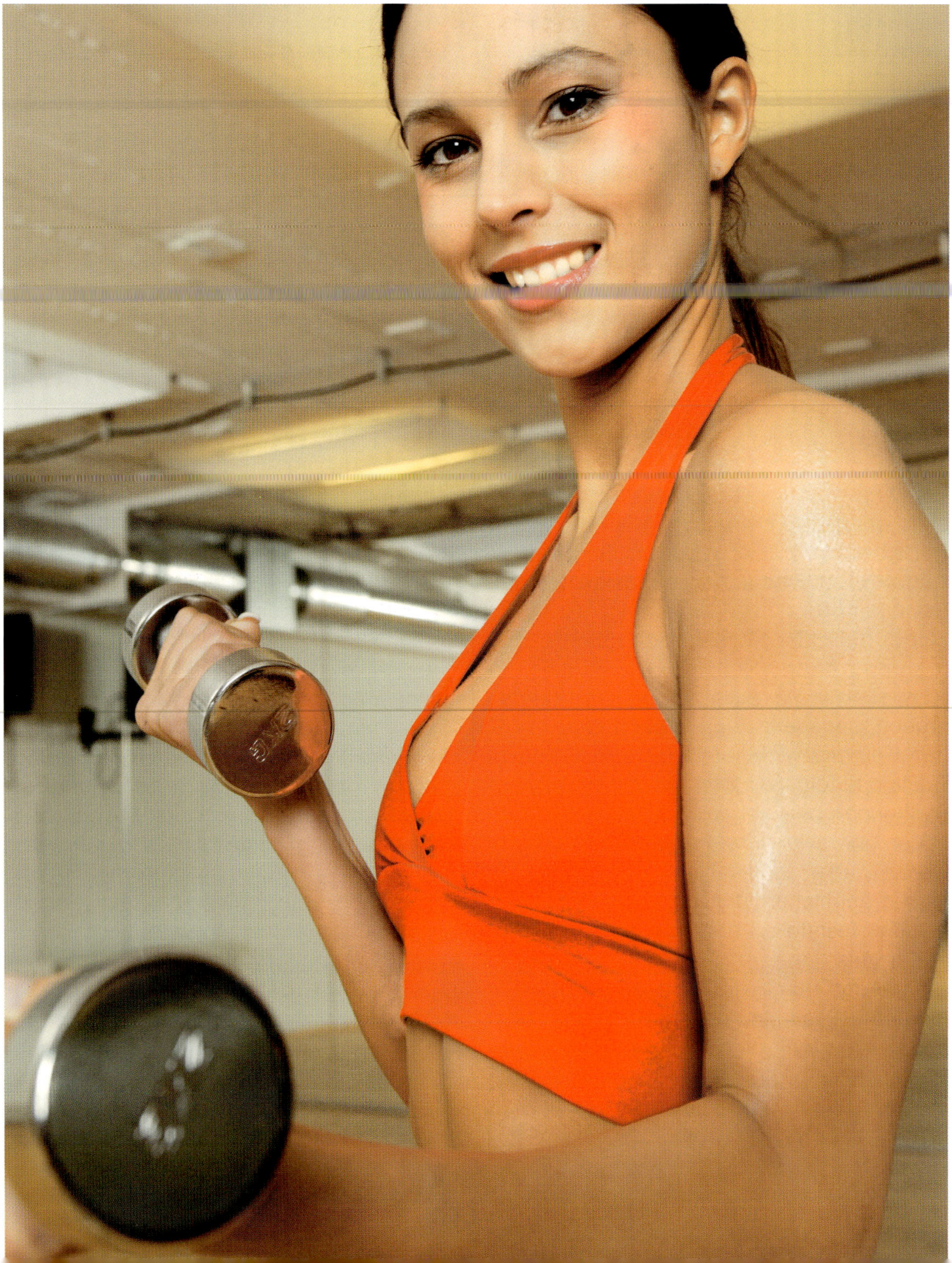

Fitness-Körpertest

Um Ihren Körperzustand zu überprüfen, ermitteln Sie Gewicht, Körperfettanteil und Körpermaße. Die Ergebnisse vermerken Sie in Ihrem Trainingsbuch. Diese Notizen sind notwendig, weil sie den Trainingserfolg sichtbar machen. Um Ihr Gewicht im Verhältnis zu anderen Personen einzuordnen, können Sie den Body-Mass-Index (BMI) und die Körperfettmessung nutzen.

Body-Mass-Index

Zur Ermittlung des BMI wird das Körpergewicht ins Verhältnis zur Körpergröße gesetzt. Der BMI sagt aber noch nichts über die Verteilung der Körpermasse aus. Nach dieser Methode können Sie trotz Normalgewichts verhältnismäßig wenig Muskeln und einen großen Bauchumfang haben. Das hat seinen Grund darin, dass Körperfett leichter und vom Umfang her voluminöser ist als Muskeln. Deshalb kommt es darauf an, auch die körperliche Verfassung zu bestimmen. Es muss ermittelt werden, in welchem Verhältnis Körperfettanteil und Muskulaturanteil zu einander stehen. Das geschieht bei der Körperfettmessung. Den BMI ermitteln Sie, indem Sie das Körpergewicht durch die quadrierte Körpergröße teilen.

BMI = Körpergewicht (kg) / Körpergröße (m) x Körpergröße (m)
Eine Frau mit 1,65 m Größe und 60 kg Körpergewicht hat folglich einen BMI von:
60 / (1,65 x 1,65) = 22,04.
Ein Mann mit 1,80 m Größe und 75 kg Körpergewicht hat einen BMI von:
75 / (1,80 x 1,80) = 23,15.

Vergleichswerte Frauen:	Vergleichswerte Männer:	Wertung
BMI unter 19	BMI unter 20	Untergewicht
BMI 19–24	BMI 20-25	Normalgewicht
BMI über 24	BMI über 25	Übergewicht

Körperfettmessung

Bei der Körperfettmessung wird der Fettanteil am Körpergewicht ermittelt. Nehmen Sie diese Messung regelmäßig vor, möglichst alle vier Wochen, und notieren Sie die Ergebnisse. Wenn Sie stattdessen nur auf das Körpergewicht achten, lässt sich der Trainingserfolg nur undeutlich bestimmen. Sie können beispielsweise Muskulatur aufbauen und zahlreiche Fettpolster abbauen, werden aber in den nächsten Monaten keinen deutlichen Unterschied am Körpergewicht feststellen. Das hat seinen Grund darin, dass am Anfang eines Trainingsprogramms durch die neue sportliche Betätigung Muskulatur aufgebaut und Fett abgebaut wird, wobei Fettgewebe aber leichter als Muskulatur ist. Langfristig ist bei vorherigem Übergewicht auch eine Gewichtsabnahme feststellbar, da nach mehreren Trainingsmonaten umfangreiche Vergrößerungen der Muskelmasse nur noch mit intensivem Krafttraining erzielt werden. Anhand der Körperfettmessung können Sie jedoch während jedes Trainingsabschnittes prüfen, ob sich der Fettanteil verringert hat. Der Fettanteil kann mit einer Fettzange (Caliper) ermittelt werden. Einfacher ist die Bestimmung anhand einer Waage mit Körperfettmessung. Bei solchen Waagen wird das Verfahren der Bioelektrischen Impedanzanalyse (BIA) eingesetzt. Dabei wird ein harmloses, schwaches elektrisches Signal durch den Körper gesendet. Da Strom schlechter von Fett als von Muskeln und anderem Gewebe geleitet wird, kann anhand des Widerstandes (Impedanz), auf den das elektrische Signal trifft, der Körperfettanteil bestimmt werden. Solche Waagen sind im Handel ab 80 EUR erhältlich.

Checkliste zur Körpermessung
Zur Übersicht über Ihre körperliche Entwicklung können Sie regelmäßig die Körperpartien prüfen. Messen Sie den Umfang von Oberarmen, Brust, Taille, Hüfte, Oberschenkeln und Waden, da an diesen Stellen die deutlichsten Veränderungen feststellbar sind. Ziel ist es, an der Taille möglichst wenig Umfang zu haben, und an den anderen Partien möglichst viel Umfang. Dementsprechend messen Sie die Taille an der schmalsten und alle anderen Bereiche an der breitesten Stelle. Die Ergebnisse halten Sie in einer Checkliste fest.
In regelmäßigen Zeitabständen, etwa alle vier Wochen, sollten Sie diese Messungen wiederholen. Sie müssen die Messungen immer zur gleichen Tageszeit vornehmen, damit Sie aussagekräftige Vergleichswerte erhalten. Messen Sie sich am besten morgens direkt nach dem Aufstehen. Überprüfen Sie aber Ihre Proportionen nicht zu oft, um sich keinem Leistungsdruck auszusetzen. Schließlich sollen Sie stets Spaß am Training haben, denn sonst werden Sie es bald wieder aufgeben. Nach Beendigung eines mehrwöchigen Trainingsprogramms führen Sie einen Abschlusstest durch. Wenn Sie dabei feststellen, dass Sie Ihre Trainingsziele nicht erreicht haben, müssen Sie Ihr Programm deutlich umstellen und möglicherweise auch Ihre Ziele unter realistischeren Gesichtspunkten neu festsetzen.

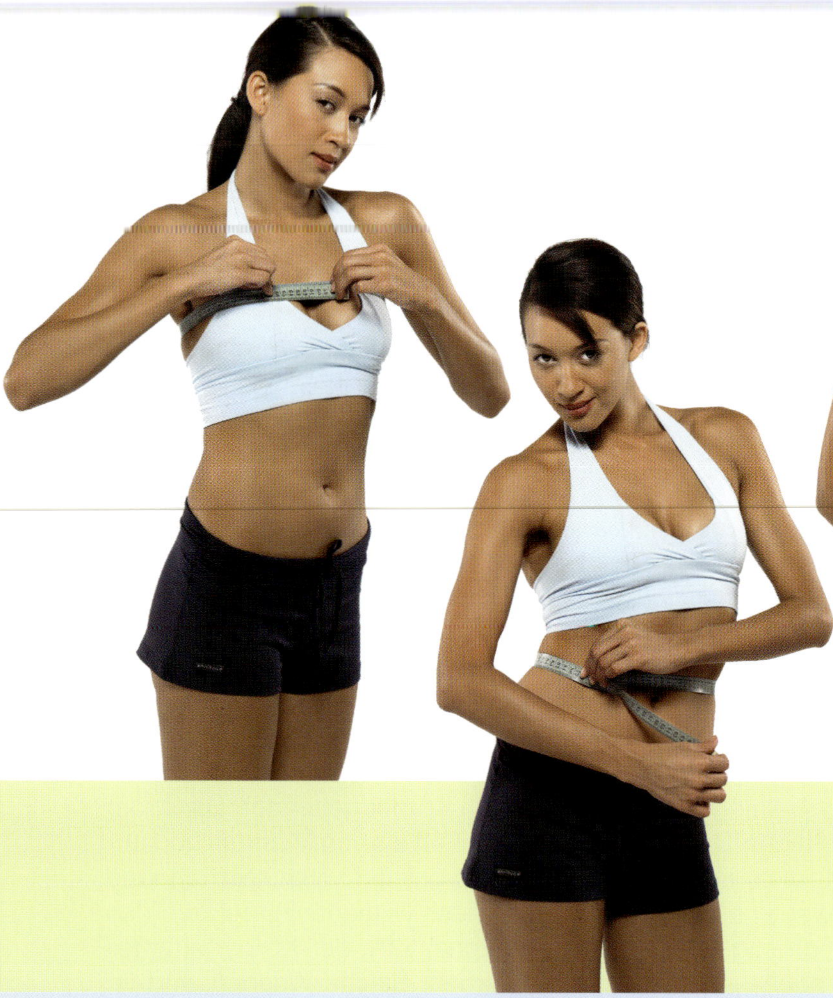

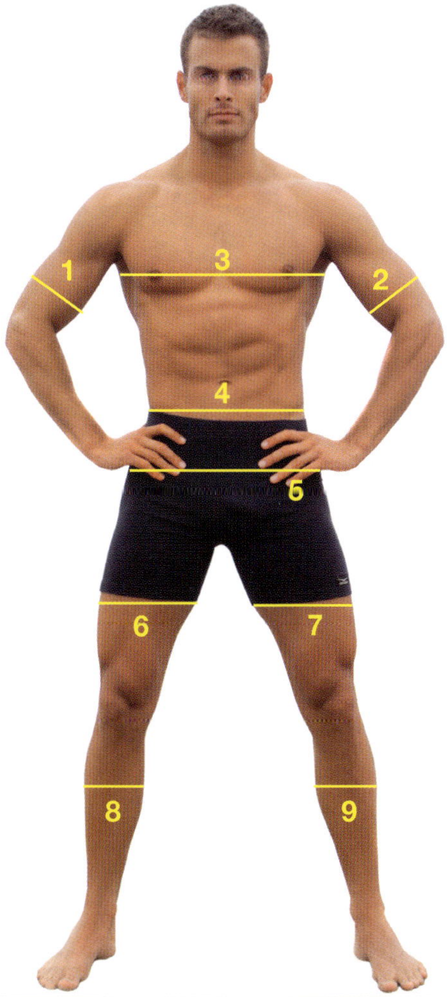

	Testergebnisse
Datum	
Gewicht	
Körperfett	
1. rechter Oberarm	
2. linker Oberarm	
3. Brustmitte	
4. Taille	
5. Hüfte	
6. rechter Oberschenkel	
7. linker Oberschenkel	
8. rechte Wade	
9. linke Wade	

Fitness-Leistungstest

Der Fitnesstest dient dazu, Kontrollwerte für die sportliche Leistungsfähigkeit zu ermitteln. Es werden die Fitnesskomponenten Beweglichkeit, Koordination, Kraft und Ausdauer getestet. Deren regelmäßiges Überprüfen macht den Leistungsfortschritt und die Wirksamkeit des Trainings sichtbar.
Es wurden Tests ausgesucht, die sich seit langem im Fitnesstraining bewährt haben und die zuverlässige Aussagen über den Zustand wichtiger Muskelgruppen ermöglichen. Beispielsweise verhindert ein kräftiges Rumpfkorsett Rückenprobleme, die u. a. durch vorwiegend sitzende Tätigkeiten verursacht werden. Dabei ist nicht nur die Kraft der Bauchmuskulatur und die der unteren Rückenmuskulatur entscheidend, sondern auch das Verhältnis dieser beiden Muskelgruppen zueinander.

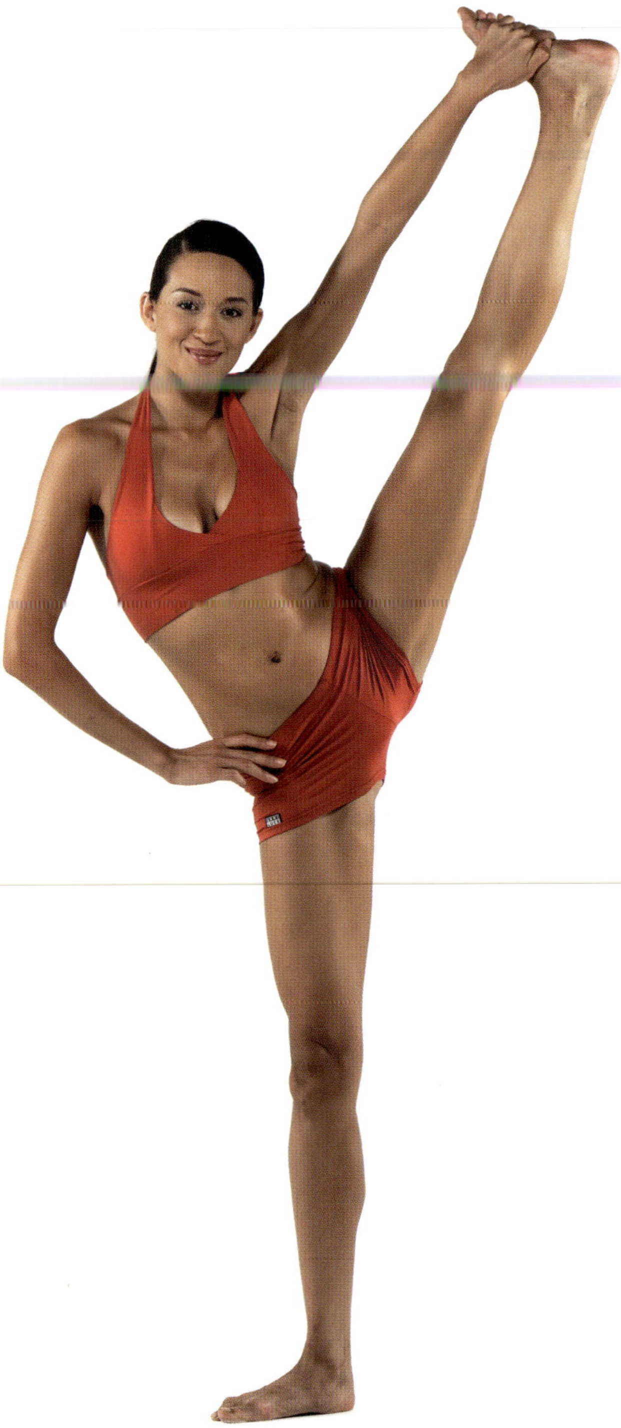

Führen Sie die Tests in der genannten Reihenfolge aus, da Sie mit dem Krafttest und dem Ausdauertest Ihre Muskulatur ermüden und es danach nicht mehr sinnvoll ist, Beweglichkeit und Koordination zu testen. Sie müssen die Testreihenfolge und Ihr Aufwärmprogramm auch bei späteren Kontrolltests beibehalten, da Sie ansonsten verfälschte Vergleichswerte erhalten. Das Dehnergebnis fällt beispielsweise deutlich unterschiedlich aus, wenn Sie sich vor einem Test gründlich aufwärmen, vor einem anderen hingegen nicht.

Anmerkung für Neueinsteiger

Wenn Sie die Testübungen noch nicht kennen, trainieren Sie diese vor dem Test einige Male, damit Sie voll leistungsbereit sind. Außerdem muss vor dem Test sichergestellt sein, dass Sie gesund sind. Wenn etwaige Risikofaktoren bestehen, müssen Sie Ihre Gesundheit von einem Arzt kontrollieren lassen.

Die Fitnesskomponenten Koordination und Beweglichkeit in Perfektion.

Beweglichkeitstest

Als Test ist die Übung »Rumpfbeugen« ausgewählt, um die Beweglichkeit der Körperrückseite zu prüfen. Der Test ist wichtig, da diese Muskulatur bei vielen Menschen verkürzt ist.

Sie sitzen mit gestreckten Beinen auf dem Boden, die Fußspitzen sind angezogen. Während Sie ausatmen, bewegen Sie sich langsam mit den Fingerspitzen voran nach vorne. Sobald Sie einen deutlichen Dehnreiz spüren, halten Sie diese Position für etwa drei Sekunden. Sie dürfen in dieser Position, in der die Kniekehlen durchgedrückt sind, keinen Schmerz verspüren. Messen Sie nun die Position der nach vorne gestreckten Fingerspitzen.

Als Alternative kann die Übung auch im Stand ausgeführt werden. Beugen Sie den Oberkörper soweit als möglich nach vorne und messen Sie die Position der gestreckten Finger. Achten Sie auch hier darauf, dass die Kniekehlen durchgedrückt sind. Fortgeschrittene können die Übung auf einem Stuhl ausführen, damit die Hände nicht den Boden berühren.

Ergebnis	Position der gestreckten Finger	Wertung
Position 1	Der Zehenabstand ist länger als die Handlänge.	ungenügend
Position 2	Der Abstand zu den Zehen beträgt etwa Fingerlänge.	schwach
Position 3	Die Fingerspitzen erreichen die Zehen.	mittel
Position 4	Die Fingerspitzen überragen die Zehen etwa um Fingerlänge.	gut
Position 5	Die Handgelenke befinden sich etwa auf Höhe der Zehen.	sehr gut

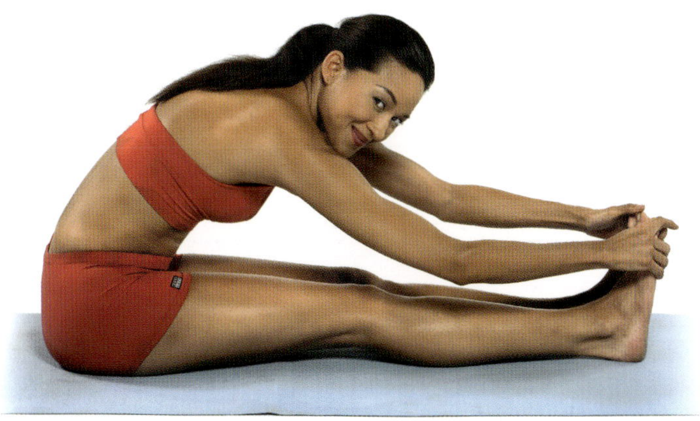

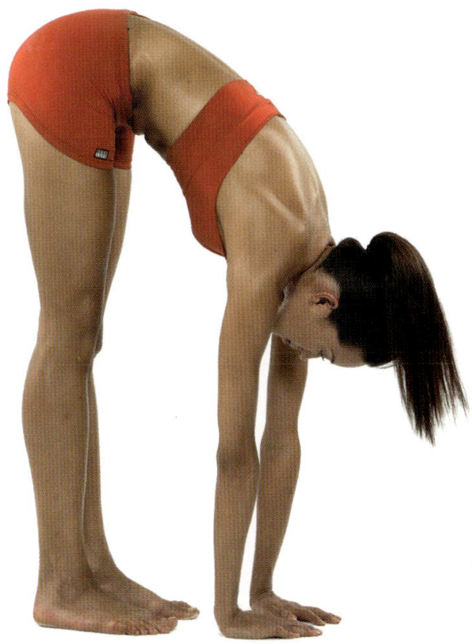

Koordinationstest

Der Einbeinstand ist eine sinnvolle Möglichkeit, die Koordination zu testen und zu trainieren. Stellen Sie sich aufrecht hin und halten Sie ein Bein in der Luft. Das Standbein ist leicht gebeugt, die Hände sind in die Hüften gestemmt. Belasten Sie Ferse, Fußaußenseite und Fußballen des Standbeins. Achten Sie darauf, dass Sie die Schultern gerade halten und nicht eine Schulter zum Ausgleich nach oben ziehen. Kontrollieren Sie deshalb regelmäßig Ihre Position vor einem Spiegel.

Position 1: Einbeinstand mit geöffneten Augen.
Position 2: Einbeinstand mit geschlossenen Augen.
Position 3: Einbeinstand mit Kopfdrehen zur rechten und linken Seite in gleichmäßigem Tempo.

Testaufbau

Beginnen Sie den Test in der Position 1. Wenn Sie diese Position über 15 Sekunden halten können, schließen Sie die Augen und nehmen so die Position 2 ein. Gelingt es Ihnen, auch diese Position 15 Sekunden zu halten, dann drehen Sie zusätzlich den Kopf in einer langsamen Bewegung zur rechten und zur linken Seite (Position 3).
Die Positionen 1–3 werden auch im Koordinationstraining eingesetzt. Als Trainingsvariante können Sie mit dem angehoben Bein Schwünge nach vorne, hinten und zur Seite machen.

Übung	Dauer	Wertung
Pos. 1	weniger als 5 Sek.	ungenügend
Pos. 1	mindestens 5 Sek. weniger als 15 Sek.	schwach
Pos. 1 Pos. 2	mindestens 15 Sek. weniger als 15 Sek.	mittel
Pos. 2 Pos. 3	mindestens 15 Sek. weniger als 15 Sek.	gut
Pos. 3	mindestens 15 Sek.	sehr gut

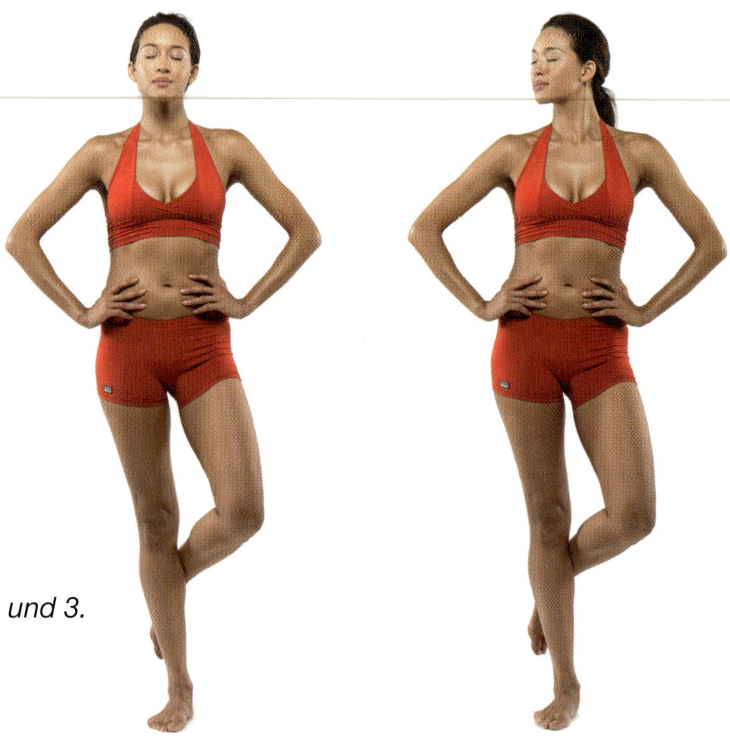

Die Positionen 2 und 3.

Bauch- und Rückentest

Bei dem Test der Rumpfmuskulatur müssen gute, aber auch ähnliche Ergebnisse für die Bauch- und die untere Rückenmuskulatur erreicht werden. Ein einzelner Wertungsunterschied ist unproblematisch. Wenn sich jedoch zwei oder mehr Wertungsunterschiede ergeben, müssen Sie vorwiegend Ihre schwache Muskulatur trainieren, da ungleiche Verhältnissen in der Rumpfmuskulatur zu Rückenproblemen führen können.

Bauchtest

Sie befinden sich in Rückenlage, die Beine sind angewinkelt und die Fersen sind aufgestellt. Heben und senken Sie langsam den Oberkörper, ohne ihn abzulegen. Die gesamte Bewegung erfolgt aus der Bauchmuskulatur. Die Übung wird so lange wiederholt, wie Sie diese technisch korrekt ausführen können.

Wiederholungen Bauch	Wertung
weniger als 5 Wdh.	ungenügend
mindestens 5 Wdh. weniger als 10 Wdh.	schwach
mindestens 10 Wdh. weniger als 17 Wdh.	mittel
mindestens 17 Wdh. weniger als 30 Wdh.	gut
mindestens 30 Wdh.	sehr gut

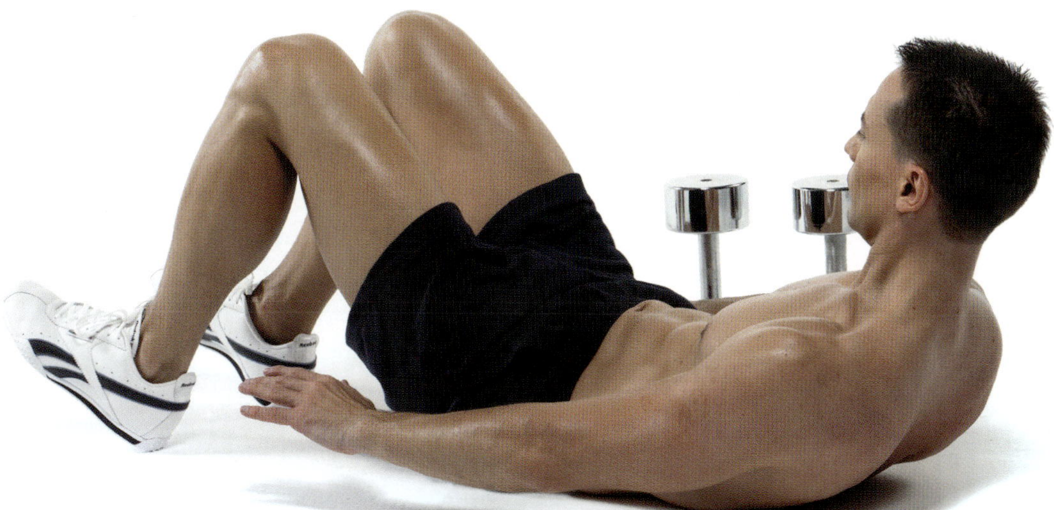

Der Bauchtest.

Rückentest

Sie befinden sich in Bauchlage, die Arme sind nach vorn gestreckt und die Stirn ist aufgelegt. Spannen Sie Bauch- und Gesäßmuskulatur an. Heben Sie gleichzeitig Kopf, Arme und Beine ab. Die Arme sind etwas höher als der Kopf, die Stirn wird parallel zum Boden gehalten und die Beine sind gestreckt. Achten Sie auf angespannte Bauchmuskulatur. Halten Sie diese Position, solange Sie sie korrekt ausführen können.

Haltedauer Rücken	Wertung
weniger als 10 Sek.	ungenügend
mindestens 10 Sek. weniger als 25 Sek.	schwach
mindestens 25 Sek. weniger als 60 Sek.	mittel
mindestens 60 Sek. weniger als 90 Sek.	gut
mindestens 90 Sek.	sehr gut

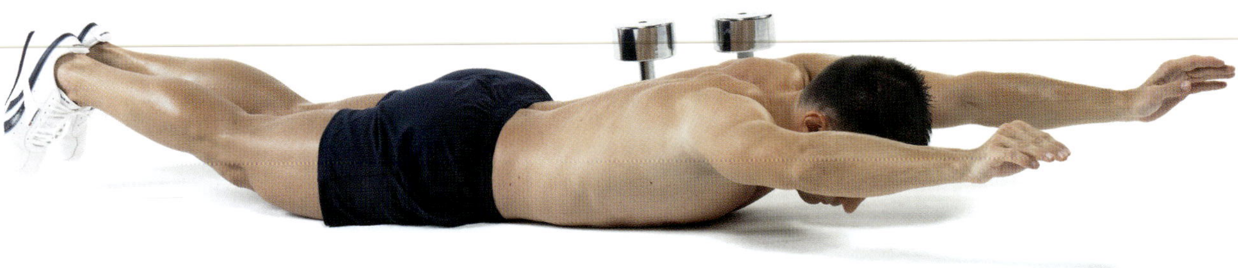

Der Rückentest.

Ausdauertest

Alter: etwa 20 Jahre	Alter: etwa 30 Jahre	Alter: etwa 40 Jahre	Wertung
weniger als 2,2 km	weniger als 2,0 km	weniger als 1,8 km	ungenügend
mindestens 2,2 km weniger als 2,4 km	mindestens 2,0 km weniger als 2,2 km	mindestens 1,8 km weniger als 2,0 km	schwach
mindestens 2,4 km weniger als 2,6 km	mindestens 2,2 km weniger als 2,4 km	mindestens 2,0 km weniger als 2,2 km	mittel
mindestens 2,6 km weniger als 2,8 km	mindestens 2,4 km weniger als 2,6 km	mindestens 2,2 km weniger als 2,4 km	gut
mindestens 2,8 km	mindestens 2,6 km	mindestens 2,4 km	sehr gut

Zur Überprüfung der Ausdauer können Sie den Cooper-Test einsetzen. Dieser Test ist nach dem amerikanischen Arzt Dr. Kenneth Cooper benannt (siehe Cooper 1980) und hat sich als Ausdauertest in der Praxis schon seit langer Zeit bewährt.
Für den Test wird vorausgesetzt, dass Sie bereits über Lauferfahrung verfügen. Andernfalls besteht das Risiko, dass Sie sich überfordern und verletzen. Menschen, die über einen längeren Zeitraum hinweg nicht sportlich aktiv waren, insbesondere ältere Menschen, sollten deshalb auf den Test vorerst verzichten. Diese Personen können den Test erst dann nutzen, wenn sie regelmäßig über einige Wochen hinweg Lauftraining mit gemäßigter Ausdauerintensität ausgeübt haben (siehe S. 174–176).

Durchführung
Für den Test benötigen Sie eine genau abgemessene Laufstrecke, beispielsweise eine 400-m-Bahn in einem Stadion. Sie bewegen sich exakt 12 Minuten lang soweit wie möglich auf dieser Strecke. Dieses Verfahren wird bei späteren Kontrolltests wiederholt, um Leistungsfortschritte feststellen zu können.
Personen, die älter als 40 Jahre sind, reduzieren die obigen Laufdistanzen pro weitere 5 Lebensjahre um 0,1 km. Die hier angebotenen Bewertungen sind den Erfordernissen des Buches angepasst und unterscheiden sich deshalb von den Maßstäben, die Cooper ansetzt.

Ergebnisse Fitness-Leistungstest

	Testwert	Wertung
Beweglichkeitstest		
Koordinationstest		
Krafttest Bauch		
Krafttest Rücken		
Ausdauertest		

Teil II: Trainingsplanung

In diesem Kapitel erfahren Sie die Grundlagen zur Trainingsplanung. Sie werden darüber informiert, wie eine Trainingsstunde einzuteilen ist und wie ein Trainingszyklus festgelegt und kontrolliert wird. Protokollieren Sie die Testergebnisse und sammeln Sie wichtige Informationen zu den einzelnen Trainingseinheiten in Ihrem Trainingsbuch. So können Sie langfristig Ihre körperliche Entwicklung mitverfolgen.

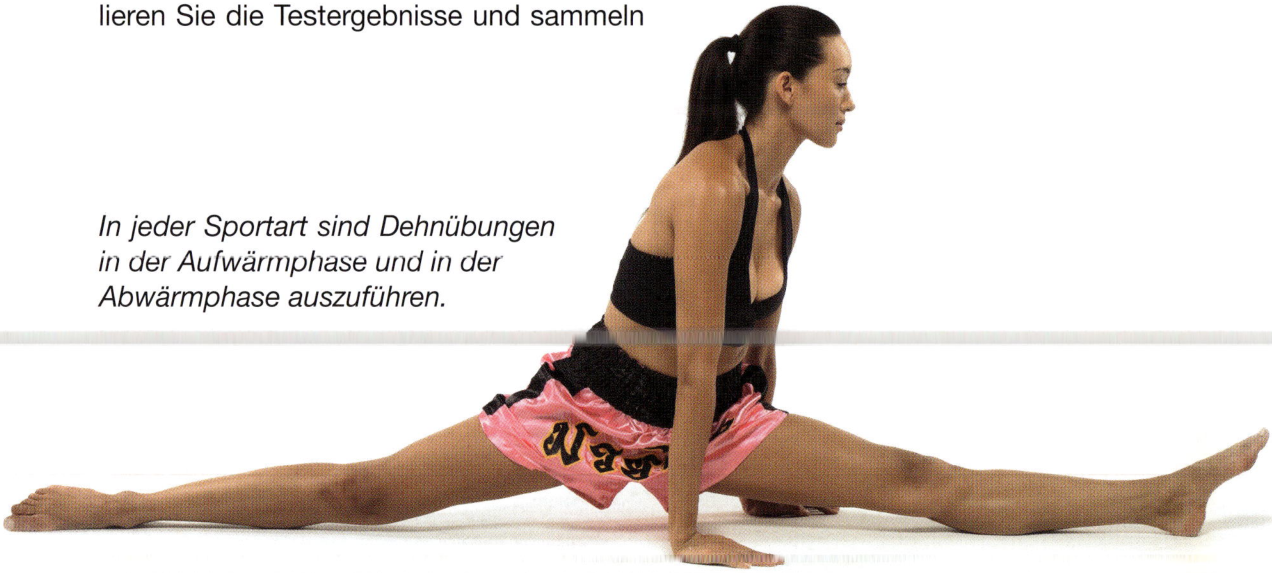

In jeder Sportart sind Dehnübungen in der Aufwärmphase und in der Abwärmphase auszuführen.

Trainingsphasen

1. Aufwärmphase — Dauer: zirka 15 Minuten
    - Aufwärmübung
        - Übung zum Aufwärmen des Körpers.
    - Dehnen
        - Andehnen der Muskulatur.

2. Hauptteil — Dauer: 30–90 Minuten
    - Krafttraining
        - Übungen zur Körperkräftigung.
    - oder Ausdauertraining
        - Sportliche Betätigung mit kontrollierter Intensität.
    - oder Beweglichkeitstraining
        - Intensives Dehnen der Muskulatur.

3. Abwärmphase — Dauer: zirka 10 Minuten
    - Abwärmübung
        - Abwärmen des Körpers mit geringer Intensität.
    - Dehnen
        - Leichtes Dehnen der trainierten Muskulatur zur Regeneration.

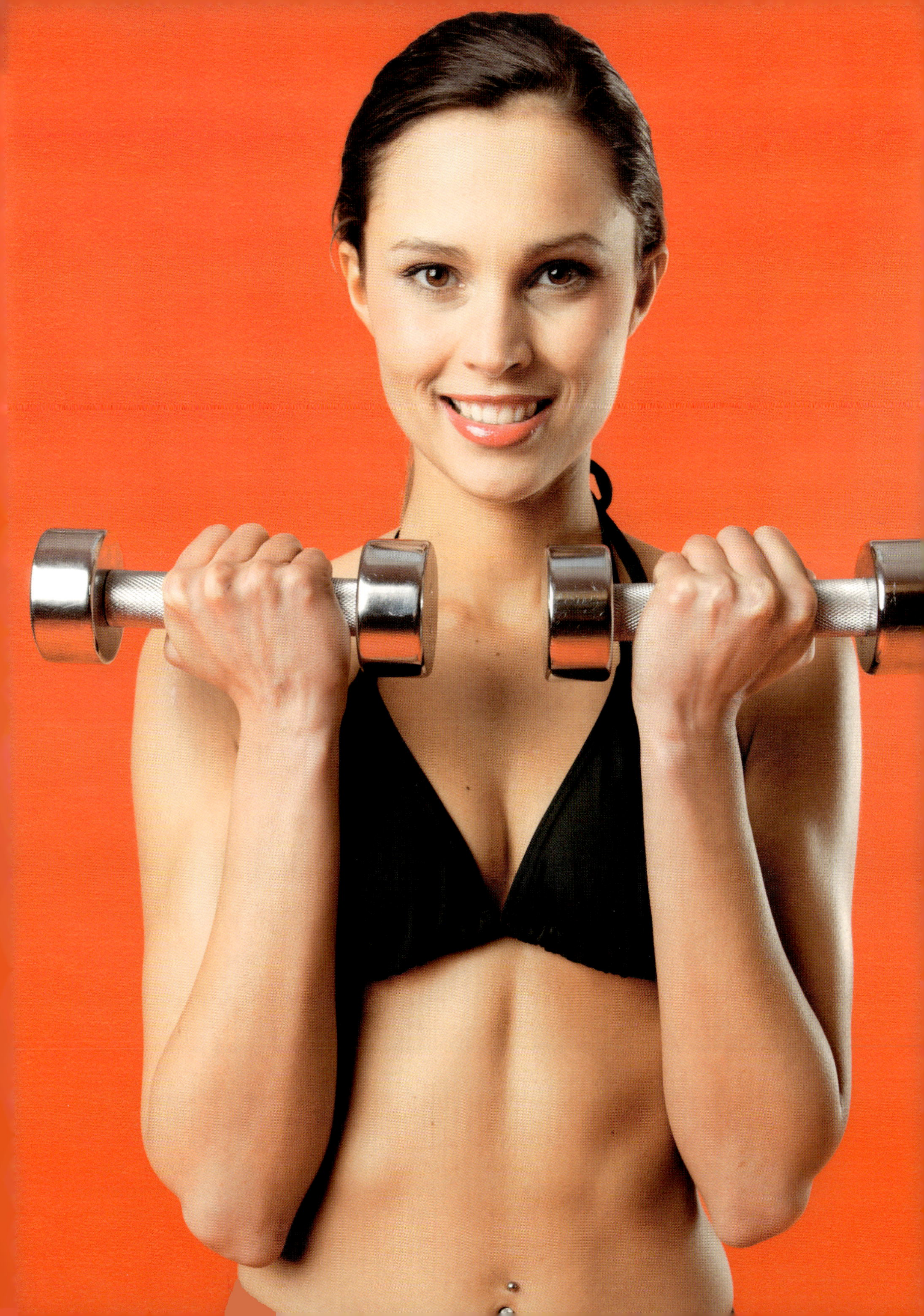

1. Inhalte der Trainingsstunde

Jedes Training, gleich in welcher Sportart, ist in Aufwärmphase, Hauptteil und Abwärmphase gegliedert. Bauen Sie auch Ihr Fitnesstraining entsprechend auf. Die Dauer und die Gestaltung der Phasen sind abhängig von Schwerpunkt, Gesamtdauer und Intensität des Trainings.

Aufwärmphase

In der Aufwärmphase bereiten Sie Ihren Körper auf das Training vor. Dazu müssen Sie sich zuerst aufwärmen und können sich dann dehnen. Der Körper wird so leistungsfähiger und ist weniger anfällig für Verletzungen.

Aufwärmübung

Beginnen Sie Ihr Fitnesstraining mit einer Aufwärmübung über die Dauer von zirka 10 Minuten. Wählen Sie eine Übung, die sich in gleichmäßiger Geschwindigkeit durchführen lässt, ohne dabei außer Atem zu kommen. Vermeiden Sie dabei schnelle und ruckartige Bewegungen. In dieser Phase geht es darum, den Körper auf das Training einzustimmen, und nicht darum, bereits Leistung zu erbringen.
Sie können sich beispielsweise mit langsamen Laufen aufwärmen. Beim Training daheim bietet es sich an, auf der Stelle zu gehen oder zu laufen. Als Trainingsgeräte können Sie Radergometer, Sprungseil oder Stepper nutzen.

Dehnen

Wenn Sie im Hauptteil Ihre Ausdauer oder Kraft trainieren, müssen Sie sich vorher dehnen. Ist jedoch das Dehnen der Trainingshauptteil, entfällt es in der Aufwärmphase.
Nachdem Sie Ihren Körper aufgewärmt haben, beginnen Sie mit den Dehnübungen. Am besten dehnen Sie alle Muskelgruppen und die Schwachstellen intensiv. Um die Trainingsdauer zu verkürzen, genügt es auch, diejenigen Muskelgruppen zu dehnen, die im Trainingshauptteil vorrangig gefordert werden. Ohne vorheriges Dehnen besteht die Gefahr, dass Sie sich im Training verletzen.
Die Dehnpositionen sollten nicht länger als 10 Sekunden gehalten werden, da ansonsten der Muskeltonus gesenkt wird und somit die Leistungsbereitschaft für den Trainingshauptteil. Machen Sie anschließend einige schnelle Bewegungen sowie Gelenkkreisen, um den Körper wieder in Leistungsbereitschaft zu versetzen.

Hauptteil

Auf die Aufwärmphase folgt der Hauptteil des Fitnesstrainings. In diesem Abschnitt wird vorrangig die Kraft oder die Ausdauer trainiert. Sie können aber auch eine Einheit ausführen, in der Sie sich hauptsächlich dem Beweglichkeitstraining widmen. Außerdem können Sie Koordinationsübungen wie den Einbeinstand in Ihrer Trainingseinheit ergänzen (siehe S. 28). Eine komplette Haupttrainingseinheit mit Koordinationsübungen zu gestalten, ist hingegen nur nach schweren Verletzungen notwendig.

Krafttraining

Vor dem Krafttraining mit hohen Zusatzgewichten empfiehlt es sich, einen Aufwärmsatz für die jeweilige Übung mit einem geringen Gewicht auszuführen.
Einsteiger orientieren sich in den ersten Trainingsmonaten bei den dynamischen Übungen an der Kraftausdauer-Methode. Wählen Sie eine Übungsvariante mit der es Ihnen gelingt, 15–20 Wiederholungen in einem Satz durchzuführen. Erreichen Sie über 20 Wiederholungen, nutzen Sie eine etwas intensivere Übungsvariante. Wenn Sie gezielt auf einen drahtigen Körperbau hintrainieren wollen, können Sie auch bis

zu 30 Wiederholungen ausführen. Nach einigen Monaten mit regelmäßigen Trainingseinheiten können Sie zwischen den Methoden »Kraftausdauer« und »Muskelaufbau« wählen. Bei der Muskelaufbau-Methode wählen Sie eine Übungsvariante, mit der es Ihnen gelingt, 8–12 Wiederholungen auszuführen. Erreichen Sie über 12 Wiederholungen, nutzen Sie eine etwas intensivere Übungsvariante.
Für die statischen Übungen finden Sie bei den Übungsbeschreibungen Angaben zur Haltedauer mit maximaler Anspannung. Versuchen Sie, diese Zeitangaben durch Schätzen oder lautloses Mitzählen ungefähr zu erreichen.
Weitere Informationen zu den Trainingsmethoden finden Sie ab Seiten 49.

Ausdauertraining

In den ersten Trainingseinheiten wird mit geringer Intensität geübt und somit die Grundlagenausdauer gefördert. Verbessern Sie diese kontinuierlich, indem Sie die Trainingszeiten in jeder Einheit verlängern. Sie werden bereits nach wenigen Trainingseinheiten deutliche Fortschritte feststellen, vorausgesetzt Sie trainieren mindestens zweimal wöchentlich. Ziel ist es, mindestens 40 Minuten ohne Unterbrechung mit niedrigem Puls Laufen zu können. Gelingt Ihnen das, können Sie auf intensivere Trainingsformen für die Ausdauer zurückgreifen. Sie können nun Einheiten mit Fitnessausdauer-Intensität ausführen und außerdem Intervalltraining einfügen. Machen Sie jedoch auch immer wieder Einheiten für die Grundlagenausdauer (siehe S. 174–177).

Beweglichkeitstraining

Sie können Trainingseinheiten ausführen, in denen Sie sich ganz dem Beweglichkeitstraining widmen. Dazu wird ein Ganzkörper-Dehnprogramm ausgeführt. Wählen Sie mindestens eine Übung für jede Muskelgruppe. Um intensive Dehnpositionen zu erreichen, können Sie mehrere Übungen für eine Muskelgruppe machen. Versuchen Sie aber nicht, Positionen mit Gewalt einzunehmen, da dies die Muskulatur verhärtet und zu Verletzungen führen kann (siehe S. 132–136).

Abwärmphase

In der Abwärmphase wird das Training mit dem Abwärmen des Körpers und einigen Dehnübungen für die beanspruchte Muskulatur abgeschlossen. Zusätzlich bieten sich Maßnahmen zur Erholung an, wie Massagen und Baden in warmem Wasser. Planen Sie nach einer intensiven Trainingseinheit auch eine Stunde mehr Schlaf als üblich ein, die der Körper zur Erholung benötigt.

Abwärmübung

Nach einer Trainingseinheit sollten Sie sich abwärmen, um die Muskulatur zu lockern. Außerdem hilft dies dem Körper, sich schnell zu regenerieren. Bewegen Sie sich dazu in einem langsamen Tempo einige Minuten lang, ohne sich anzustrengen. Gut eignen sich Bewegungen, die Sie mit langsamer und gleichmäßiger Geschwindigkeit ausführen können, wie beispielsweise Walken oder langsames Laufen. Führen Sie die Übung für eine Dauer von etwa 5 Minuten aus.

Dehnen

Zum Abschluss Ihres Workouts empfiehlt es sich, noch einige Dehnübungen für die beanspruchte Muskulatur auszuführen. Bewegen Sie sich dabei in keine extremen Dehnpositionen, da die Muskulatur ermüdet ist und deshalb zu Krämpfen neigt. Halten Sie die Dehnposition für 10–20 Sekunden und erweitern Sie danach die Position nicht mehr (siehe S. 136–137). Das Dehnen zum Abschluss des Trainings dient dazu, Verspannungen in der Muskulatur zu lösen, die Regenerationsprozesse zu beschleunigen und zu verhindern, dass sich die Muskulatur verkürzt.

2. Trainingszyklen

Die Trainingsplanung ist die Voraussetzung für ein erfolgreiches Fitnesstraining. Nehmen Sie sich dazu ausreichend Zeit und machen Sie Notizen in Ihrem Trainingsbuch. Bewusstes Training nach einem sinnvollen Trainingsprogramm führt zu den besten Ergebnissen und ermöglicht langfristig kontinuierliche Verbesserungen.

Unterteilen Sie Ihr Training in Zyklen von 6–12 Wochen Länge. Nach der Beendigung eines Zyklus legen Sie ein Programm für den nächsten Zyklus fest.

Trainingsplanung

- **Istzustand bestimmen**
  Machen Sie sich zuerst den Istzustand Ihres Körpers bewusst. Dazu gehört, dass Sie die Körpermaße bestimmen sowie Körperfotos von vorne und hinten anfertigen lassen.
- **Ziele definieren**
  Legen Sie klare Ziele für Ihr Fitnesstraining fest und unterteilen Sie diese in lang-, mittel- und kurzfristige Ziele.
- **Trainingsprogramm festlegen**
  Wählen Sie ein kurzfristiges Ziel aus und entwickeln Sie ein Trainingsprogramm zum Erreichen dieses Ziels.
- **Trainingsperiode**
  Führen Sie eine Trainingsperiode von üblicherweise 6–12 Wochen zum Erreichen des kurzfristigen Ziels aus. Dabei sind regelmäßig Kontrolltests vorzunehmen.
- **Abschlusstest**
  Die Trainingsperiode beenden Sie mit einem ausführlichen Abschlusstest. Danach legen Sie ein neues Trainingsprogramm zum Erreichen eines anderen kurzfristigen Ziels fest.

Istzustand bestimmen

Prüfen Sie vor Aufnahme Ihres Trainingsprogramms, ob **Risikofaktoren** vorliegen. Wenn einer oder mehrere der folgenden Faktoren vorliegen, sollten Sie sich vor Aufnahme Ihres Trainingsprogramms mit einem Arzt absprechen: über 35 Jahre alt und seit längerem sportlich nicht mehr aktiv, gesundheitliche oder körperliche Einschränkungen, besondere Risiken wie beispielsweise Übergewicht, Bluthochdruck, hoher Alkoholkonsum oder hoher Nikotinkonsum.

Im nächsten Schritt müssen Sie Ihre körperliche **Ausgangssituation** ermitteln. Zu diesem Zweck können Sie die Körpermessungen ausführen, wozu Sie Gewicht, Körperfett und Körpermaße bestimmen (siehe S. 23–25). Auch können Sie Ihr körperliches Leistungsvermögen prüfen (siehe S. 26–31). Notieren Sie die Ergebnisse in Ihrem Trainingsbuch (siehe S. 40–43). Außerdem ist es empfehlenswert, den Körper von vorne und hinten zu fotografieren. Die Aufzeichnungen und Fotos sind die Grundlage für die Erfolgskontrolle im Rahmen Ihres Trainingsprogramms.

Körperfotos

Anhand von Körperfotos können Sie sich den Istzustand und die körperliche Entwicklung im Verlauf Ihres Trainingsprogramms verdeutlichen. Lassen Sie sich dazu von vorne und von hinten in Badekleidung fotografieren, möglichst vor einer weißen Wand. Die Aufnahmen müssen gerade erfolgen und der ganze Körper von Kopf bis Füßen sichtbar sein. Achten Sie darauf, dass Sie gerade stehen, wobei sich die Schultern auf gleicher Höhe befinden und die Arme neben dem Körper nach unten hängen. Die Füße sind etwa hüftbreit auseinander und das Gewicht gleichmäßig auf die Füße verteilt.

Ziele definieren

Als nächstes müssen Sie Ihre persönlichen **Trainingsziele** festlegen. Dazu nutzen Sie die Ergebnisse der zuvor ausgeführten Tests und die Körperfotos. Zur Verdeutlichung können Sie Ihren Körper auch vor einem großen Spiegel betrachten. Überprüfen Sie Ihre Haltung: ob Sie schief stehen, ob Ungleichgewichte zwischen Muskel und Muskelgegenspieler bestehen etc. Notieren Sie, was Ihnen an Ihrem Körper gefällt und was nicht. Kritisieren Sie sich aber nicht, sondern versuchen Sie, die Körperformen wahrheitsgemäß zu beschreiben. Akzeptieren und schätzen Sie Unveränderbares, denn es ist das, was Sie als individuelle Person auszeichnet. Beziehen Sie in Ihre Überlegungen auch mit ein, wie viel Zeit für das Training zur Verfügung steht und was in diesem Rahmen erreichbar ist. Aus diesen Überlegungen und unter Berücksichtigung der Testergebnisse leiten Sie Ihre Trainingsziele ab. Treffen Sie diese Entscheidungen realistisch, damit Ihre Ziele erreichbar sind. Die Ziele werden nach kurz-, mittel- und langfristiger Ausrichtung gegliedert, da kurzfristige Erfolge dazu motivieren, das Training fortzusetzen.
Wählen Sie nun ein kurzfristiges Trainingsziel aus, auf dessen Erreichen Sie sich in dem nächsten Trainingszyklus konzentrieren. Ein solches Ziel kann beispielsweise eine Leistungsverbesserung in einer oder mehreren Grundübungen sein, ebenso wie eine Körperfettreduktion um einen bestimmten Prozentsatz. Im Verlauf Ihres Trainings müssen Sie sich immer neue kurzfristige Ziele setzen und anhand dieser das jeweilige Trainingsprogramm ausarbeiten.

Trainingsprogramm festlegen

Auf Grundlage des kurzfristigen Trainingsziels legen Sie ein Trainingsprogramm fest, um dieses Ziel bestmöglich zu erreichen. Dieses Buch stellt Ihnen Trainingsprogramme vor, in denen Workouts enthalten sind. Passen Sie die Programme und die Workouts mit fortschreitender Trainingserfahrung an Ihre Trainingsziele an. Ergänzen Sie beispielsweise Übungen in den Workouts und variieren Sie die Dauer und die Intensität des Ausdauertrainings.
Üblicherweise wird ein Trainingsplan über einen Zeitraum von 6–12 Wochen ausgeführt. Eine Trainingszeit von 6 Wochen ermöglicht, deutliche Ergebnisse festzustellen. Sie sollten aber nicht länger als 12 Wochen nach dem gleichen Programm trainieren, um dem Körper immer neue Trainingsreize zu setzen und eine Leistungsstagnation zu vermeiden.
Wenn es das Ziel ist, eine bestimmte Übungsleistung zu verbessern, kann auch ein intensives Programm über eine Dauer von 2–4 Wochen sinnvoll sein. Üblicherweise werden aber nur von Fortgeschrittenen Trainingszyklen verwendet, die eine Dauer von 6 Wochen unterschreiten.
Im Trainingsprogramm müssen Sie festlegen, welche Übungen Sie nutzen, wie viele Sätze und Wiederholungen Sie ausführen und wie Sie Ihren Wochentrainingsplan aufbauen. Ebenso müssen Sie Ihre Ernährung an die Ziele des Fitnesstrainings anpassen.

Trainingsperiode

Nach Zieldefinition und Festlegung eines Programms beginnen Sie die Trainingsperiode von üblicherweise 6–12 Wochen. Führen Sie in den ersten Trainingseinheiten die **Kraftübungen** mit wenig Gewicht/Intensität aus. Der Körper muss sich erst an die neuen Bewegungsabläufe gewöhnen. Erhöhen Sie die Gewichte/Intensitäten nicht zu schnell, damit es zu keinen Verletzungen kommt. Vermeiden Sie es, sich im **Ausdauertraining** zu überlasten. Steigern Sie stattdessen kontinuierlich die Längen der Trainingsstrecken. Achten Sie bei den **Dehnübungen** darauf, dass Sie die Position vorsichtig einnehmen, um keine Verletzungen zu riskieren.
Machen Sie Notizen zu jeder Trainingsein-

heit. Halten Sie die ausgeführten Übungen, die Wiederholungen und die Intensitäten für jede Trainingseinheit fest. Auch empfiehlt es sich, Informationen zu den Rahmenbedingungen des Trainings zu notieren, wie Schlaf, Stress und Ernährung, da diese einen entscheidenden Einfluss auf die Trainingsleistungen haben. Anhand dieser Notizen können Sie langfristig die Entwicklung Ihrer Leistungsfähigkeit nachvollziehen.
Der Trainingserfolg muss durch regelmäßige Kontrolltests überprüft werden. Zu diesem Zweck werden die Körpermessungen wiederholt. Es empfiehlt sich, alle 1–4 Wochen eine solche Trainingskontrolle vorzunehmen. Die Ergebnisse werden im Trainingsbuch festgehalten.

Abschlusstest

Am Ende der Trainingsperiode führen Sie einen Abschlusstest aus, wozu Sie die Körperproportionen erneut vermessen. Notieren Sie auch diese Ergebnisse im Trainingsbuch.
Danach beginnen Sie, die nächste Trainingsperiode zu planen. Dazu vergleichen Sie die Testergebnisse der Kontroll- und Abschlusstests mit denen des Eingangstests. Basierend auf diesen Vergleichen und unter Berücksichtigung der langfristigen Trainingsziele bestimmen Sie ein neues kurzfristiges Trainingsziel. Zur Erfüllung dieses Ziels legen Sie einen neuen Trainingszyklus fest. Nutzen Sie bei der Programmfestlegung das Trainingsbuch, da dieses wichtige Informationen über die Reaktionen des Körpers auf unterschiedliche Trainingsreize liefert. Schließlich beginnen Sie mit der neuen Trainingsperiode und beenden diese wieder mit einem Abschlusstest.
Sie sollten das beschriebene Vorgehen für die Trainingsplanung kontinuierlich fortführen. So setzen Sie Ihrem Körper fortlaufend neue Trainingsreize und erreichen Verbesserungen im Fitnesstraining.

Motivation

In jedem Trainingsprogramm können sich Phasen mit nachlassender Motivation einstellen. Typische Gründe sind, dass scheinbar nur geringe Fortschritte erreicht werden und dass das Programm zu intensiv oder eintönig gestaltet ist. Beginnen Sie deshalb Ihr Training mit einer klaren Zielsetzung und machen Sie den Trainingserfolg durch Notizen zu Körpermaßen, Leistungsfähigkeit und Körperfotos sichtbar. Überfordern Sie Ihren Körper nicht und achten Sie auf abwechslungsreiches Training. Variieren Sie die Kraftübungen ebenso wie Trainingsstrecken und Intensitäten im Ausdauertraining. Nutzen Sie motivierende Musik und trainieren Sie mit Partner. Sollte sich eine Phase nachlassender Motivation einsetzen, dann nutzen Sie Ihre Aufzeichnungen im Trainingsbuch. Machen Sie sich Ihre Ziele zu Beginn bewusst und was Sie bereits erreicht haben.
Die Trainingsprogramme im Buch sind so gestaltet, dass Sie zumindest einen Tag pro Woche pausieren. Wenn Sie sich sehr müde fühlen, können Sie einen zusätzlichen Regenerationstag einlegen. Für die Ernährung ist ein Tag pro Woche vorgesehen, an dem Sie Ihre Lieblingsspeisen verzehren können. Genießen Sie Regenerationstage ebenso wie Ihre Lieblingsspeisen bewusst, ohne sich dabei ein schlechtes Gewissen einzureden. Fahren Sie aber am nächsten Tag wieder motiviert mit dem Trainingsprogramm sowie mit gesunder und bedarfsgerechter Ernährung fort. So führen Sie Ihre Körpergestaltung im Rahmen des Fitnesstrainings langfristig erfolgreich durch.

3. Trainingsphasen im Krafttraining

Einsteiger im Krafttraining beginnen mit geringen Gewichten/Intensitäten. Ziel ist es, den Körper in den neuen Bewegungen zu schulen. Es werden Übungen gemacht, die vorrangig die großen Muskelgruppen aktivieren. Ein gezieltes Training der kleinen Muskelgruppen ist in dieser Phase noch nicht notwendig, da diese beim Training der großen Muskelgruppen mitgekräftigt werden. Es sollte über einen Zeitraum von einigen Wochen so trainiert werden. Die Dauer ist davon abhängig, ob Sie regelmäßig zwei- bis dreimal die Woche trainieren, ebenso von Ihren sportlichen Vorkenntnissen. Als Trainingsmethode wird zuerst die Kraftausdauer-Methode genutzt, nach einigen Wochen kann auch mit der Muskelaufbau-Methode trainiert werden (siehe S. 49–50).

Nach einer Trainingszeit von 6–12 Monaten, haben Sie sich zu einem leicht **Fortgeschrittenen** im Krafttraining entwickelt. Voraussetzung dafür ist, dass Sie regelmäßig trainieren. Sie werden nun deutliche Ergebnisse an Ihrem Körper feststellen. Oftmals sind Fitnesssportler, die dieses Trainingsstadium erreicht haben, bereits mit den Ergebnissen zufrieden. Um das Leistungsniveau aufrecht zu halten und langfristig etwas zu steigern, müssen Sie weiterhin regelmäßig Umstellungen am Programm vornehmen oder neue Programme, auch Split-Programme, einsetzen. Zusätzlich können Sie Intensivierungstechniken im Training einbauen (siehe S. 52–53).

Auch **Fortgeschrittene** unterteilen das Training in Zyklen von 6–12 Wochen. Das Training muss genau geplant und protokolliert werden, da es immer schwieriger wird, die Leistungsfähigkeit zu verbessern. Sie müssen dem Körper ständig neue intensive Reize setzen, wozu Intensivierungstechniken und unterschiedliche Split-Programme genutzt werden. Nur so können weitere Verbesserungen erreicht werden.

Fortgeschrittene Freizeitsportler mit Muskelaufbau als vorrangigem Trainingsziel können so vorgehen, dass sie ihre Trainingspläne in Aufbauphase und Definitionsphase unterscheiden. In der Aufbauphase wird möglichst viel Muskelmasse aufgebaut. Dazu muss viel gegessen werden, wobei ein zwangsläufiger Anstieg des Körperfettanteils hingenommen wird. Nach dieser Phase erfolgt eine Definitionsphase mit dem Ziel, die antrainierte Muskelmasse weitestgehend zu erhalten, aber den Fettanteil auf ein Minimum zu reduzieren. Anschließend erfolgt wieder eine Aufbauphase mit unterschiedlichem Trainingsprogramm. Wettkampf-Bodybuilder sind ursprünglich nach einem solchen Prinzip vorgegangen. Mittlerweile haben sich aber in diesem Bereich andere Trainingsprinzipien durchgesetzt, mit denen langfristig größere Erfolge erzielt werden, die allerdings weitaus aufwändiger und komplizierter sind.

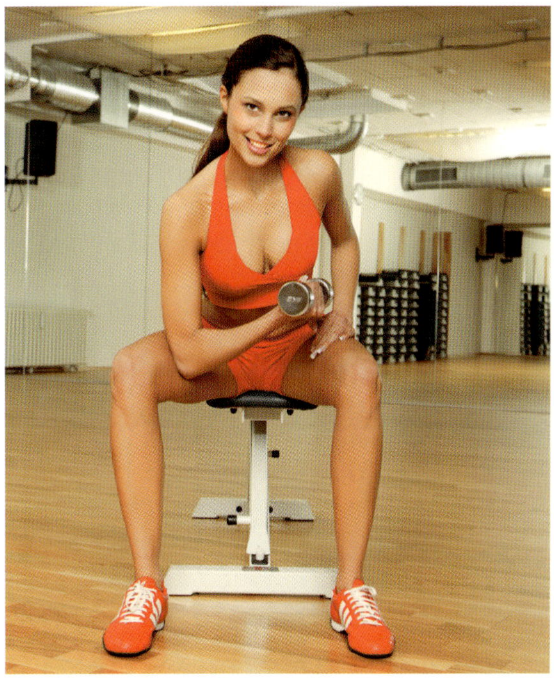

Mit regelmäßigem Fitnesstraining erreichen Sie Ihre Wunschfigur – wie auch die Fitnesstrainerin Claudia Hein (Miss Germany 2004).

4. Trainingsbuch

Die Bedeutung eines Trainingsbuchs wird oftmals unterschätzt. Das neue Trainingsprogramm wird mit Begeisterung aufgenommen, aber ohne Aufzeichnungen über die körperliche Entwicklung bleiben die Erfolge unklar, so dass nach einiger Zeit die Motivation für das Trainingsprogramm sowie die Ernährungsumstellung verloren geht. Nutzen Sie deshalb ein Trainingsbuch und machen damit die Entwicklung Ihres Körpers sichtbar. Sie werden mit den Aufzeichnungen Leistungsstagnationen frühzeitig erkennen und können Maßnahmen dagegen ergreifen. Auch helfen Ihnen die Informationen, die Reaktionen Ihres Körpers besser zu verstehen, sowie zukünftige Trainingsprogramme effektiver auszuarbeiten. Gestalten Sie die Aufzeichnungen jedoch nicht zu kompliziert und zu aufwendig.

Sobald Sie mit dem Fitnesstraining beginnen, müssen Sie das Trainingsbuch anlegen. Wenn Sie hingegen die Notizen auf einen späteren Zeitpunkt verschieben, werden Sie wichtige Informationen zu Ihrem Trainingsfortschritt verlieren. Am besten wählen Sie ein Ringbuch oder eine hochwertige Mappe, da dann Blätter zugeheftet und ausgetauscht werden können. Entwerfen Sie die Seiten am Computer nach eigenen Vorstellungen, weshalb sich die Größe Din A4 für das Trainingsbuch eignet.

In dem Trainingsbuch vermerken Sie zuerst die Körpermessungen und Ihre Trainingsziele vor Aufnahme des Fitnesstrainings. Für jeden Trainingszyklus notieren Sie das kurzfristige Ziel und eine Checkliste für die Körpermessungen. Außerdem sind detaillierte Trainingspläne empfehlenswert, in denen Sie für jeden Tag und für jede Trainingseinheit Informationen sammeln. In einem Tagesplan können Sie beispielsweise Informationen zu Gewicht, Körperfett, Trainingsart, Essen und Rahmenbedingungen festhalten. Für das Krafttraining nutzen Sie einen detaillierten Plan, indem Sie Übungen, Intensitäten/Gewichte, Satz- und Wiederholungen notieren können.

- **Körpermessungen**

  Notieren Sie Körpergewicht, Körperfett und Körpermaße zum Trainingsbeginn und kontrollieren Sie die Ergebnisse in regelmäßigen Abständen, am besten alle 1–4 Wochen. Am Ende eines Trainingszyklus führen Sie einen Abschlusstest aus. Führen Sie die Messungen direkt nach dem Aufstehen aus, ohne vorher zu essen oder zu trinken.

- **Trainingsziele**

  Sie sollten Ihre Trainingsprogramme in Zyklen von 6–12 Wochen Länge einteilen. Notieren Sie am Anfang eines neuen Trainingszyklus das kurzfristige Trainingsziel, wie beispielsweise die deutliche Verbesserung einer bestimmten Kraftleistung.

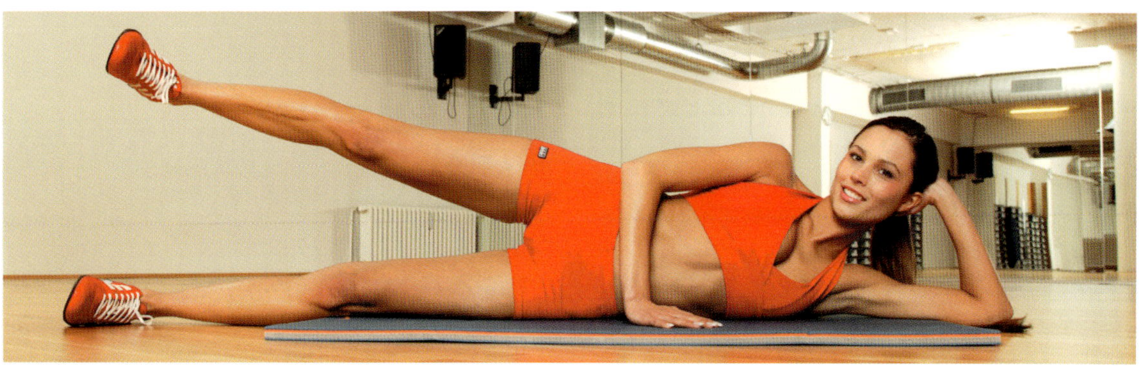

Beispielplan

Die folgenden Pläne dienen als Vorschläge, wie Sie das Training für einen Trainingszyklus protokollieren können. Passen Sie die Pläne an Ihre Bedürfnisse und Vorstellungen an. Notieren Sie zuerst Trainingszyklus, Trainingsperiode und Trainingsziele. Dann entwerfen Sie eine Checkliste zu Körperformen, einen Tagesplan für Training und Ernährung sowie ein oder mehrere Pläne für das Krafttraining, abhängig davon, wie viele Workouts Sie im Trainingszyklus einsetzen.

Trainingszyklus:	
Trainingsperiode:	
Trainingsziele:	

Checkliste zu Körperformen

	Eingangstest	Kontrolltest 1	Kontrolltest 2	Abschlusstest
Datum				
Gewicht				
Körperfett				
Rechter Oberarm				
Linker Oberarm				
Brustmitte				
Taille				
Hüfte				
Rechter Oberschenkel				
Linker Oberschenkel				
Rechte Wade				
Linke Wade				

Tagesplan für Training und Ernährung

Datum	Morgens	Abends	Training	Essen	Anmerkungen
01.11.2010	*77,4 kg / 13,8% KF*	*78,3 kg / 13,1% KF*	*Kraft A*	++	-
02.11.2010	*77,3 kg / 13,8% KF*	*78,6 kg / 12,8%*	*Laufen 40 min*	-	*Kuchen gegessen*
03.11.2010	*77,2 kg / 13,7% KF*	*78,3 kg / 12,9%*	*Pause*	*0*	*1 Glas Wein getrunken*
04.11.2010					
05.11.2010					
06.11.2010					
07.11.2010					
08.11.2010					
09.11.2010					
10.11.2010					
11.11.2010					
12.11.2010					
13.11.2010					
14.11.2010					

Anmerkungen:

Sie können den Plan auf drei Wochen verlängern, damit Sie weniger Blätter für die Trainingsnotizen benötigen.

Beachten Sie für die Werte von Körperfett und Gewicht, dass diese von vielen Faktoren abhängig sind. Es ist deshalb nicht der Vergleich von Tag zu Tag entscheidend, sondern die Entwicklung über Wochen und Monate hinweg.

Bei dem Plan können Sie Ihre Ernährung nach eigenem Empfinden in den Kategorien bewerten: --, -, 0, +, ++.

Wenn Sie eine deutliche Körperfettreduktion beabsichtigen, können Sie zusätzlich einen Ernährungsplan entwerfen.

Plan für Krafttraining

Datum:				
Übung:	Sätze: Wdh.: Gewicht:	Sätze: Wdh.: Gewicht:	Sätze: Wdh.: Gewicht:	Sätze: Wdh.: Gewicht:
K 1: Brustdrücken in Bodenlage				
K 17: Rudern einarmig				
K 9: Nackendrücken				
K 46: Beidbeinige Kniebeuge				
K 53: Beckenlift auf Fersen				
K 36: Crunch				
K 42: Seitstütz				
K 23: Arme und Bein anheben				
Trainingsanmerkungen:				

Anmerkungen:
Dies ist ein Beispielplan für das Ganzkörperprogramm A (siehe S. 223). Am besten gestalten Sie den Plan im Querformat, damit Sie zahlreiche Übungseinheiten unterbringen können.
Notieren Sie:
1. Wie viele Sätze Sie zu einer Übung ausgeführt haben.
2. Wie viele Wiederholungen Sie gemacht haben.
3. Welches Gewicht/Intensität/Theraband-Farbe (Widerstand) Sie eingesetzt haben.

Teil III: Kraft

Nutzen Sie Krafttraining, um Ihren Körper in Form zu bringen. Mit Krafttraining werden Sie Ihre Körperhaltung verbessern und Ihre Körperproportionen gestalten. So wirken Sie attraktiver auf Ihre Umwelt und steigern Ihr Selbstvertrauen. Außerdem fallen Ihnen durch einen kräftigen Körper zahlreiche Alltagsarbeiten leichter.

In diesem Abschnitt bekommen Sie effektive Kräftigungsübungen vorgestellt. Es sind solche ausgewählt, die für Einsteiger relativ einfach erlernbar sind. Außerdem wurde bei der Übungszusammenstellung berücksichtigt, dass für alle großen Muskelgruppen Übungen enthalten sind, damit der Körper ausgewogen trainiert werden kann.

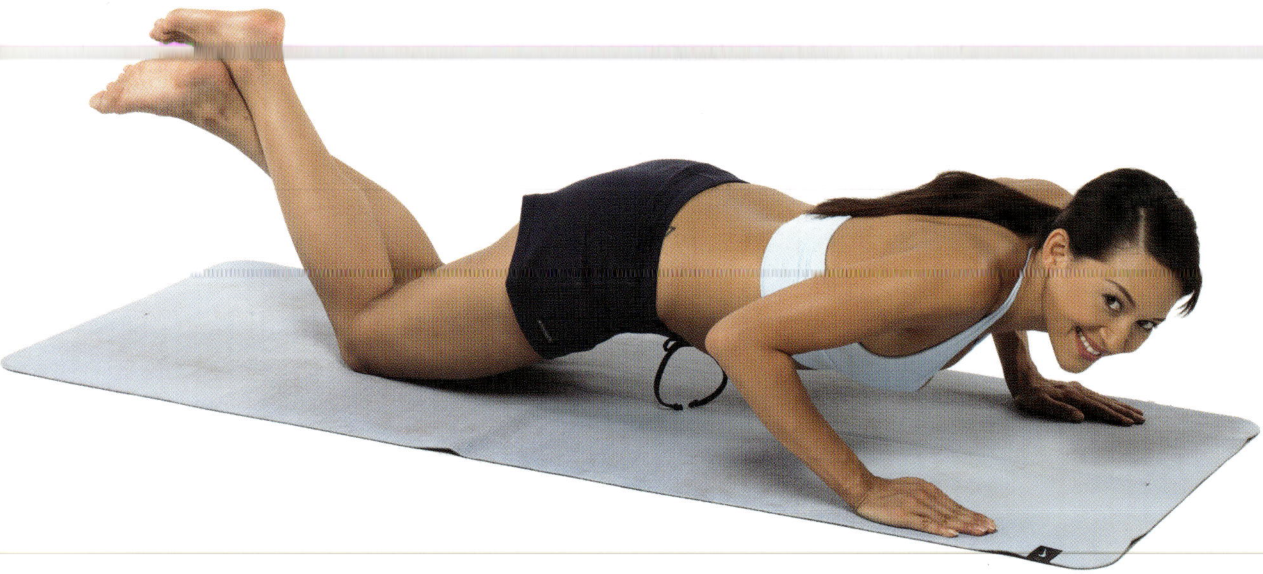

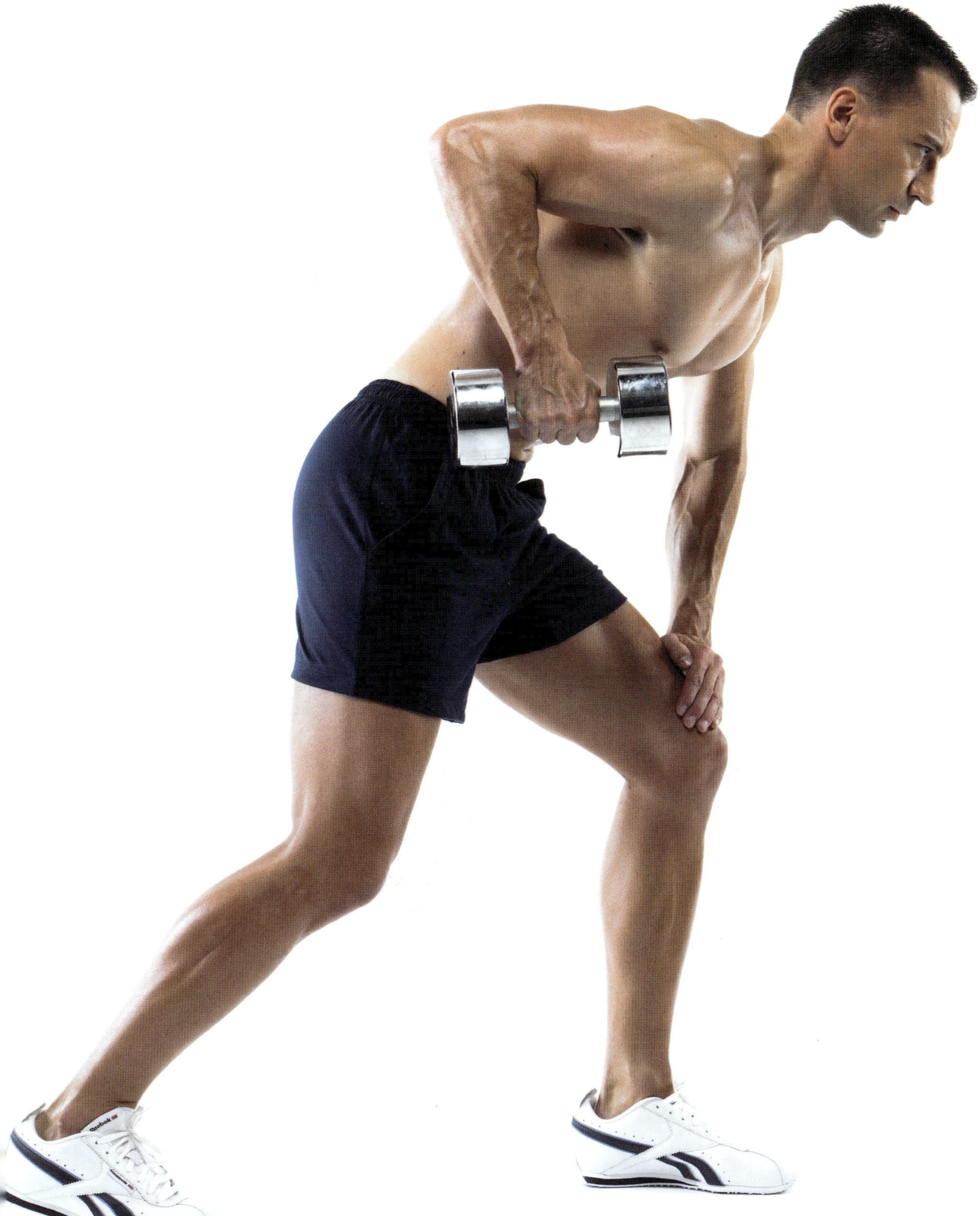

1. Grundlagen

Was ist Muskelkraft?

Muskelkraft ist die Fähigkeit, einen Widerstand zu überwinden (z. B. eine Hantel anzuheben), ihm entgegenzuwirken (z. B. eine Hantel kontrolliert zu senken) oder ihn zu halten (z. B. eine Hantel in einer Position zu halten). Üblicherweise werden drei Ausprägungen von Muskelkraft unterschieden: Maximalkraft, Kraftausdauer und Schnellkraft.

Die **Maximalkraft** ist die größtmögliche Kraft, die die Muskeln entwickeln können (z. B. um eine Hantel einmal anzuheben). Sie ist davon abhängig, wie viel Kraftpotential vorhanden ist, und wie gut es gelingt, dieses Kraftpotential einzusetzen.

Kraftausdauer ist die Fähigkeit, eine Kraftleistung möglichst oft in einer bestimmten Zeit zu vollbringen (z. B. mehrmaliges Anheben einer Hantel) oder eine Kraftleistung möglichst lange aufrechtzuerhalten (z. B. Halten einer Hantel in einer bestimmten Position).

Schnellkraft ist die Fähigkeit, eine Kraftleistung möglichst schnell zu vollbringen (z. B. schnellstmögliches Anheben einer Hantel). Dazu muss sich die an der Bewegung beteiligte Muskulatur zusammenziehen (kontrahieren).

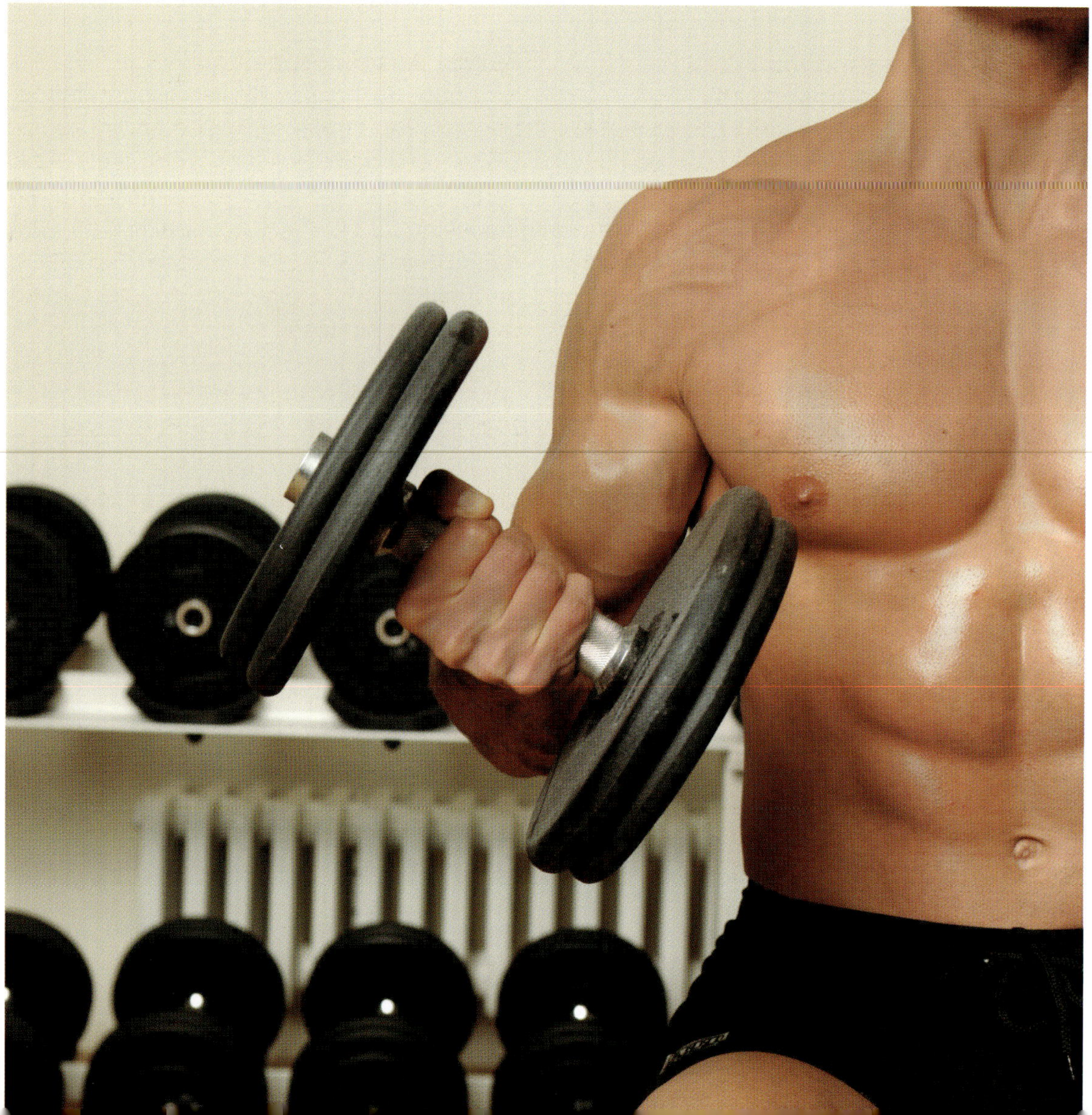

Muskelreaktion auf Trainingsreize

Die Anpassung der Muskulatur auf das Krafttraining ist davon abhängig, wie Sie die Trainingsreize setzen, welche Trainingsmethoden Sie also anwenden (siehe S. 49–51).

Größeres Kraftpotential (Maximalkraft – Muskelmasse)
Die Maximalkraft ergibt sich aus dem Kraftpotential und der Fähigkeit, das Kraftpotential einzusetzen. Die Muskelmasse stellt dabei das Kraftpotential dar. Trainingsreize im Krafttraining bewirken ein Muskelwachstum (Hypertrophie).
Bestmögliche Trainingsergebnisse für das Muskelwachstum werden mit der Muskelaufbau-Methode erreicht.

Bessere Aktivierungsfähigkeit (Maximalkraft – Muskelkraft)
Es ist nicht möglich, das Kraftpotential zur Bewältigung eines Widerstandes vollständig einzusetzen. Sie können jedoch das Muskelzusammenspiel verbessern (intermuskuläre Koordination) und Ihre Fähigkeiten trainieren, möglichst viele Muskelfasern eines Muskels zur Bewältigung eines Widerstandes zu aktivieren (intramuskuläre Koordination). So gelingt es Ihnen, Ihr Kraftpotential besser auszuschöpfen.
Das Training mit der Maximalkraft-Methode verbessert deutlich die Aktivierungsfähigkeit der Muskulatur.

Längere Ermüdungswiderstandsfähigkeit (Kraftausdauer)
Ihre Kraftausdauer fördern Sie, indem Sie trainieren, Kraftleistungen aufrechtzuerhalten.
Das Training mit der Kraftausdauer-Methode führt zu den besten Erfolgen. Aber auch das Training der Maximalkraft wirkt auf die Kraftausdauer, denn je schwerer ein Widerstand ist, desto mehr ist dessen Bewältigung von der Maximalkraft abhängig.

Schnellere Kontraktionsfähigkeit (Schnellkraft)
Sie verbessern Ihre Schnellkraft, indem Sie die Muskeln trainieren, sich bei einer Bewegung schnell zusammenzuziehen.
Optimale Ergebnisse werden mit der Schnellkraft-Methode erreicht. Aber auch das Training der Maximalkraft führt zu positiven Effekten für die Schnellkraft.

Trainingsregeln

Beachten Sie die Regeln unabhängig davon, nach welcher Methode Sie trainieren.

Kontrollieren der Befestigung
Prüfen Sie vor Hantelübungen den Hantelverschluss, insbesondere vor Bewegungen über dem Kopf.

Stabile Ausgangsposition
Nehmen Sie eine stabile Ausgangsposition ein, damit Sie sich vollständig auf die Übungsdurchführung konzentrieren können. Spannen Sie die Bauchmuskulatur an, um den Oberkörper zu stabilisieren, und halten Sie den Rücken gerade. Bei Übungen im Stand wird zusätzlich die Gesäßmuskulatur aktiviert.

Überprüfen der Position
Kontrollieren Sie regelmäßig Ihre Ausgangsposition und die Übungsdurchführung vor einem Spiegel. Achten Sie darauf, dass die Schultern auf gleicher Höhe bleiben. Vermeiden Sie ein Abknicken der Handgelenke. Ansonsten besteht die Gefahr von Sehnenscheidentzündungen.

Konzentration auf Muskel
Konzentrieren Sie sich bei jeder Übung auf die Zielmuskulatur und nehmen Sie während der Übungsdurchführung deren Aktivität bewusst wahr. Dadurch werden die besten Ergebnisse erzielt. Ungeübten fällt die konzentrierte Trainingsausführung zu Anfang noch etwas schwer, doch werden sie sich diese mit fortschreitender Praxis aneignen.

Gleichmäßige Bewegungen
Machen Sie die Übungen in gleichmäßigen, eher langsamen Bewegungen – es sein denn, Sie trainieren nach Schnellkraft- oder Maximalkraft-Methode. Achten Sie auf eine technisch korrekte Ausführung. Ziel des gesundheitsorientierten Krafttrainings ist es, die Muskulatur effektiv zu trainieren, und nicht, das größtmögliche Gewicht zu bewegen.

Keine Ausweichbewegungen
Vermeiden Sie es, Schwung zu holen, ebenso Ausweichbewegungen durch den Einsatz anderer Muskelgruppen. Sie werden beispielsweise bei *K 29: Einarmiger Curl im Stand* feststellen, wie die vordere Oberarmmuskulatur zittert und ermüdet. Durch ruckartige Bewegungen, Verdrehen der Schulter und Anheben des Nackens gelingt es Ihnen vielleicht, die Hantel einmal mehr anzuheben. Dadurch wird der Oberarm aber nicht besser trainiert, sondern ein Teil der Arbeit von der Schulter- und der Nackenmuskulatur übernommen. Wenn Sie jedoch diese Muskelgruppen kräftigen wollen, dann machen Sie das ganz gezielt mit den speziell dafür vorgesehenen Übungen.

Muskel bleibt aktiviert
Die Zielmuskulatur muss während der gesamten Übungsdurchführung aktiviert bleiben. Sie dürfen beispielsweise bei *K 27: Bizepscurl im Sitz* den Unterarm nicht bis zur vollen Streckung senken, damit die Oberarmmuskulatur in Spannung bleibt. Die Muskelaktivität nimmt während des Hantelanhebens zu und ist in der Endposition am größten, deshalb kann die Übung auch durch Halten der Endposition und Teilbewegungen intensiviert werden (siehe S. 52–53).

Gleichmäßige Atmung
Atmen Sie gleichmäßig bei Übungen mit kleinen Gewichten oder bei solchen, die sehr langsam ausgeführt werden. Wenn Sie stattdessen den Atemrhythmus unterbrechen, wird Ihr Körper ungenügend mit Sauerstoff versorgt, was ein erhebliches Gesundheitsrisiko darstellt. Führen Sie jedoch Übungen schnell und mit hohen Gewichten aus, atmen Sie vor der Bewegung ein, während der Anstrengung aus und bei dem anschließenden Zurückkehren in die Ausgangsposition wieder ein. Behalten Sie diesen Atemrhythmus während aller Wiederholungen bei. Wird zur Intensivierung die Endposition einige Sekunden gehalten, atmen Sie währenddessen bewusst ein und aus.

Anstrengen, aber keine Schmerzen
Sie dürfen sich bei den Übungen anstrengen und verausgaben. Im Kraftausdauer-Training können Sie viele Wiederholungen machen und im Muskelaufbau-Training schwere Gewichte bewegen.
Wenn jedoch Schmerzen auftreten, muss die Übung unterbrochen werden. Lassen die Schmerzen im Ruhezustand nach, überlegen Sie, was die Ursache war, beispielsweise eine fehlerhafte Körperhaltung, und versuchen Sie die Ausführung erneut. Tritt der gleiche Schmerz wieder auf, stoppen Sie die Übung und machen Sie die nächste, die in Ihrem Trainingsplan steht. Lassen die Schmerzen auch im Ruhezustand nicht nach, beenden Sie das Training und konsultieren Sie Ihren Arzt.

Beide Seiten und alle wichtigen Muskelgruppen trainieren
Führen Sie Übungen für die linke und die rechte Körperseite immer mit gleicher Intensität aus. Achten Sie darauf, dass Sie Ihren Körper ausgeglichen trainieren. Sie müssen in Ihr Trainingsprogramm alle großen Muskelgruppen integrieren. Intensive und mehrmals wöchentlich angesetzte Trainingseinheiten können ebenso wie zeitliche Einschränkungen dazu führen, dass das Programm aufgeteilt werden muss. Sie können z. B. in Trainingstage für den Oberkörper und für die Beine splitten.

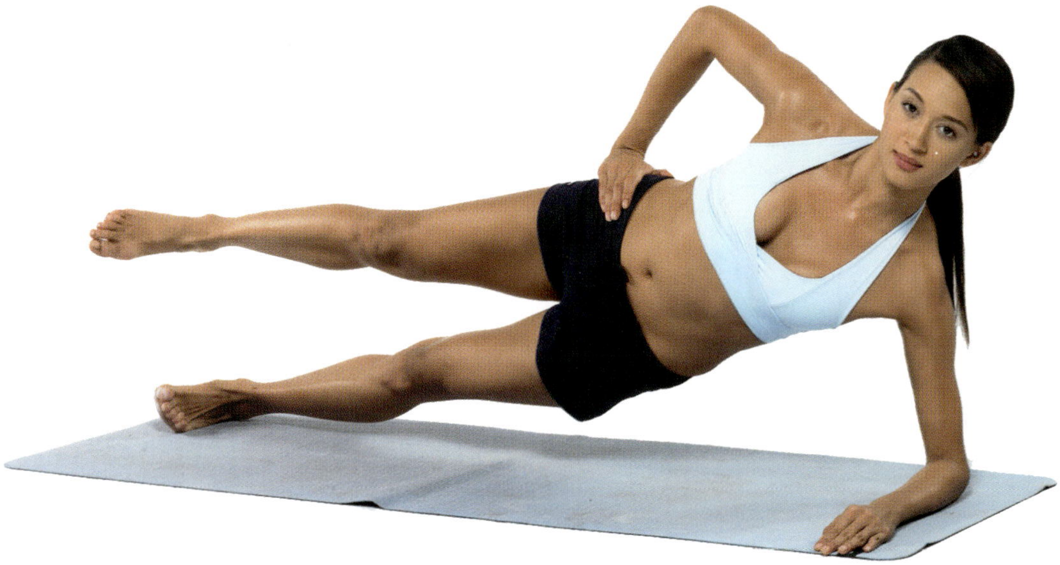

Regelmäßig Trainieren
Nur durch regelmäßiges Training können Sie Ihre Körperformen deutlich verändern und die Muskulatur kräftigen. Dazu sollten Einsteiger mindestens zweimal pro Woche trainieren, Fortgeschrittene noch häufiger. Pausieren Sie für längere Zeit, baut sich die Muskulatur langsam wieder ab. Versuchen Sie deshalb auch in Phasen, in denen Ihnen wenig Zeit zur Verfügung steht, mindestens einmal pro Woche zu trainieren. Wenn Sie allerdings krank sind, müssen Sie auf das Training verzichten, da ansonsten der Heilungsprozess gefährdet wird.

Belastung langsam steigern
Trainingseinsteiger führen die Übungen mit geringer Belastung aus. Wählen Sie Gewichte eher zu niedrig als zu hoch. Die Muskulatur gewöhnt sich schneller an neue Anforderungen als die Sehnen und Bänder. Deshalb muss der Körper langsam auf eine Übungsintensivierung vorbereitet werden. Erhöhen Sie zuerst die Wiederholungs- und Satzzahlen, bevor Sie die Gewichte steigern. Wenn die Beanspruchung zu schnell vergrößert wird, besteht die Gefahr, dass der Körper Schaden nimmt.

2. Trainingsmethoden

Dieses Buch hat zum Ziel, die positiven Effekte von Krafttraining für die Gesundheit zu nutzen. Deshalb ist vorrangig beabsichtigt, die Kraftausdauer zu verbessern (Kraftausdauer-Methode) und die Muskelmasse zu vergrößern (Muskelaufbau-Methode).
Fortgeschrittene Fitnesssportler können die Trainingsintensität durch den Einsatz von Intensivierungstechniken steigern. Leistungssportler sollten zusätzlich die anderen Kraftdimensionen mit der Schnellkraft-Methode und der Maximalkraft-Methode trainieren. Für wenig geübte Fitnesssportler sind diese beiden Methoden jedoch nicht geeignet, da sie sehr intensiv sind und somit Verletzungsgefahr besteht.
Die vier Trainingsmethoden haben gegenseitige Ausstrahlungseffekte. Beispielsweise wird mit einem Aufbau der Muskelmasse auch die Kraftausdauer und Kraftschnelligkeit verbessert und eine deutliche Erhöhung der Maximalkraft erreicht. Ebenso führt die Kraftausdauer-Methode auch etwas zu Muskelwachstum.

Kraftausdauer-Methode	
Anwender:	Einsteiger, Fortgeschrittene, Leistungssportler
Wiederholungen:	15–30
Bewegungstempo:	langsam bis zügig
Intensität je Satz (subjektives Empfinden):	mittel bis schwer
Pause zwischen zwei Sätzen:	1–2 Minuten
Einsatz:	Als eigenständige Einheit oder nach Schnellkraft- oder Maximalkraft-Training
Trainingsziele:	Verbesserung Kraftausdauer, Körperfettreduktion

Wählen Sie den Schwierigkeitsgrad der Übung so, dass Sie 15-30 Wiederholungen in einem Satz ausführen können. Das Bewegungstempo kann langsam bis zügig sein, wobei es wichtig ist, gleichmäßig zu atmen. Am Ende sollten Sie sich mittel bis schwer beansprucht fühlen.

Pausieren Sie zwischen zwei Sätzen 1–2 Minuten. Als Variante können Fortgeschrittene direkt nach einem Durchgang einen Satz für den Muskel-Gegenspieler ausüben, z. B. kann so die vordere und die hintere Oberarmmuskulatur trainiert werden. Durch dieses Vorgehen hat der zuerst trainierte Muskel genügend Zeit, sich zu regenerieren.

Mit der Kraftausdauer-Methode kann eine eigenständige Trainingseinheit gestaltet werden. Sie können aber auch erst einige Übungen nach der Schnellkraft- oder der Maximalkraft-Methode ausführen und dann die restlichen Übungen nach der Kraftausdauer-Methode.

Die vorrangigen Ziele sind die Verbesserung der Kraftausdauer und die Formung eines schlanken, kräftigen Körpers.

Muskelaufbau-Methode	
Anwender:	Leicht- und Fortgeschrittene, Leistungssportler
Wiederholungen:	8–12
Bewegungstempo:	langsam
Intensität je Satz (subjektives Empfinden):	schwer bis sehr schwer
Pause zwischen zwei Sätzen:	2–3 Minuten
Einsatz:	Als eigenständige Einheit oder nach Schnellkraft- oder Maximalkraft-Methode
Trainingsziele:	Muskelaufbau, Steigerung Maximalkraft

Wählen Sie den Schwierigkeitsgrad der Übung so, dass Sie 8–12 Wiederholungen in einem Satz ausführen können. Machen Sie die Bewegungen eher langsam. Am Ende sollten Sie sich schwer bis sehr schwer belastet fühlen, aber Fehlstellungen und Ausweichbewegungen vermeiden können.

Pausieren Sie zwischen zwei Sätzen 2–3 Minuten. Als Variante können Sie direkt nach einem Durchgang einen Satz für den Muskel-Gegenspieler ausüben.

Mit der Muskelaufbau-Methode kann eine eigenständige Trainingseinheit gestaltet werden. Sie können aber auch erst einige Übungen nach der Schnellkraft- oder der Maximalkraft-Methode ausführen und dann die restlichen Übungen nach der Muskelaufbau-Methode.

Vorrangige Ziele sind der Aufbau von Muskelmasse und die Steigerung der Maximalkraft.

Schnellkraft-Methode	
Anwender:	Leistungssportler
Wiederholungen:	6–12
Bewegungstempo:	explosiv
Intensität je Satz (subjektives Empfinden):	schwer bis sehr schwer
Pause zwischen zwei Sätzen:	2–3 Minuten
Einsatz:	Nach Aufwärmphase und Aufwärmsatz
Trainingsziele:	Schnellere Kraftfreisetzung in einer anderen Sportart

Wählen Sie den Schwierigkeitsgrad der Übung so, dass Sie 6–12 Wiederholungen in einem Satz ausführen können. Machen Sie die Bewegungen explosiv. Am Ende sollten Sie sich schwer bis sehr schwer belastet fühlen. Pausieren Sie zwischen zwei Sätzen 2–3 Minuten.

Diese Methode wird am Anfang einer Trainingseinheit nach der Aufwärmphase und 1–2 Aufwärmsätzen ausgeführt. Der Körper muss ausgeruht sein, da ansonsten große Verletzungsgefahr besteht. Es werden üblicherweise einige komplexe Grundübungen, wie *K 2: Bankdrückens* und *K 46: Beidbeinige Kniebeuge*, nach dieser Methode trainiert. Anschließend werden die restlichen Übungen der Trainingseinheit nach Muskelaufbau- oder Kraftausdauer-Methode ausgeführt.

Die Schnellkraft-Methode eignet sich nur für fortgeschrittene Sportler. Sie wird eingesetzt, damit Leistungssportler die Anforderungen in ihrer Sportart schneller ausführen können; beispielsweise nutzen Boxer diese Methode, um explosiver zu schlagen.

Maximalkraft-Methode	
Anwender:	Leistungssportler
Wiederholungen:	1-3
Bewegungstempo:	zügig
Intensität je Satz (subjektives Empfinden):	sehr schwer
Pause zwischen zwei Sätzen:	3-5 Minuten
Einsatz:	Nach Aufwärmphase und Aufwärmsatz
Trainingsziele:	Größere Kraftfreisetzung in einer anderen Sportart

Wählen Sie den Schwierigkeitsgrad der Übung so, dass Sie 1–3 Wiederholungen in einem Satz erreichen. Führen Sie die Bewegungen zügig aus. Am Ende sollten Sie sich sehr schwer belastet fühlen. Pausieren Sie zwischen zwei Sätzen 3–5 Minuten.

Diese Methode wird am Anfang einer Trainingseinheit nach der Aufwärmphase und einigen Aufwärmsätzen ausgeführt. Der Körper muss ausgeruht sein, da ansonsten große Verletzungsgefahr besteht. Es werden üblicherweise einige Grundübungen, wie *K 2: Bankdrücken*, nach dieser Methode trainiert. Anschließend werden die restlichen Übungen der Trainingseinheit nach Muskelaufbau- oder Kraftausdauer-Methode ausgeführt.

Die Maximalkraft-Methode eignet sich nur für fortgeschrittene Sportler. Sie wird eingesetzt, um Leistungssportlern eine größere Kraftfreisetzung in ihrer Sportart zu ermöglichen; beispielsweise nutzen Boxer diese Methode, um ihre Schlagkraft für K.O.-Schläge zu vergrößern.

3. Trainingsgestaltung

Intensivierungstechniken für Kraftausdauer-Training

Leicht fortgeschrittene und fortgeschrittene Fitnesssportler können die Muskelbeanspruchung beim Kraftausdauer-Training während der Übungen mit den folgenden zwei Vorgehensweisen erhöhen.

I 1: Halten der Endposition
Die Übungen werden intensiviert, wenn Sie bei jeder Wiederholung für etwa 3 Sekunden in der Endposition bleiben. Gleichzeitig wird die Muskulatur mit maximaler Kraft angespannt. Halten Sie dabei nicht die Luft an, sondern atmen Sie gleichmäßig weiter.

I 2: Teilbewegungen in der Endposition
Auch Teilbewegungen sind eine sinnvolle Variante zur Steigerung der Muskelaktivität. Damit ist gemeint, dass Sie sich in die Endposition bewegen und von dort kleine, langsame Bewegungen nach unten und oben machen. Durch die Ausführung der Wiederholungen im Bereich höchster Muskelaktivität wird ein besseres Trainingsergebnis erreicht. Achten Sie darauf, gleichmäßig zu atmen.

Intensivierungstechniken für Muskelaufbau-Training

Leicht fortgeschrittene Fitnesssportler können die Muskelbeanspruchung beim Muskelaufbau-Training mit den Intensivierungstechniken **I 1 und I 2** erhöhen.
Fortgeschrittene Fitnesssportler können die Intensivierungstechniken **I 3** bis **I 6** nutzen; für weniger Geübte sind diese Techniken jedoch zu intensiv. Ziel beim Muskelaufbau-Training ist es, die Muskulatur maximal zu erschöpfen, da der Muskelwachstumsreiz umso größer ist, desto besser die Erschöpfung gelingt. Die Intensivierungstechniken **I 3** bis **I 6** erreichen eine größere Erschöpfung der Muskulatur, da durch sie über den Punkt des Muskelversagens hinaus trainiert werden kann. Zuerst werden 8–12 Wiederholungen bis zum Punkt des momentanen Muskelversagens ausgeführt. Dann wird eine der Intensivierungstechniken eingesetzt, um eine noch größere Muskelerschöpfung zu erreichen. Beachten Sie beim Einsatz von Intensivierungstechniken, dass sich die Regenerationsphase verlängert. Es sollte beispielsweise am nächsten Tag die mit Intensivierungstechniken trainierte Muskulatur nicht intensiv belastet werden, da ansonsten Verletzungsgefahr besteht. Stattdessen kann ein regeneratives Training erfolgen.

Die Übungen werden intensiviert, wenn Sie bei jeder Wiederholung für etwa 3 Sekunden in der Endposition bleiben. Gleichzeitig wird die Muskulatur mit maximaler Kraft angespannt. Halten Sie dabei nicht die Luft an, sondern atmen Sie gleichmäßig weiter.

Auch Teilbewegungen sind eine sinnvolle Variante zur Steigerung der Muskelaktivität. Damit ist gemeint, dass Sie sich in die Endposition bewegen und von dort kleine, langsame Bewegungen nach oben und wieder nach unten machen. Durch die Ausführung der Wiederholungen im Bereich höchster Muskelaktivität wird ein besseres Trainingsergebnis erreicht. Achten Sie auch hierbei darauf, gleichmäßig zu atmen.

I 3: Teilwiederholungen
Trainieren Sie bis zum Punkt des momentanen Muskelversagens mit vollständigem Bewegungsradius. Ohne Unterbrechung führen Sie dann noch einige Wiederholungen der Übung mit reduziertem Bewegungsradius aus. Bei *K 30: Beidarmiger Curl im Stand* wird beispielsweise nach dem Erreichen des momentanen Muskelversagens noch einige Male die Hantel geringfügig angehoben.

I 4: Intensivwiederholungen
Trainieren Sie bis zum Punkt des momentanen Muskelversagens. Nun führen Sie ohne Unterbrechung noch weitere Wiederholungen mit Unterstützung während der Anstrengungsphase aus. Sobald Sie das Gewicht beim Rückführen nicht mehr kontrollieren können, wird die Übung beendet. Beispielsweise unterstützt Sie Ihr Trainingspartner bei der Übung *K 2: Bankdrücken* beim Anheben der Gewichts. Das Absenken müssen Sie aber selbstständig ausführen können. Bei der Übung *K 28: Konzentrationscurl* unterstützen Sie das Anheben des Gewichts mit Ihrer freien Hand.

I 5: Erweiterte Sätze
Trainieren Sie bis zum Punkt des momentanen Muskelversagens. Dann legen Sie das Gewicht ab. Pausieren Sie etwa 30 Sekunden, bevor Sie das Gewicht erneut anheben. Nun führen Sie weitere 2–4 Wiederholungen aus.

I 6: Verbundsätze
Trainieren Sie bis zum Punkt des momentanen Muskelversagens. Dann beginnen Sie umgehend mit einer anderen Übung für dieselbe Muskelgruppe. Diese Technik basiert darauf, dass unterschiedliche Muskelfasern der Zielmuskulatur mit der ersten und zweiten Übung erschöpft werden. Für die vordere Oberarmmuskulatur können Sie beispielsweise zuerst die Übung *K 28: Konzentrationscurl* und dann *K 29: Einarmiger Curl im Stand* ausführen.

Satzzahl: Einsatz- versus Mehrsatz-Training

Ein »Satz« bezeichnet die Ausführung einer Übung von der ersten bis zur letzten Wiederholung. Über die Anzahl der Sätze, die in einer Trainingseinheit auszuführen sind, gibt es die unterschiedlichsten Empfehlungen. Grundsätzlich lässt sich sagen, dass Einsteiger mit einem Satz je Übung schon Muskelzuwächse erreichen. Mit mehreren Sätzen je Übung wird etwas mehr Muskelwachstum bewirkt, dafür ist aber die Zeitdauer länger und außerdem steigt das Risiko, den Körper zu überlasten. Sinnvoll erscheint es für Einsteiger, mit einem Ganzkörperprogramm zu beginnen, wobei sie abhängig von der Übungsanzahl für jede Übung 1–2 Sätze ausführen. Fortgeschrittene und Leistungssportler trainieren mit den verschiedensten Programmen und Satzzahlen. Die Empfehlungen liegen bei 2–5 intensiven Sätzen je Übung. Mittlerweile hat sich aber auch in diesem Bereich gezeigt, dass mit Einsatztraining erfolgreich trainiert werden kann. Dies setzt voraus, dass die Muskulatur mit Intensivierungstechniken maximal erschöpft wird. Um sich nicht zu verletzen, muss der Sportler vor jeder Übung 1–2 Aufwärmsätze mit geringem Gewicht machen. Oft werden im Anschluss an eine Übung noch weitere Übungen für dieselbe Muskelgruppe ausgeführt.

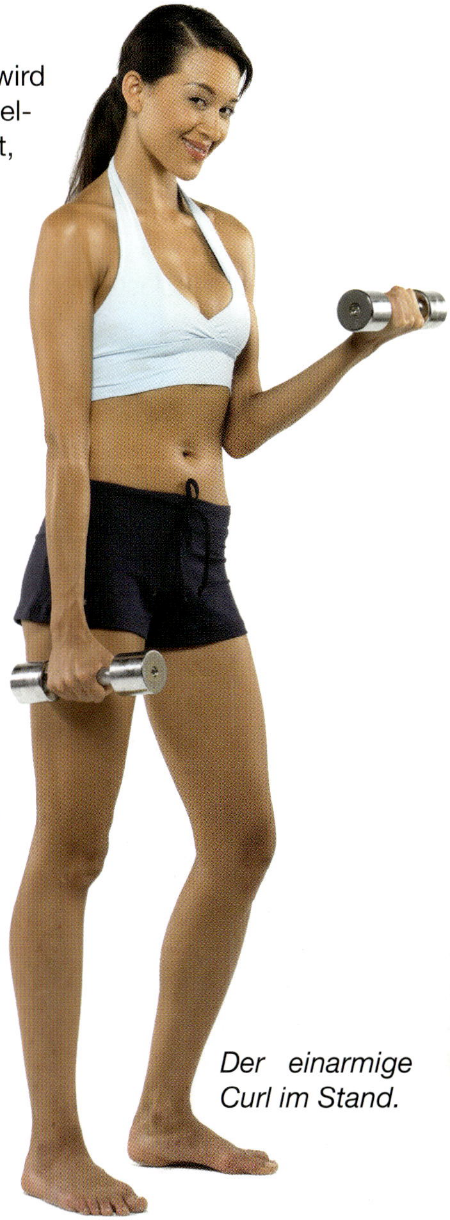
Der einarmige Curl im Stand.

Außerdem ist die Satzzahl davon abhängig, wie viele Übungen insgesamt in einer Trainingseinheit ausgeführt werden. Intensives Training in der Hauptphase sollte maximal 60–90 Minuten andauern.

Trainingshäufigkeit und Trainingspause

Die größtmögliche Leistungssteigerung gemäß dem Prinzip der Superkompensation wird dann erreicht, wenn das Verhältnis zwischen Belastung und Regenerationszeit optimal gewählt wird (siehe S. 16–17). Wie oft eine Muskelgruppe trainiert werden soll und wie lange anschließend mit dem Training dieser Muskelgruppe pausiert werden muss, ist von vielen Faktoren abhängig, wie z. B. Reizintensität, Trainingsfortschritt und Gestaltung der regenerativen Maßnahmen. Deshalb können hier nur Orientierungswerte genannt werden.
Allgemein gilt, dass einmal wöchentliches Training einer Muskelgruppe der Krafterhaltung dient, zwei- bis dreimal dem Kraftzuwachs. Trainieren Sie mit einem Ganzkörperprogramm, genügen also 2–3 Einheiten pro Woche, um Fortschritte zu erzielen; bei Splittraining sind mehrere Einheiten notwendig. Einsteiger mit sehr geringer Muskelmasse können bereits mit einmal wöchentlichem Training zu Erfolgen kommen. Aber auch Leistungssportler und Bodybuilder können deutliches Muskelwachstum erreichen, wenn sie eine Muskelgruppe einmal wöchentlich sehr intensiv trainieren. Dazu werden die Muskelgruppen auf mehrere Trainingseinheiten verteilt und dann die jeweils zu trainierende Muskelgruppe mit zahlreichen Übungen, Sätzen und Intensivierungstechniken maximal erschöpft.
Nach dem Training gemäß der Kraftausdauer-Methode wird mindestens ein Regenerationstag benötigt. Einsteiger müssen hingegen bereits zwei Tage pausieren, wenn sie die Belastung als mittel bis schwer wahrgenommen haben. Wird nach der Muskelaufbau-Methode trainiert, ist eine Regenerationszeit von 1–3 Tagen notwendig, wobei die exakte Dauer von Trainingsintensität und Erholungsmaßnahmen abhängig ist. Beispielsweise können am Folgetag leichtes Ausdauertraining und Dehnübungen gemacht werden, was die Regenerationsdauer reduziert. Intensives Schnellkraft- oder Maximalkrafttraining erfordert sogar eine noch längere Trainingspause.
Sportler, die Krafttraining als Ergänzung zu ihrer eigentlichen Sportart betreiben, müssen bei der Zusammenstellung von Trainingsplänen beachten, dass die Muskeln nicht nur im Krafttraining intensiv aktiviert werden, sondern auch in ihrer Sportart. Wenn beispielsweise ein Handballer die Brustmuskulatur mit Einsatztraining und Intensivierungstechniken maximal erschöpft, sollte er am nächsten Tag kein hartes Wurftraining machen. Ansonsten besteht erhöhte Verletzungsgefahr, da die Muskulatur müde ist; außerdem kann sie kein großes Leistungspotential bereitstellen.

Auswahl des Trainingsgewichts/ Intensität

Als Fitnesseinsteiger führen Sie die Übungen mit geringer Belastung aus. Fragen Sie einen Fitnesstrainer nach einem Einstiegsgewicht oder tasten Sie sich vorsichtig an das geeignete Trainingsgewicht heran. Dazu wählen Sie ein geringes Gewicht und machen damit einige Wiederholungen. Fühlen Sie dabei eine leichte Muskelbeanspruchung, aber keine Schmerzen und keine Überanstrengung, wird dieses Gewicht als Einstiegsgewicht im Trainingsplan festgehalten. Sie können das Gewicht in den nächsten Übungseinheiten etwas steigern. Sie müssen jedoch das jeweilige Gewicht immer so wählen, dass Sie noch mindestens 15 Wiederholungen der Übung technisch korrekt ausführen können. Steigern Sie Wiederholungszahlen mit fortlaufendem Training, spätestens wenn Sie 30 Wiederholungen erreichen, erhöhen Sie das Gewicht. Wählen Sie auch das neue Gewicht so, dass Sie noch mindestens 15 Wiederholungen erreichen. Erhöhen Sie in den folgenden Trainingseinheiten wieder schrittweise die Wiederholungszahlen. Fortgeschrittene steigern die Gewichte im Verlauf ihres Trainings deutlich.

Abhängig davon, nach welcher Methode Sie trainieren, wählen Sie die Gewichte so, dass Sie 15–30 Wiederholungen (Kraftausdauer-Methode) oder 8–12 Wiederholungen (Muskelaufbau-Methode) ausführen können. Verfahren Sie beim Training nach der Kraftausdauer-Methode wie oben beschrieben. Bei der Muskelaufbau-Methode steigern Sie das Gewicht nach 12 erreichten Wiederholungen, aber nur soviel, dass Sie noch mindestens 8 Wiederholungen erreichen.

Übungsfolge beim Kräftigen

Beginnen Sie Ihr Training mit einer großen Muskelgruppe wie der Brust- oder der Beinmuskulatur. Führen Sie zuerst Komplexübungen aus, bevor Sie eine Muskelgruppe isoliert kräftigen, um deren vorzeitige Ermüdung zu vermeiden. Ansonsten kann es zu Ausweichbewegungen und dadurch zu Verletzungen kommen. Deshalb wird die Oberarmmuskulatur am Ende der Oberkörperübungen trainiert und entsprechend die Wadenmuskulatur am Ende der Beinübungen. Es gibt zwar auch ein gegensätzliches Trainingsprinzip, bei dem zuerst eine Isolationsübung ausgeführt wird, um eine Vorermüdung herbeizuführen. Dieses Prinzip ist aber nur von weit fortgeschrittenen Kraftsportlern einsetzbar.

Das Kräftigen der Bauch- und der unteren Rückenmuskulatur sollte erst am Ende des Trainings erfolgen. Wenn Sie diese beiden Muskelgruppen zuvor intensiv trainieren, ist es bei den anschließenden Komplexübungen schwer, den Oberkörper zu stabilisieren.

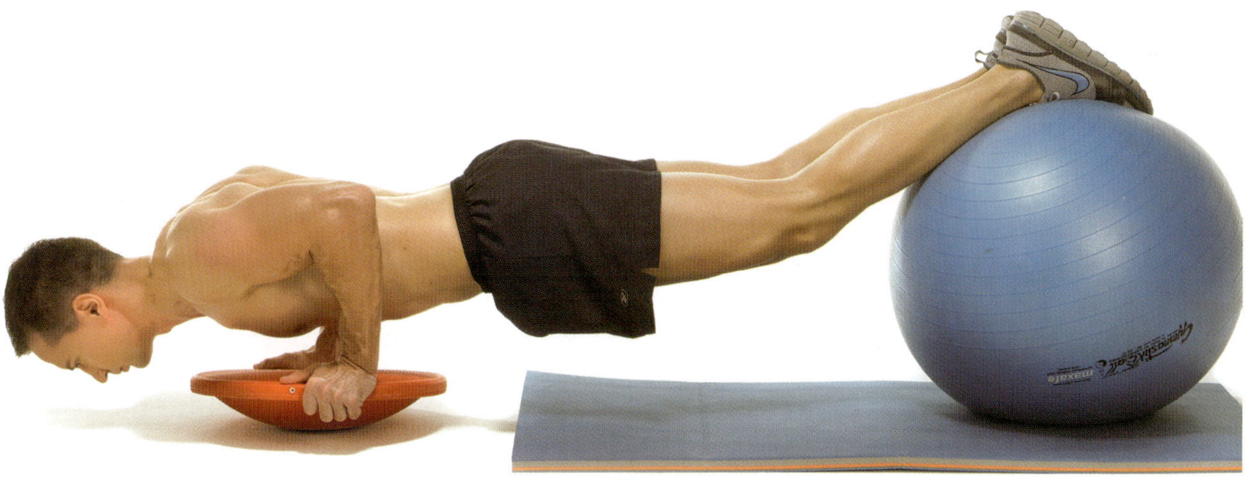

Der Einsatz von Gymnastikbällen und Therapiekreiseln ermöglicht eine intensive Kräftigung der Coremuskulatur.

4. Übungen für den Oberkörper

In diesem Abschnitt werden effektive Kräftigungsübungen für den Oberkörper vorgestellt. Es sind Übungen enthalten, die mit Hanteln, Stretchband, Körpergewicht und an Maschinen ausgeführt werden. So können Sie alle Muskelgruppen effektiv trainieren, gleich ob im Training zu Hause oder im Fitness-Studio. Wenn ein Trainingsgerät nicht verfügbar ist, tauschen Sie die Übung mit einer solchen aus, die die gleiche Muskelgruppe aktiviert.
Einige Muskelgruppen werden auf den folgenden Seiten der Übersichtlichkeit wegen zusammengefasst. Nähere Informationen zu den Muskelfunktionen finden Sie auf den Seiten 18–21.

Durchführung der Übungen
Nehmen Sie die Ausgangsposition ein und führen Sie die Übung entsprechend der Übungsbeschreibung durch. Wiederholen Sie die Durchführung so oft, wie dies die von Ihnen genutzte Trainingsmethode verlangt (siehe S. 49–51). Sie müssen ein Gewicht wählen mit, dem Sie die Wiederholungen technisch korrekt – ohne Fehlstellungen und Ausweichbewegungen – ausführen können (siehe 47–49). Fortgeschrittene können Intensivierungstechniken einsetzen (siehe S. 52–53). Auch wenn eine Übung nur zu einer Seite beschrieben ist, müssen Sie immer beide Körperseiten kräftigen.
Bei den Übungen wird hervorgehoben, ob eine Muskulatur vorrangig (★★) oder mitgekräftigt wird (★).

Übersicht der Übungen für den Oberkörper
Die Brustmuskulatur (K 1: Brustdrücken in Bodenlage, K 2: Bankdrücken, K 3: Flys im Liegen, K 4: Liegestütze, K 5: Pressen der Handflächen, K 6: Überzüge, K 7: Brustpresse im Sitz, K 8: Butterfly)

Die Nackenmuskulatur und die Schultermuskulatur (K 9: Nackendrücken, K 10: Seitheben, K 11: Frontheben, K 12: Schulterheben, K 13: Außenrotation beidarmig, K 14: Reverse Flys vorgebeugt, K 15: Reverse Flys mit Band, K 16: Reverse Flys an Maschine)

Die obere und die untere Rückenmuskulatur (K 17: Rudern einarmig, K 18: Rudern beidarmig, K 19: Rudern an Maschine, K 20: Latzug, K 21: Klimmzug, K 22: Klimmzug an Maschine, K 23: Arme und Beine anheben, K 24: Oberkörper aufrichten, K 25: Rückenstrecker im Sitz, K 26: Rückenstrecker im Liegen)

Die vordere und die hintere Oberarmmuskulatur (K 27: Bizepscurl im Sitz, K 28: Konzentrationscurl, K 29: Einarmiger Curl im Stand, K 30: Beidarmiger Curl im Stand, K 31: Armstrecken nach hinten, K 32: Armstrecken nach oben, K 33: Armstrecken am Seilzug, K 34: Dips, K 34: Dips)

Die Bauchmuskulatur (K 36: Crunch, K 37: Seitlicher Crunch, K 38: Reverse Crunch, K 39: Becken anheben, K 40: Käfer, K 41: Unterarmstütz, K 42: Seitstütz, K 43: Crunch auf Bank, K 44: Bauchtrainer im Sitz, K 45: Seitneigen auf Bank)

Die Brustmuskulatur

K 1: Brustdrücken in Bodenlage

Kräftigung:
★★ Brustmuskulatur
★ vorderer Anteil der Schulter- und hintere Oberarmmuskulatur

Ausgangsposition:
Sie befinden sich in Rückenlage auf dem Boden. Die Arme sind senkrecht in die Luft gestreckt und etwa schulterbreit auseinander. In den Händen halten Sie Kurzhanteln, wobei die Daumen zueinander gerichtet sind. Stellen Sie die Füße auf und spannen Sie die Bauchmuskulatur an, um ein Hohlkreuz zu vermeiden.

Übungsdurchführung:
Senken Sie die Hanteln und führen Sie diese etwas nach außen, bis die Oberarme fast waagrecht sind, ohne sie jedoch abzulegen. Anschließend drücken Sie die Hanteln in die Ausgangsposition zurück. Achten Sie darauf, dass Sie die Handgelenke und den Rücken gerade halten, und vermeiden Sie Ausweichbewegungen mit den Schultern.

Variante:
Fortgeschrittene führen die Übung auf einem Gymnastikball aus und trainieren so auch die Coremuskulatur*. Dazu muss der Oberkörper stabil auf dem Ball aufliegen und die Füße drücken fest auf den Boden drücken.

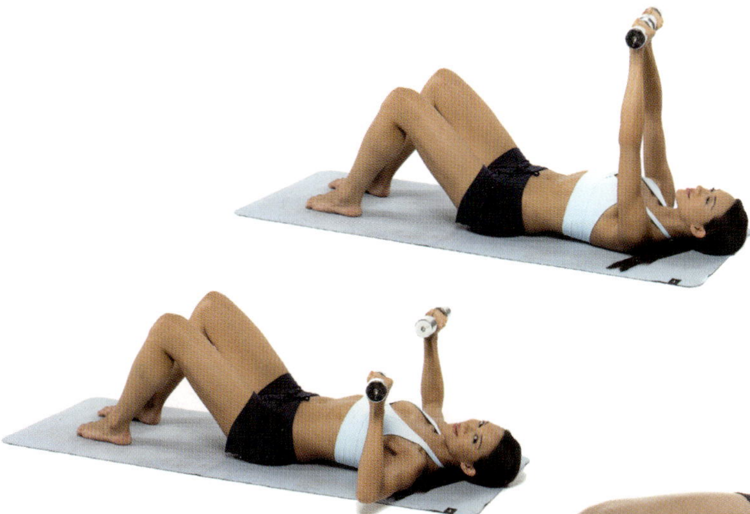

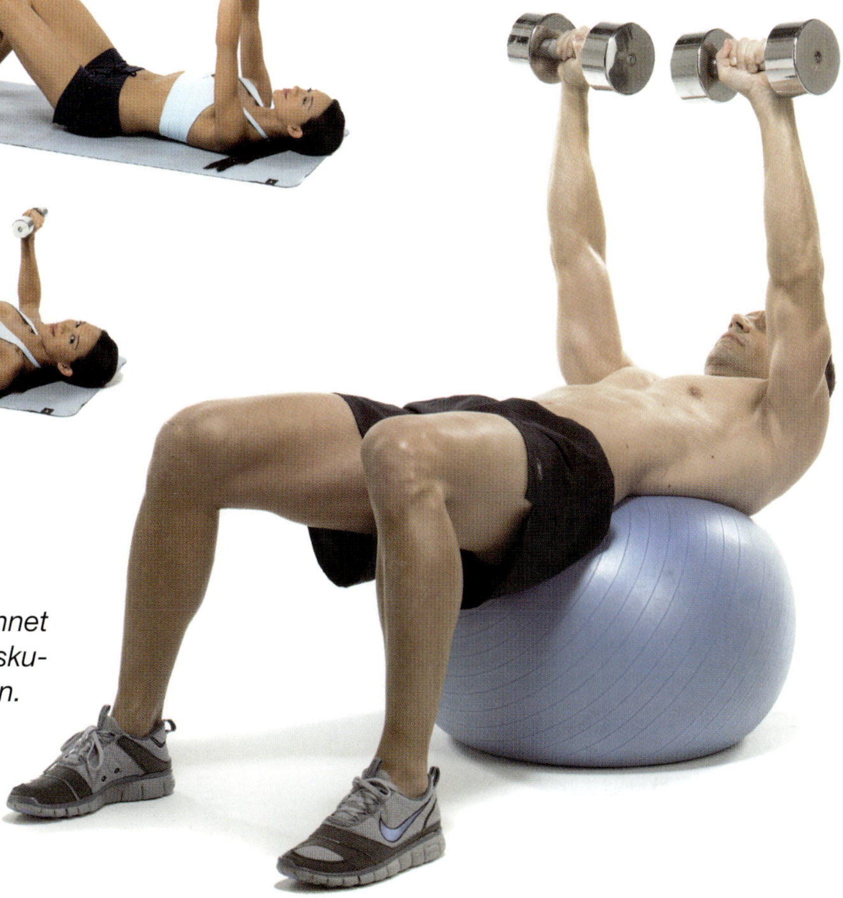

**Coremuskulatur bezeichnet die Stütze- und Tiefenmuskulatur an Bauch und Rücken.*

K 2: Bankdrücken

Kräftigung:
★★ Brustmuskulatur
★ vorderer Anteil der Schulter- und hintere Oberarmmuskulatur

Ausgangsposition:
Sie liegen auf dem Rücken auf einer Hantelbank. Die Arme sind senkrecht in die Luft gestreckt und etwas mehr als schulterbreit auseinander. In den Händen halten Sie Kurzhanteln, wobei die Daumen zueinander gerichtet sind. Spannen Sie die Bauchmuskulatur an, um ein Hohlkreuz zu vermeiden.

Übungsdurchführung:
Senken Sie die Hanteln und führen Sie diese etwas nach außen, bis die Oberarme fast waagrecht sind. Anschließend drücken Sie die Hanteln in die Ausgangsposition zurück. Achten Sie darauf, dass Sie die Handgelenke und den Rücken gerade halten, und vermeiden Sie Ausweichbewegungen mit den Schultern.

Variante:
Besitzt die Hantelbank eine Gewichtsablage, können Sie mit einer Langhantel und hohen Gewichten trainieren.
Wenn die Hantelbank eine verstellbare Rückenlehne besitzt, nutzen Sie diese, um unterschiedliche Anteile der Brustmuskulatur zu kräftigen.

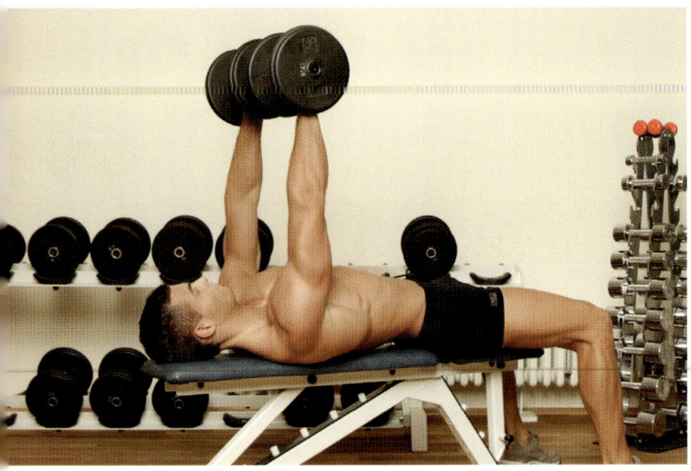

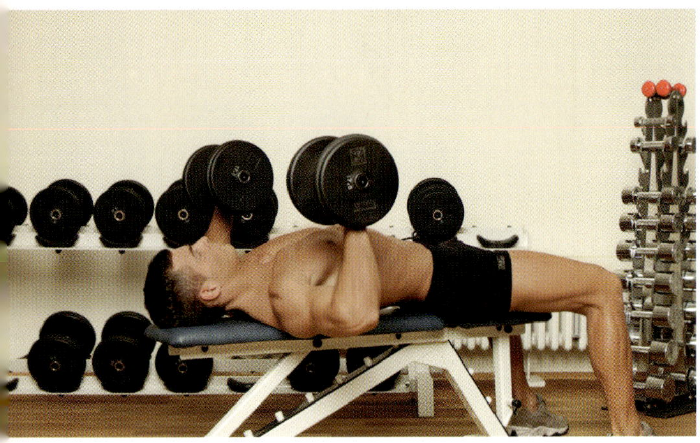

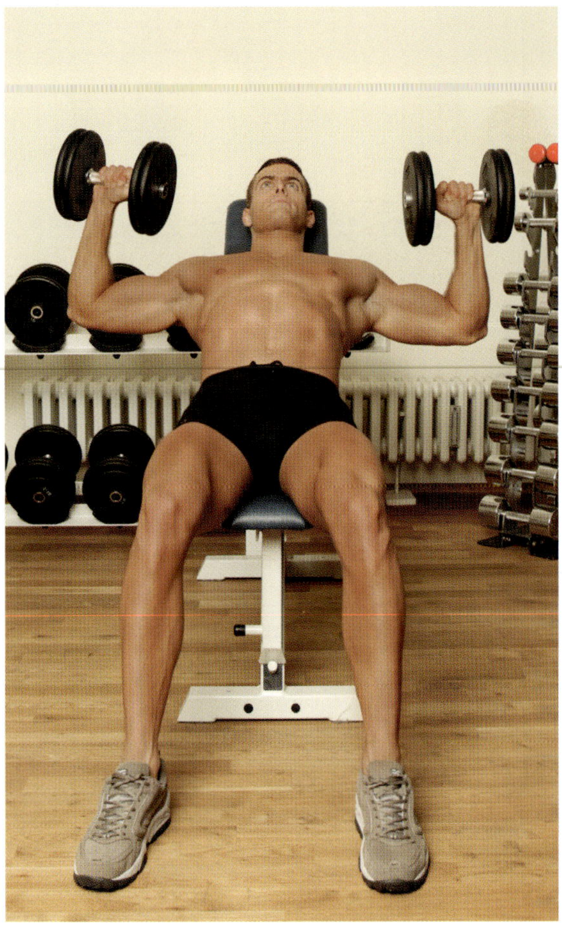

K 3: Flys im Liegen

Kräftigung:
★★ Brustmuskulatur
★ vorderer Anteil der Schultermuskulatur

Ausgangsposition:
Diese Übung können Sie auf dem Boden oder auf einer Hantelbank ausführen. Sie befinden sich in Rückenlage, die Arme sind senkrecht in die Luft gestreckt. In den Händen halten Sie Kurzhanteln, wobei die Handflächen zueinander gerichtet sind. Die Bauchmuskulatur ist angespannt und die Handgelenke sind gerade.

Übungsdurchführung:
Führen Sie die Arme leicht gebeugt nach außen, bis die Oberarme fast waagrecht sind, ohne diese auf dem Boden abzulegen. Halten Sie diese Position kurz, bevor Sie die Arme wieder langsam nach oben führen. Achten Sie auf langsame, gleichmäßige Bewegungen und vermeiden Sie es, ein Hohlkreuz zu machen oder die Oberarme nach hinten zu überstrecken.

Variante:
Wenn Ihnen eine Hantelbank zur Verfügung steht, können Sie die Oberarme bis zur waagrechten Haltung senken, wodurch die Übung an Intensität gewinnt.

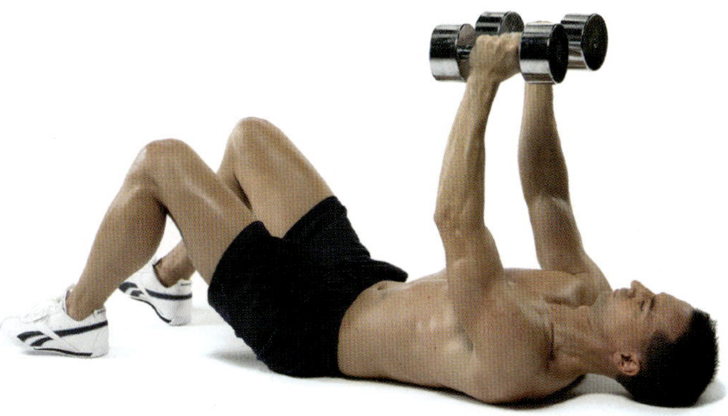

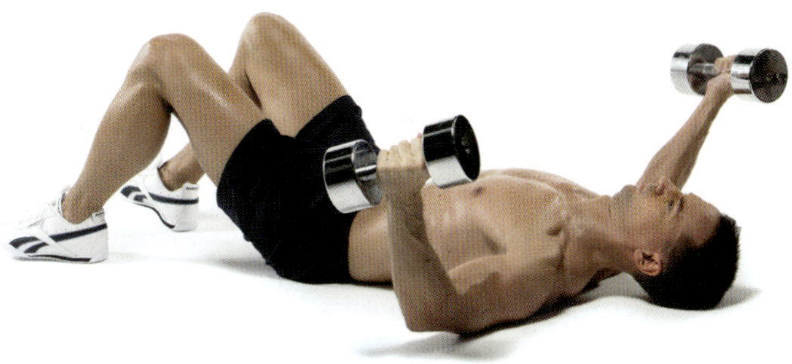

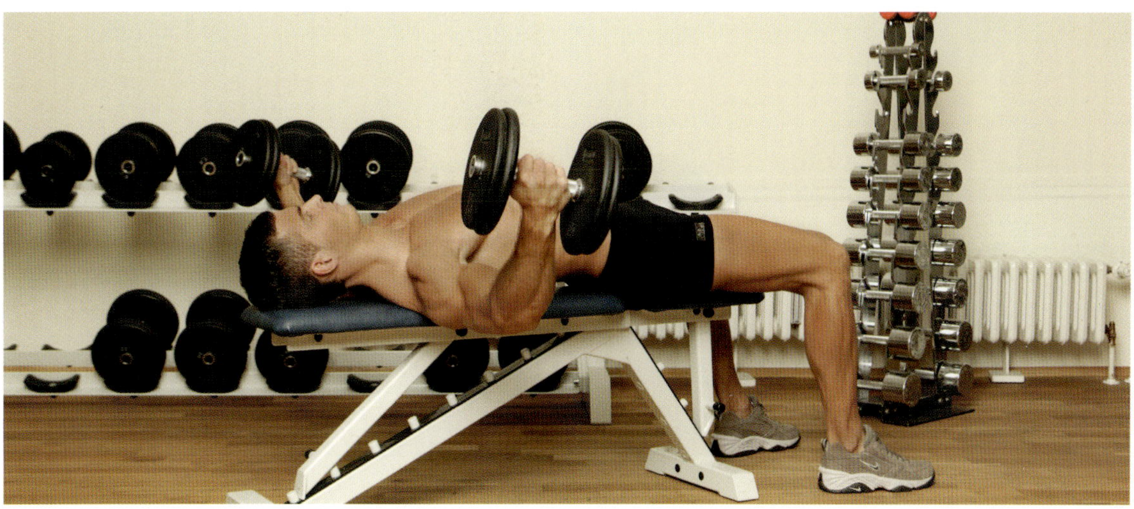

K 4: Liegestütze

Kräftigung:
★★ Brustmuskulatur
★ vorderer Anteil der Schulter- und hintere Oberarmmuskulatur

Ausgangsposition:
Sie stützen sich mit Händen und Zehen auf dem Boden ab. Die Hände sind schulterbreit auseinander und die Finger zeigen nach oben. Spannen Sie Gesäß- und Bauchmuskulatur an, um den Rücken zu stabilisieren. Der Blick ist auf den Boden gerichtet.

Übungsdurchführung:
Beugen Sie die Arme, bis der Oberkörper fast den Boden berührt, ohne ihn abzulegen. Dann strecken Sie die Arme und bewegen sich in die Ausgangsposition zurück. Achten Sie darauf, dass Ihr Rücken bei der Übungsausführung gerade bleibt.

Variante:
Durch veränderte Handstellungen werden unterschiedliche Anteile der Brustmuskulatur trainiert.
Einsteiger stützen sich mit den Knien statt mit den Zehen ab. Geübte können die Zehen auf eine Bank oder einen Gymnastikball aufstellen.

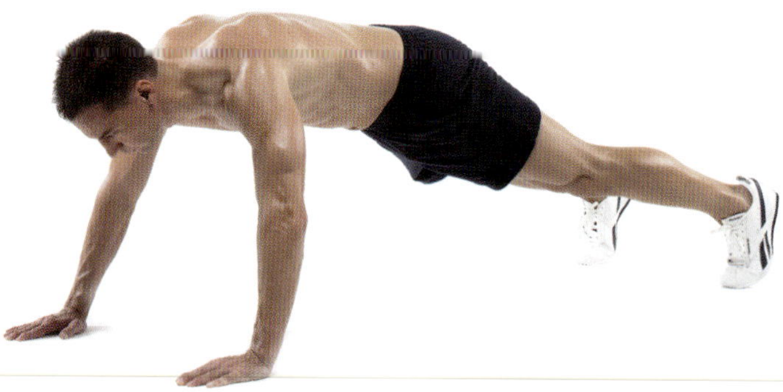

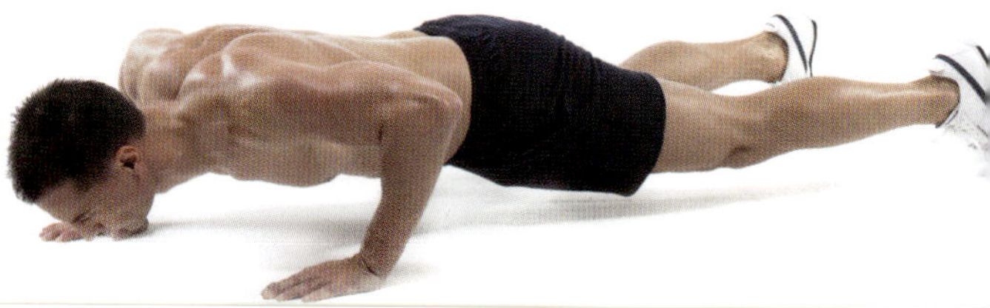

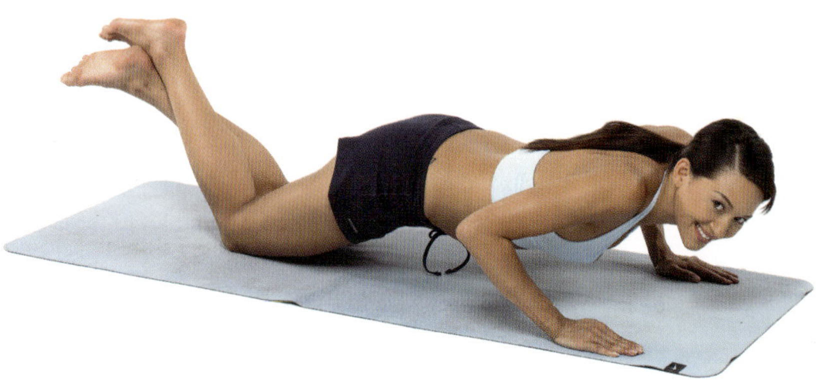

K 5: Pressen der Handflächen

Kräftigung:
★★ Brustmuskulatur
★ vordere und hintere Oberarmmuskulatur und vorderer Anteil der Schultermuskulatur

Ausgangsposition:
Sie befinden sich im Schneidersitz oder auf einem Stuhl. Drücken Sie die unteren Teile der Handflächen etwas gegeneinander. Testen Sie, ob die Position der Hände bei geringem Druck stabil ist, und korrigieren Sie, wenn nötig, die Position durch leichtes Drehen der Hände. Der Oberkörper ist gerade und die Bauchmuskulatur ist angespannt.

Übungsdurchführung:
Drücken Sie die Hände etwa 10 Sekunden mit maximaler Kraft gegeneinander. Während der Anstrengung wird gleichmäßig weitergeatmet. Die statische Ausführung mit maximaler Kraft über zehn Sekunden entspricht der Durchführung eines Satzes bei den dynamischen Übungen. Vor der Wiederholung (der Durchführung eines neuen Satzes) tauschen Sie die Positionen der linken und der rechten Hand.

Variante:
Um unterschiedliche Anteile der Brustmuskulatur zu trainieren, können Sie vor jedem Satz die Entfernung der Ellbogen vom Körper und die Höhe der Hände verändern.

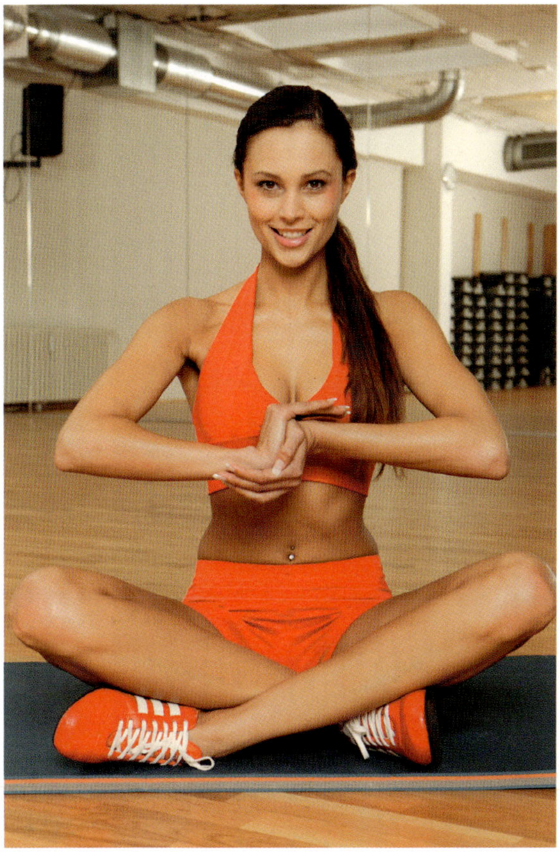

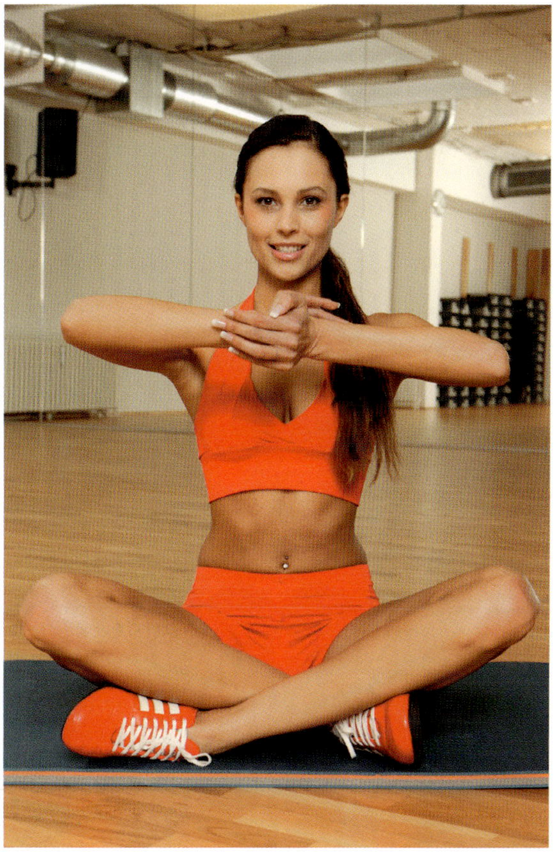

K 6: Überzüge

Kräftigung:
★★ Brustmuskulatur
★ hintere Oberarm-, obere Rücken-, Bauch- und vorderer Anteil der Schultermuskulatur

Ausgangsposition:
Sie liegen auf dem Rücken auf einer Hantelbank, die Arme sind senkrecht in die Luft gestreckt. In den Händen halten Sie eine Kurzhantel, wobei die Scheibe auf den Handflächen liegt und die Daumen den Hantelgriff umfassen. Spannen Sie die Bauchmuskulatur an, um den Rücken zu stabilisieren.

Übungsdurchführung:
Führen Sie die Hantel in einem Bogen langsam hinter den Kopf, bis die Oberarme etwa waagrecht sind. Die Arme bleiben dabei fast gestreckt. Anschließend werden die Arme wieder nach oben bewegt. Vermeiden Sie ein Hohlkreuz, indem Sie auf angespannte Bauchmuskulatur achten und den Rücken gerade halten.

Variante:
Sie können die Übung auch in Bodenlage ausführen, wenn Ihnen keine Hantelbank zur Verfügung steht. Halten Sie in der Ausgangsposition zwei Kurzhanteln senkrecht in die Luft, wobei die Daumen zueinander gerichtet sind. Die Hanteln dürfen nur so weit gesenkt werden, dass die Oberarme noch nicht auf dem Boden aufliegen, damit die Muskulatur in Spannung bleibt.

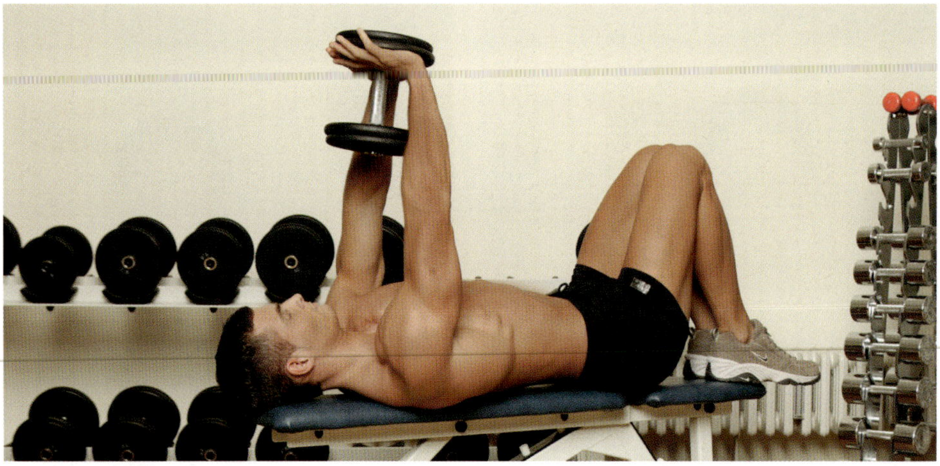

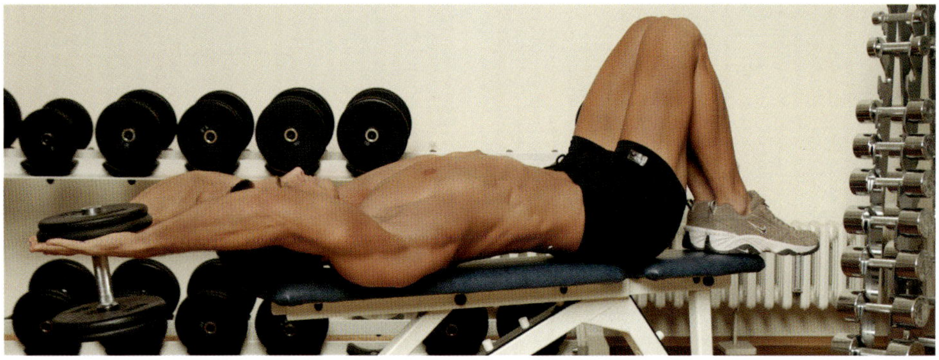

K 7: Brustpresse im Sitz

Kräftigung:
★★ Brustmuskulatur
★ vorderer Anteil der Schulter- und hintere Oberarmmuskulatur

Ausgangsposition:
Stellen Sie das Gerät entsprechend Ihrer Körpergröße ein. Die Griffe müssen sich etwas unterhalb Ihrer Schultern befinden und der Rücken vollständig am Polster anliegen. Spannen Sie die Bauchmuskulatur an, um die Position zu stabilisieren.

Übungsdurchführung:
Drücken Sie die Griffe in einer gleichmäßigen Bewegung nach vorne, bis die Arme fast gestreckt sind. Dann bewegen Sie die Arme langsam in die Ausgangsposition zurück. Achten Sie auf gerade Handgelenke und bewegen Sie die Ellbogen nur geringfügig hinter den Oberkörper, damit die Schultergelenke nicht überlastet werden.

Variante:
Die meisten Geräte bieten waagrechte und senkrechte Griffpositionen an. Wechseln Sie nach einigen Trainingseinheiten zwischen diesen verschiedenen Griffpositionen, um unterschiedliche Anteile der Brustmuskulatur zu kräftigen.

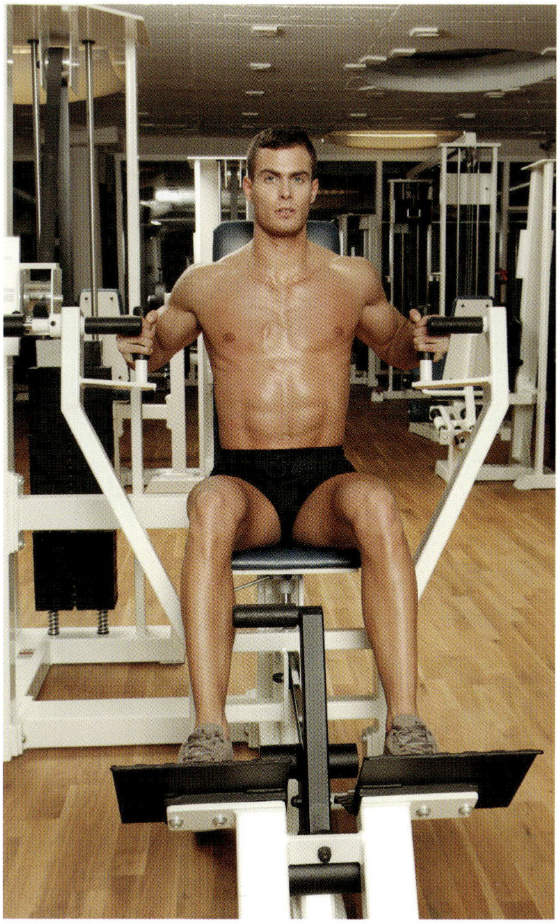

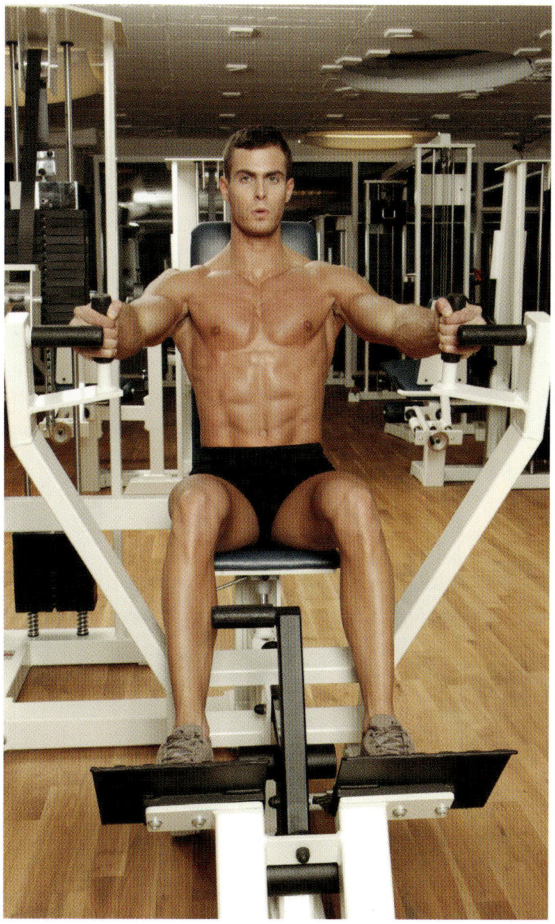

K 8: Butterfly

Kräftigung:
★★ Brustmuskulatur

Ausgangsposition:
Stellen Sie das Gerät entsprechend Ihrer Körpergröße ein. Die Griffe müssen sich etwas unterhalb Ihrer Schultern befinden. Nutzen Sie die Einstiegshilfe, wenn vorhanden, um die Griffe zu fassen. Die Oberarme befinden sich nun in Verlängerung der Schultern, der Rücken liegt vollständig am Polster an. Spannen Sie die Bauchmuskulatur an.

Übungsdurchführung:
Bewegen Sie die Hebelarme gleichmäßig aufeinander zu, bis sie sich fast berühren. Dann führen Sie die Arme langsam in die Ausgangsposition zurück, jedoch nicht weiter nach hinten, um eine Überlastung der Schultergelenke zu vermeiden. Achten Sie bei dieser Übung auf gerade Handgelenke und vermeiden Sie Ausweichbewegungen mit den Schultern.

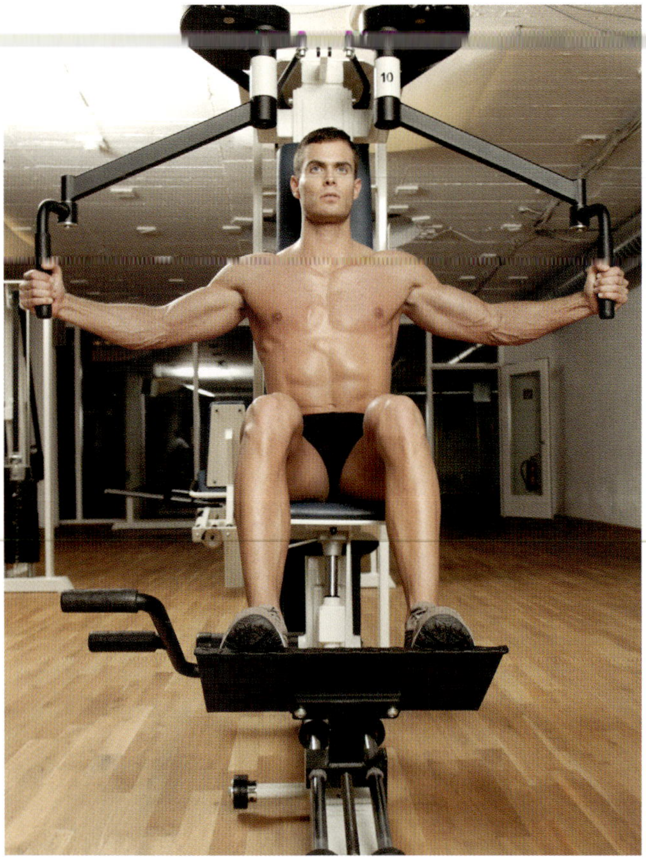

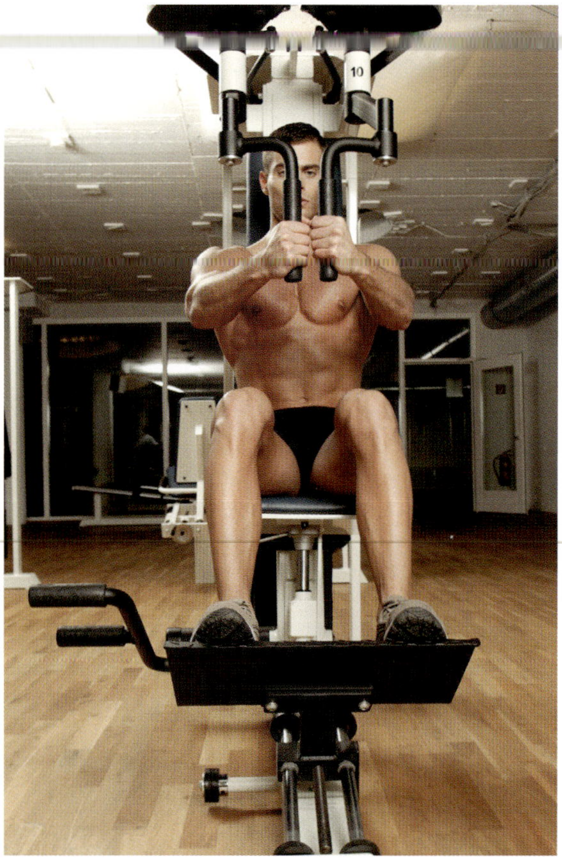

Die Nackenmuskulatur und die Schultermuskulatur

K 9: Nackendrücken

Kräftigung:
★★ Schultermuskulatur, insbesondere seitlicher Anteil
★ Nacken- und hintere Oberarmmuskulatur

Ausgangsposition:
Sie sitzen aufrecht auf einem Stuhl. Die gebeugten Arme sind in der Luft, die Ellbogen weisen nach außen, so dass sich Ihr Kopf zwischen den Hanteln befindet. In den Händen halten Sie Kurzhanteln, wobei die Daumen zueinander gerichtet sind. Spannen Sie die Bauchmuskulatur an.

Übungsdurchführung:
Führen Sie gleichzeitig die Hanteln nach oben und zusammen, ohne dabei die Handhaltung zu verändern. Dann bewegen Sie die Arme langsam in die Ausgangsposition zurück und wiederholen schließlich die Übung. Vermeiden Sie es, den Kopf vorzuschieben und Ausweichbewegungen mit den Hanteln nach vorne oder hinten zu machen, und achten Sie auf einen geraden Rücken.

Variante:
Sie können die Übung auch mit einer Langhantel oder auf einem Gymnastikball ausführen.

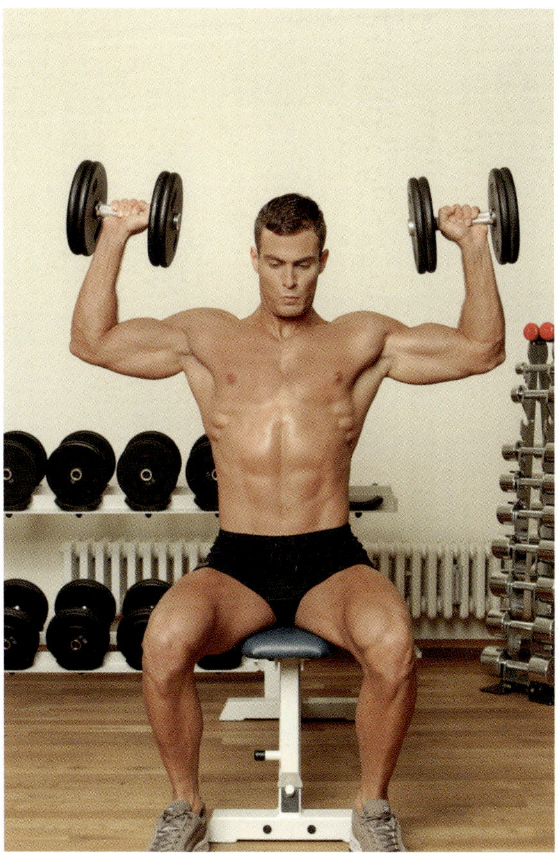

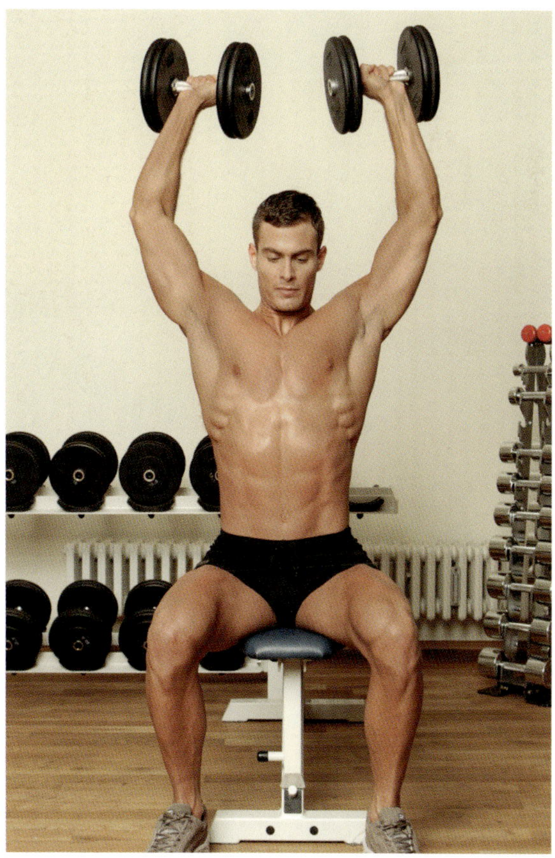

K 10: Seitheben

Kräftigung:
★★ Schultermuskulatur, insbesondere seitlicher Anteil
★ Nacken- und hintere Oberarmmuskulatur

Ausgangsposition:
Sie stehen aufrecht, die Beine sind leicht gebeugt und stehen hüftbreit auseinander. Die Arme befinden sich seitlich neben dem Körper oder vor den Oberschenkeln. In den Händen halten Sie Kurzhanteln, wobei die Handrücken nach außen gerichtet sind. Aktivieren Sie die Bauch- und die Gesäßmuskulatur und halten Sie die Handgelenke gerade.

Übungsdurchführung:
Heben Sie die Arme seitlich bis auf Schulterhöhe. Führen Sie die Übung ohne Schwung aus und achten Sie darauf, dass der Rücken gerade bleibt. Anschließend bewegen Sie die Arme langsam in die Ausgangsposition zurück. Vermeiden Sie Ausweichbewegungen mit der Schulter- oder der Nackenmuskulatur nach oben.

Variante:
Einsteiger können die Übung auch im Sitzen ausführen. Die Arme werden im 90-Grad-Winkel seitlich am Körper gehalten und bis zur Horizontalen nach oben bewegt.

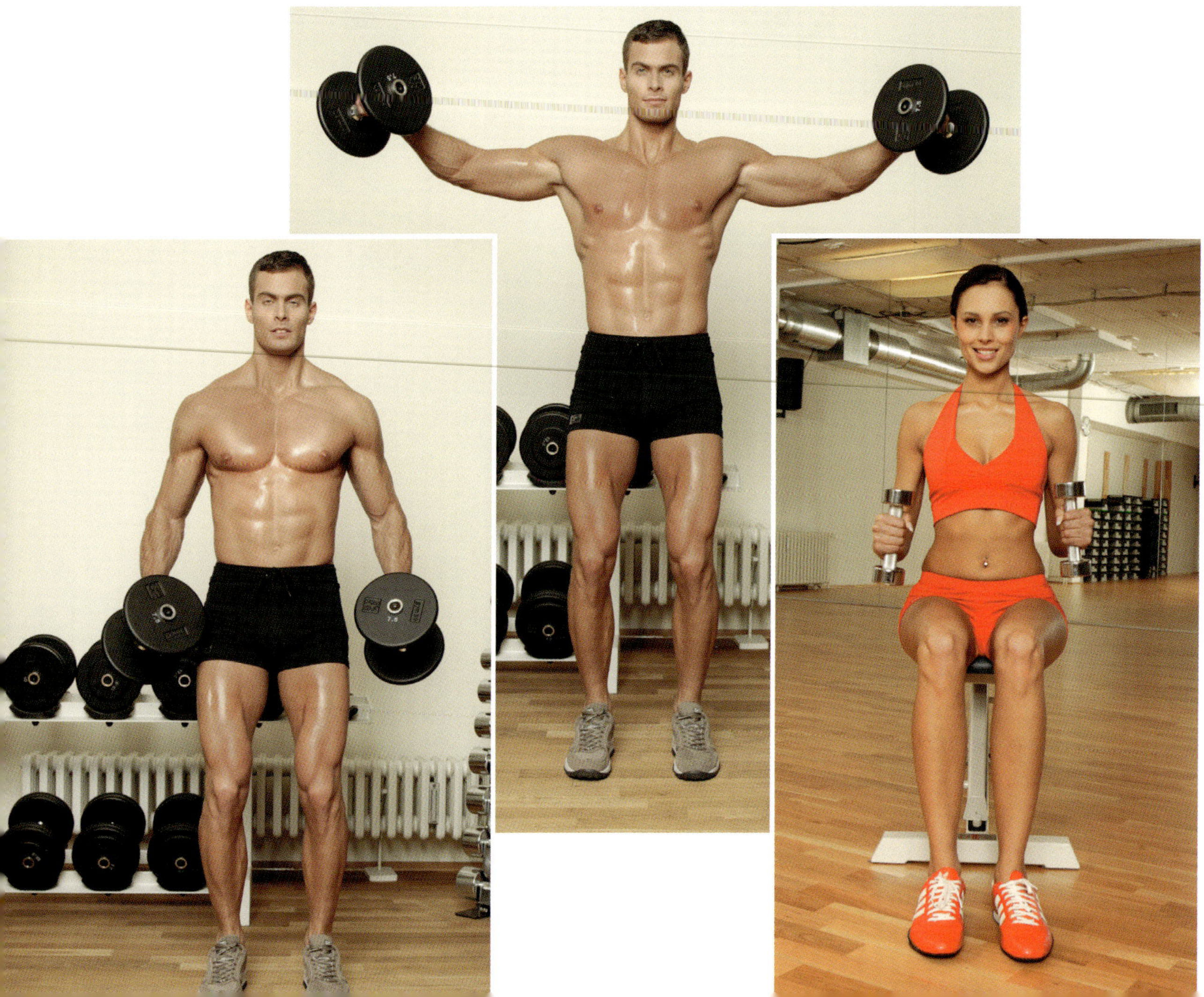

K 11: Frontheben

Kräftigung:
★★ Schultermuskulatur, insbesondere vorderer Anteil
★ Nacken- und Brustmuskulatur

Ausgangsposition:
Sie stehen im Ausfallschritt oder im aufrechten Stand mit hüftbreit auseinander gestellten Beinen. Vor den Oberschenkeln halten Sie Kurzhanteln, wobei die Daumen zueinander gerichtet sind. Spannen Sie die Bauch- und die Gesäßmuskulatur an und halten Sie die Handgelenke gerade.

Übungsdurchführung:
Heben Sie die Hanteln bis auf Schulterhöhe, die Arme sind dabei nach vorne gestreckt. Die Hanteln können gleichzeitig oder abwechselnd nach oben geführt werden. Achten Sie darauf, dass Sie den Rücken gerade halten und die Übung ohne Schwung ausführen.
Anschließend lassen Sie die Hanteln langsam nach unten ab, jedoch nicht zu weit, damit die Schultermuskulatur in Spannung bleibt.

Variante:
Sie können die Übung auch mit einer Langhantel ausführen.

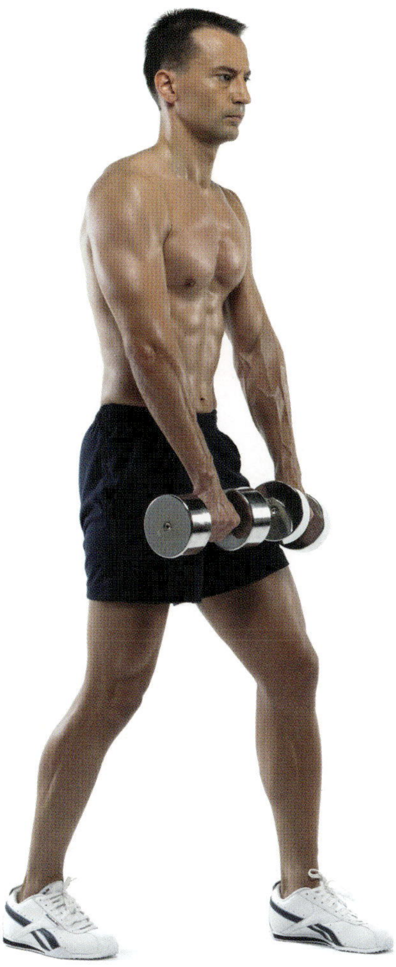

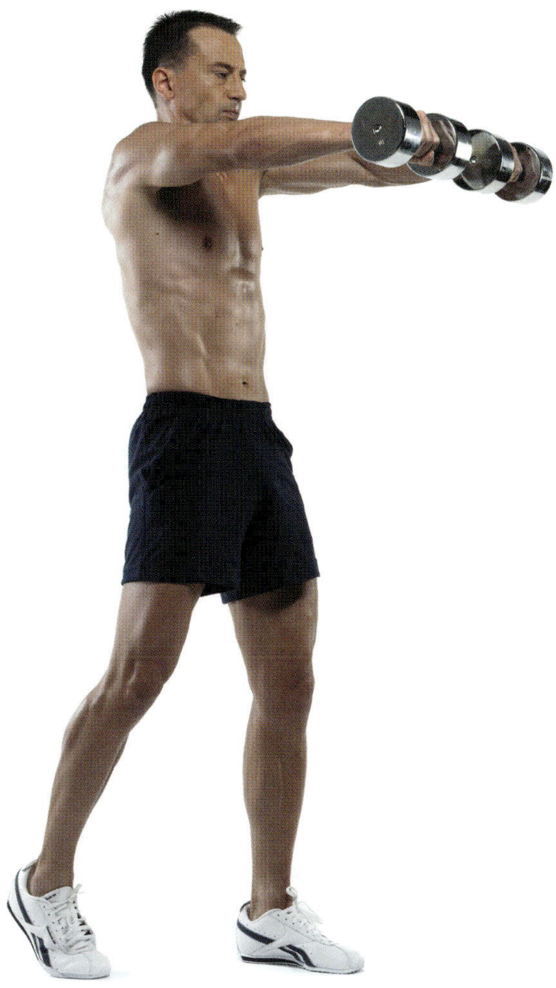

K 12: Schulterheben

Kräftigung:
★★ Nackenmuskulatur
★ Schultermuskulatur

Ausgangsposition:
Sie stehen gerade, die Beine sind leicht gebeugt und hüftbreit auseinander. Die Arme befinden sich neben dem Körper, in den Händen halten Sie Kurzhanteln. Spannen Sie die Bauch- und die Gesäßmuskulatur an.

Übungsdurchführung:
Ziehen Sie die Schultern so hoch wie möglich, wobei die gesamte Bewegung aus den Schultern erfolgt. Vermeiden Sie es, das Gewicht durch Beugen der Arme nach oben zu bewegen. Anschließend lassen Sie die Hanteln langsam wieder in die Ausgangsposition sinken.

Variante:
Sie intensivieren die Übung, indem Sie die Schultern rückwärts kreisen. Achten Sie dabei auf gleichmäßige Atmung.

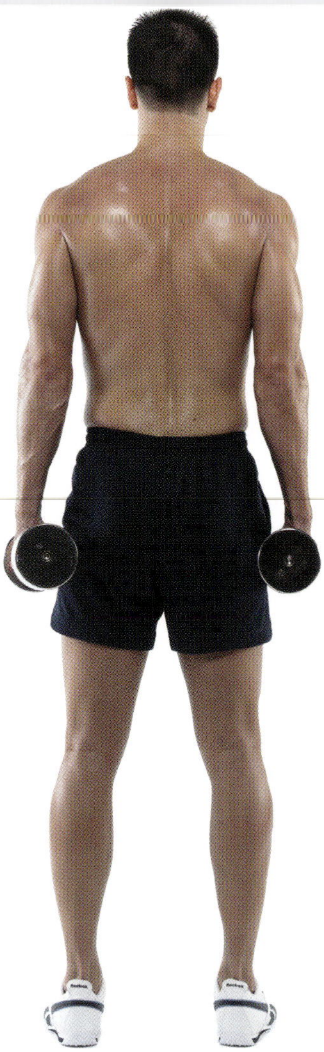

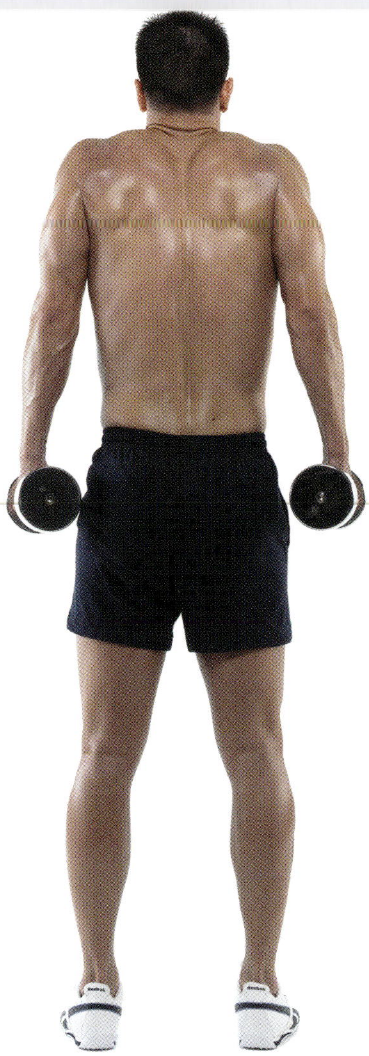

K 13: Außenrotation beidarmig

Kräftigung:
★★ Außenrotatoren

Ausgangsposition:
Sie stehen aufrecht, die Unterarme sind angehoben, wobei die Winkel der Ellbogengelenke etwa 90 Grad betragen und die Handrücken nach außen zeigen. Um die schulterbreit auseinander gehaltenen Hände befestigen Sie ein Stretchband so, dass es sich in mittlerer Spannung befindet. Fixieren Sie die Ellbogen an den Körperseiten, aktivieren Sie die Bauch- und die Gesäßmuskulatur und stabilisieren Sie die Handgelenke.

Übungsdurchführung:
Drehen Sie die Unterarme gegen den Widerstand des Bandes nach außen, ohne die Position der Oberarme zu verändern. Anschließend bewegen Sie die Unterarme langsam in die Ausgangsposition zurück. Achten Sie darauf, dass Sie die Schultern nicht bewegen und die Handgelenke gerade halten.

Variante:
Sie können die Coremuskulatur mittrainieren, indem Sie die Übung auf einem Gymnastikball oder Therapiekreisel ausführen.

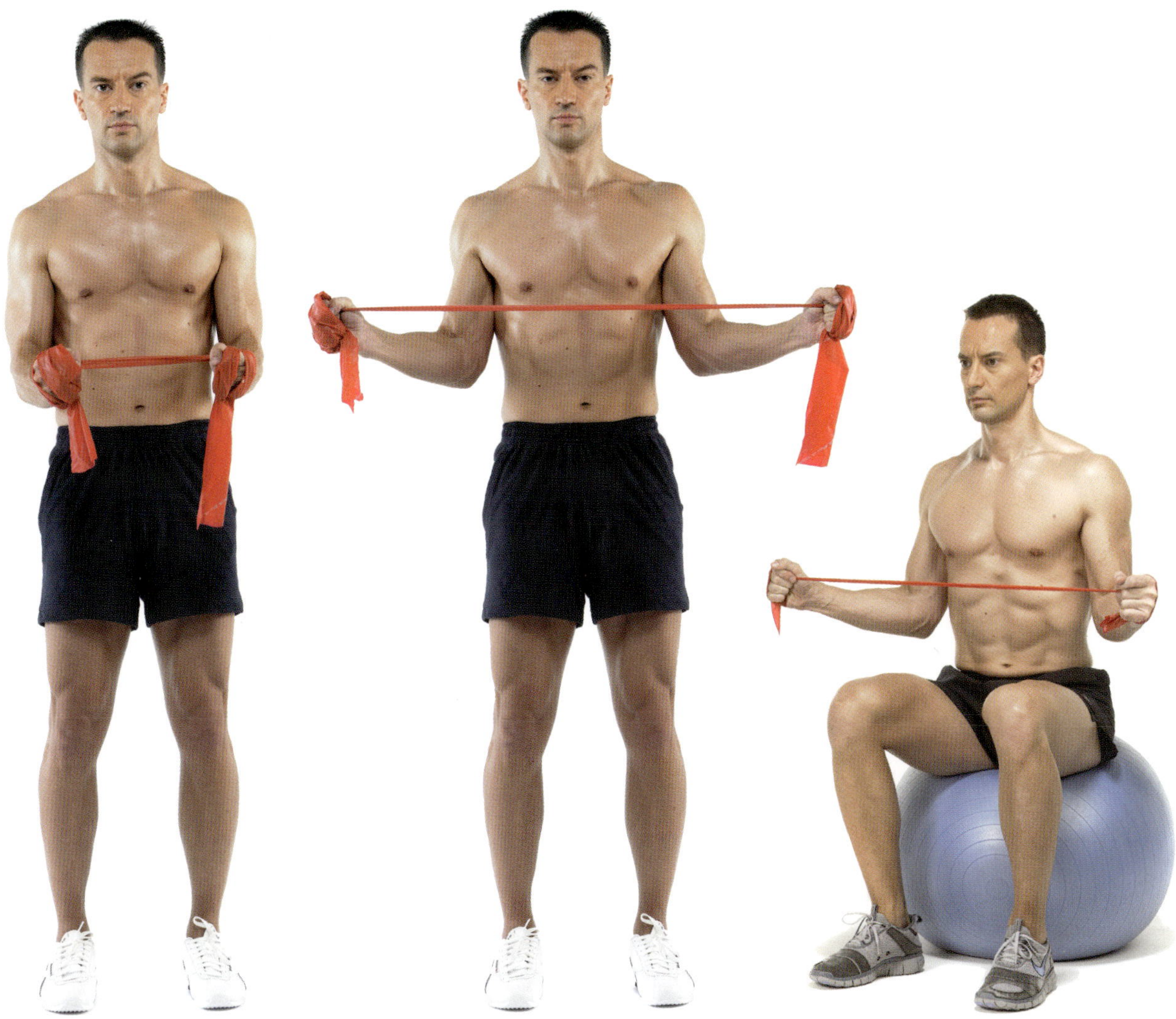

K 14: Reverse Flys vorgebeugt

Kräftigung:
★★ hinterer Anteil der Schultermuskulatur
★ Nacken-, Rücken- und seitlicher Anteil der Schultermuskulatur

Ausgangsposition:
Aus dem aufrechten Stand beugen Sie die Beine etwas, wobei Sie das Gesäß nach hinten schieben und den Oberkörper nach vorne verlagern. In den Händen halten Sie Kurzhanteln, die Handflächen sind zueinander gerichtet. Spannen Sie die Bauch- und die Gesäßmuskulatur an und halten Sie den Rücken gerade.

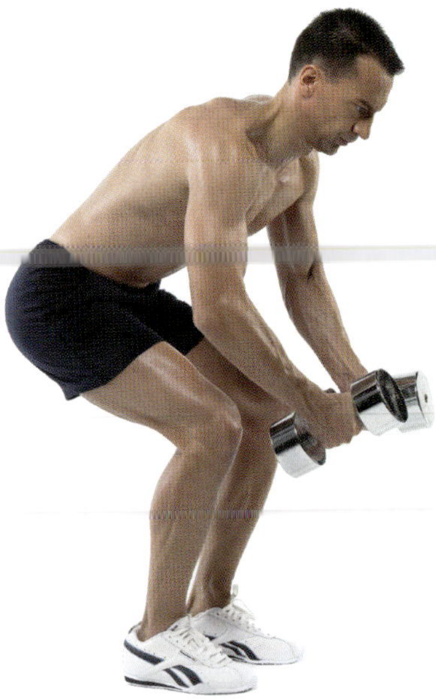

Übungsdurchführung:
Heben Sie die leicht gebeugten Arme an, bis sich die Oberarme in Verlängerung der Schultern befinden. Am Bewegungsende ziehen Sie die Schulterblätter zusammen. Führen Sie die Übung ohne Schwung aus und achten Sie darauf, dass die Bauchmuskulatur in Spannung bleibt. Dann bringen Sie die Hanteln wieder langsam in die Ausgangsposition zurück. Vermeiden Sie Ausweichbewegungen mit der Schulter- oder der Nackenmuskulatur nach oben.

Variante:
Sie können die Übung im vorgebeugten Sitz oder in Bauchlage auf einer Hantelbank ausführen. Die Übung ist auch auf einem Gymnastikball möglich.

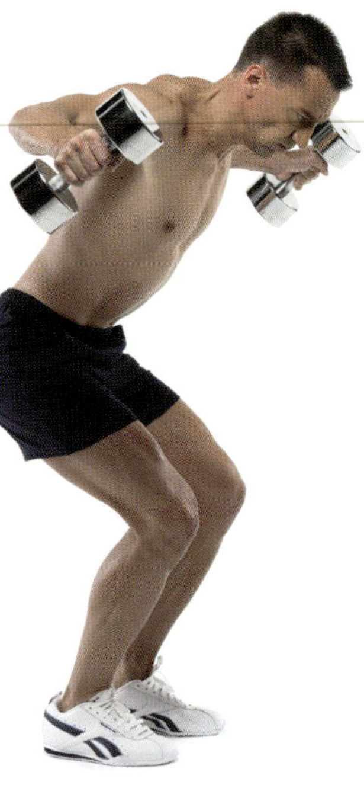

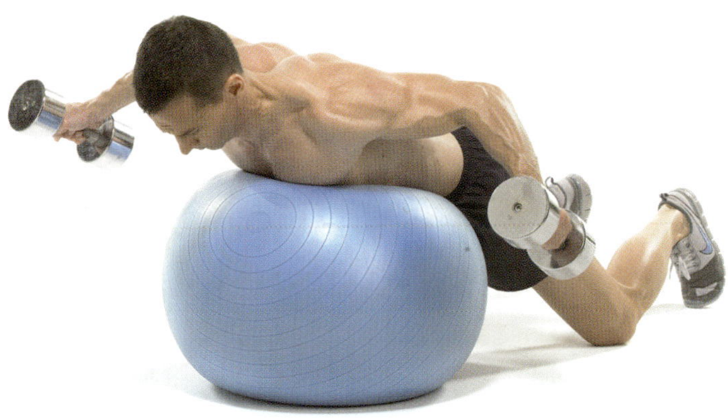

K 15: Reverse Flys mit Band

Kräftigung:

★★ hinterer Anteil der Schultermuskulatur, Nackenmuskulatur

★ Rücken- und seitlicher Anteil der Schultermuskulatur

Ausgangsposition:
Sie befestigen ein Stretchband in mittlerer Position und setzen sich auf einen Stuhl. Die leicht gebeugten Arme sind nach vorne gerichtet, in den Händen halten Sie die Enden des Stretchbandes. Dabei befindet sich das Band in mittlerer Spannung. Aktivieren Sie die Bauchmuskulatur und stabilisieren Sie die Handgelenke.

Übungsdurchführung:
Ziehen Sie das Band nach hinten, bis sich die Arme in Verlängerung der Schultern befinden. Am Bewegungsende ziehen Sie die Schulterblätter zusammen. Anschließend bringen Sie die Arme langsam in die Ausgangsstellung zurück, jedoch nicht darüber hinaus, damit die Muskulatur in Spannung bleibt. Halten Sie die Handgelenke gerade und vermeiden Sie es, die Schultern nach vorne zu ziehen.

Variante:
Fortgeschrittene führen die Übung stehend oder auf einem Gymnastikball sitzend aus.

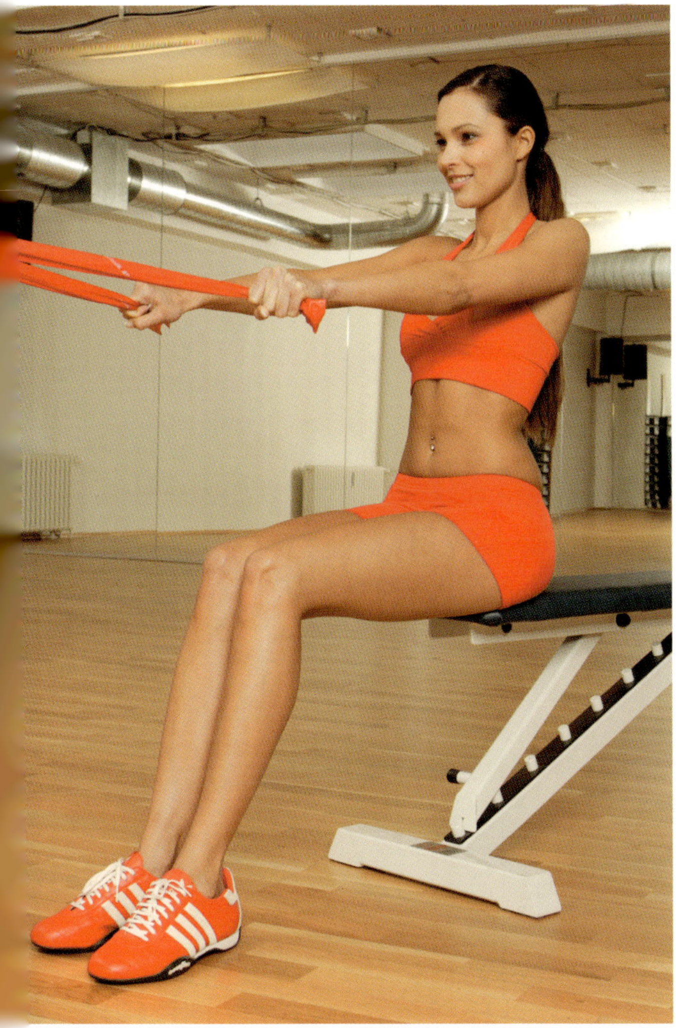

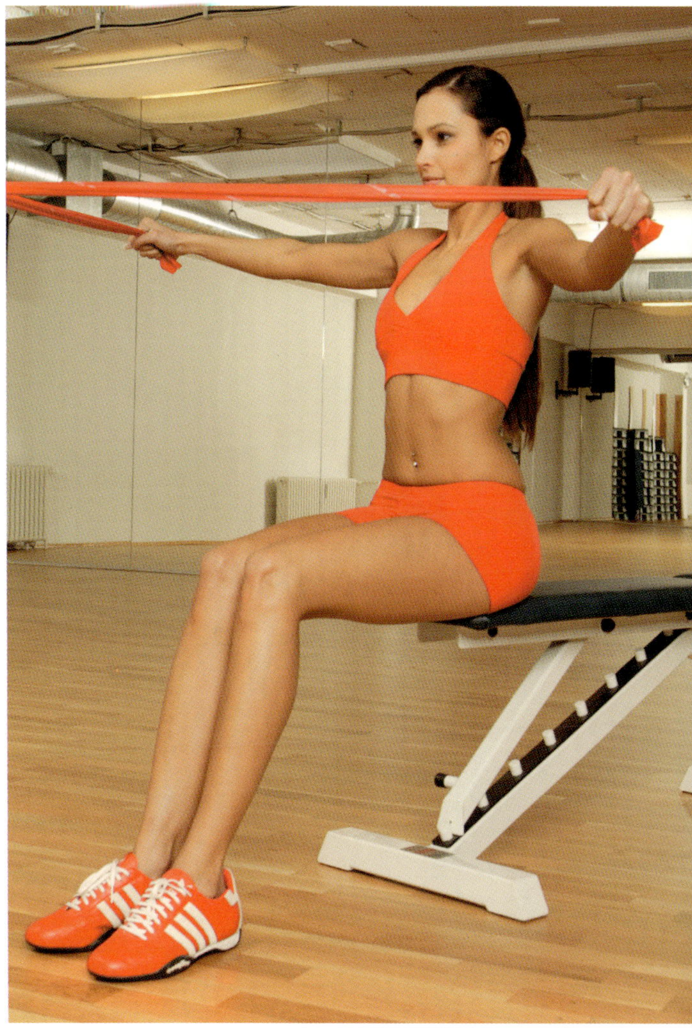

K 16: Reverse Flys an Maschine

Kräftigung:
★★ Nacken- und hinterer Anteil der Schultermuskulatur
★ Rücken- und seitlicher Anteil der Schultermuskulatur

Ausgangsposition:
Setzen Sie sich in Richtung des Geräts und fassen Sie die Griffe. Die Sitzhöhe ist so eingestellt, dass sich die Beine fast in rechtwinkliger Position befinden. Fixieren Sie den Oberkörper am Polster und spannen Sie die Bauchmuskulatur an.

Übungsdurchführung:
Führen Sie die Griffe in einer gleichmäßigen Bewegung nach hinten. Am Bewegungsende ziehen Sie die Schulterblätter zusammen. Anschließend bringen Sie die Arme langsam in die Ausgangsposition zurück. Halten Sie die Bauchmuskulatur angespannt und die Handgelenke gerade und vermeiden Sie es, Schultern und Nacken anzuheben.

Variante:
Einige Gerätetypen besitzen Unterarmpolster statt der Griffe. Dann werden die Arme in U-Haltung nach hinten bewegt.

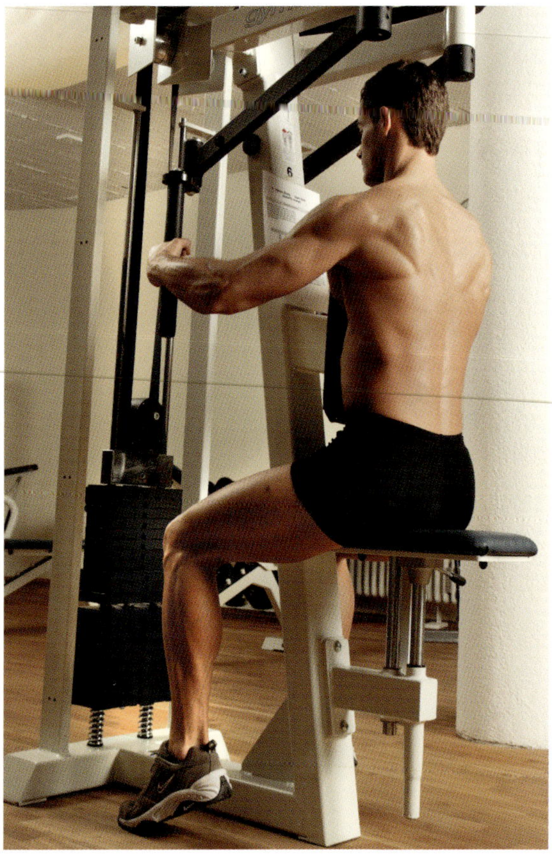

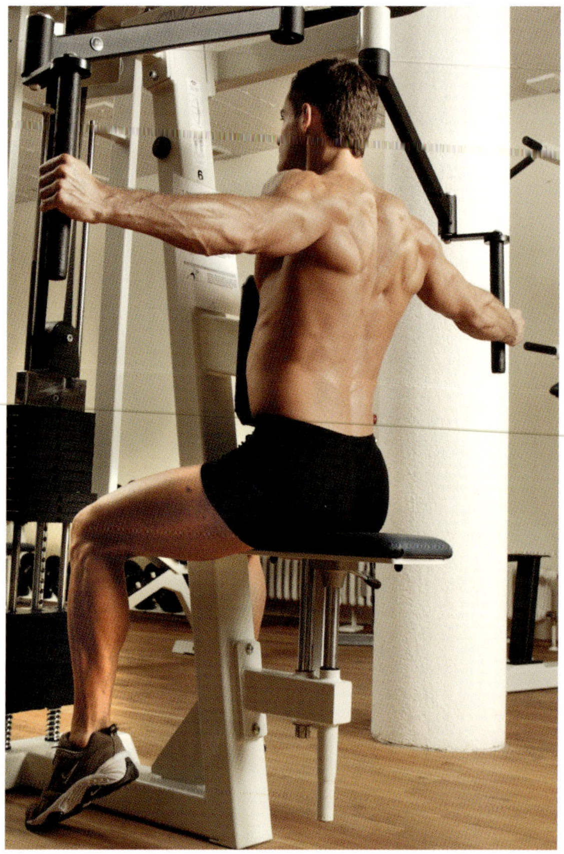

Die obere und die untere Rückenmuskulatur

K 17: Rudern einarmig

Kräftigung:
★★ obere Rückenmuskulatur
★ vordere Oberarm-, Nacken- und hinterer Anteil der Schultermuskulatur

Ausgangsposition:
Sie stehen im Ausfallschritt und stützen sich mit einer Hand auf Ihren vorderen Oberschenkel. Der Arm der anderen Seite hängt nach unten. In dessen Hand halten Sie eine Kurzhantel, wobei die Handfläche zum Körper zeigt. Der Rücken ist gerade, die Bauch- und die Gesäßmuskulatur sind angespannt.

Übungsdurchführung:
Ziehen Sie den Ellbogen so weit wie möglich nach hinten oben, eng am Körper entlang. Anschließend senken Sie den Arm langsam, jedoch nicht bis zur vollen Streckung. Vermeiden Sie es, während der Übung die Schultern anzuheben, und achten Sie auf einen geraden Oberkörper.

Variante:
Zur besseren Fixierung können Sie sich mit der vorderen Hand auf einen Stuhl stützen.

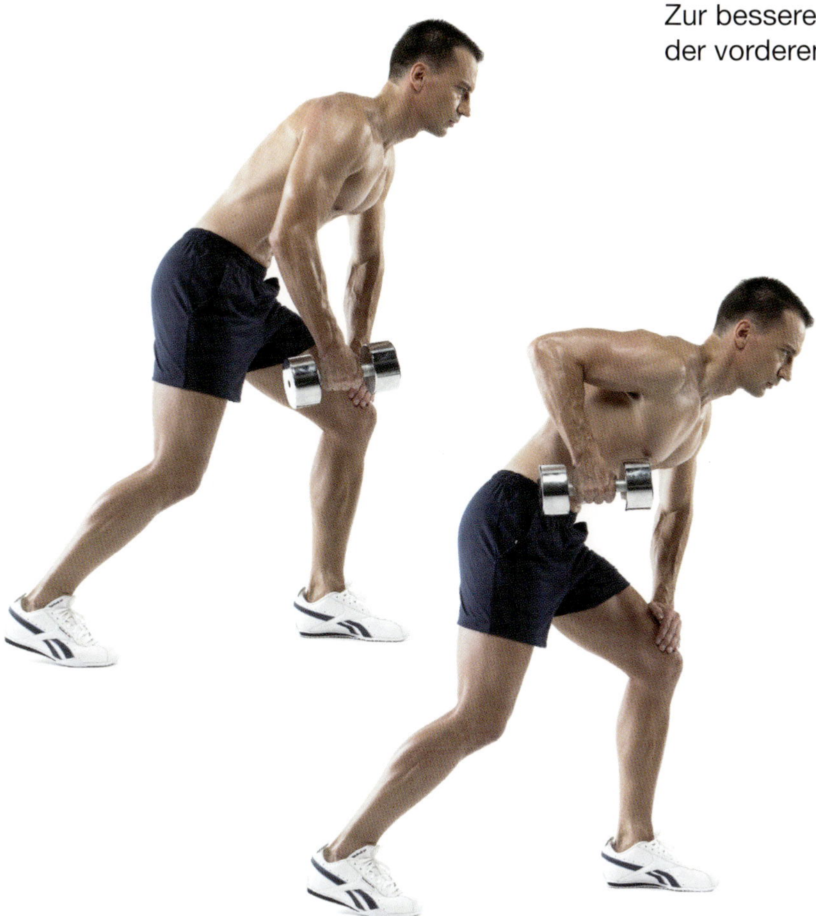

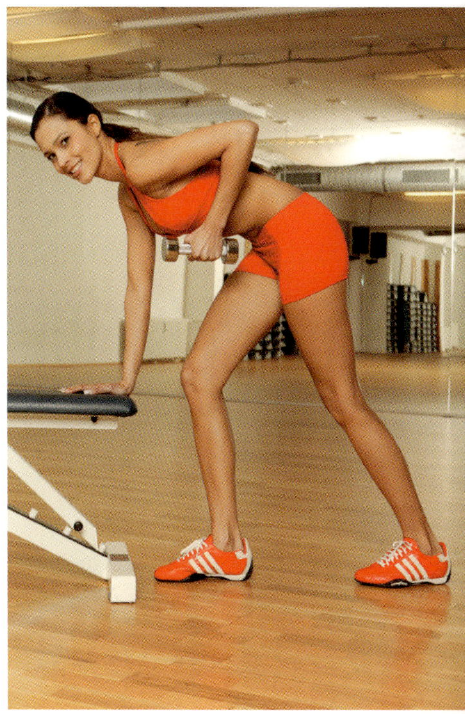

K 18: Rudern beidarmig

Kräftigung:

★★ obere Rückenmuskulatur

★ vordere Oberarm-, hinterer Anteil der Schulter-, Nacken- und untere Rückenmuskulatur

Ausgangsposition:
Aus dem aufrechten Stand beugen Sie die Beine etwas, wobei Sie das Gesäß nach hinten schieben und den Oberkörper nach vorne verlagern. In den Händen halten Sie Kurzhanteln. Spannen Sie die Bauch- und die Gesäßmuskulatur an und halten Sie den Rücken gerade.

Übungsdurchführung:
Ziehen Sie die Ellbogen nach hinten oben und am Ende der Bewegung die Schulterblätter zusammen. Der Rücken wird dabei nicht bewegt. Achten Sie darauf, dass die Bauchmuskulatur in Spannung bleibt.

Variante:
Je enger Sie die Ellbogen an den Rippen entlang bewegen, desto mehr wird die obere Rückenmuskulatur aktiviert. Dementsprechend weniger intensiv wird die hintere Schulter- und die Nackenmuskulatur trainiert. Auch gilt, dass Sie die untere Rückenmuskulatur umso intensiver trainieren, je weiter Sie den Oberkörper vorbeugen.
Sie können die Übung auch mit einer Langhantel oder im Sitz mit einem Stretchband ausführen.

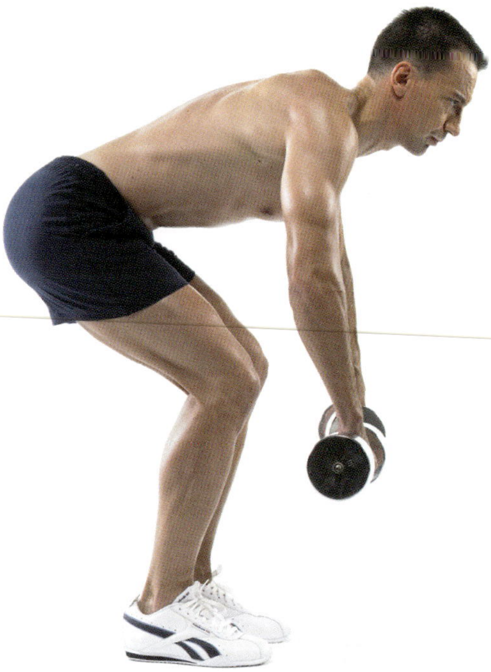

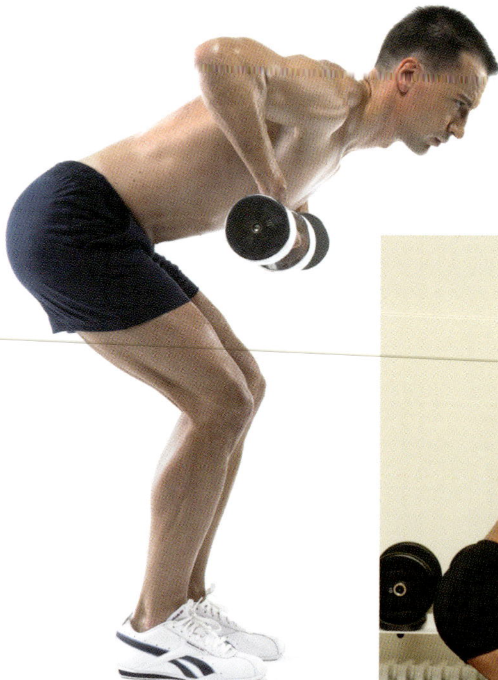

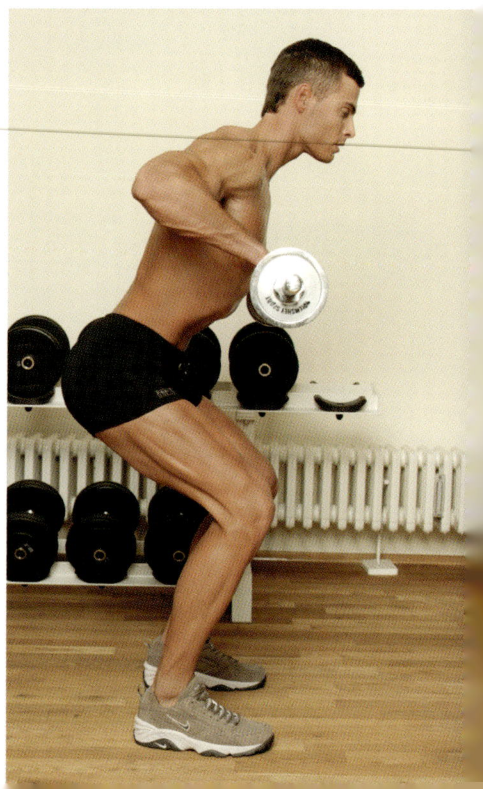

K 19: Rudern an Maschine

Kräftigung:
★★ Rückenmuskulatur
★ vordere Oberarm- und hintere Schultermuskulatur

Ausgangsposition:
Setzen Sie sich in Richtung des Geräts und fassen Sie die Griffe. Die Sitzhöhe ist so eingestellt, dass die Beine sich fast in rechtwinkliger Position befinden. Stellen Sie die Füße fest auf dem Boden auf, fixieren Sie den Oberkörper am Polster und spannen Sie die Bauchmuskulatur an.

Übungsdurchführung:
Ziehen Sie die Griffe in einer gleichmäßigen Bewegung zu sich, indem Sie die Ellbogen eng am Körper entlang soweit wie möglich nach hinten bringen. Anschließend führen Sie die Arme langsam in die Ausgangsposition zurück. Vermeiden Sie es, Schultern und Nacken anzuheben, und halten Sie die Bauchmuskulatur angespannt.

Variante:
Fortgeschrittene können die Übung ohne Anlehnen des Oberkörpers ausführen. So wird auch die untere Rückenmuskulatur intensiv trainiert.

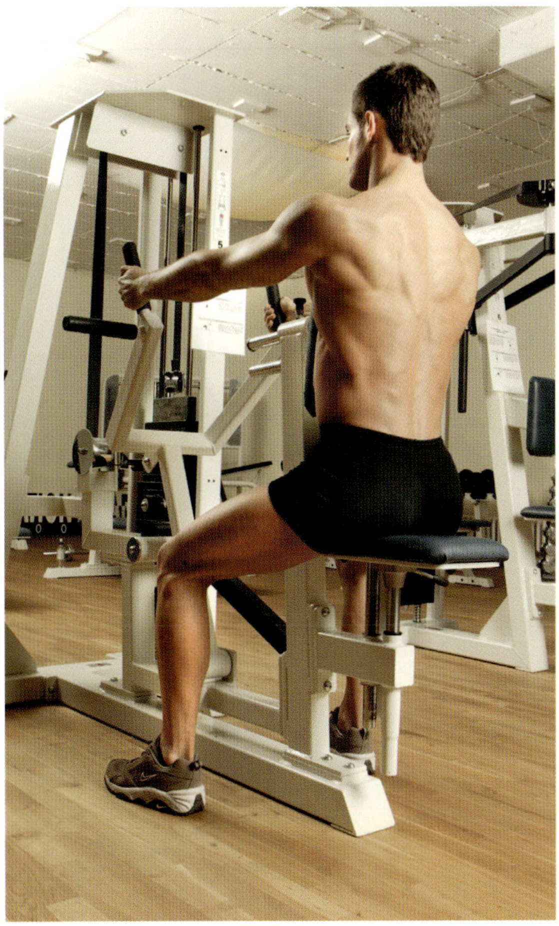

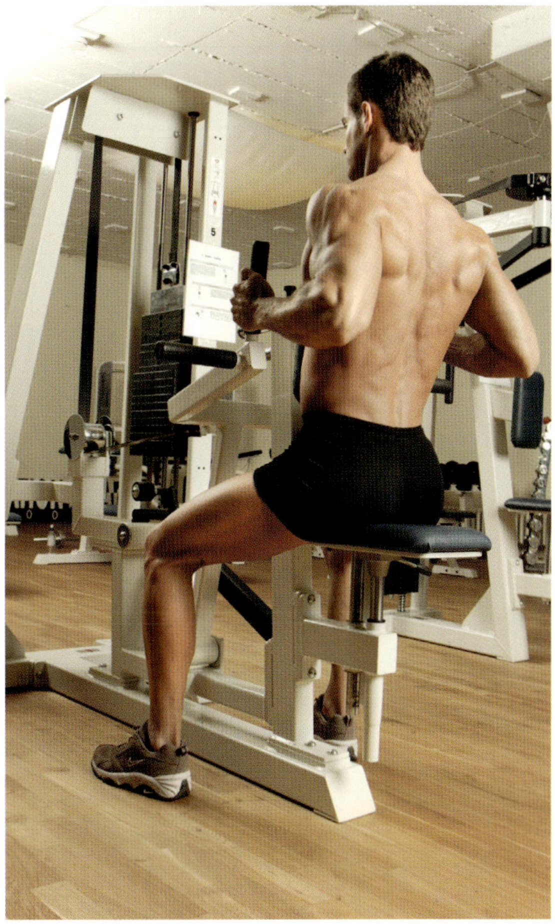

K 20: Latzug

Kräftigung:
★★ obere Rückenmuskulatur
★ obere Brust-, vordere Oberarm- und hinterer Anteil der Schultermuskulatur

Ausgangsposition:
Setzen Sie sich in Richtung des Geräts und fassen Sie die Stange. Die Sitzhöhe ist so eingestellt, dass Ober- und Unterschenkel fast einen rechten Winkel bilden. Die Füße sind fest auf dem Boden aufgestellt und die Bauchmuskulatur ist angespannt, um die Position zu stabilisieren.

Übungsdurchführung:
Ziehen Sie die Stange in einer gleichmäßigen Bewegung in Ihren Nacken, wozu Sie die Ellbogen zu den Rippen führen. Anschließend bringen Sie die Arme langsam in die Ausgangsposition zurück. Vermeiden Sie es, Schultern und Nacken anzuheben und halten Sie die Bauchmuskulatur aktiviert, um ein Hohlkreuz zu vermeiden.

Variante:
Sie können die Stange auch zu Ihrem Brustkorb ziehen, wozu der Oberkörper etwas zurückgelehnt wird. So intensivieren Sie die Wirkung auf die Brustmuskulatur.

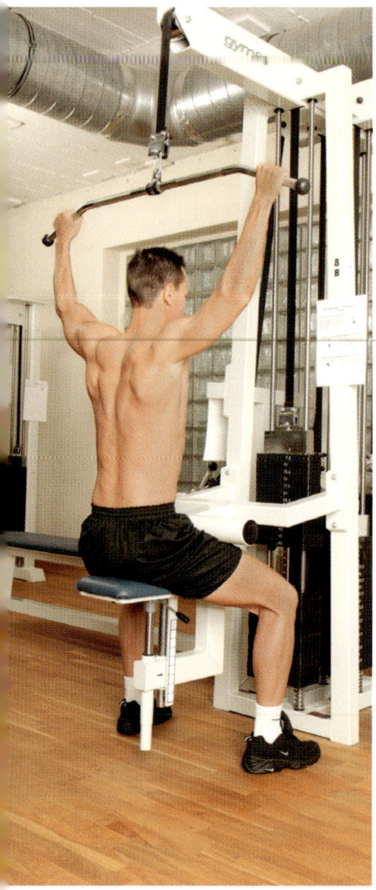

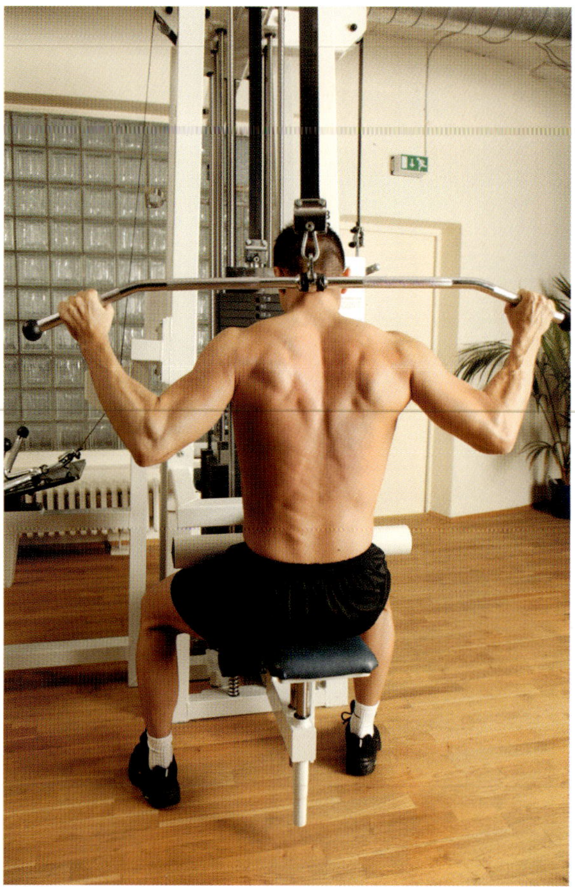

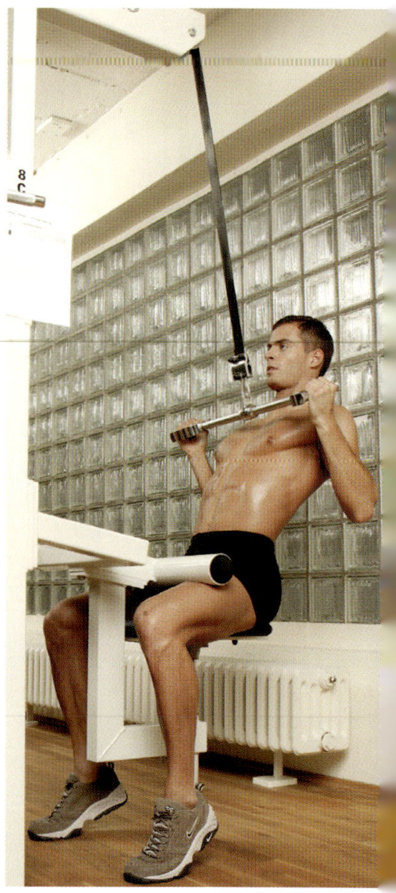

K 21: Klimmzug

Kräftigung:

★★ obere Rückenmuskulatur

★ Schulter- und vordere Oberarmmuskulatur

Ausgangsposition:
Sie hängen frei an einer Klimmzugstange. Die Arme sind schulterbreit oder etwas weiter auseinander, wobei die Handflächen nach vorne weisen. Die Körperhaltung ist gerade und die Bauchmuskulatur ist angespannt.

Übungsdurchführung:
Ziehen Sie sich in einer gleichmäßigen Bewegung nach oben, wozu Sie die Ellbogen zu den Rippen führen. Halten Sie kurz die Position, bevor Sie sich langsam in die Ausgangsposition zurückbewegen. Senken Sie jedoch den Körper nur so weit, dass die Arme noch leicht gebeugt sind, damit die Muskulatur in Spannung bleibt. Vermeiden Sie Ausweichbewegungen.

Variante:
Einsteiger können sich etwas mit den Füßen auf dem Boden oder einem Stuhl abstützen, damit sie nicht das gesamte Körpergewicht anheben müssen.
Sie können die Stange auch eng greifen mit nach vorne gerichteten Handrücken. So wird die vordere Oberarm- und die vordere Schultermuskulatur intensiver trainiert.

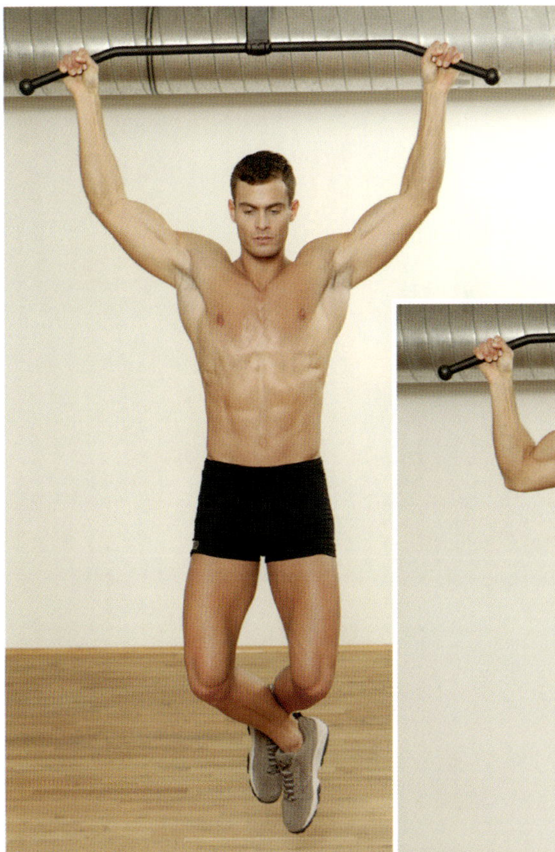

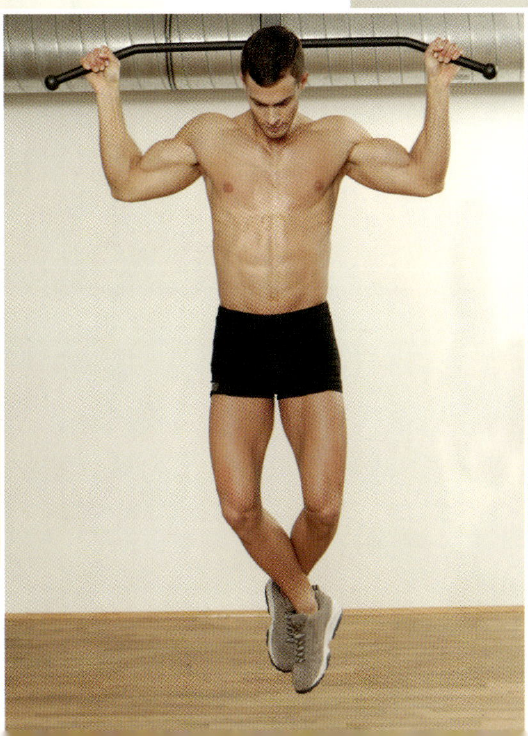

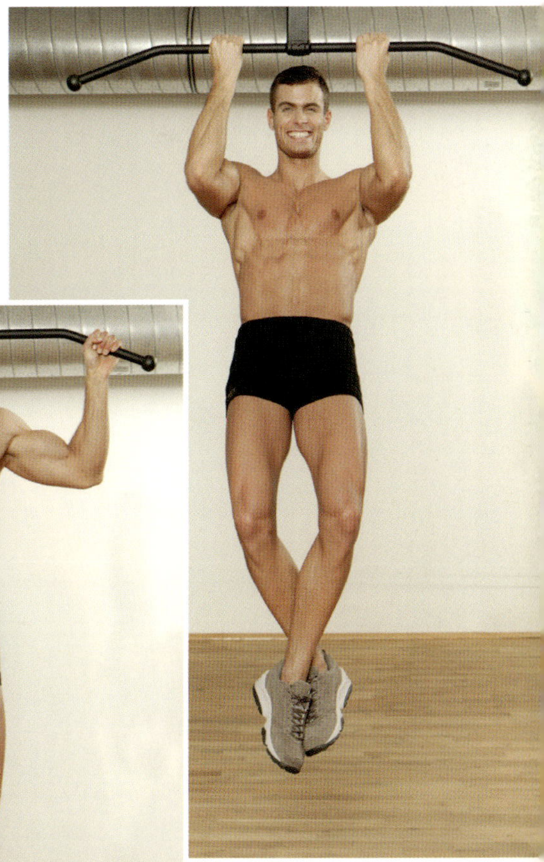

K 22: Klimmzug an Maschine

Kräftigung:
★★ obere Rückenmuskulatur
★ Schulter- und vordere Oberarmmuskulatur

Ausgangsposition:
Sie stehen auf den Trittplatten. Abhängig vom Gerätetyp knien oder stellen Sie sich nun auf das Polster. Der Oberkörper ist gerade und die nach oben gerichteten Arme sind fast gestreckt. Greifen Sie die Griffe. Spannen Sie die Bauchmuskulatur an.

Übungsdurchführung:
Ziehen Sie sich in einer gleichmäßigen Bewegung nach oben, wozu Sie die Ellbogen zu den Rippen führen. Verbleiben Sie kurz in der Stellung, bevor Sie sich langsam in die Ausgangsposition zurückbewegen. Halten Sie die Arme leicht gebeugt, damit die Muskulatur in Spannung bleibt. Vermeiden Sie es, die Schultern anzuheben, und achten Sie auf angespannte Bauchmuskulatur.

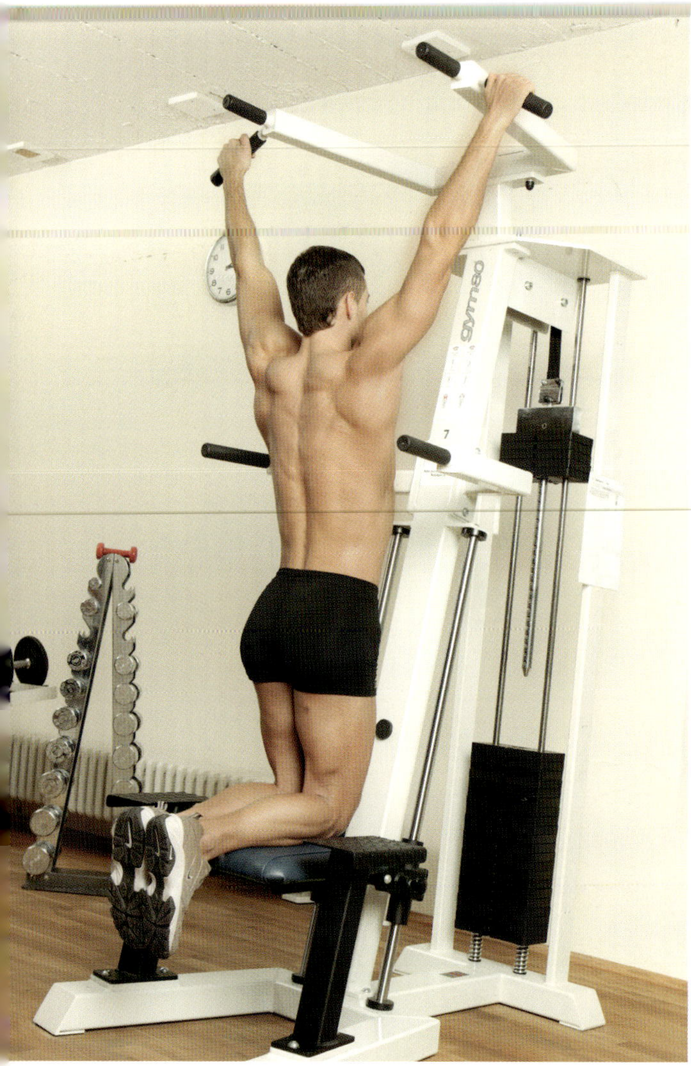

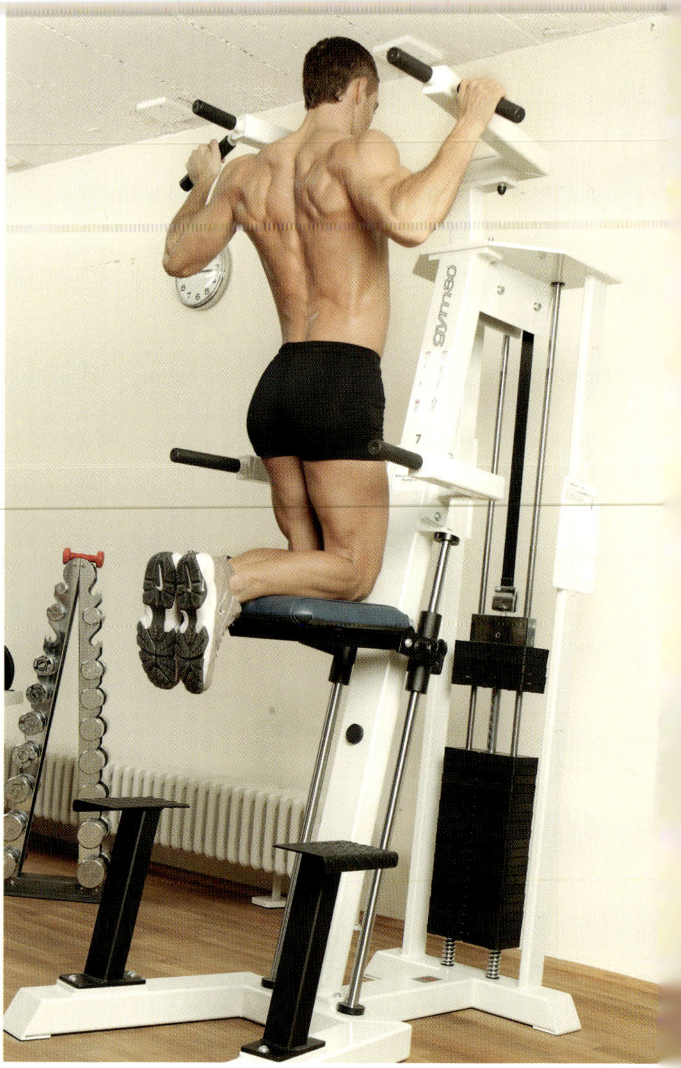

K 23: Arme und Beine anheben

Kräftigung:

★★ unterer Anteil der Rückenmuskulatur

★ Nacken-, hinterer Anteil der Schulter- und hintere Oberschenkelmuskulatur

Ausgangsposition:
Sie liegen auf dem Bauch, die Arme sind nach vorne gestreckt und die Stirn ist aufgelegt. Spannen Sie die Bauch- und die Gesäßmuskulatur an. Zur Vermeidung eines Hohlkreuzes können Sie ein gefaltetes Handtuch unter den Bauch legen.

Übungsdurchführung:
Heben Sie gleichzeitig Kopf, Arme und Beine ab. Die Arme bewegen Sie höher als den Kopf, die Stirn bleibt parallel zum Boden. Die Endposition wird abhängig vom Leistungsniveau 20–60 Sekunden gehalten. Achten Sie auf gleichmäßige Atmung und angespannte Bauchmuskulatur.
Das Halten dieser Position entspricht der Durchführung eines Satzes bei den dynamischen Übungen.

Variante:
Einsteiger heben einen Arm und das Bein der anderen Körperseite an. Dann wechseln sie die Seiten.
Fortgeschrittene können Kurzhanteln und Fußgelenksgewichte einsetzen und die Übung auf einem Gymnastikball ausführen.

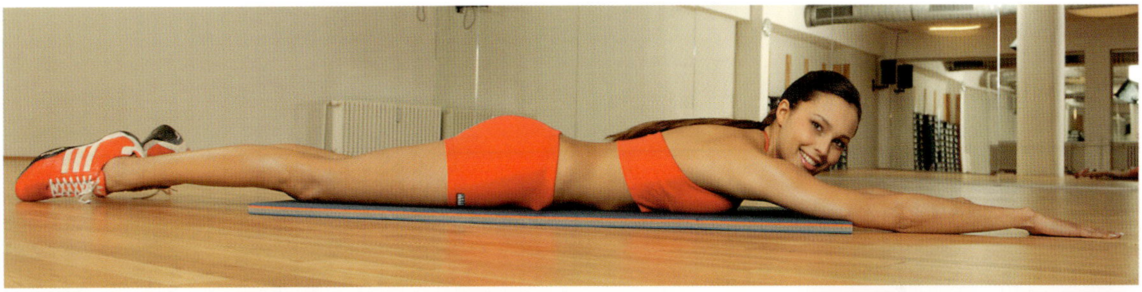

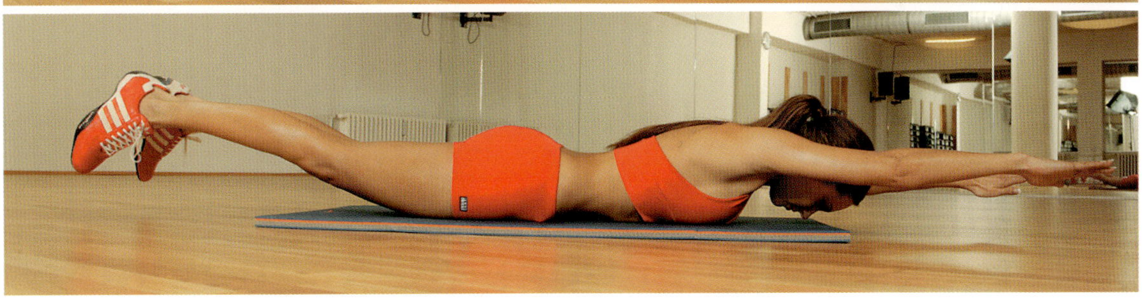

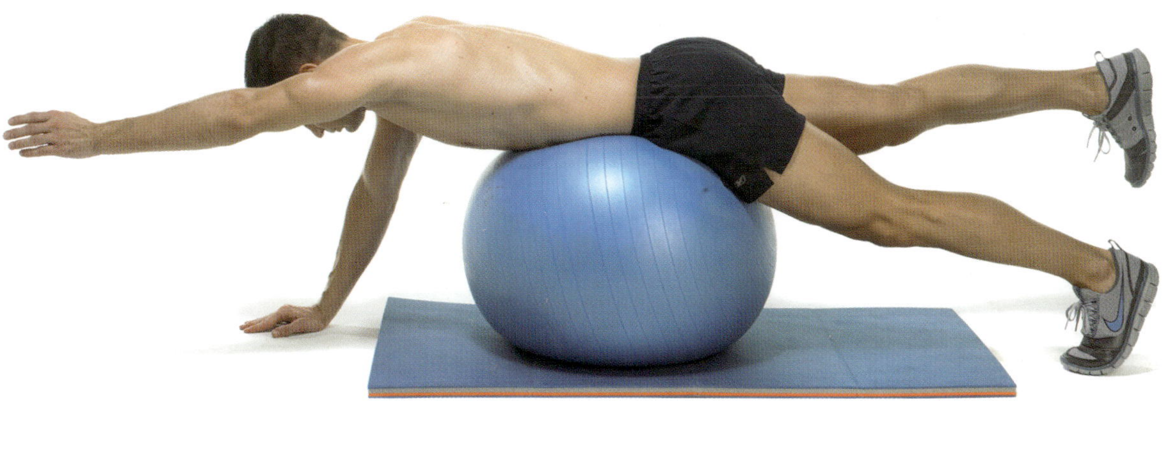

K 24: Oberkörper aufrichten

Kräftigung:
★★ Rückenmuskulatur, insbesondere unterer Anteil
★ Oberschenkelmuskulatur, insbesondere hinterer Anteil, Gesäß-, Nacken- und hinterer Anteil der Schultermuskulatur

Ausgangsstellung:
Aus dem aufrechten Stand bewegen Sie den Oberkörper etwas nach vorne, wobei die Beine leicht gebeugt und schulterbreit auseinander sind. Vor den Oberschenkeln halten Sie Kurzhanteln. Spannen Sie die Bauch- und die Gesäßmuskulatur an, um die Position zu stabilisieren.

Übungsdurchführung:
Verlagern Sie den Oberkörper nach vorne, wobei Sie das Gesäß nach hinten schieben. Achten Sie darauf, dass der Rücken gerade bleibt. Halten Sie kurz die Position, bevor Sie sich in die Ausgangsstellung zurück bewegen. Achten Sie besonders auf angespannte Bauchmuskulatur.

Variante:
Einsteiger müssen zuerst die Übung ohne Zusatzgewicht lernen, da bei fehlerhafter Übungsausführung große Verletzungsgefahr besteht. Die Hände werden dazu in die Hüften gestemmt.
Sie können die Übung auch im Knien auf dem Boden mit oder ohne Stretchband ausführen.

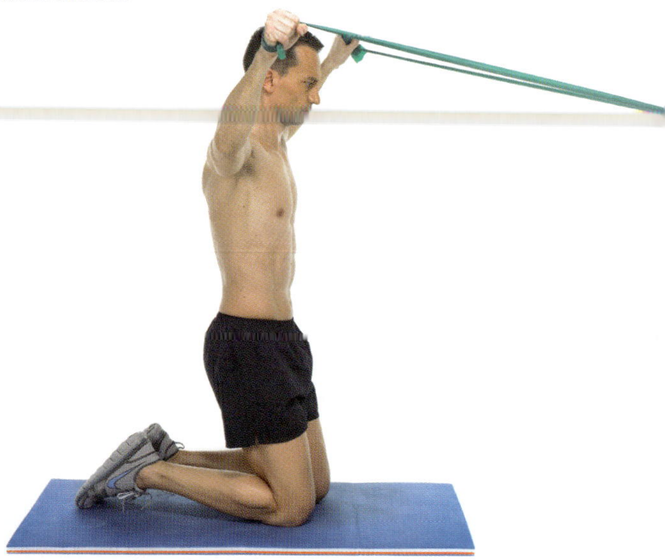

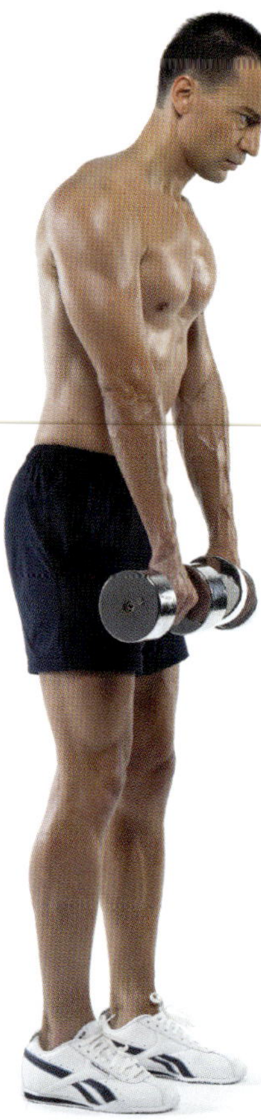

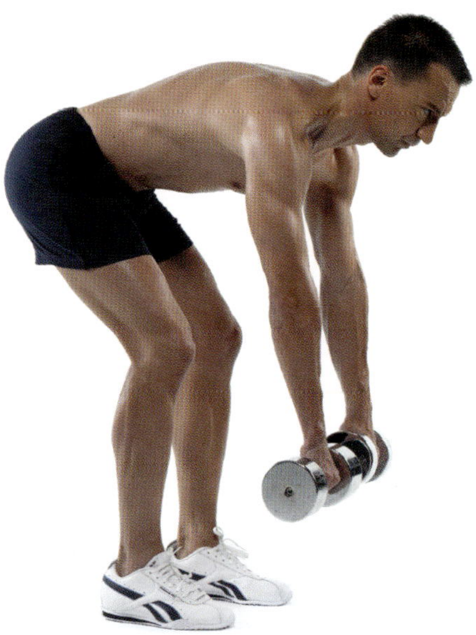

K 25: Rückenstrecker im Sitz

Kräftigung:
★★ untere Rückenmuskulatur

Ausgangsposition:
Stellen Sie die Sitzhöhe und die Polster entsprechend Ihrer Größe ein. Die Drehachse muss sich etwa in Höhe des Bauchnabels befinden und das Rückenpolster auf Höhe der Schulterblätter. Stellen Sie die Beine leicht gebeugt und schulterbreit auf, nehmen Sie die Hände vor den Brustkorb und spannen Sie die Bauchmuskulatur an.

Übungsdurchführung:
Drücken Sie den Oberkörper gleichmäßig gegen den Widerstand nach hinten. Die Bewegung erfolgt über die Kraft der Rückenmuskulatur. Halten Sie die Endposition kurz, bevor Sie den Oberkörper langsam in die Ausgangsposition zurückbringen, jedoch nur soweit, dass die Muskelspannung aufrechterhalten bleibt. Achten Sie darauf, dass der Rücken gerade bleibt und die Bauchmuskulatur durchgehend aktiviert ist.

Variante:
Einsteiger führen die Übung mit geringem Bewegungsradius aus.

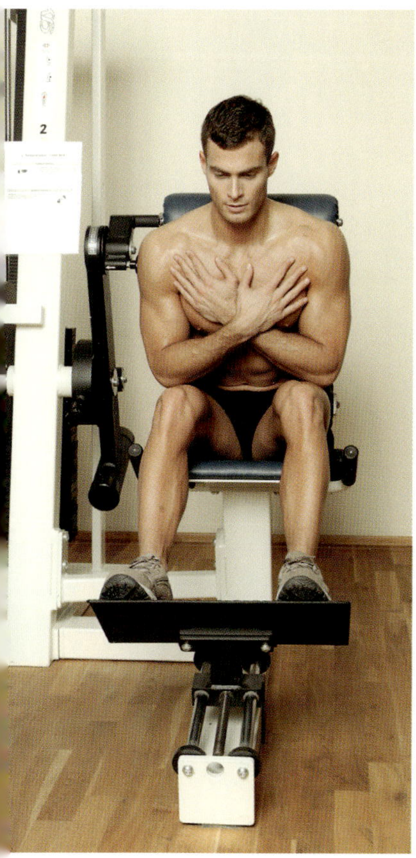

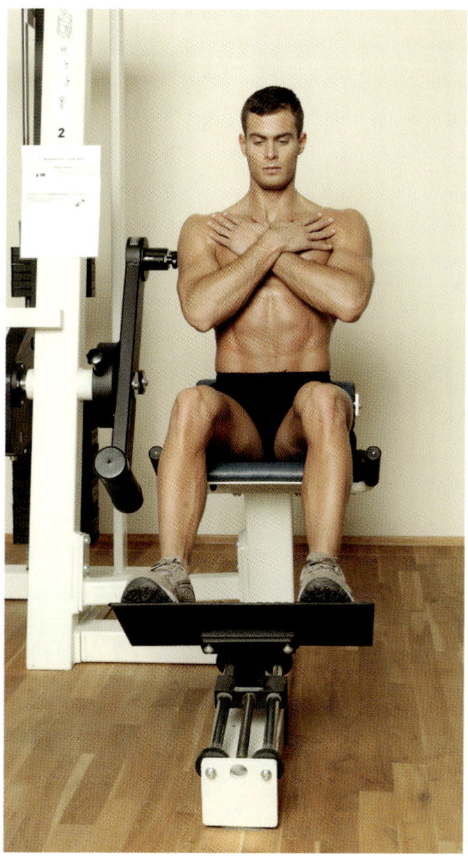

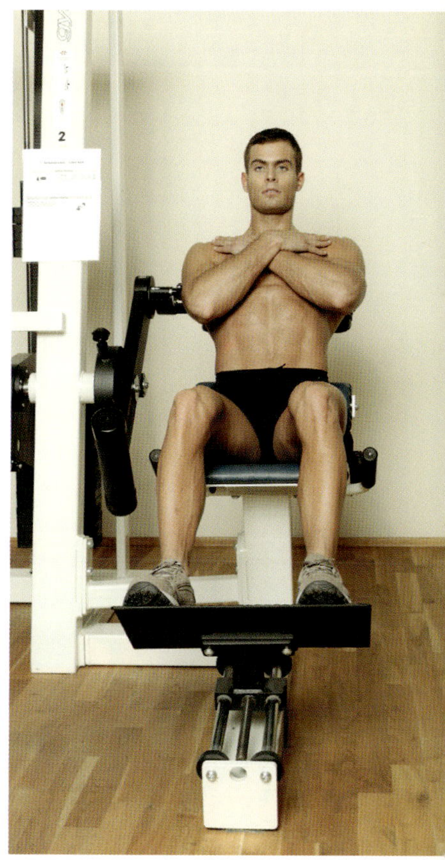

K 26: Rückenstrecker im Liegen

Kräftigung:
★★ untere Rückenmuskulatur
★ hintere Oberschenkelmuskulatur

Ausgangsposition:
Stellen Sie das Beinpolster so ein, dass das Becken frei beweglich ist. Die Füße werden unter dem Fußpolster eingeklemmt, die Hände neben den Schläfen oder vor dem Oberkörper über Kreuz gehalten. Spannen Sie die Bauchmuskulatur an, um den Rücken zu stabilisieren.

Übungsdurchführung:
Heben Sie langsam den Oberkörper an, bis sich Ihr Körper in einer geraden Linie befindet. Die gesamte Bewegung erfolgt über die Kraft der Rückenmuskulatur. Halten Sie kurz die Endposition, bevor Sie langsam wieder die Ausgangsposition einnehmen. Vermeiden Sie es, Schwung zu holen, und achten Sie auf geraden Rücken und angespannte Bauchmuskulatur.

Variante:
Fortgeschrittene können die Übung mit Kurzhanteln oder Hantelscheibe intensivieren. Die Übung ist auch auf einem Gymnastikball möglich.

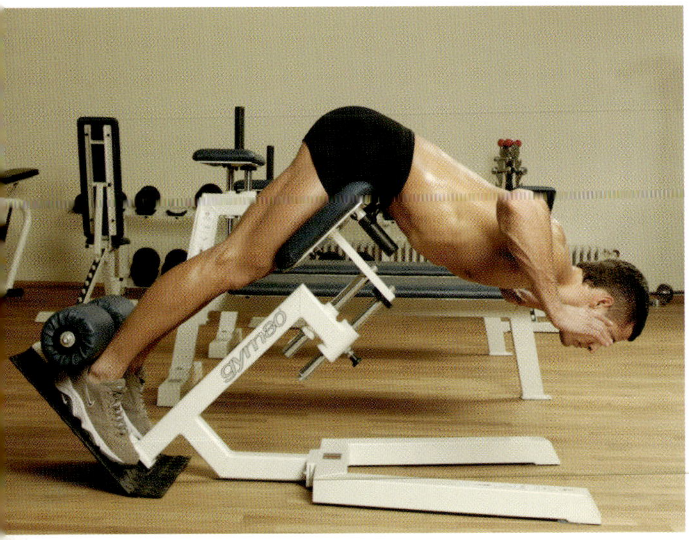

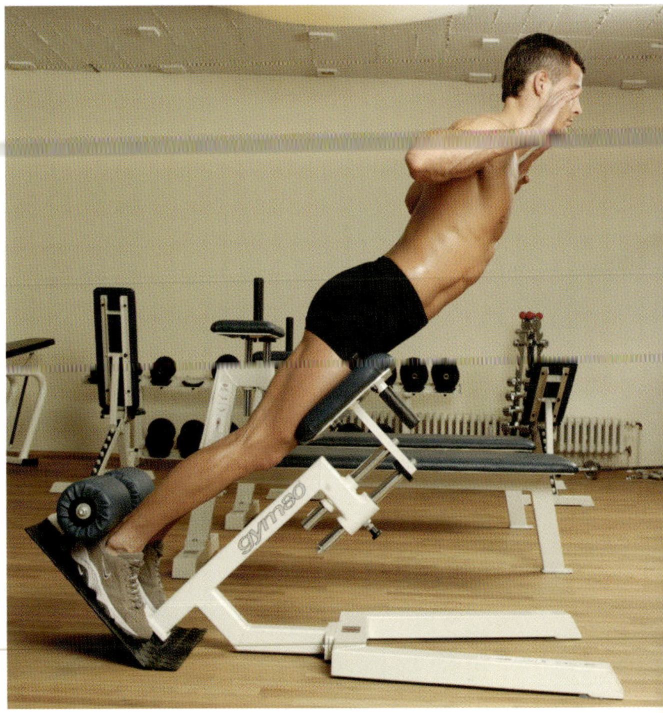

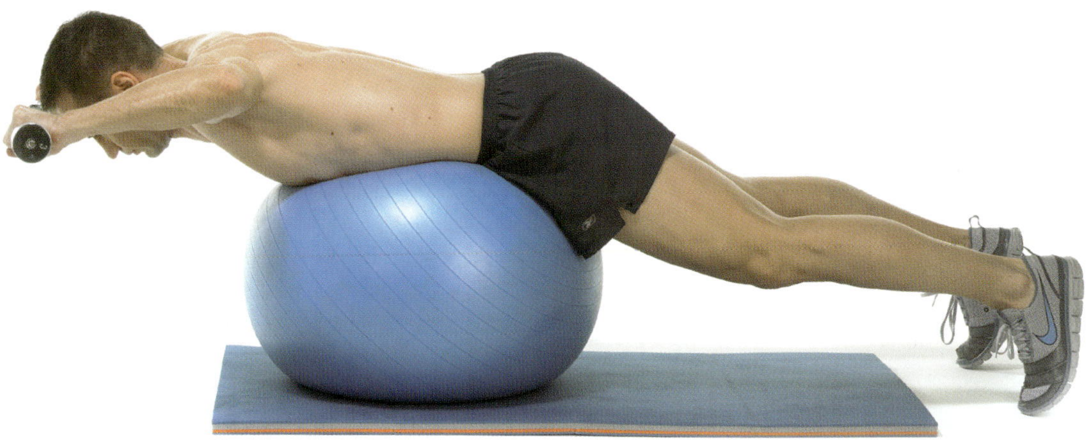

Die vordere und die hintere Oberarmmuskulatur

K 27: Bizepscurl im Sitz

Kräftigung:
★★ vordere Oberarmmuskulatur

Ausgangsposition:
Sie sitzen aufrecht, die Arme hängen nach unten und sind eng am Körper. In den Händen halten Sie Kurzhanteln, die Handflächen weisen zueinander. Spannen Sie die Schultern nach hinten und die Bauchmuskulatur an.

Übungsdurchführung:
Heben Sie abwechselnd die Unterarme an, ohne die Position der Ellbogen zu verändern. Dabei wird die Handfläche nach oben gedreht. In der Endposition aktivieren Sie für etwa 3 Sekunden die vordere Oberarmmuskulatur mit maximaler Kraft, wobei Sie gleichmäßig atmen. Anschließend wird der Arm langsam in die Ausgangsposition zurück gesenkt und gleichzeitig die Aufwärtsbewegung mit dem anderen Arm vollzogen. Achten Sie darauf, dass Sie die Handgelenke stets gerade halten, und vermeiden Sie es, die Schultern vorzuziehen.

Variante:
Sie können die Hanteln auch gleichzeitig anheben.

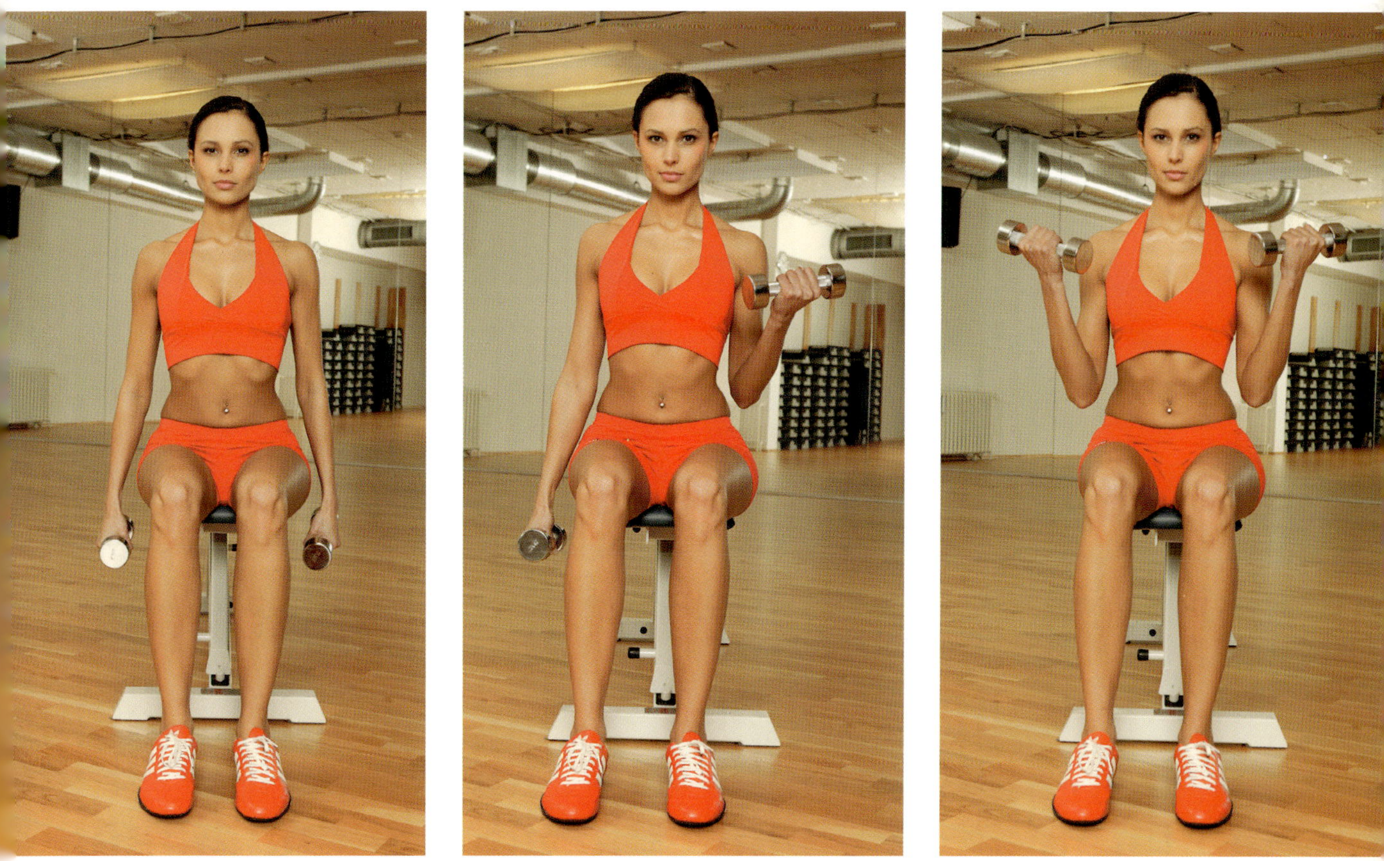

K 28: Konzentrationscurl

Kräftigung:
★★ vordere Oberarmmuskulatur

Ausgangsposition:
Sie sitzen auf einem Stuhl, die Beine sind nach außen gespreizt. In der Hand halten Sie eine Kurzhantel, der Ellbogen ist an der Innenseite des Oberschenkels fixiert und die Handfläche weist nach vorne. Spannen Sie die Schultern nach hinten und die Bauchmuskulatur an.

Übungsdurchführung:
Führen Sie die Hantel nach oben, ohne die Position des Ellbogens zu verändern. In der Endposition aktivieren Sie für etwa 3 Sekunden die vordere Oberarmmuskulatur mit maximaler Kraft, wobei Sie gleichmäßig atmen. Anschließend wird der Unterarm langsam in die Ausgangsposition zurückgeführt. Der Arm bleibt jedoch leicht gebeugt und damit die Muskulatur in Spannung. Achten Sie auf ein gerades Handgelenk und vermeiden Sie es, zur Übungsvereinfachung die Schulter vorzuziehen.

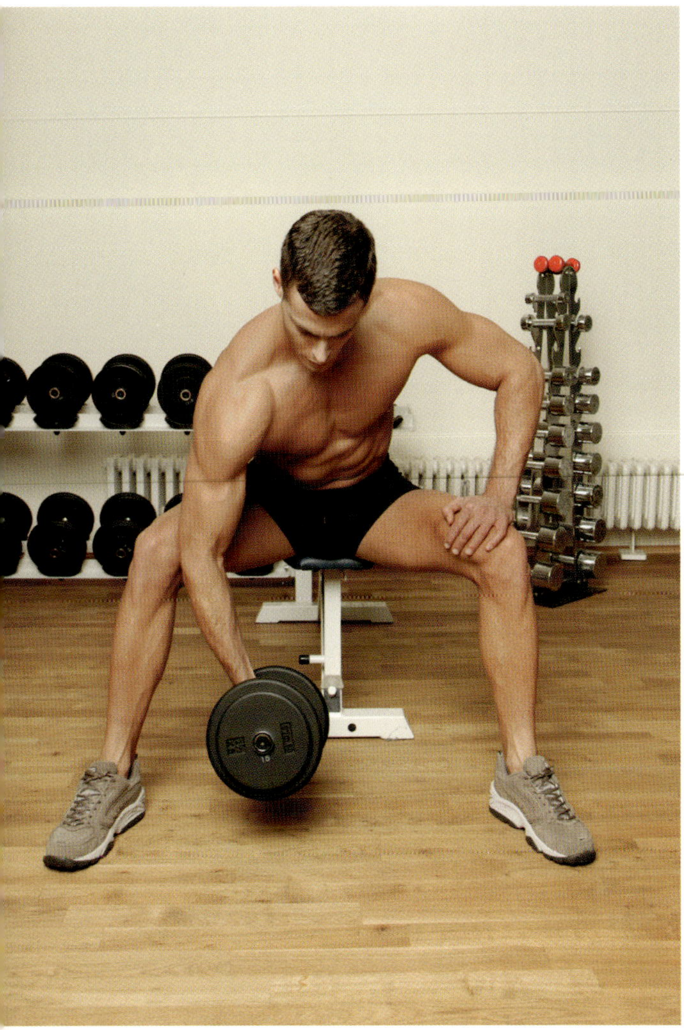

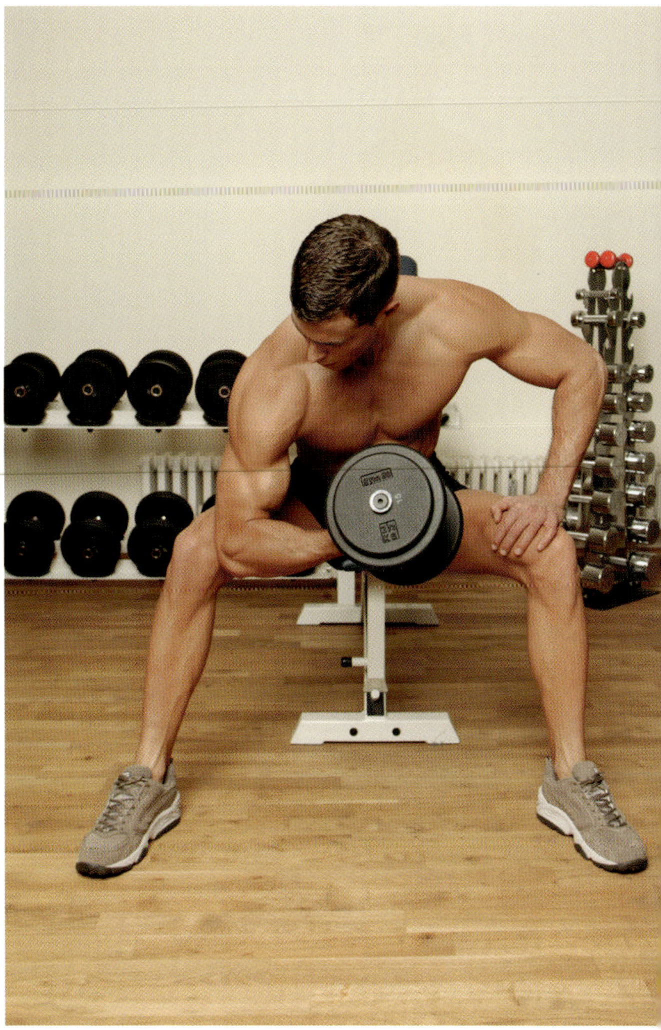

K 29: Einarmiger Curl im Stand

Kräftigung:
★★ vordere Oberarmmuskulatur

Ausgangsposition:
Sie stehen aufrecht, die Beine sind leicht gebeugt und stehen hüftbreit auseinander. In den Händen halten Sie Kurzhanteln, wobei die Handflächen zueinander weisen. Spannen Sie die Schultern nach hinten und die Bauch- und die Gesäßmuskulatur an.

Übungsdurchführung:
Heben Sie abwechselnd die Unterarme an, ohne die Position der Ellbogen zu verändern. Dabei wird die Handfläche nach oben gedreht. In der Endposition aktivieren Sie für etwa 3 Sekunden die vordere Oberarmmuskulatur mit maximaler Kraft, wobei Sie gleichmäßig atmen. Anschließend wird der Arm langsam in die Ausgangsposition gesenkt und gleichzeitig die Aufwärtsbewegung mit dem anderen Arm vollzogen. Achten Sie darauf, dass Sie die Handgelenke stets gerade halten, und vermeiden Sie es, die Schultern vorzuziehen.

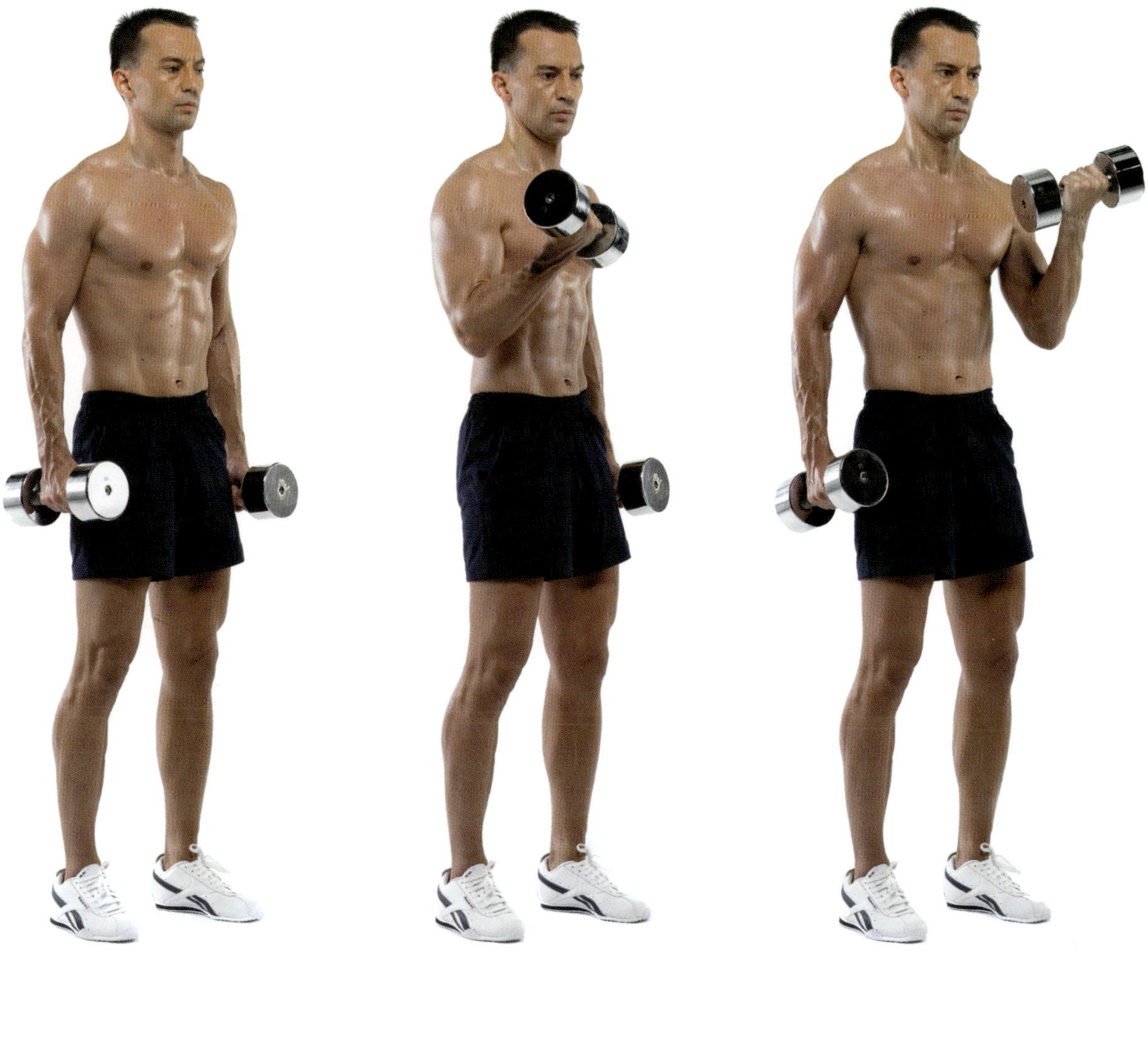

K 30: Beidarmiger Curl im Stand

Kräftigung:
★★ vordere Oberarmmuskulatur
★ vorderer Anteil der Schultermuskulatur

Ausgangsposition:
Sie stehen aufrecht, die Beine sind leicht gebeugt und stehen hüftbreit auseinander. Vor den Oberschenkeln halten Sie eine Langhantel, die Handflächen weisen nach vorne. Die Ellbogen sind am Körper fixiert und die Schultern sind nach hinten-unten gezogen. Spannen Sie die Bauch- und die Gesäßmuskulatur an.

Übungsdurchführung:
Führen Sie die Unterarme nach oben, ohne die Ellbogenposition zu verändern. In der Endposition aktivieren Sie für etwa 3 Sekunden die vordere Oberarmmuskulatur mit maximaler Kraft, wobei Sie gleichmäßig atmen. Anschließend werden die Unterarme langsam gesenkt, jedoch nicht bis zur vollen Streckung, damit die Muskulatur in Spannung bleibt. Führen Sie die Bewegung ohne Schwung aus, und vermeiden Sie es, die Handgelenke abzuknicken oder die Schultern zur Übungsvereinfachung nach vorne zu ziehen.

Variante:
Die Übung kann auch mit einer SZ-Hantelstange oder mit Kurzhanteln ausgeführt werden.

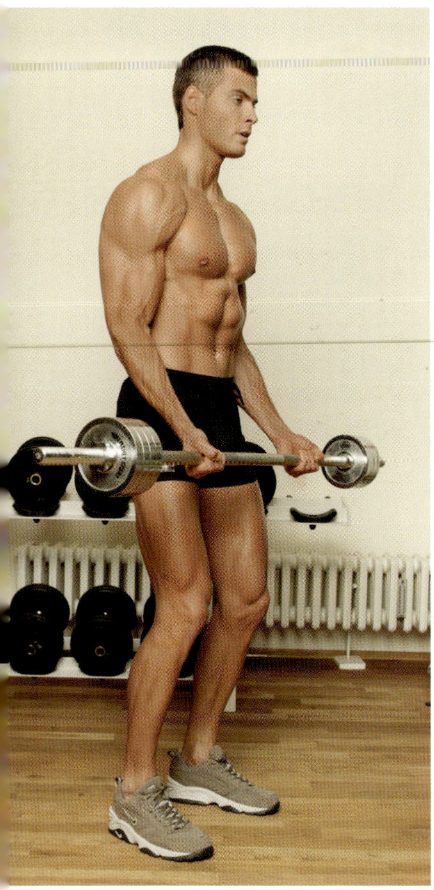

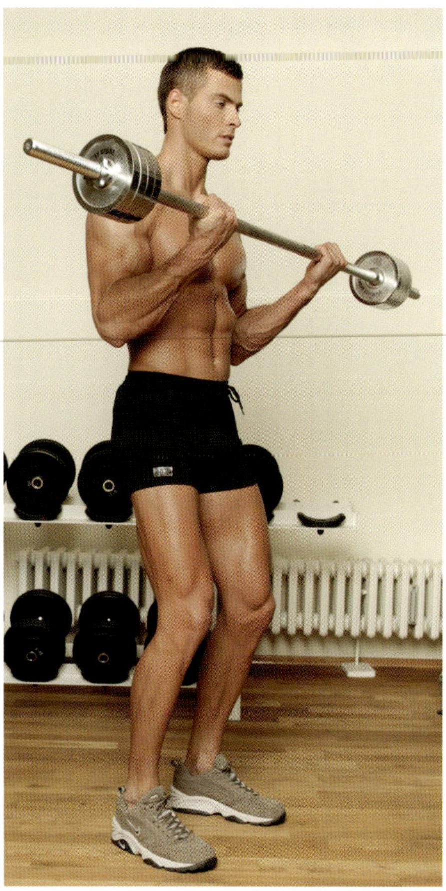

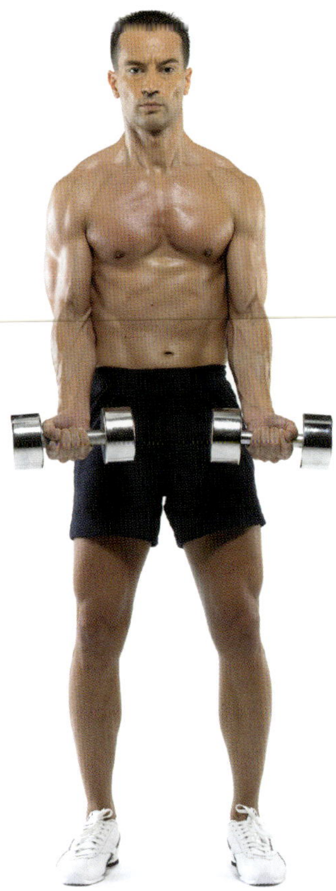

K 31: Armstrecken nach hinten

Kräftigung:
★★ hintere Oberarmmuskulatur

Ausgangsposition:
Sie stehen im Ausfallschritt und stützen sich mit einer Hand auf Ihren vorderen Oberschenkel. In der anderen Hand halten Sie eine Kurzhantel. Der Ellbogen ist an den Rippen fixiert, die Bauch- und die Gesäßmuskulatur sind angespannt.

Übungsdurchführung:
Strecken Sie den Unterarm, ohne den Oberarm zu bewegen und ohne Schwung zu holen. Halten Sie kurz die Endposition, bevor Sie den Unterarm langsam in die Ausgangsposition zurückbeugen. Vermeiden Sie Ausweichbewegungen mit der Schulter und ein Abknicken des Handgelenks.

Variante:
Zur besseren Stabilität können Sie sich mit der vorderen Hand auf einen Stuhl stützen. Der Oberkörper befindet sich dann in waagrechter Position.

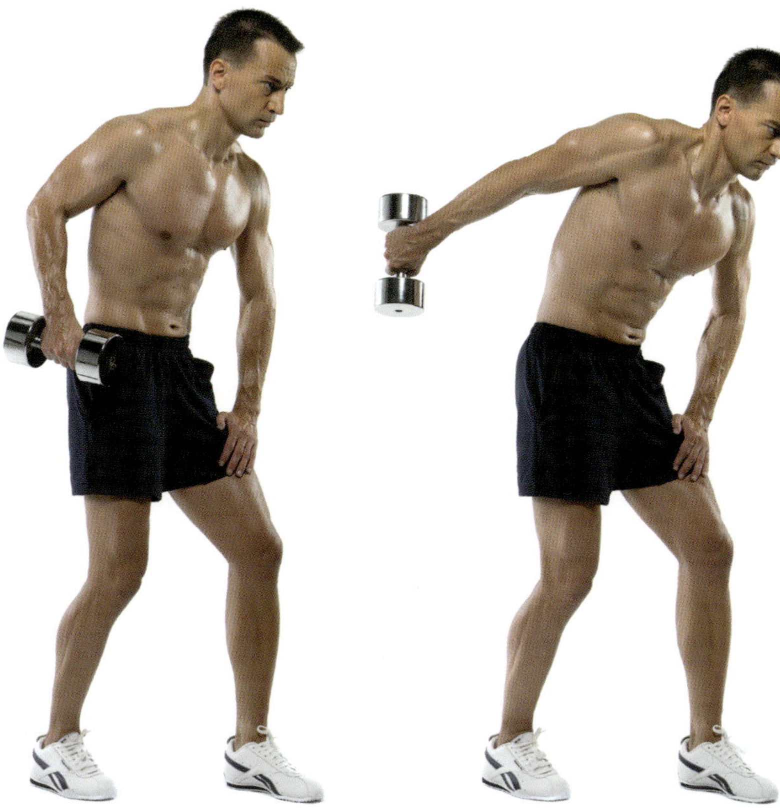

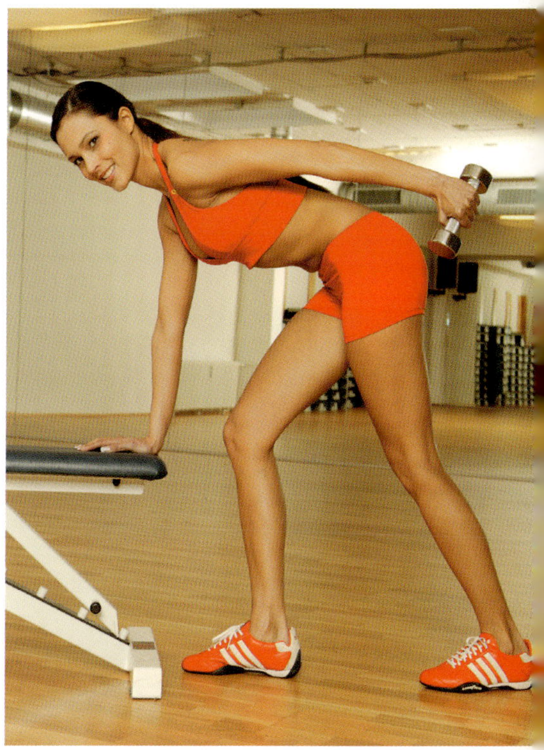

K 32: Armstrecken nach oben

Kräftigung:
★★ hintere Oberarmmuskulatur
★ Schultermuskulatur

Ausgangsposition:
Sie sitzen auf einem Stuhl, ein Arm ist nach oben gestreckt und wird von dem anderen Arm gestützt. In der freien Hand halten Sie eine Kurzhantel. Spannen Sie die Bauchmuskulatur an, um den Rücken zu stabilisieren.

Übungsdurchführung:
Senken Sie die Hantel langsam hinter den Kopf, ohne dabei den Oberarm zu bewegen. Führen Sie den Unterarm jedoch nicht weiter als bis in die Waagrechte, und achten Sie darauf, dass die Muskulatur in Spannung bleibt. Anschließend wird der Arm wieder nach oben gestreckt. Vermeiden Sie es, das Handgelenk abzuknicken und die Oberarmposition zu verändern.

Variante:
Sie können die Übung auch beidarmig in Rückenlage ausführen. In der Ausgangsposition werden die Arme gerade in die Luft gehalten. Dann werden die Arme langsam gesenkt, jedoch nicht weiter als bis zur waagrechten Position. Diese Variante kann auch mit einer SZ-Hantelstange ausgeführt werden.

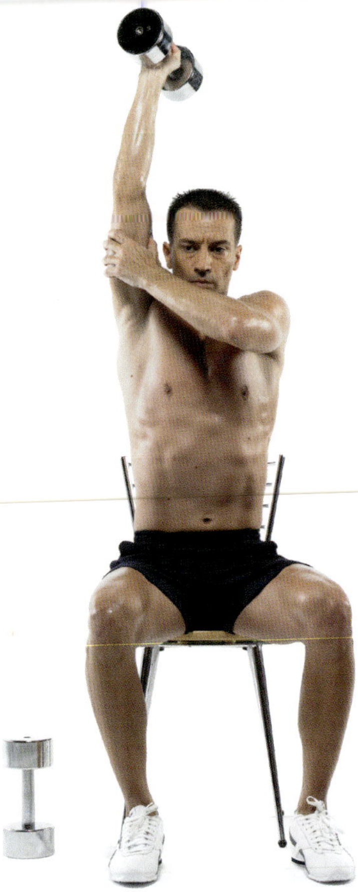

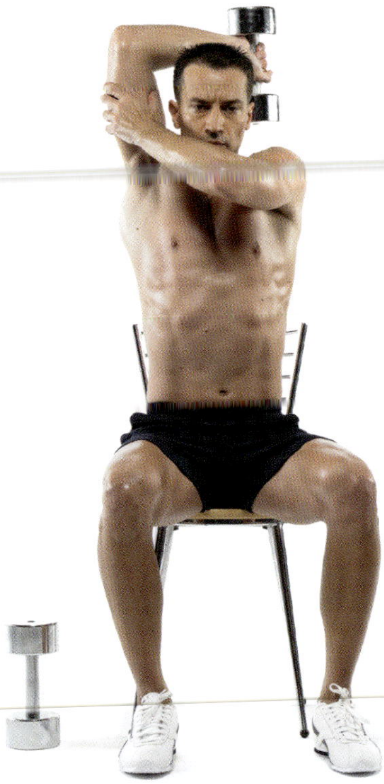

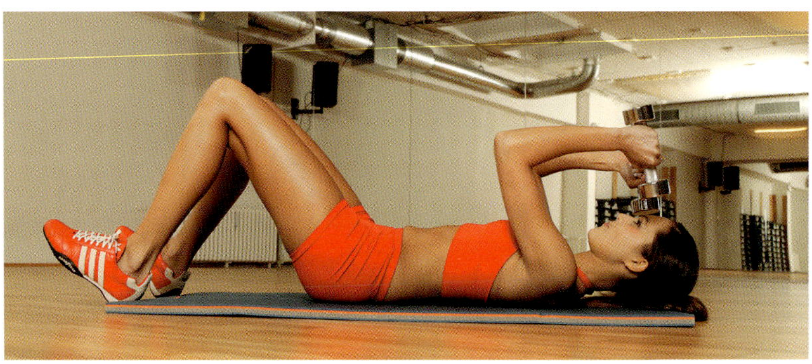

K 33: Armstrecken am Seilzug

Kräftigung:
★★ hintere Oberarmmuskulatur

Ausgangsposition:
Sie stehen frontal vor einem Seilzug, dessen Zugrolle ist in hoher Position befestigt. Ziehen Sie den Griff herab, bis sich Oberarm und Unterarm etwa im 90-Grad-Winkel befinden. Fixieren Sie den Oberarm seitlich am Körper und aktivieren Sie die Bauch- und die Gesäßmuskulatur.

Übungsdurchführung:
Führen Sie den Unterarm in einer gleichmäßigen Bewegung nach unten, bis der Arm fast gestreckt ist. Halten Sie diese Position kurz, bevor Sie den Unterarm langsam in die Ausgangsposition zurückbringen. Vermeiden Sie es, die Schultern nach vorne zu verdrehen und das Handgelenk abzuknicken.

Variante:
Sie können die Übung beidarmig ausführen, z. B. mit einem V-Griff oder einem Trizepsseil.
Auch mit einem Stretchband ist diese Übung möglich. Dazu befestigen Sie das Stretchband etwa in Schulterhöhe und halten das Ende in der Hand. Der Oberarm ist eng am Körper, um ihn zu stabilisieren. Das Band befindet sich in mittlerer Spannung. Ziehen Sie den Unterarm gegen den Widerstand des Bandes nach hinten, ohne die Position des Oberarms zu verändern. Vermeiden Sie Ausweichbewegungen mit der Schulter und Abknicken des Handgelenks.

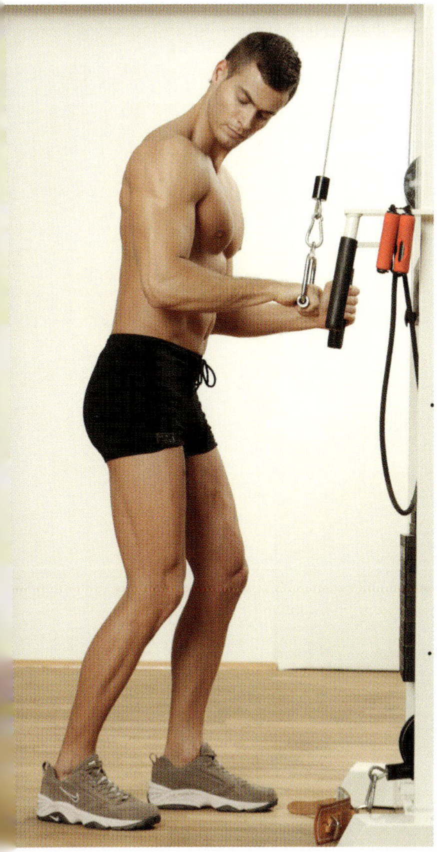

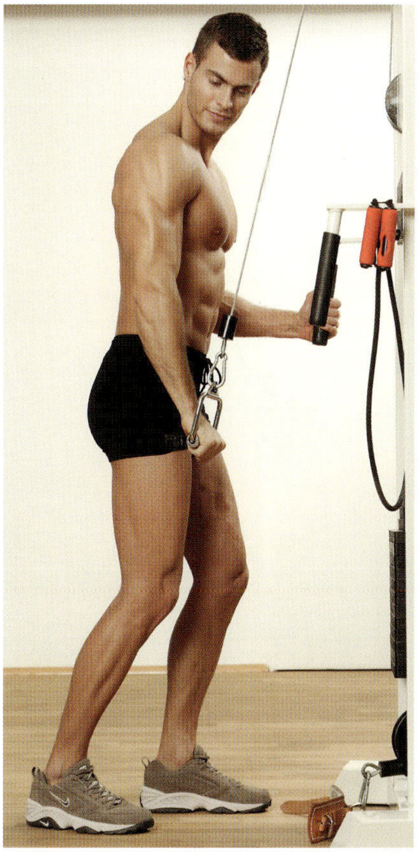

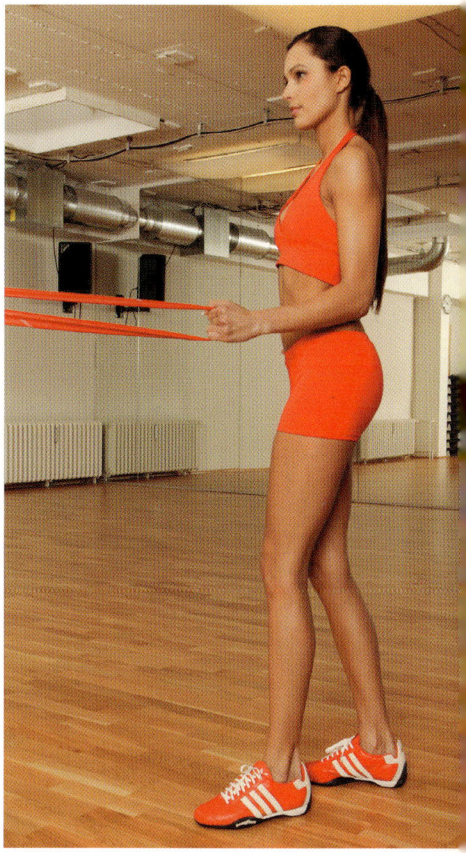

K 34: Dips

Kräftigung:
★★ hintere Oberarmmuskulatur
★ Schultermuskulatur

Ausgangsposition:
Sie stützen sich mit den Händen und Füßen ab. Die Arme sind fast gestreckt und der Rücken ist gerade. Die Hände befinden sich unterhalb der Schultern, die Finger zeigen in Richtung der Füße.

Übungsdurchführung:
Beugen Sie die Arme und senken Sie gleichzeitig das Gesäß, ohne es auf dem Boden abzusetzen. Beugen Sie die Arme jedoch nur bis zur waagrechten Position der Oberarme, um eine Überlastung der Schultergelenke zu vermeiden. Halten Sie kurz die Endposition, bevor Sie sich in die Ausgangsposition zurückbewegen.

Variante:
Sie können sich auf einer oder zwei Hantelbänken oder einem Gymnastikball abstützen und so die Übung intensivieren.

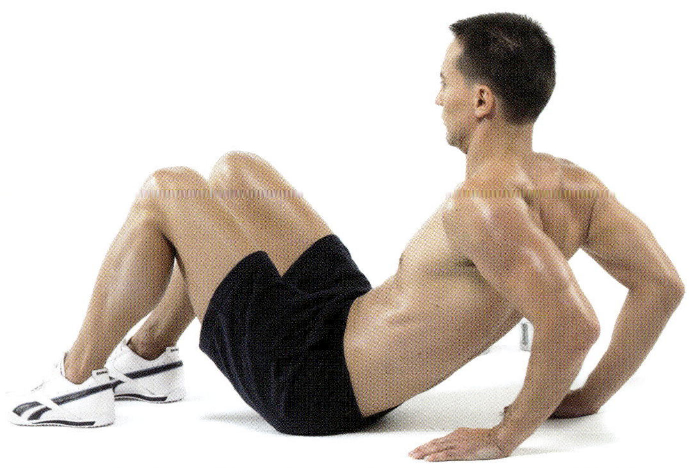

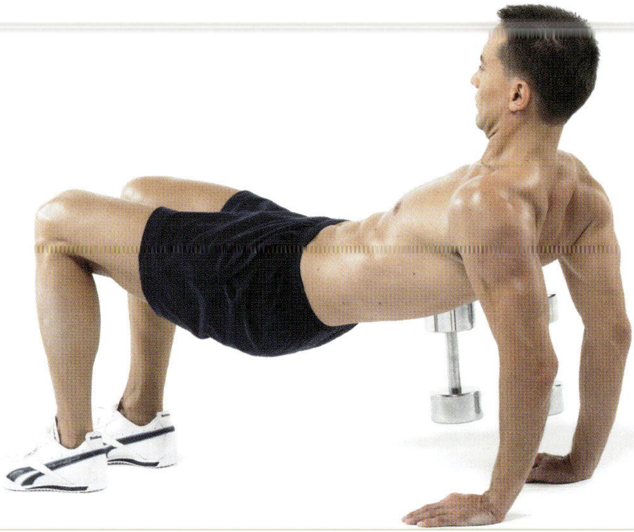

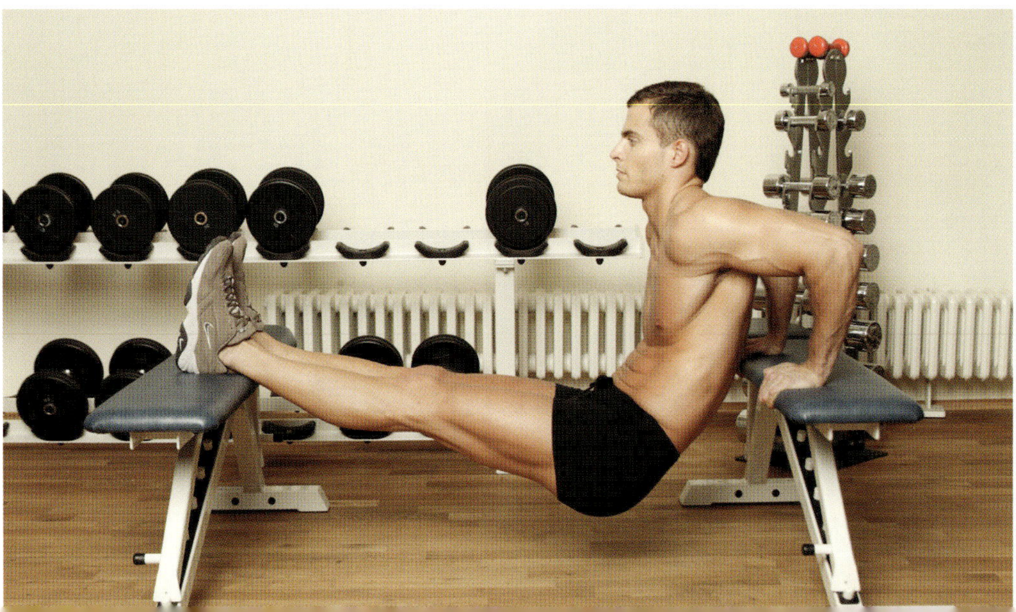

K 35: Dips an Maschine

Kräftigung:
★★ hintere Oberarmmuskulatur
★ Schultermuskulatur

Ausgangsposition:
Sie stehen auf den Trittplatten. Stützen Sie sich auf die Griffe und abhängig vom Gerätetyp knien oder stellen Sie sich auf das Polster. Die Oberarme befinden sich nun in waagrechter Position. Halten Sie Oberkörper und Handgelenke gerade und spannen Sie die Bauchmuskulatur an.

Übungsdurchführung:
Drücken Sie sich in einer gleichförmigen Bewegung nach oben, bis die Arme fast gestreckt sind. Dann senken Sie den Oberkörper langsam wieder, jedoch nur bis zur waagrechten Position der Oberarme, um die Schultergelenke nicht zu überlasten. Dabei bleiben die Ellbogen nahe am Körper. Vermeiden Sie es, die Schultern anzuheben und die Handgelenke abzuknicken.

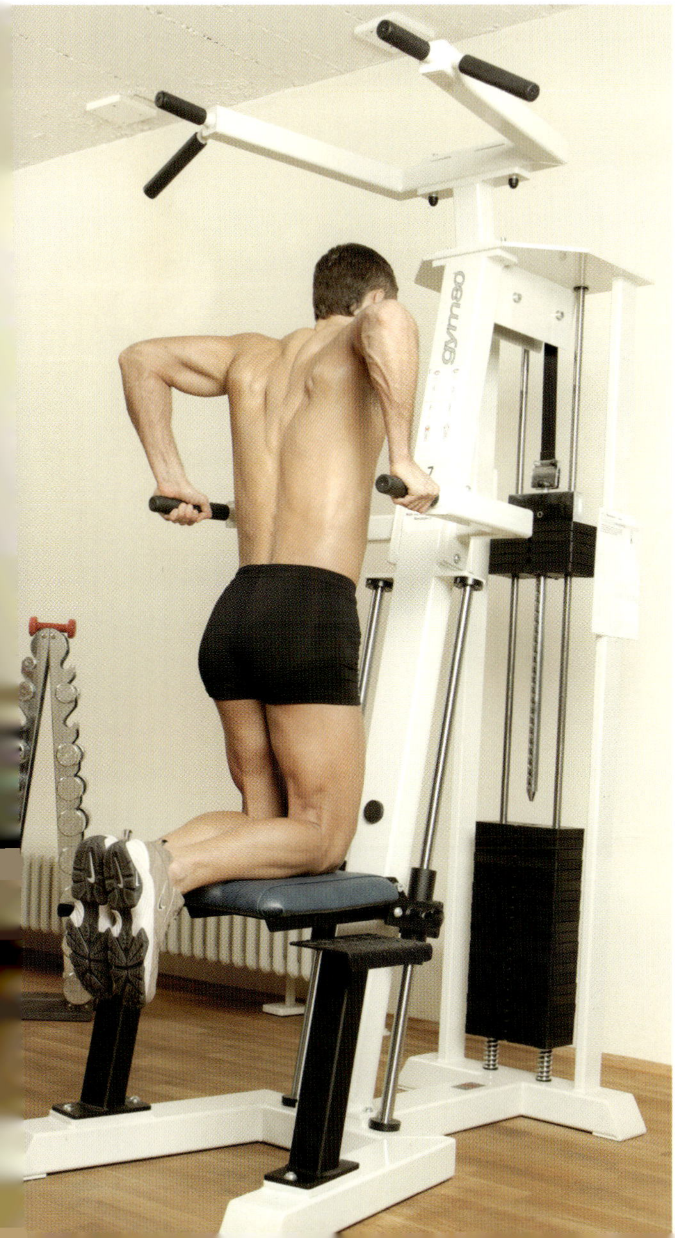

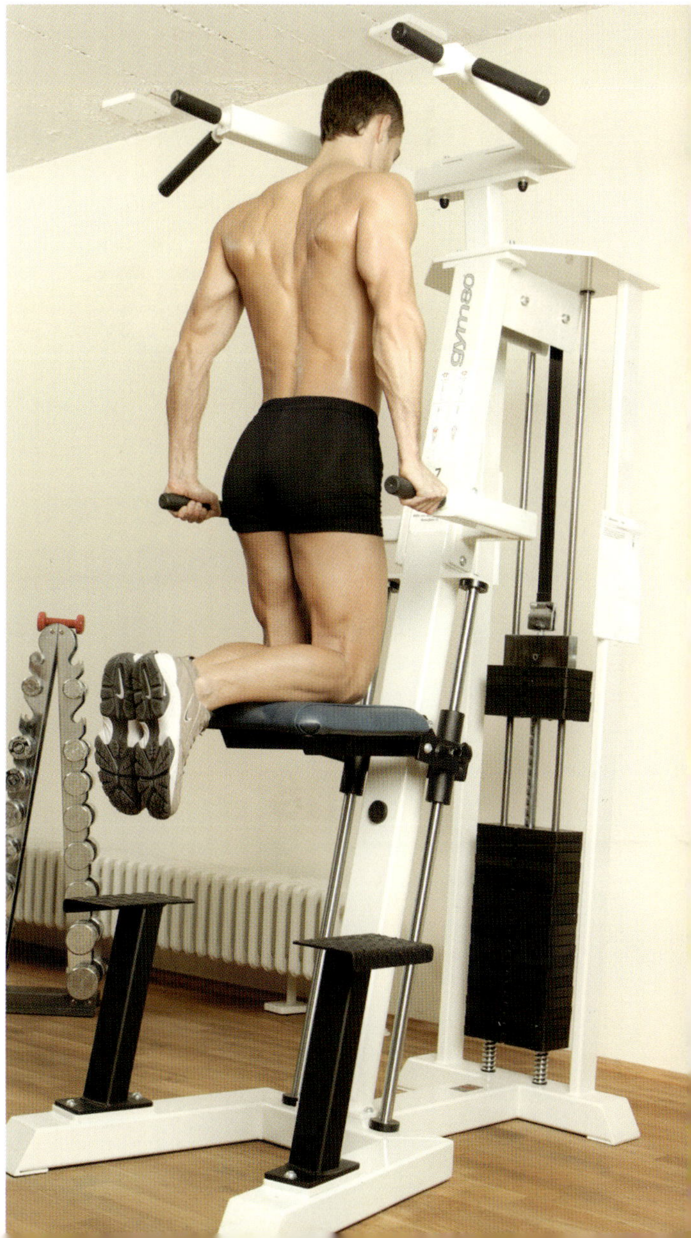

Die Bauchmuskulatur

K 36: Crunch

Kräftigung:
★★ vordere Bauchmuskulatur, insbesondere oberer Anteil
★ seitliche Bauchmuskulatur

Ausgangsposition:
Sie liegen auf dem Rücken, die Arme sind nach unten gestreckt. Ziehen Sie die Beine an und stellen Sie die Fersen auf. Drücken Sie die Fersen etwas auf den Boden, um ein Hohlkreuz während der Übung zu vermeiden.

Übungsdurchführung:
Heben Sie langsam den Oberkörper an und ziehen Sie gleichzeitig das Kinn leicht zur Brust. Die gesamte Bewegung erfolgt aus der Bauchmuskulatur, ohne Schwung zu holen. Die Endposition halten Sie für etwa 3 Sekunden, wobei Sie die Bauchmuskulatur mit maximaler Kraft anspannen und gleichmäßig atmen. Dann senken Sie den Oberkörper langsam nach unten, ohne ihn abzulegen, damit die Muskulatur in Spannung bleibt. Anschließend wird die Übung wiederholt.

Variante:
Zur Intensivierung der Übung können Sie eine Hantelscheibe auf dem Brustkorb halten. Durch das Üben auf einem Gymnastikball trainieren Sie die ganze Rumpfmuskulatur intensiv.

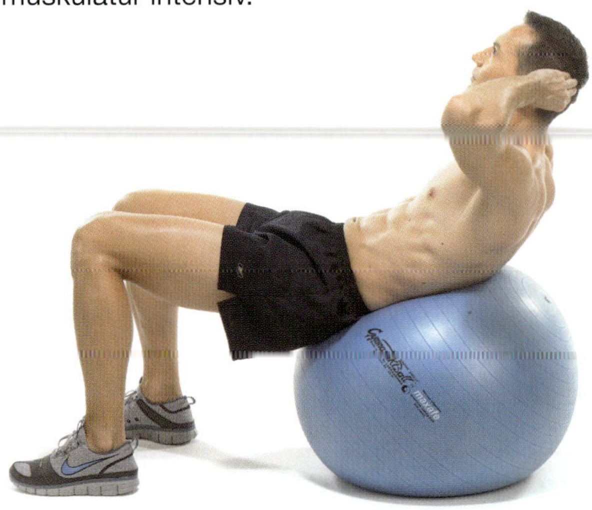

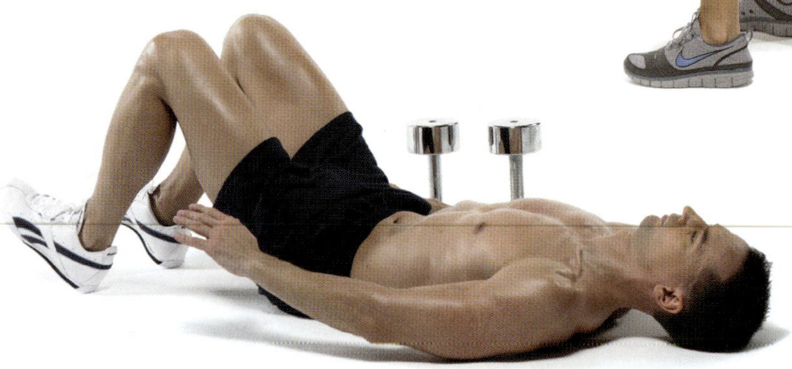

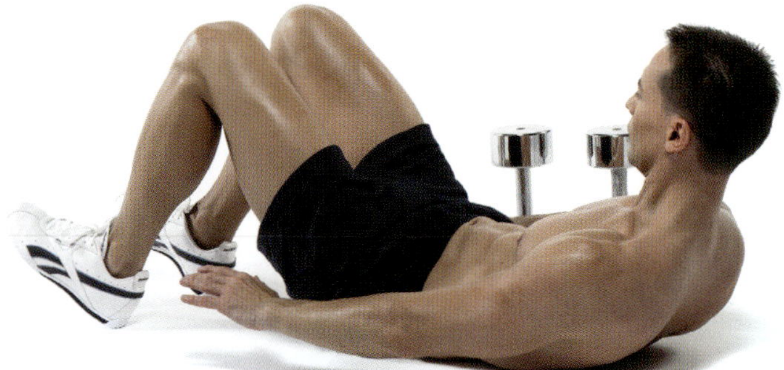

K 37: Seitlicher Crunch

Kräftigung:
★★ vordere Bauchmuskulatur, insbesondere schräger und oberer Anteil
★ seitliche Bauchmuskulatur

Ausgangsposition:
Sie liegen auf dem Rücken, die Beine sind angezogen und die Fersen sind aufgestellt. Senken Sie die Beine etwas zu einer Seite, um die seitliche Bauchmuskulatur in Vorspannung zu bringen. Die Hände strecken Sie zur anderen Seite, zu der Sie dann den Oberkörper aufrichten.

Übungsdurchführung:
Schieben Sie die Arme seitlich nach vorne und richten Sie den Oberkörper zur gleichen Seite auf. Die gesamte Bewegung erfolgt aus der Bauchmuskulatur, ohne Schwung zu holen. Die Endposition halten Sie für etwa 3 Sekunden, wobei Sie die Bauchmuskulatur mit maximaler Kraft anspannen und gleichmäßig atmen. Dann senken Sie den Oberkörper langsam nach unten, ohne ihn abzulegen, damit die Muskulatur in Spannung bleibt. Nach dem Erreichen der geplanten Wiederholungszahl führen Sie die Übung zur anderen Seite aus.

Variante:
Zur Intensivierung der Übung können Sie eine Hantelscheibe auf dem Brustkorb halten oder einen Gymnastikball einsetzen. Auch mit Partner(in) können Sie diese Übung trainieren.

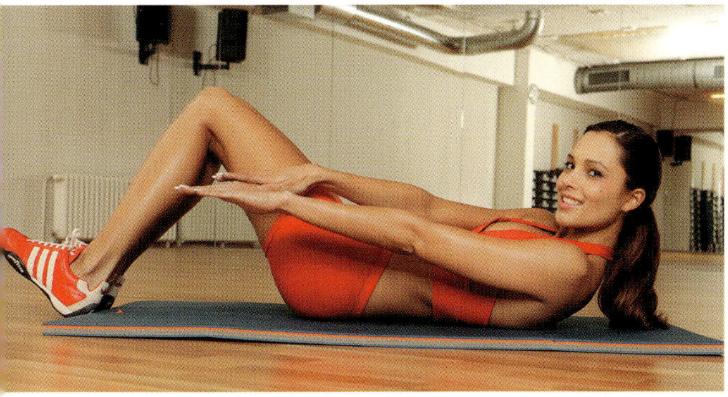

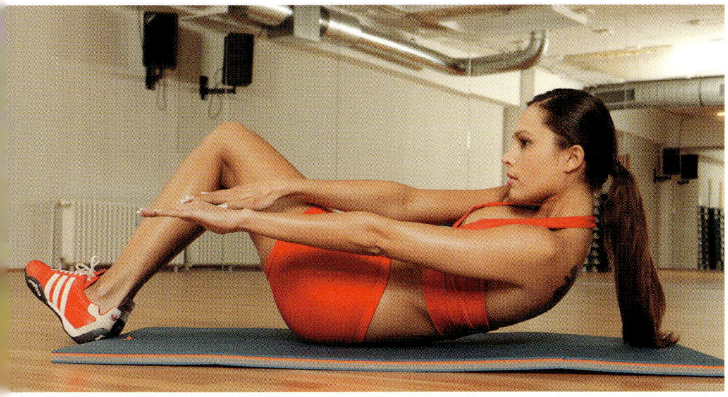

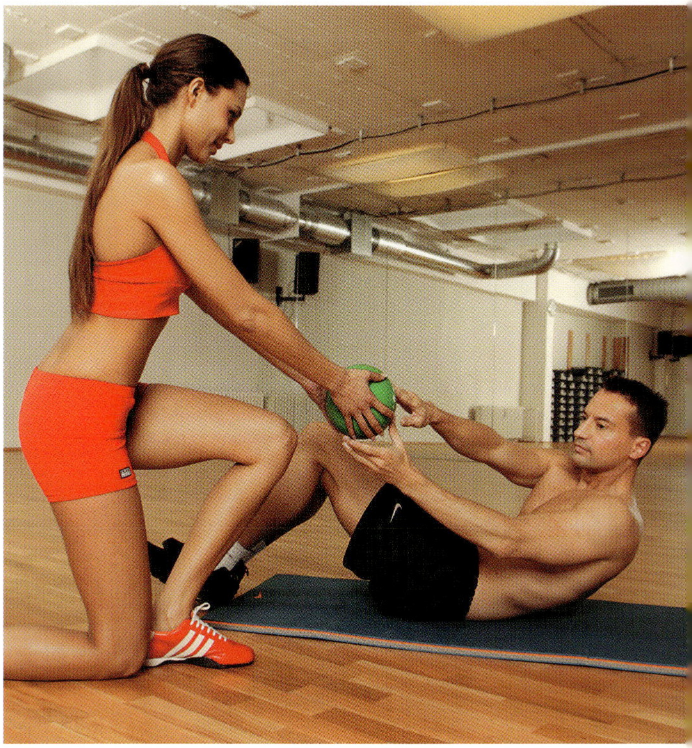

K 38: Reverse Crunch

Kräftigung:
★★ vordere Bauchmuskulatur
★ seitliche Bauchmuskulatur

Ausgangsposition:
Sie sitzen auf dem Boden, die Beine sind angezogen und die Fersen sind aufgestellt. Spannen Sie die Bauchmuskulatur an und drücken Sie mit den Fersen leicht auf den Boden, um ein Hohlkreuz während der Übung zu vermeiden. Das Kinn wird etwas zur Brust gezogen.

Übungsdurchführung:
Bewegen Sie den Oberkörper langsam nach unten, wobei die Arme neben dem Körper über dem Boden sind. Während der Übung halten Sie einige Positionen für fünf bis zehn Sekunden und senken danach den Oberkörper weiter. Die Bewegung bis zum Ablegen des Oberkörpers sollte 1–2 Minuten dauern. Achten Sie dabei auf eine gleichmäßige Atmung.

Variante:
Um die Übung zu intensivieren, wird der Oberkörper nicht abgelegt, sondern schrittweise wieder nach oben geführt. Die Übungsdauer sollte so auf etwa 1–2 Minuten verlängert werden.
Fortgeschrittene können eine Hantelscheibe auf dem Brustkorb halten.

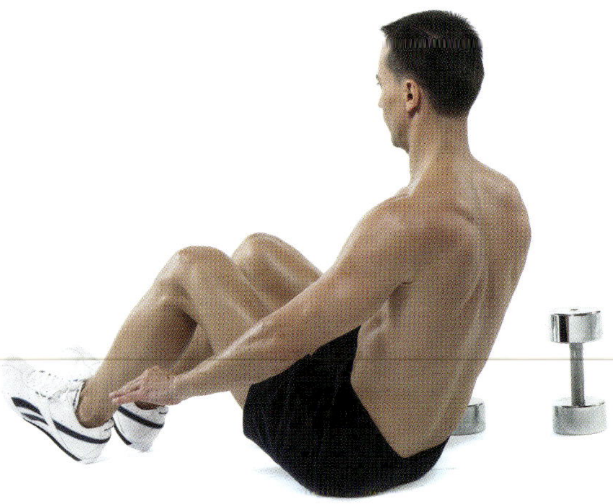

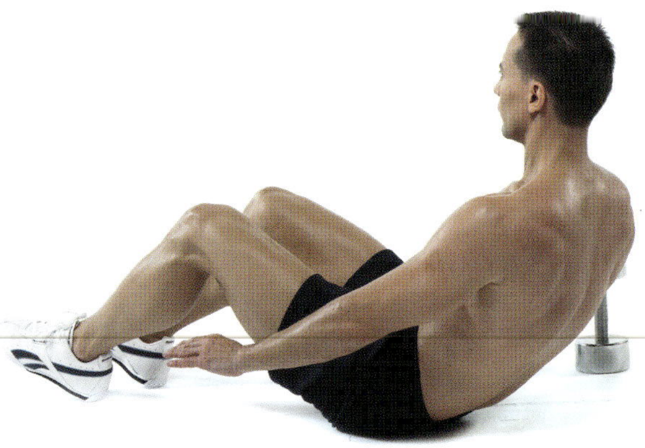

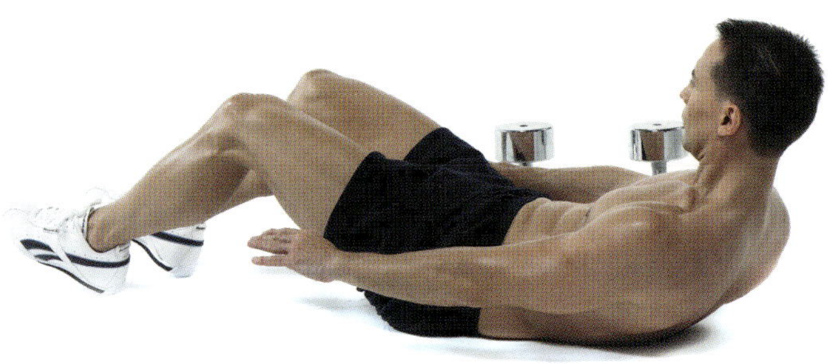

K 39: Becken anheben

Kräftigung:
★★ vordere Bauchmuskulatur, insbesondere unterer Anteil

Ausgangsposition:
Sie befinden sich in Rückenlage und halten die gebeugten Beine in der Luft. Dabei betragen Knie- und Hüftgelenkswinkel etwa 90 Grad. Die Arme sind auf dem Oberkörper abgelegt. Drücken Sie den unteren Rücken auf den Boden.

Übungsdurchführung:
Heben Sie das Becken durch die Kraft Ihrer Bauchmuskulatur gerade nach oben. Dabei spannen Sie das Kinn leicht zur Brust. Achten Sie darauf, dass Sie mit den Beinen weder nach vorne noch nach hinten ausweichen, und vermeiden Sie ein Hohlkreuz. Halten Sie kurz die Endposition und atmen Sie dabei gleichmäßig weiter.

Auch wenn Sie das Becken noch nicht anheben können, aktivieren Sie die entsprechende Muskulatur mit maximaler Kraft. Nach einigen Wochen regelmäßigen Trainings wird es Ihnen möglich sein, die Übung entsprechend obiger Beschreibung auszuführen.

Variante:
Einsteiger können die Arme auf dem Boden ablegen und die Übung durch leichten Druck mit den Händen auf den Boden vereinfachen.
Die Übung wird intensiviert, indem Ihr(e) Trainingspartner(in) leichten Widerstand gibt.

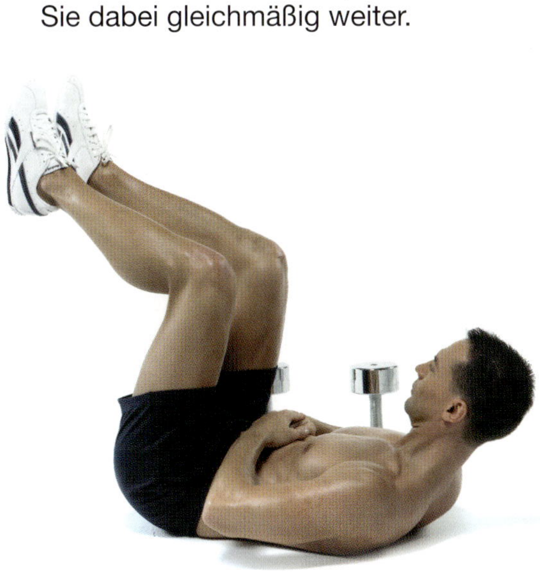

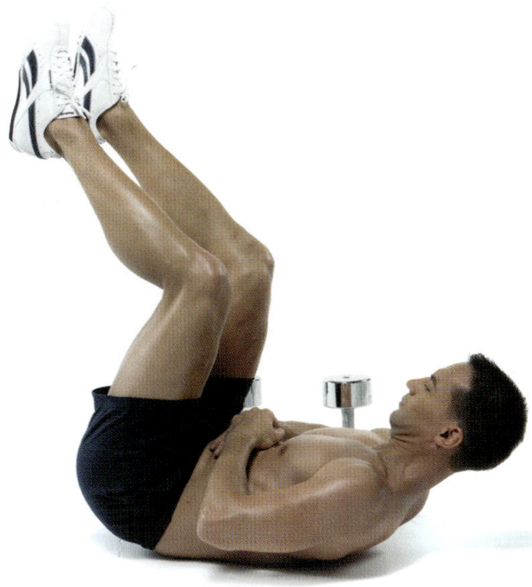

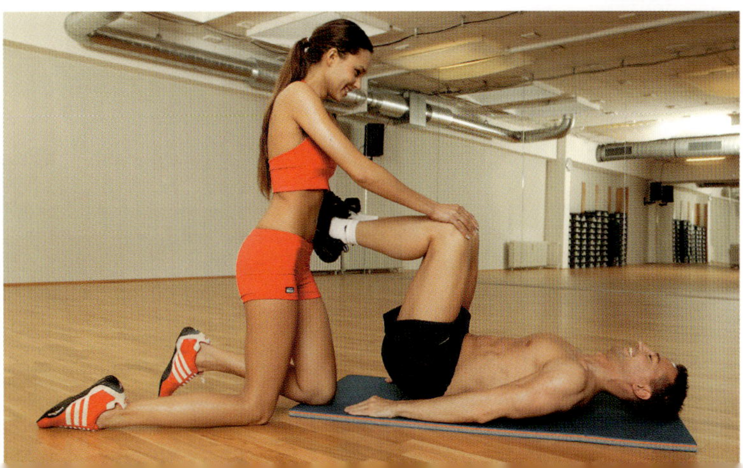

K 40: Käfer

Kräftigung:
★★ vordere Bauchmuskulatur, insbesondere schräger Anteil
★ seitliche Bauchmuskulatur

Ausgangsposition:
Sie liegen auf dem Rücken, die Arme sind nach oben gerichtet. Heben Sie den Kopf und die gestreckten Arme und Beine vom Boden ab. Dabei behält der untere Rücken Bodenkontakt.

Übungsdurchführung:
Heben Sie den Oberkörper zur rechten Seite an. Gleichzeitig ziehen Sie das rechte Knie zum Körper und fassen mit der linken Hand an die rechte Fußinnenseite. Dann bewegen Sie sich langsam in die Ausgangsposition zurück, ohne den Körper abzulegen. Nun führen Sie die Übung zur linken Seite aus. Vermeiden Sie es, die Übung mit Schwung auszuführen und ein Hohlkreuz zu bilden. Gelingt Ihnen die Ausführung so nicht, müssen Sie vorerst auf andere Übungen zum Training der Bauchmuskulatur zurückgreifen.

Variante:
Einsteiger fixieren die Beine in gebeugter Position, so dass sich Unterschenkel und Oberschenkel etwa im 90-Grad-Winkel zueinander befinden. Auch können sie die Hände an den Schläfen halten.

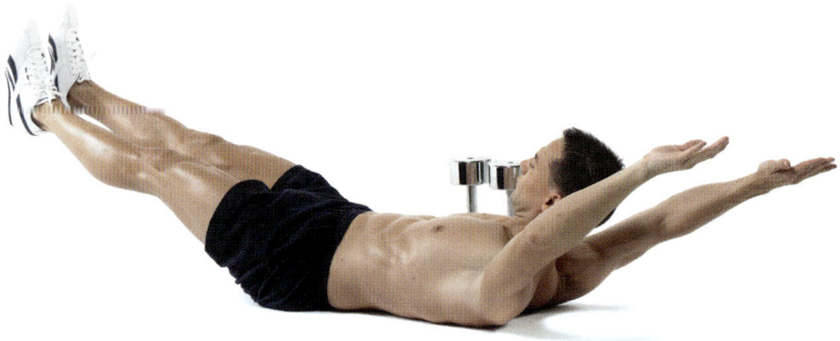

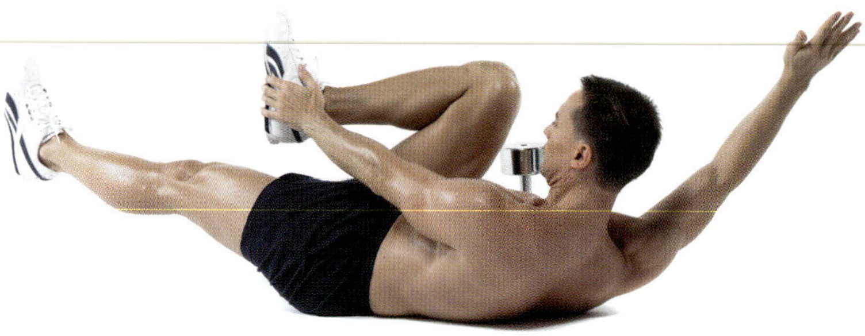

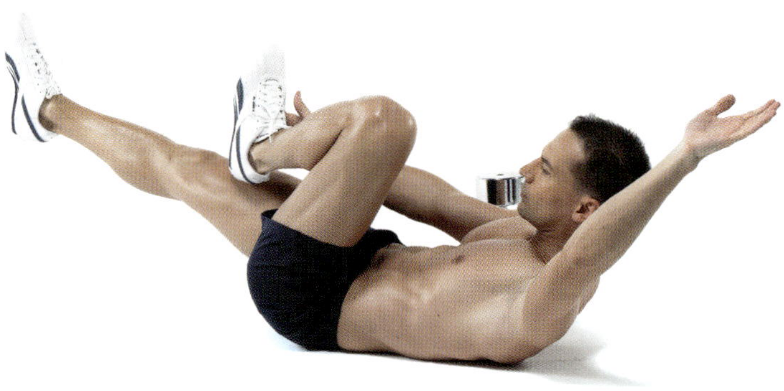

K 41: Unterarmstütz

Kräftigung:

★★ vordere Bauchmuskulatur

★ seitliche Bauch-, untere Rücken-, Schulter- und vordere Oberschenkelmuskulatur

Ausgangsposition:
Sie befinden sich in Bauchlage, die Zehen sind aufgestellt. Stützen Sie sich mit den Unterarmen so ab, dass sich die Ellbogen unter den Schultergelenken befinden. Spannen Sie die Bauchmuskulatur an.

Übungsdurchführung:
Drücken Sie den Oberkörper nach oben, bis der Rücken gerade ist und die Beine gestreckt sind. Spannen Sie die Füße und Ellbogen zueinander und konzentrieren Sie sich auf die Aktivität der Bauchmuskulatur. Die Endposition wird abhängig vom Leistungsniveau 20-60 Sekunden gehalten. Achten Sie dabei auf eine gleichmäßige Atmung und darauf, dass der Oberkörper nicht ins Hohlkreuz sinkt. Die statische Ausführung über mehrere Sekunden entspricht der Ausführung eines Satzes bei den dynamischen Übungen.

Variante:
Fortgeschrittene heben abwechselnd ein Bein an und halten es für einige Sekunden in der Luft.
Auch können Fortgeschrittene die Übung auf einem Gymnastikball ausführen.

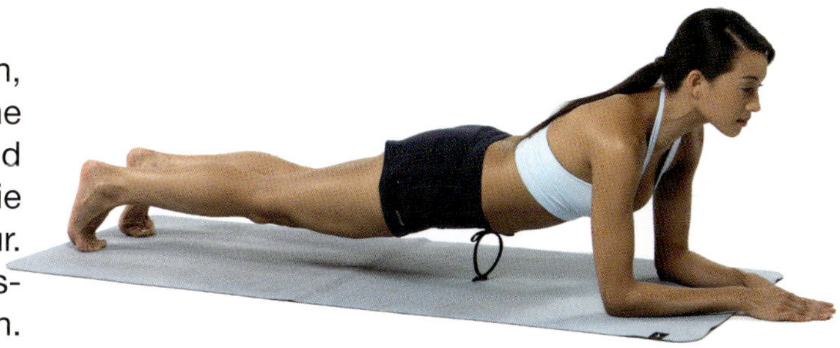

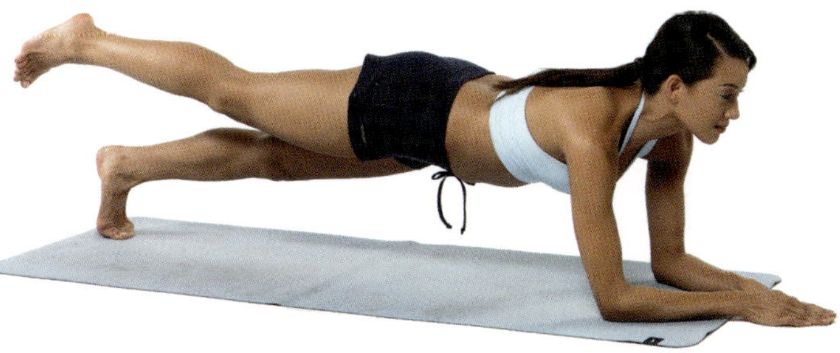

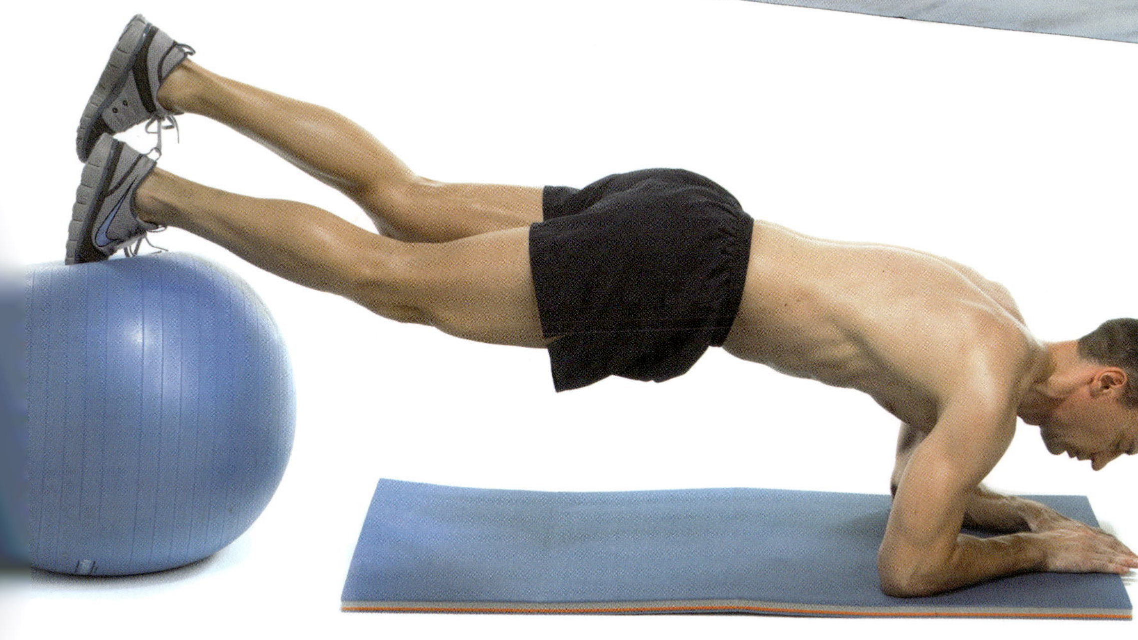

K 42: Seitstütz

Kräftigung:
★★ seitliche Bauchmuskulatur
★ vordere Bauch-, untere Rücken-, äußere Oberschenkel- und Schultermuskulatur

Ausgangsposition:
Sie befinden sich in Seitenlage, der Unterarm ist unterhalb der Schulter aufgesetzt. Das Becken und das untere Bein sind auf dem Boden abgelegt. Bringen Sie Unterarm und Fuß zueinander in Spannung.

Übungsdurchführung:
Heben Sie das Becken und den Oberschenkel an, so dass nur noch die Fußaußenseite den Boden berührt. Halten Sie die Position für einige Sekunden und bewegen Sie dann das Becken nach unten, ohne es abzulegen. Anschließend wiederholen Sie die Übung. Achten Sie auf eine gleichmäßige Atmung und vermeiden Sie Ausweichbewegungen durch ein Verdrehen des Oberkörpers.

Variante:
Sie können die Übung intensivieren, indem Sie das obere Bein anheben und den oberen Arm über den Kopf strecken oder einen Gymnastikball einsetzen. Sie vereinfachen die Übung, indem Sie das untere Knie auf dem Boden abgelegt lassen.

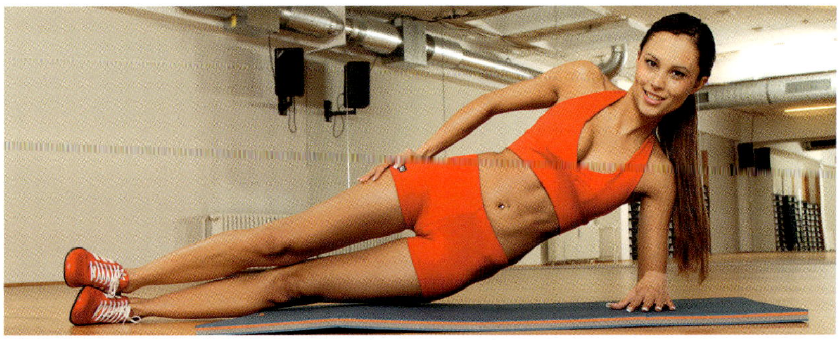

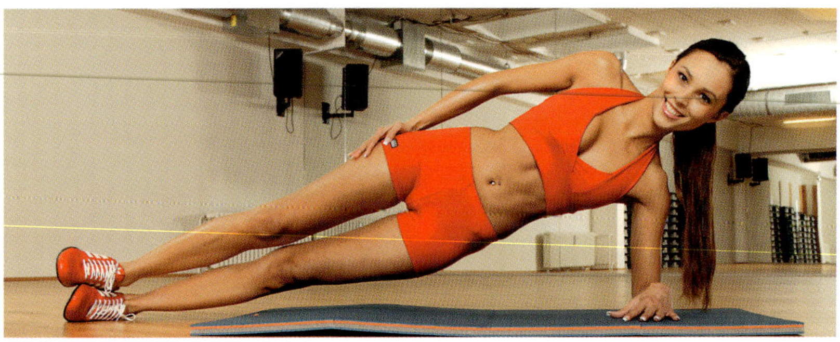

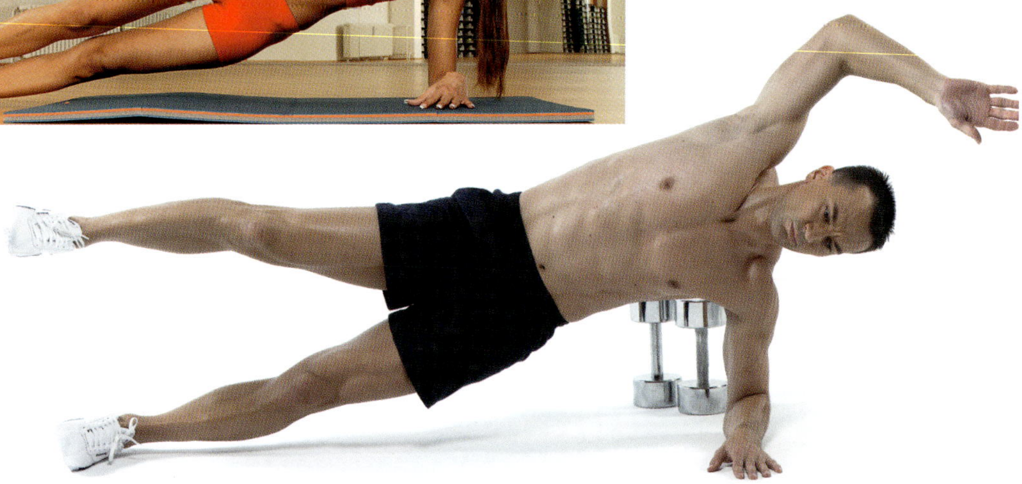

K 43: Crunch auf Bank

Kräftigung:
★★ vordere Bauchmuskulatur

Ausgangsposition:
Sie befinden sich in Rückenlage auf einer Bank. Die Höhe des Beinpolsters ist so eingestellt, dass das Steißbein noch auf der Bank aufliegt. Nehmen Sie die Hände an die Schläfen oder überkreuzen Sie die Arme vor dem Oberkörper. Spannen Sie die Bauchmuskulatur an.

Übungsdurchführung:
Heben Sie den Oberkörper in einer gleichmäßigen Bewegung an und ziehen Sie gleichzeitig das Kinn leicht zur Brust. Die gesamte Bewegung erfolgt aus der Bauchmuskulatur. Die Endposition halten Sie kurz, bevor Sie den Oberkörper langsam senken, ohne ihn jedoch abzulegen. Achten Sie darauf, dass Sie gleichmäßig atmen und die Übung ohne Schwung ausführen.

Variante:
Sie intensivieren die Aktivität des schrägen Anteils der Bauchmuskulatur, indem Sie die Übung mit Körperdrehung abwechselnd zur rechten und linken Seite ausführen.

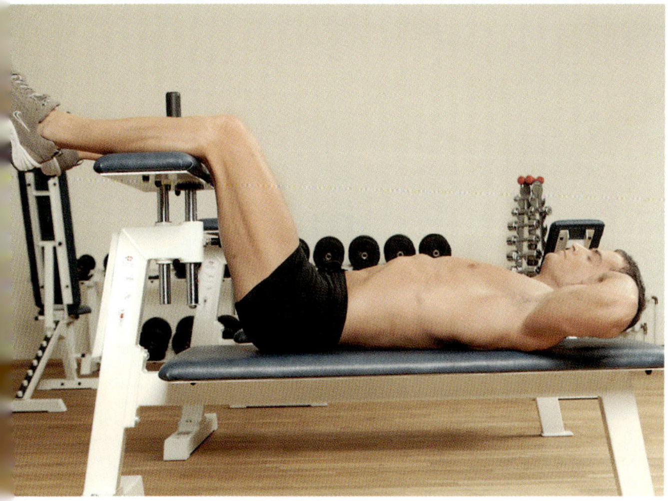

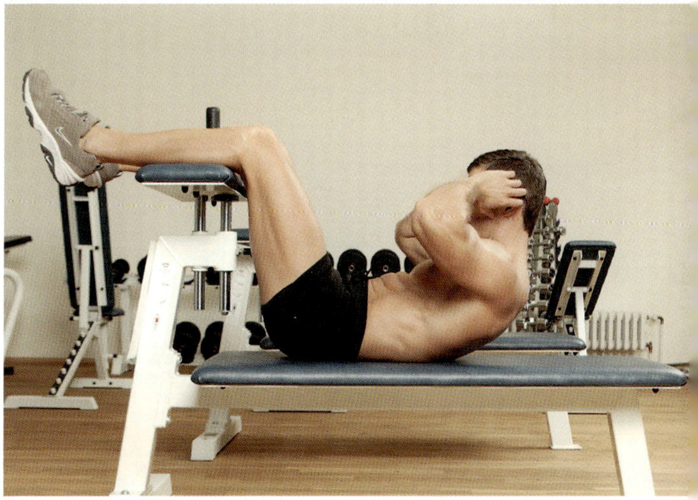

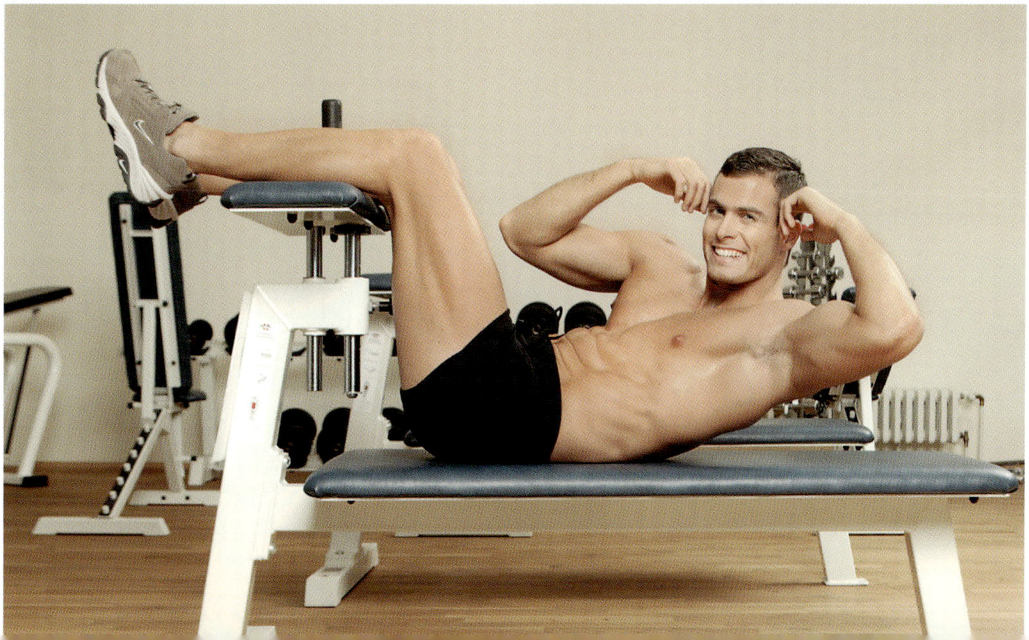

K 44: Bauchtrainer im Sitz

Kräftigung:
★★ vordere Bauchmuskulatur
★ seitliche Bauchmuskulatur

Ausgangsposition:
Stellen Sie die Sitzhöhe und die Polster entsprechend Ihrer Größe ein. Die Drehachse des Geräts muss sich etwa in Höhe des Bauchnabels befinden. Greifen Sie die Hebelarme und spannen Sie die Bauchmuskulatur an.

Übungsdurchführung:
Rollen Sie den Oberkörper in einer gleichmäßigen Bewegung nach vorne ein. Dies erfolgt vorrangig über die Kraft der Bauchmuskulatur, die Arme unterstützen so wenig wie möglich. Gleichzeitig bringen Sie die Beine in Richtung des Oberkörpers. Anschließend bewegen Sie sich langsam in die Ausgangsposition zurück. Vermeiden Sie es, Schwung zu holen, und halten Sie die Bauchmuskulatur durchgehend aktiviert.

Variante:
Einige Gerätetypen lassen keine Bewegung der Beine zu. Auch gibt es Maschinen, bei denen die Rückenlehne durch ein Brustpolster ersetzt wird. Der Druck erfolgt dann gegen das Brustpolster.

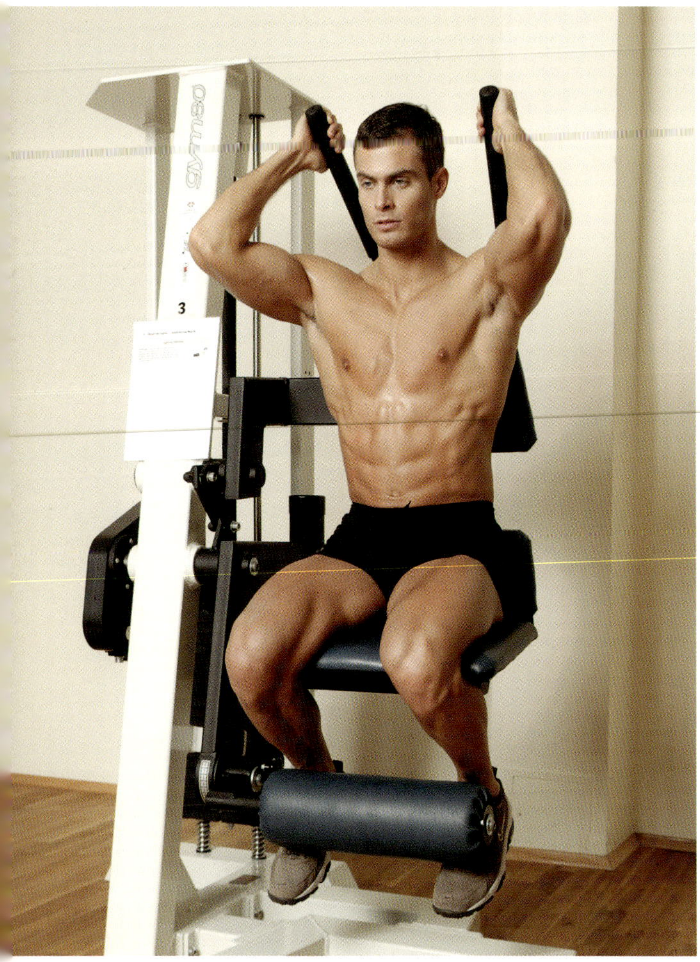

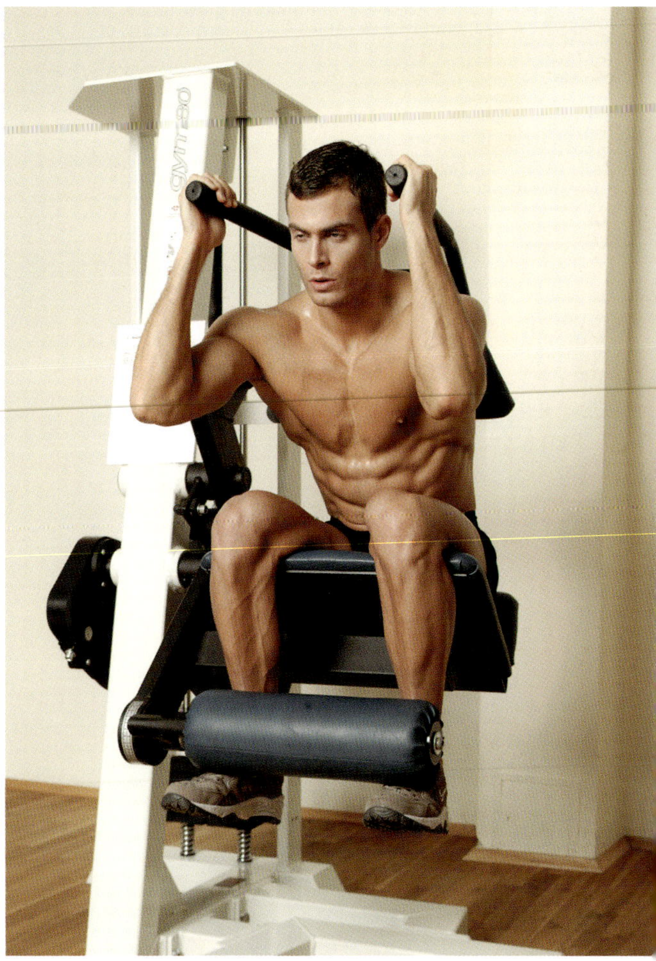

K 45: Seitneigen auf Bank

Kräftigung:
★★ seitliche Bauchmuskulatur
★ vordere Bauch- und äußere Oberschenkelmuskulatur

Ausgangsposition:
Sie befinden sich in Seitenlage auf dem Gerät. Die Polsterhöhe ist so eingestellt, dass Sie den Oberkörper frei bewegen können. Die Hände halten Sie an den Schläfen, wobei die Ellbogen nach außen gerichtet sind. Beugen Sie den Oberkörper geringfügig nach unten.

Übungsdurchführung:
Richten Sie den Oberkörper in einer gleichmäßigen Bewegung auf. Fortgeschrittene bringen ihn noch etwas zur Gegenseite. Anschließend begeben Sie sich langsam in die Ausgangsposition zurück. Die gesamte Bewegung erfolgt über die seitliche Bauchmuskulatur. Vermeiden Sie es, zur Übungsvereinfachung Schwung zu holen und Ausweichbewegungen mit Hüfte oder Oberkörper zu machen.

Variante:
Weit Fortgeschrittene können die Übung mit Kurzhanteln intensivieren oder die Hüfte auf einem Gymnastikball platzieren.

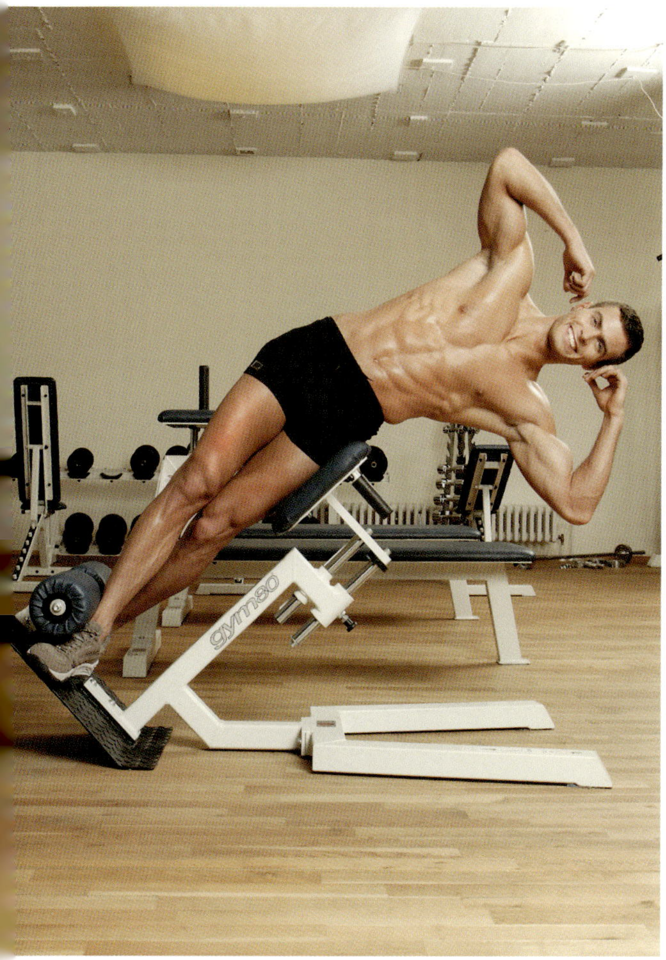

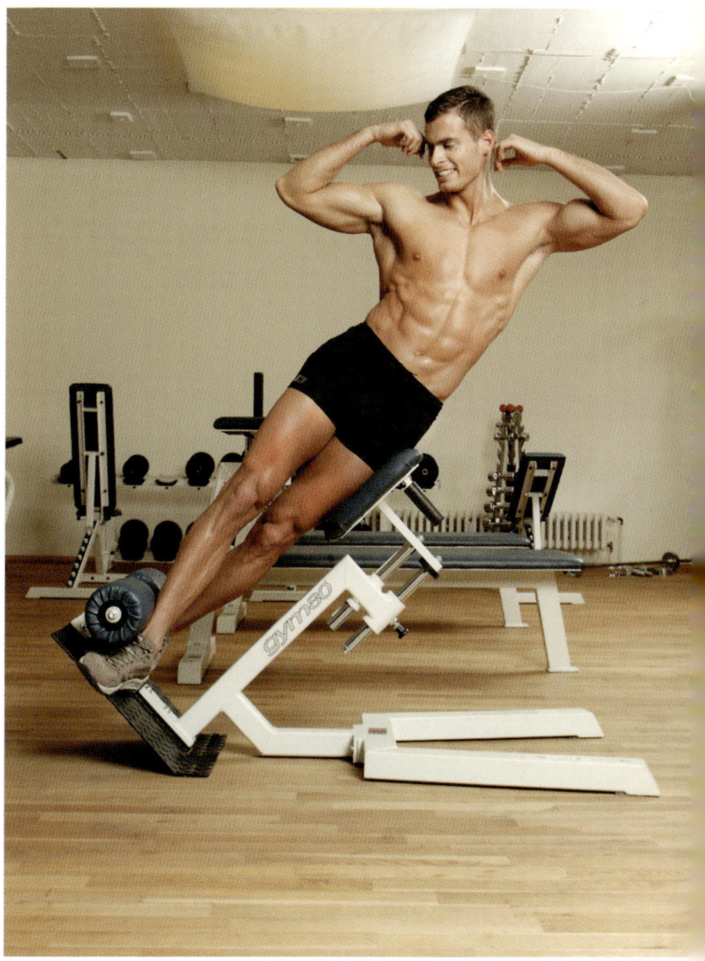

5. Übungen für Beine und Gesäß

In diesem Abschnitt lernen Sie effektive Bein- und Gesäß-Übungen für das Krafttraining kennen. Es sind Übungen enthalten, die mit Hanteln, Stretchband, Körpergewicht und an Maschinen ausgeführt werden. So können Sie alle Muskelgruppen effektiv trainieren, gleich ob im Training zu Hause oder im Fitness-Studio. Wenn ein Trainingsgerät nicht verfügbar ist, tauschen Sie die Übung mit einer solchen aus, die die gleiche Muskelgruppe aktiviert.
Nähere Information zu den Muskelgruppen finden Sie auf den Seiten 18–21.

Durchführung der Übung

Nehmen Sie die Ausgangsposition ein und führen Sie die Übung entsprechend der Übungsbeschreibung durch. Wiederholen Sie die Durchführung so oft, wie dies die von Ihnen genutzte Trainingsmethode verlangt (siehe S. 49–51). Sie müssen ein Gewicht wählen, mit dem Sie die Wiederholungen technisch korrekt – ohne Fehlstellungen und Ausweichbewegungen – ausführen können (siehe S. 47–49). Fortgeschrittene können Intensivierungstechniken einsetzen (siehe S. 52–53). Auch wenn eine Übung nur zu einer Seite beschrieben ist, müssen Sie immer beide Körperseiten kräftigen.
Bei den Übungen wird hervorgehoben, ob eine Muskulatur vorrangig (★★) oder mitgekräftigt wird (★).

Übersicht der Übungen für Beine und Gesäß

Die vordere Oberschenkelmuskulatur (K 46: Beidbeinige Kniebeuge, K 47: Einbeinige Kniebeuge, K 48: Kniebeuge im Ausfallschritt, K 49: Beinanheben im Unterarmstütz, K 50: Beinvorstrecken im Stand, K 51: Beinpresse, K 52: Beinstrecker im Sitz)

Die hintere Oberschenkelmuskulatur (K 53: Beckenlift auf Fersen, K 54: Fersendrücken in Rückenlage, K 55: Unterschenkel anziehen, K 56: Beinrückheben im Stand, K 57: Beinbeuger im Sitz)

Die innere Oberschenkelmuskulatur (K 58: Beinanziehen in Seitenlage, K 59: Beinanziehen im Stand, K 60: Klemme, K 61: Adduktorenmaschine)

Die äußere Oberschenkelmuskulatur (K 62: Beinabspreizen in Seitenlage, K 63: Beinabspreizen im Stand, K 64: Abduktorenmaschine)

Die Gesäßmuskulatur (K 65: Gesäßtrainer im Unterarmstütz, K 66: Beinabspreizen im Vierfüßlerstand, K 67: Gesäßtrainer an Maschine)

Die Wadenmuskulatur (K 68: Fersenanheben beidbeinig, K 69: Fersenanheben einbeinig, K 70: Fersenanheben an Maschine)

Die vordere Oberschenkelmuskulatur

K 46: Beidbeinige Kniebeuge

Kräftigung:
★★ Oberschenkelmuskulatur, insbesondere vorderer Anteil, Gesäßmuskulatur
★ Waden- und untere Rückenmuskulatur

Ausgangsposition:
Sie stehen aufrecht, die Beine sind leicht gebeugt, die Füße sind etwas weiter als schulterbreit auseinander und weisen leicht nach außen. Auf Ihren Schultern halten Sie eine Langhantel. Spannen Sie die Bauchmuskulatur an und halten Sie den Rücken gerade.

Übungsdurchführung:
Beugen Sie die Beine, bis sich die Oberschenkel etwas tiefer als in waagrechter Position befinden, und schieben Sie dabei das Gesäß nach hinten. Achten Sie auf einen geraden Rücken und darauf, dass die Knie über den Füßen bleiben und nicht nach vorne oder zur Seite ausweichen. Dann strecken Sie die Beine und heben am Bewegungsende die Fersen ab. Anschließend wird die Übung wiederholt.

Variante:
Statt der Langhantel können Sie Kurzhanteln neben dem Körper halten.
Wenn Sie mit sehr hohen Gewichten trainieren, verzichten Sie auf das Anheben der Fersen in der Endphase der Übung.
Einsteiger führen die Übung mit kleinerem Bewegungsradius aus.

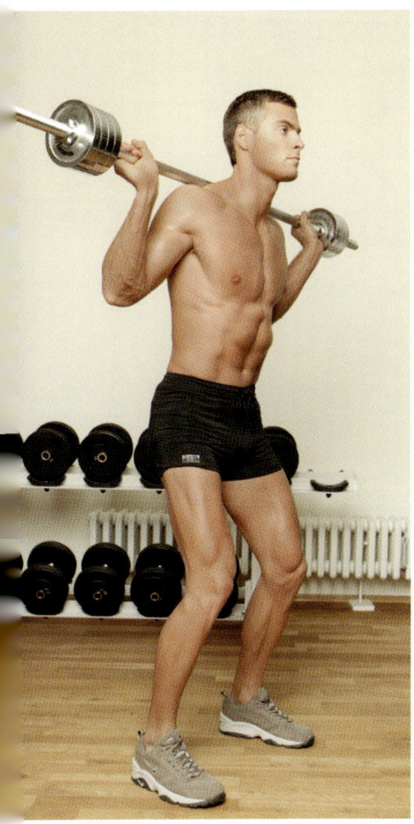
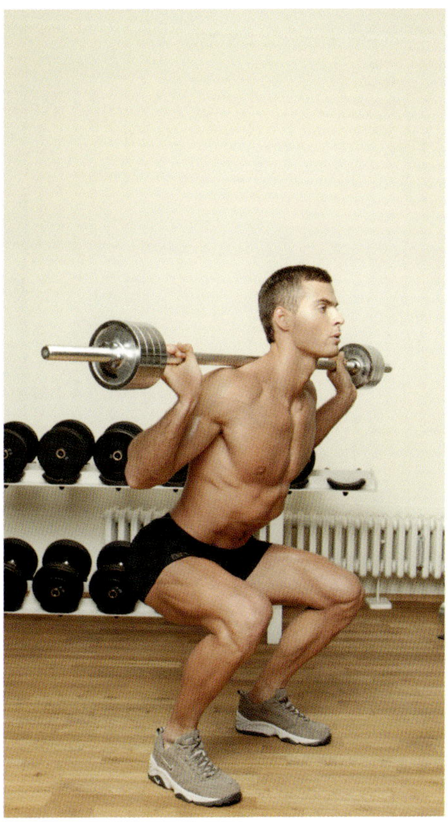
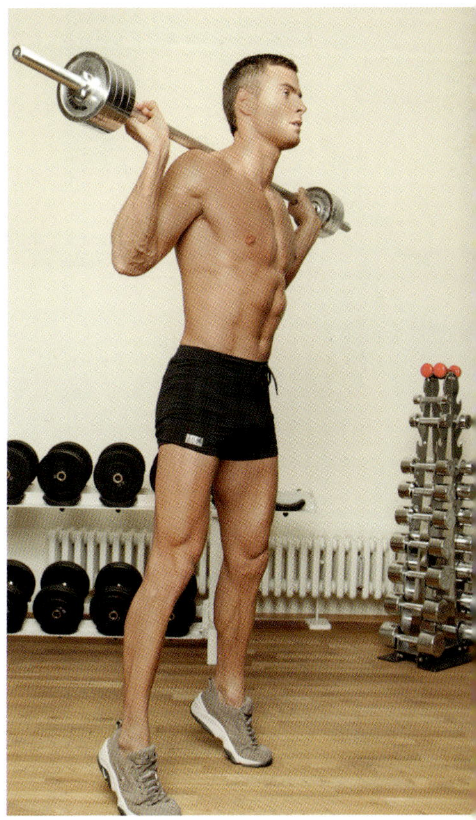

K 47: Einbeinige Kniebeuge

Kräftigung:
★★ Oberschenkel- und Gesäßmuskulatur
★ Wadenmuskulatur

Ausgangsposition:
Sie stehen aufrecht, ein Fuß ist auf eine Hantelbank abgelegt. In den Händen halten Sie Kurzhanteln. Konzentrieren Sie sich auf die Belastung von Fußballen, Fußaußenkante und Ferse, um stabil zu stehen. Spannen Sie die Bauchmuskulatur an und halten Sie den Rücken gerade.

Übungsdurchführung:
Beugen Sie langsam das Standbein, bis sich der Oberschenkel etwa waagrecht befindet, und halten Sie kurz diese Position. Achten Sie auf einen geraden Rücken und darauf, dass das Knie über dem Fuß bleibt und nicht nach vorne oder zur Seite ausweicht. Dann strecken Sie das Bein und wiederholen die Übung.

Variante:
Einsteiger können sich mit einer Hand an einem Stuhl abstützen, um die Übung kontrolliert zu lernen.
Fortgeschrittene können das hintere Bein in der Luft halten. Nur weit Fortgeschrittene sollten bei einer solchen Ausführung auch noch Kurzhanteln einsetzen.

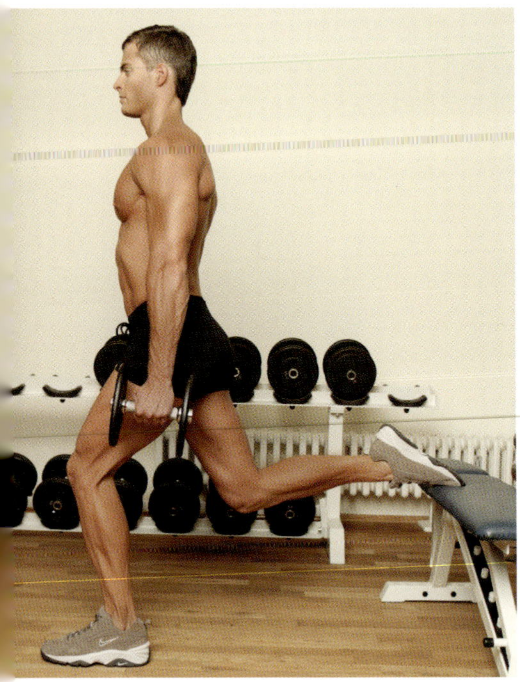

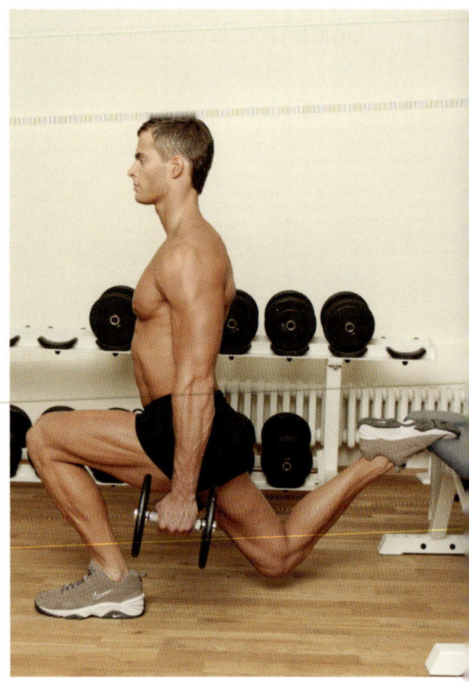

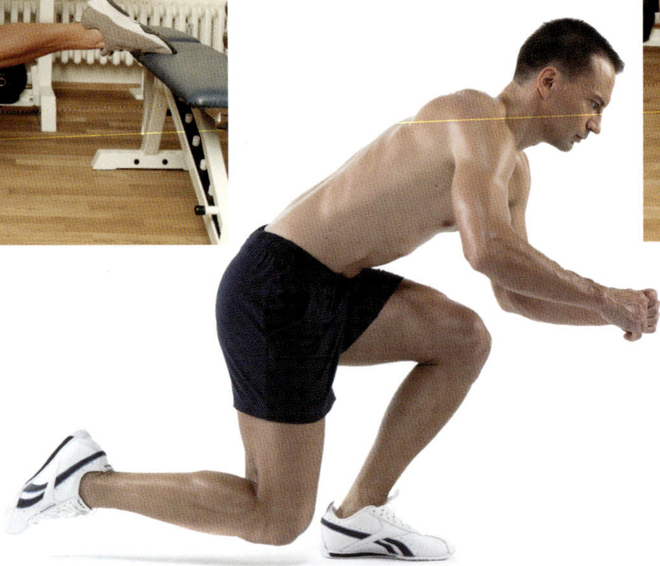

K 48: Kniebeuge im Ausfallschritt

Kräftigung:
★★ Oberschenkelmuskulatur, besonders vorderer Anteil, Gesäßmuskulatur
★ Waden- und untere Rückenmuskulatur

Ausgangsposition:
Sie befinden sich im Ausfallschritt, das hintere Bein ist mit den Zehen aufgestellt und die Hände sind in die Hüften gestemmt. Spannen Sie die Bauchmuskulatur an und halten Sie den Oberkörper gerade.

Übungsdurchführung:
Beugen Sie die Beine so weit wie möglich nach unten, ohne das Knie abzulegen und die Position der Füße zu verändern. Achten Sie darauf, dass das vordere Knie über dem Fuß bleibt und nicht nach vorne oder zur Seite ausweicht. Dann strecken Sie die Beine und wiederholen die Übung.

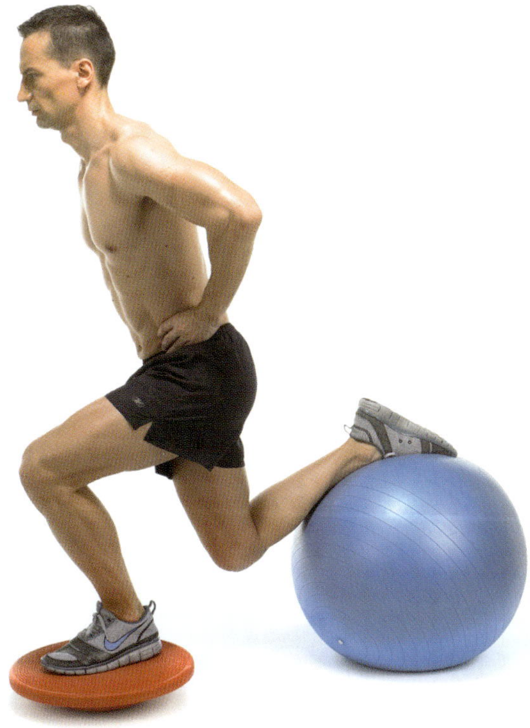

Variante:
Fortgeschrittene können Kurzhanteln einsetzen. Auch können Sie das vordere Bein auf einen beweglichen Untergrund stellen, z. B. einen Therapiekreisel oder ein Balance-Pad.

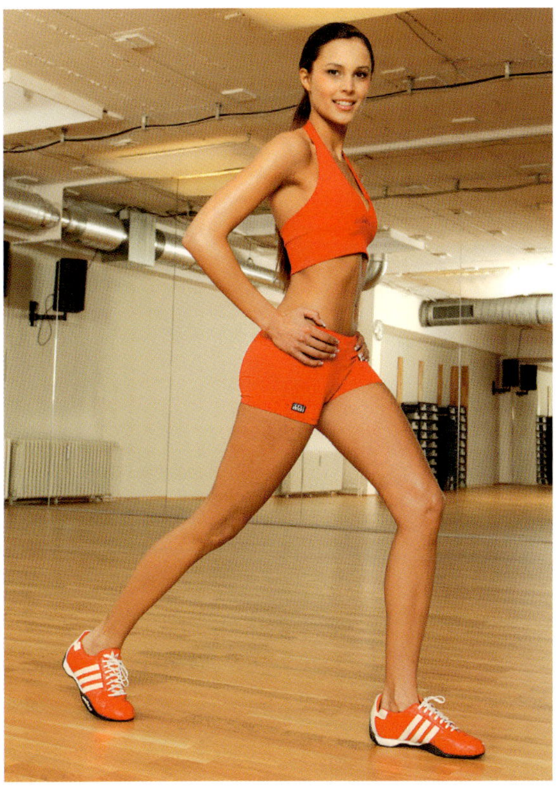

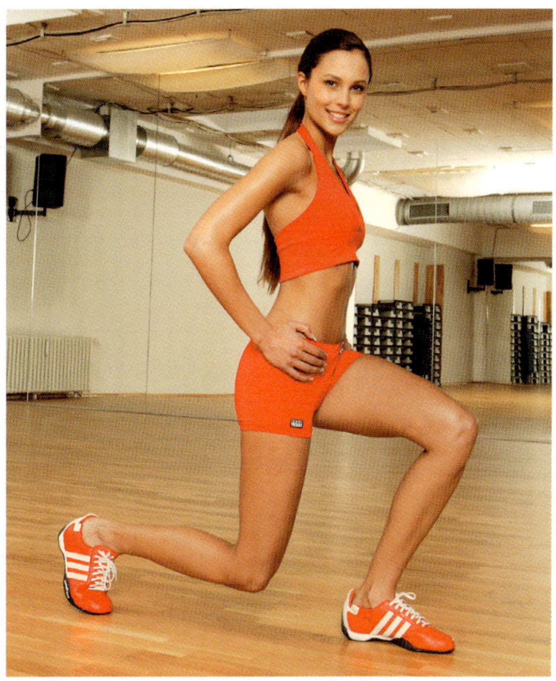

K 49: Beinanheben im Unterarmstütz

Kräftigung:
★★ vordere Oberschenkelmuskulatur

Ausgangsposition:
Sie befinden sich in Rückenlage, die Beine sind nach vorne gestreckt. Um den Fußknöchel haben Sie ein Fußgelenksgewicht befestigt. Stützen Sie sich mit den Unterarmen ab, spannen Sie die Bauchmuskulatur an und heben Sie das Übungsbein leicht an.

Übungsdurchführung:
Heben Sie das gestreckte Bein in einer gleichmäßigen Bewegung an und halten Sie kurz die Endposition. Dann bewegen Sie das Bein in die Ausgangsposition zurück, ohne es auf dem Boden abzulegen, damit die Muskulatur in Spannung bleibt. Führen Sie die Übung ohne Schwung aus, und achten Sie auf geraden Oberkörper und angespannte Bauchmuskulatur.

Variante:
Sie können die Übung auch mit einem Stretchband auf einem Gymnastikball ausführen. Befestigen Sie das Band in einer großflächigen Schlaufe um beide Fußknöchel. In der Ausgangsposition heben Sie das Übungsbein so weit an, dass das Band leicht gespannt ist. Führen Sie dann das Bein gegen den Widerstand in einer gleichmäßigen Bewegung nach oben. Halten Sie kurz die Position, bevor Sie das Bein in die Ausgangsposition zurückbringen.

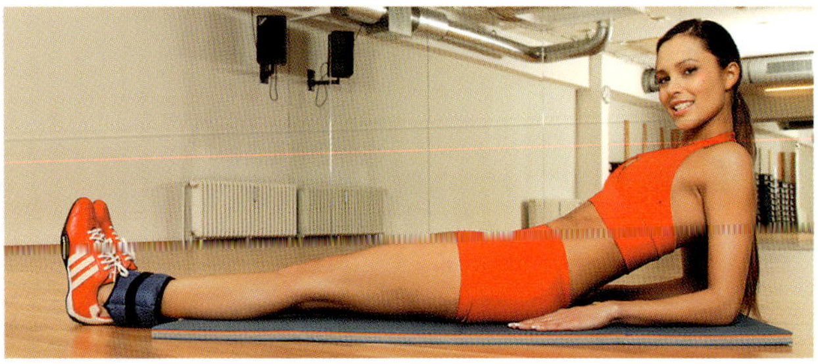

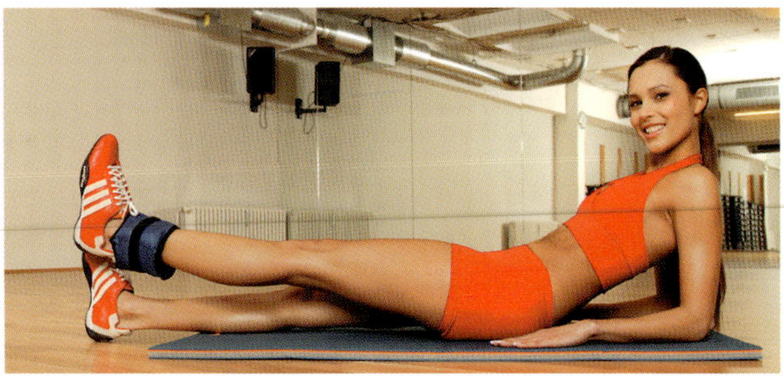

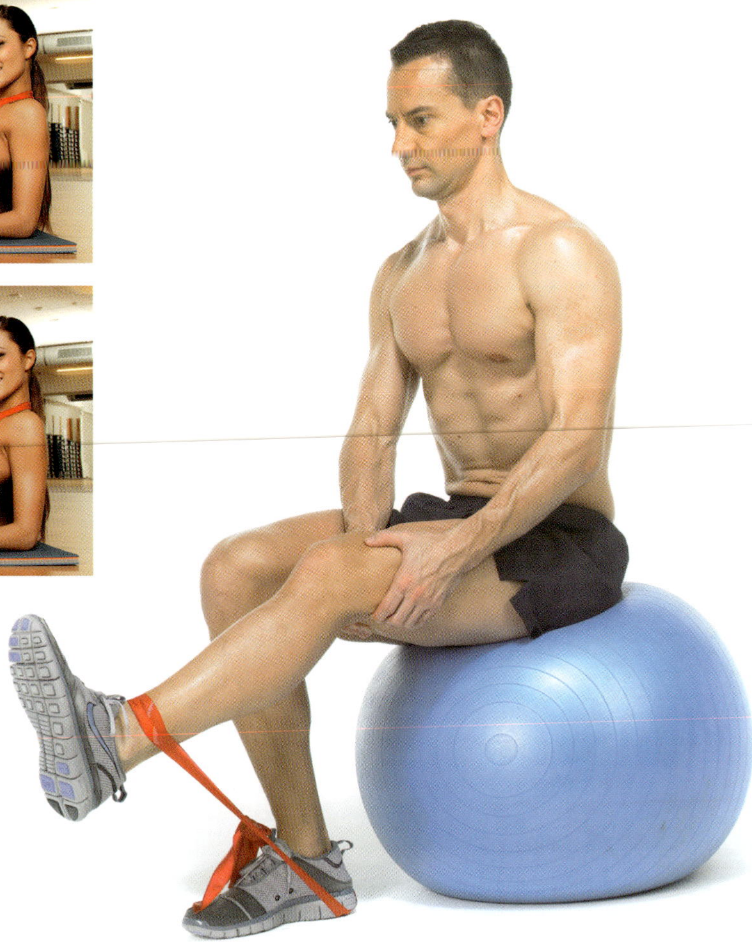

K 50: Beinvorstrecken im Stand

Kräftigung:
★★ vordere Oberschenkelmuskulatur
★ stabilisierende Muskulatur des Standbeins

Ausgangsposition:
Sie befestigen das Stretchband an einem tiefen Gegenstand, verknoten die Bandenden und drehen sich mit dem Rücken dazu. Legen Sie die Schlaufe großflächig um Ihr Fußgelenk und halten Sie sich an einer Stuhllehne fest. Beugen Sie etwas das Standbein und spannen die Bauchmuskulatur an, um die Position zu stabilisieren. Bewegen Sie das Übungsbein so weit nach vorne, dass das Band leicht gespannt ist und die Muskulatur somit in Vorspannung ist.

Übungsdurchführung:
Führen Sie das gestreckte Bein in einer gleichmäßigen Bewegung nach vorne und halten Sie kurz die Position. Dann bringen Sie das Bein in die Ausgangsposition zurück, jedoch nicht darüber hinaus, damit die Muskulatur in Spannung bleibt. Vermeiden Sie es, Schwung zu holen, und halten Sie den Oberkörper gerade und die Bauchmuskulatur angespannt.

Variante:
Das Training dieser Muskelgruppe ist auch am Seilzug möglich. Befestigen Sie dazu die Zugrolle in unterer Position und das Seil mit einer Fußmanschette am Übungsbein.
Sie können das Beinvorstrecken auch auf einem Stepper oder Brett ausführen, so dass das Übungsbein frei bewegt werden kann.

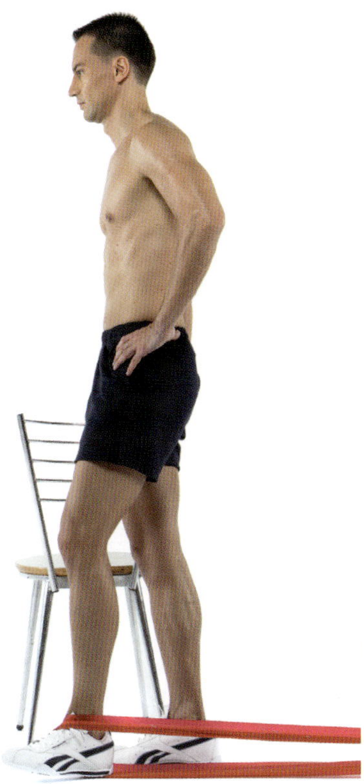

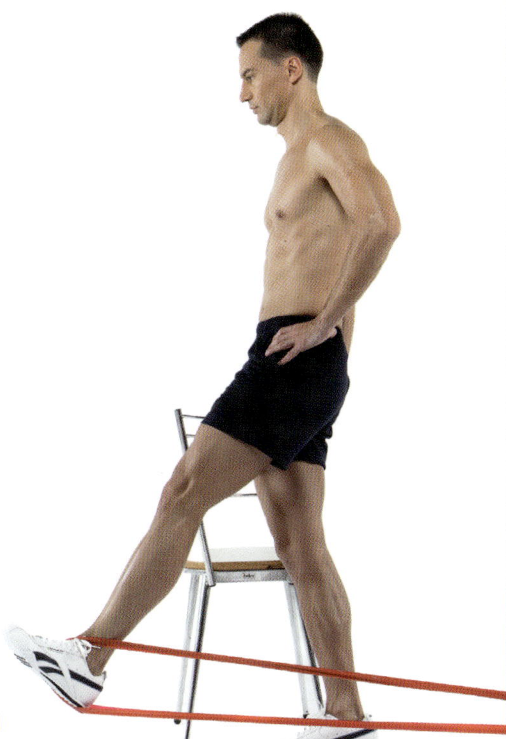

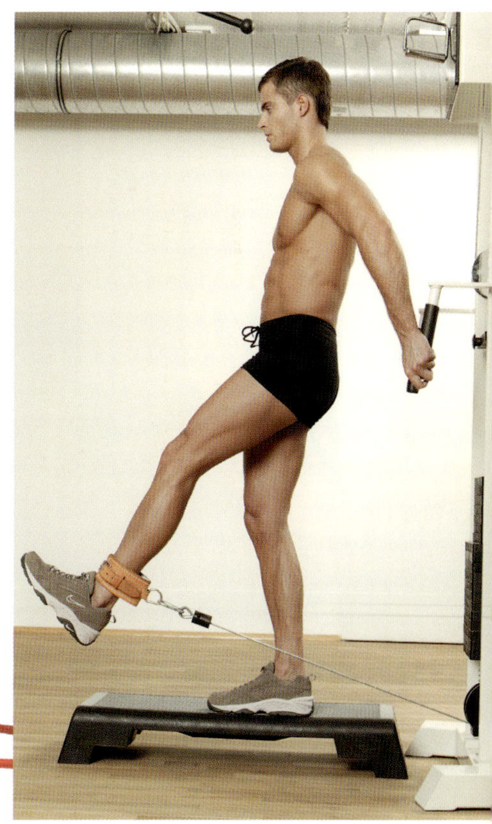

K 51: Beinpresse

Kräftigung:

★★ vordere Oberschenkel- und Gesäßmuskulatur

★ Waden- und innere, äußere und hintere Oberschenkelmuskulatur

Ausgangsposition:
Sie liegen auf dem Polster, die Füße befinden sich auf der Platte, etwa schulterbreit auseinander. Die Kniegelenkswinkel betragen etwa 90 Grad. Fassen Sie die Griffe und spannen Sie die Bauchmuskulatur an, um die Position zu stabilisieren.

Übungsdurchführung:
Strecken Sie die Beine, wozu Sie mit gleichmäßiger Kraft gegen die Platte drücken. Halten Sie kurz die Endposition, bevor Sie sich langsam in die Ausgangsposition zurückbewegen. Vermeiden Sie es, den Rücken vom Polster anzuheben, und achten Sie darauf, dass die Knie in der Beinachse bleiben und nicht nach innen oder außen ausweichen.

Variante:
Beim Strecken der Beine können Sie zusätzlich die Fersen abheben. So wird die Wadenmuskulatur intensiv mittrainiert.
Durch Veränderung der Fußpositionen erreichen Sie unterschiedliche Anteile der Muskulatur. Je höher sich die Füße befinden, desto mehr wird die Gesäßmuskulatur anstatt der vorderen Oberschenkelmuskulatur trainiert.

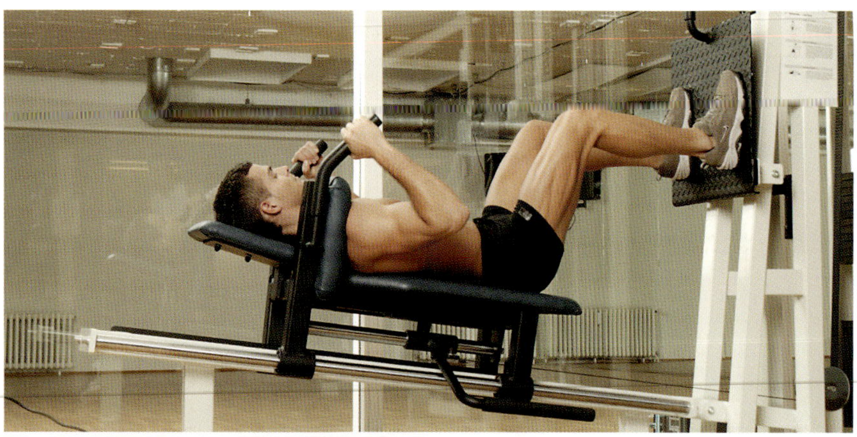

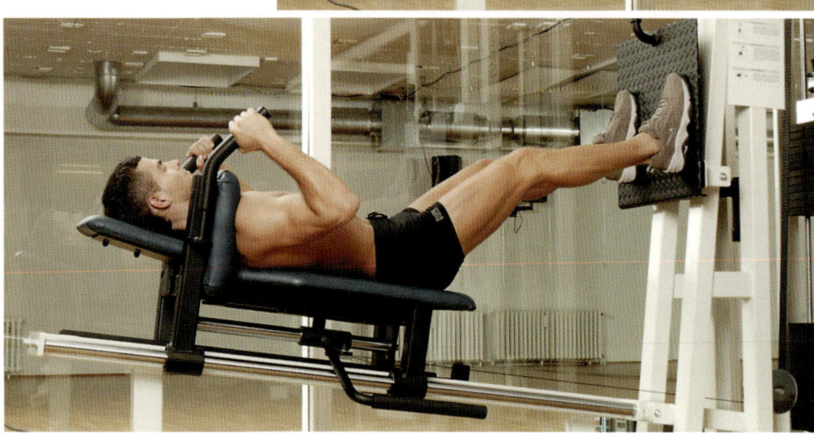

K 52: Beinstrecker im Sitz

Kräftigung:
★★ vordere Oberschenkelmuskulatur

Ausgangsposition:
Stellen Sie die Sitzhöhe und das Beinpolster entsprechend Ihrer Größe ein. Die Drehachse muss sich in Höhe der Kniegelenke befinden, das Beinpolster an den Schienbeinansätzen. Legen Sie den Rücken vollständig an die Lehne, fassen Sie die Griffe und spannen Sie die Bauchmuskulatur an, um die Position zu stabilisieren.

Übungsdurchführung:
Führen Sie die Unterschenkel in einer gleichmäßigen Bewegung nach oben, bis die Beine fast gestreckt sind. Anschließend bringen Sie die Unterschenkel langsam in die Ausgangsposition zurück, jedoch nur so weit, dass die Muskelspannung bestehen bleibt. Achten Sie darauf, dass Sie kein Hohlkreuz machen.

Variante:
Sie können die Übung auch einbeinig ausführen. So vermeiden Sie, dass ein Bein den größeren Teil der Anstrengung übernehmen kann.

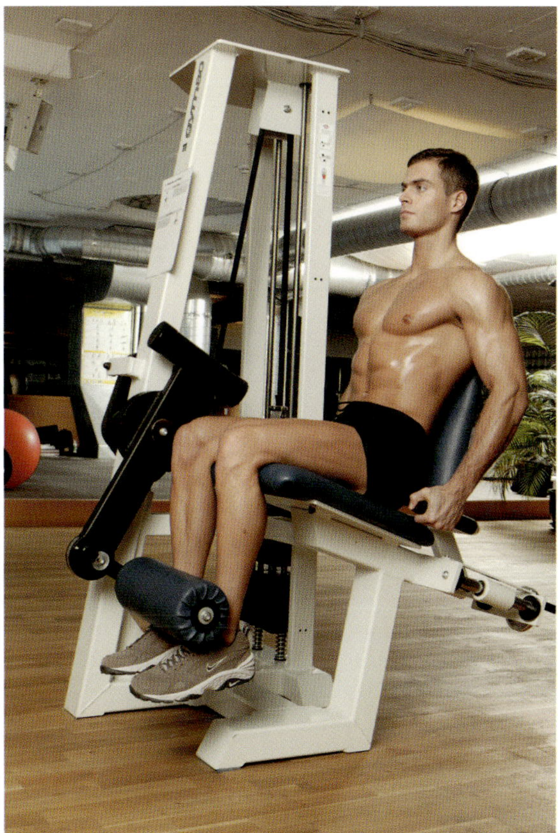

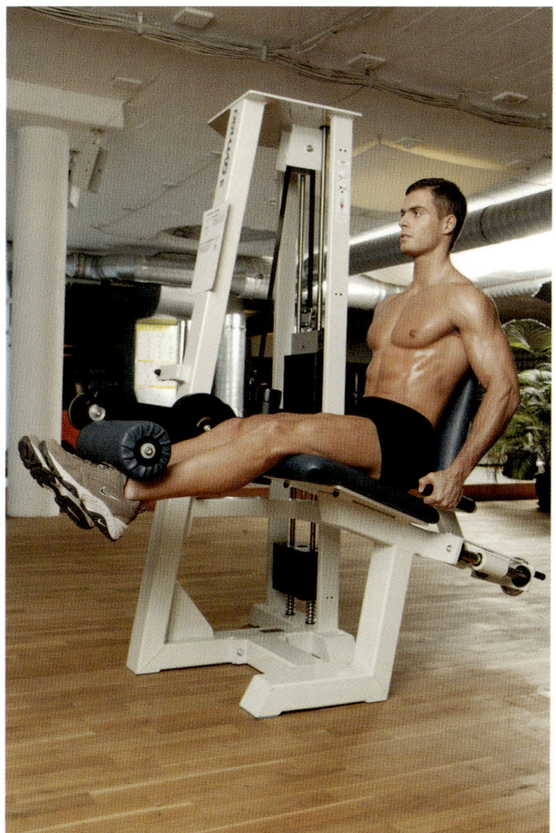

Die hintere Oberschenkelmuskulatur

K 53: Beckenlift auf Fersen

Kräftigung:
★★ hintere Oberschenkel- und Gesäßmuskulatur
★ vordere Oberschenkel- und untere Rückenmuskulatur

Ausgangsposition:
Sie liegen auf dem Rücken, die Beine sind angezogen und die Fersen sind aufgestellt. Die Winkel der Kniegelenke betragen etwa 90 Grad. Spannen Sie die Bauchmuskulatur an und die Fersen etwas in Richtung Gesäß.

Übungsdurchführung:
Drücken Sie die Fersen fest auf den Boden und heben Sie das Becken so weit hoch, bis Oberschenkel und Rücken in einer Linie sind. Nun senken und heben Sie das Becken mehrfach, ohne es abzulegen. Achten Sie auf gleichmäßige Atmung und halten Sie die Bauchmuskulatur angespannt.

Variante:
Zur Intensivierung können Sie eine Hantelscheibe oder eine Kurzhantel auf den Bauch legen, wobei Sie diese mit den Händen fixieren.
Fortgeschrittene können die Übung einbeinig und auf einem Gymnastikball ausführen.

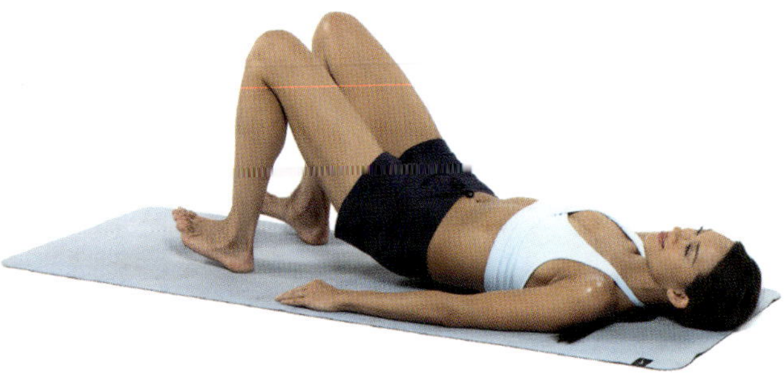

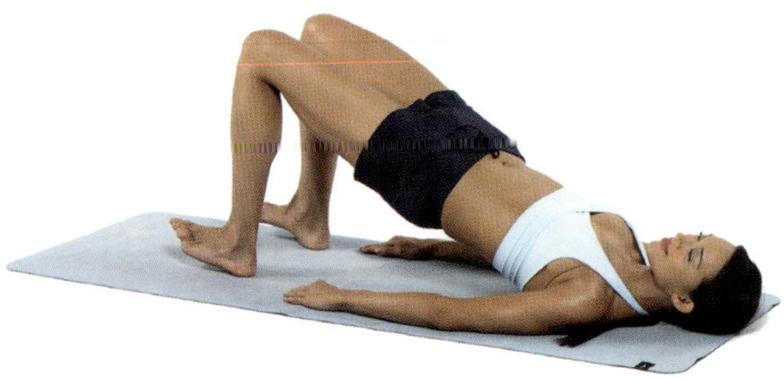

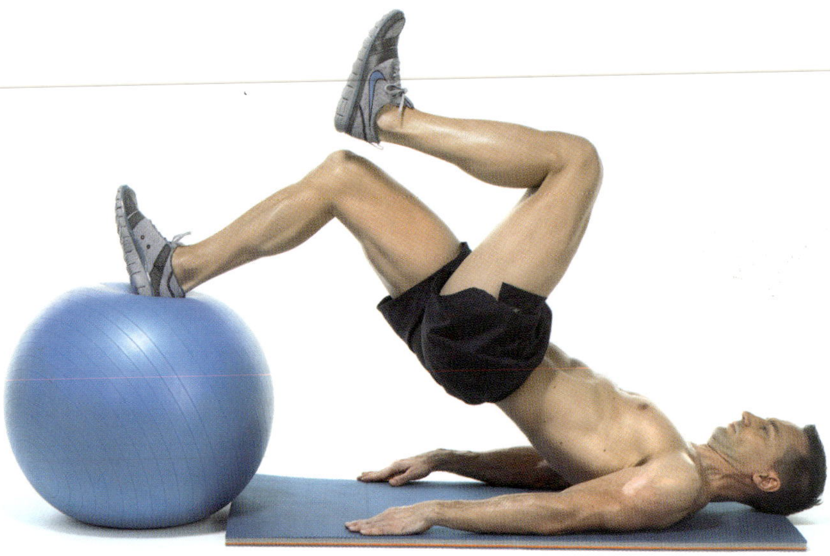

K 54: Fersendrücken in Rückenlage

Kräftigung:
★★ hintere Oberschenkelmuskulatur
★ Gesäß- und vordere Oberschenkelmuskulatur

Ausgangsposition:
Sie befinden sich in Rückenlage, die Beine sind angezogen und die Fersen sind aufgestellt. Die Winkel der Kniegelenke betragen etwa 90 Grad. Spannen Sie die Bauchmuskulatur an.

Übungsdurchführung:
Drücken Sie die Fersen mit maximaler Kraft auf den Boden und etwas in Richtung Gesäß, ohne die Füße zu bewegen. Die Spannung wird für etwa zehn Sekunden gehalten. Achten Sie auf eine gleichmäßige Atmung und darauf, dass der untere Rücken auf dem Boden bleibt.
Die statische Ausführung mit maximaler Kraft über zehn Sekunden entspricht der Durchführung eines Satzes bei den dynamischen Übungen. Vor der Wiederholung (der Durchführung eines neuen Satzes) ändern Sie die Winkel der Kniegelenke, um unterschiedliche Muskulaturanteile zu trainieren.

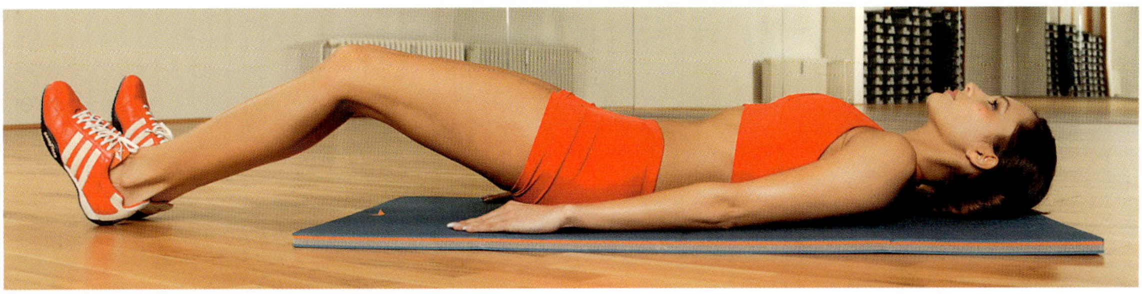

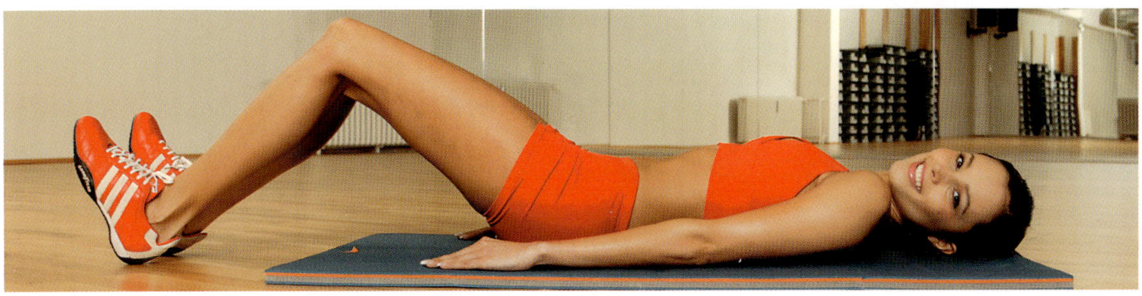

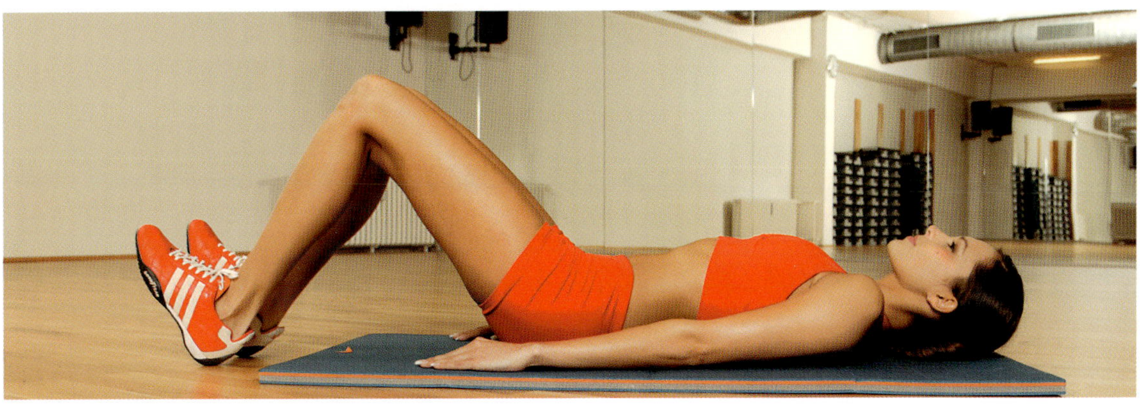

K 55: Unterschenkel anziehen

Kräftigung:
★★ hintere Oberschenkelmuskulatur
★ Gesäß- und untere Rückenmuskulatur

Ausgangsposition:
Sie liegen auf dem Bauch, um die Füße haben Sie ein Stretchband befestigt. Heben Sie nun einen Unterschenkel so weit an, dass sich das Band in mittlerer Spannung befindet. Aktivieren Sie die Bauchmuskulatur.

Übungsdurchführung:
Ziehen Sie den Unterschenkel so weit wie möglich zum Gesäß, ohne das andere Bein anzuheben. Führen Sie die Übung gleichmäßig aus und achten Sie darauf, dass das Becken auf dem Boden bleibt. Dann wird das Bein langsam in die Ausgangsposition zurückbewegt, jedoch nicht darüber hinaus, damit das Band in Spannung bleibt.

Variante:
Sie können das Band an einem tiefen Gegenstand befestigen, z. B. einem Bettkasten.
Sie können die Übung ohne Band ausführen, indem Sie mit dem anderen Unterschenkel Widerstand geben.
Um die Übung als Partnerübung auszuführen, begeben Sie sich in den Vierfüßlerstand. Der Partner gibt Widerstand an der Ferse und am Unterschenkel.

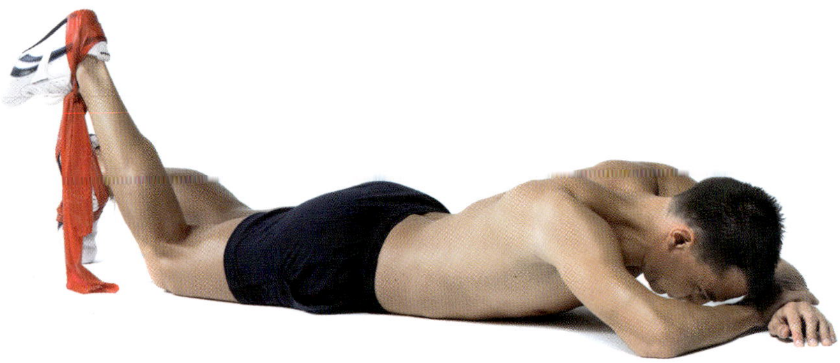

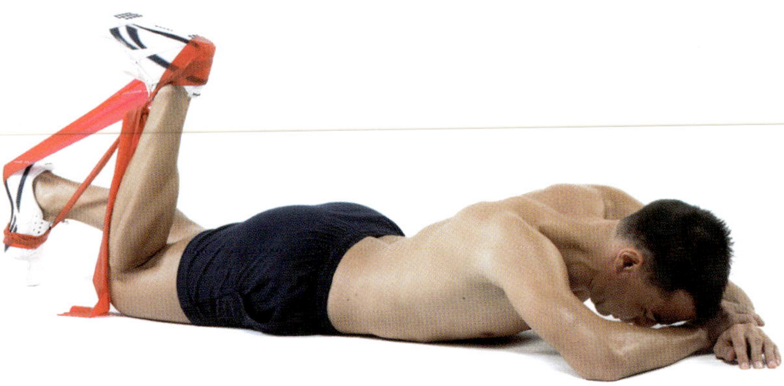

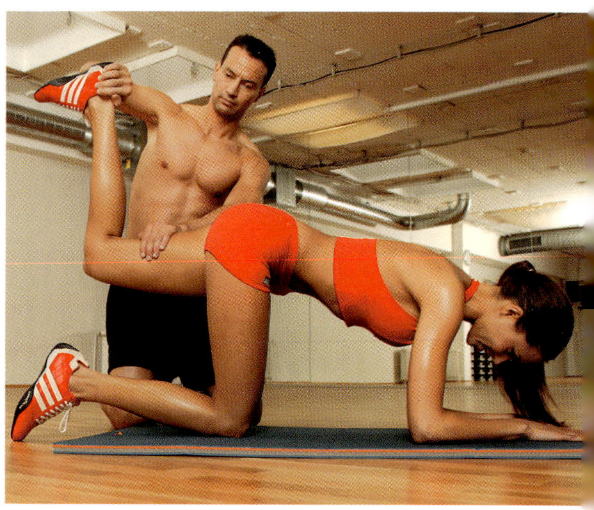

K 56: Beinrückheben im Stand

Kräftigung:
- ★★ hintere Oberschenkelmuskulatur
- ★ stabilisierende Muskulatur des Standbeins, Gesäß- und untere Rückenmuskulatur

Ausgangsposition:
Sie befestigen das Stretchband an einem tiefen Gegenstand, verknoten es und legen die Schlaufe großflächig um die Ferse. Stabilisieren Sie die Position, indem Sie sich an einer Stuhllehne festhalten, das Standbein etwas beugen und die Bauchmuskulatur anspannen. Das Übungsbein wird vor dem Körper in der Luft gehalten, wobei das Band leicht gespannt ist.

Übungsdurchführung:
Führen Sie das gestreckte Bein in einer gleichmäßigen Bewegung hinter den Körper und halten Sie kurz die Endposition. Dann bewegen Sie das Bein in die Ausgangsposition zurück, jedoch nicht darüber hinaus, damit die Muskulatur in Spannung bleibt. Vermeiden Sie es, Schwung zu holen, und halten Sie den Oberkörper gerade und die Bauchmuskulatur angespannt.

Variante:
Das Training dieser Muskelgruppe ist auch am Seilzug möglich. Befestigen Sie dazu die Zugrolle in unterer Position und das Seil mit einer Fußmanschette am Übungsbein.
Sie können das Beinrückheben auch auf einem Stepper oder Brett ausführen, damit das Übungsbein frei bewegt werden kann.

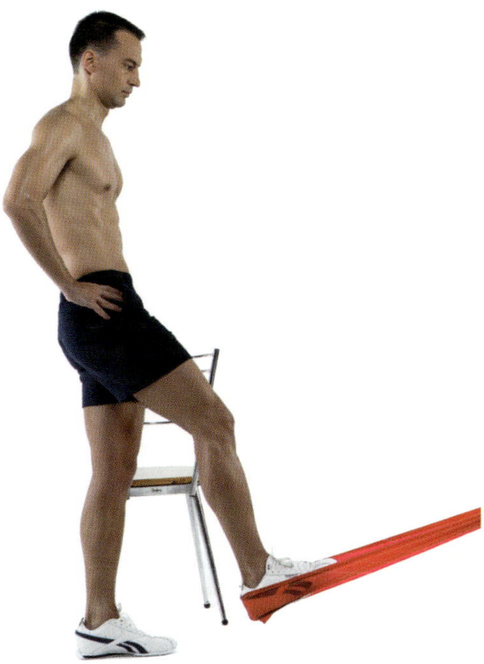

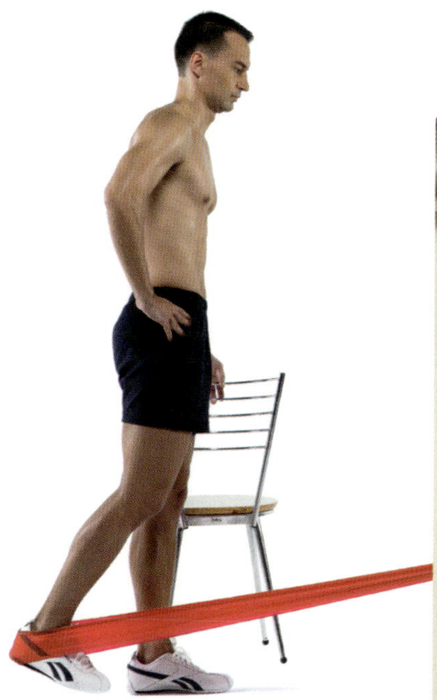

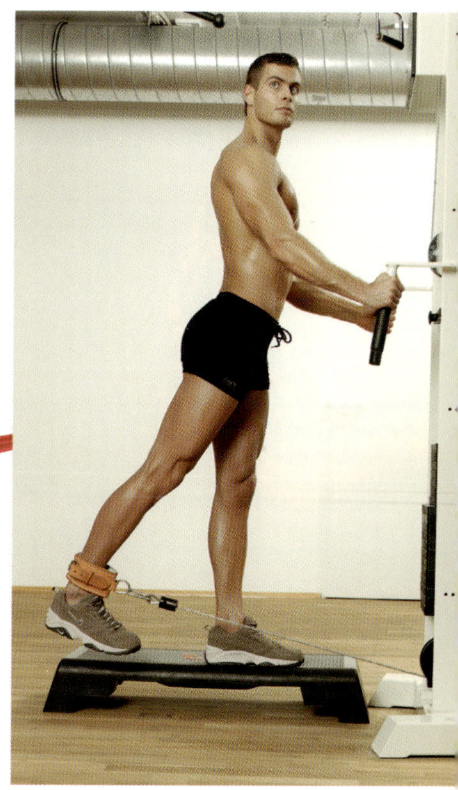

K 57: Beinbeuger im Sitz

Kräftigung:
★★ hintere Oberschenkelmuskulatur

Ausgangsposition:
Stellen Sie die Sitzhöhe und die Beinpolster entsprechend Ihrer Größe ein. Die Drehachse muss sich in Höhe der Kniegelenke befinden, das Beinpolster etwa an den Achillessehnen. Ziehen Sie die Unterschenkel etwas an, damit sich die Muskulatur in Vorspannung befindet. Der Rücken ist vollständig angelehnt und die Bauchmuskulatur aktiviert.

Übungsdurchführung:
Führen Sie die Unterschenkel in einer gleichmäßigen Bewegung so weit wie möglich in Richtung Gesäß. Dann bringen Sie die Unterschenkel langsam in die Ausgangsposition zurück, jedoch nicht darüber hinaus, damit die Muskulatur in Spannung bleibt. Achten Sie darauf, dass Sie kein Hohlkreuz machen.

Variante:
Sie können die Übung auch einbeinig ausführen. So vermeiden Sie, dass ein Bein den größeren Teil der Anstrengung übernehmen kann.
Es gibt Gerätetypen, die diese Bewegung in Bauchlage ermöglichen. In Bauchlage kann das Beinbeugen auch am Seilzug ausgeführt werden.

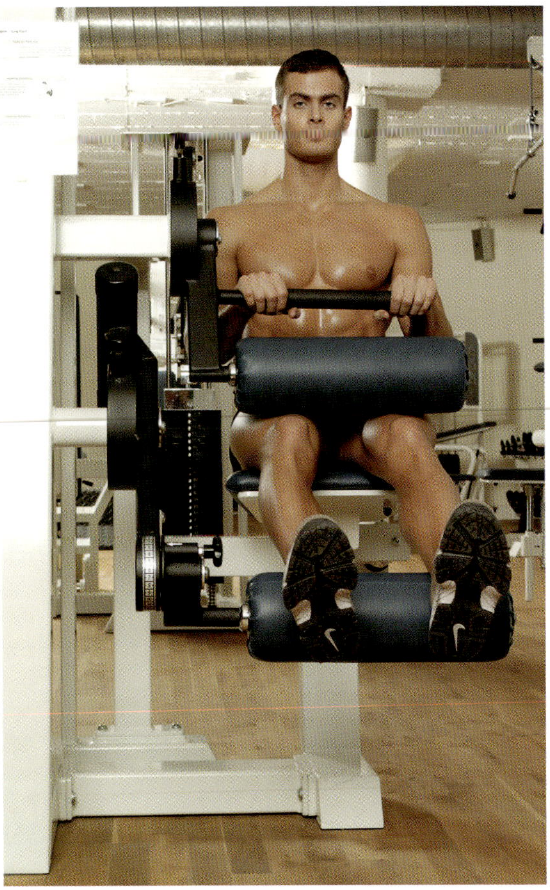

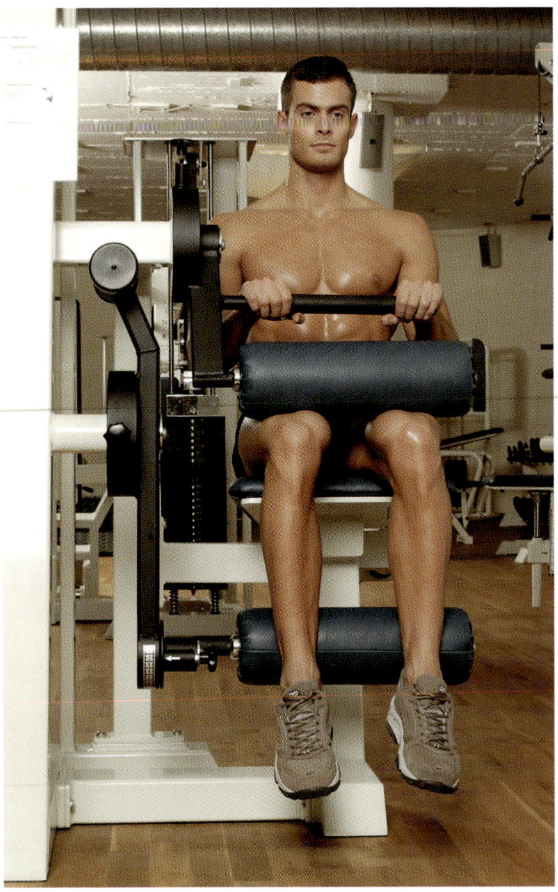

Die innere Oberschenkelmuskulatur

K 58: Beinanziehen in Seitenlage

Kräftigung:
★★ innere Oberschenkelmuskulatur

Ausgangsposition:
Sie befinden sich in Seitenlage, das untere Bein ist gestreckt abgelegt und das obere vor dem Körper aufgestellt. Mit dem unteren Arm können Sie den Kopf stützen, was jedoch nicht zwingend erforderlich ist. Der obere Arm ist vor dem Körper aufgestellt, um die Position zu fixieren. Spannen Sie die Bauch- und die Gesäßmuskulatur an.

Übungsdurchführung:
Heben Sie das untere Bein so hoch wie möglich und halten Sie kurz die Endposition. Das Bein wird dabei gestreckt und der Fuß parallel zum Boden gehalten. Anschließend senken Sie das Bein, ohne es abzulegen, und wiederholen die Übung. Achten Sie darauf, die Bewegung möglichst gleichmäßig auszuführen.

Variante:
Sie können die Übung intensivieren, indem Sie Fußgelenksgewichte verwenden.
Auch können Sie eine Kurzhantel auf den Oberschenkel des Übungsbeins legen, wobei Sie die Hantel mit der Hand fixiert halten. Hohe Gewichte sind dazu jedoch nicht geeignet, da der Druck auf dem Oberschenkel schmerzt.

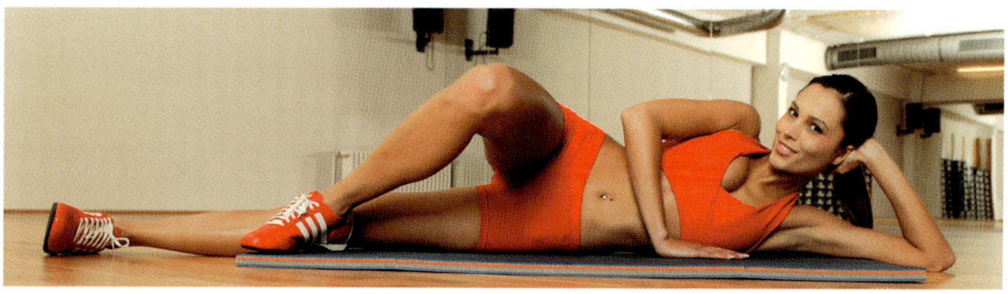

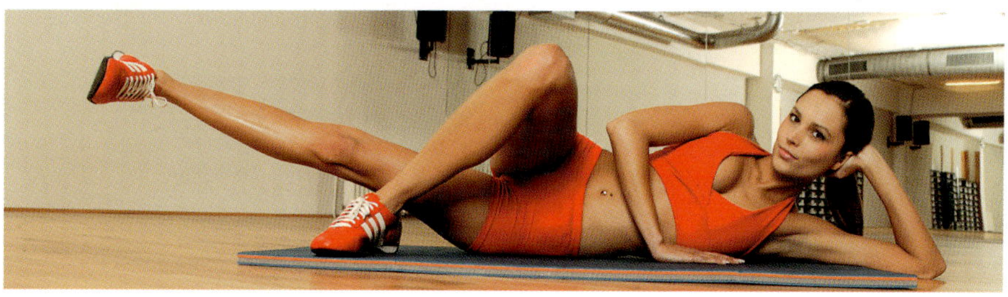

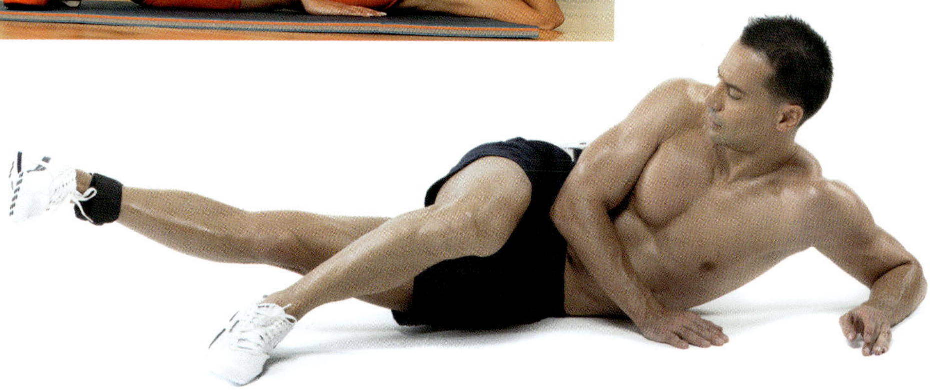

K 59: Beinanziehen im Stand

Kräftigung:
★★ innere Oberschenkelmuskulatur
★ stabilisierende Muskulatur des Standbeins

Ausgangsposition:
Sie befestigen das Stretchband an einem tiefen Gegenstand, verknoten es und legen die Schlaufe großflächig um die Fußinnenseite. Stabilisieren Sie die Position, indem Sie sich an einer Stuhllehne festhalten, das Standbein etwas beugen und die Bauchmuskulatur anspannen. Ziehen Sie das Übungsbein geringfügig an und halten es in der Luft, so dass das Band leicht gespannt ist und die Muskulatur somit in Vorspannung ist.

Übungsdurchführung:
Führen Sie das gestreckte Bein in einer gleichmäßigen Bewegung am Standbein vorbei und halten Sie kurz die Position. Dann bewegen Sie das Bein in die Ausgangsposition zurück, jedoch nicht darüber hinaus, damit die Muskulatur in Spannung bleibt. Vermeiden Sie es, Schwung zu holen, und halten Sie den Oberkörper gerade und die Bauchmuskulatur angespannt.

Variante:
Das Training dieser Muskelgruppe ist auch am Seilzug möglich. Befestigen Sie dazu die Zugrolle in unterer Position und das Seil mit einer Fußmanschette am Übungsbein. Sie können das Beinanziehen auch auf einem Stepper oder Brett ausführen, damit das Übungsbein frei bewegt werden kann.

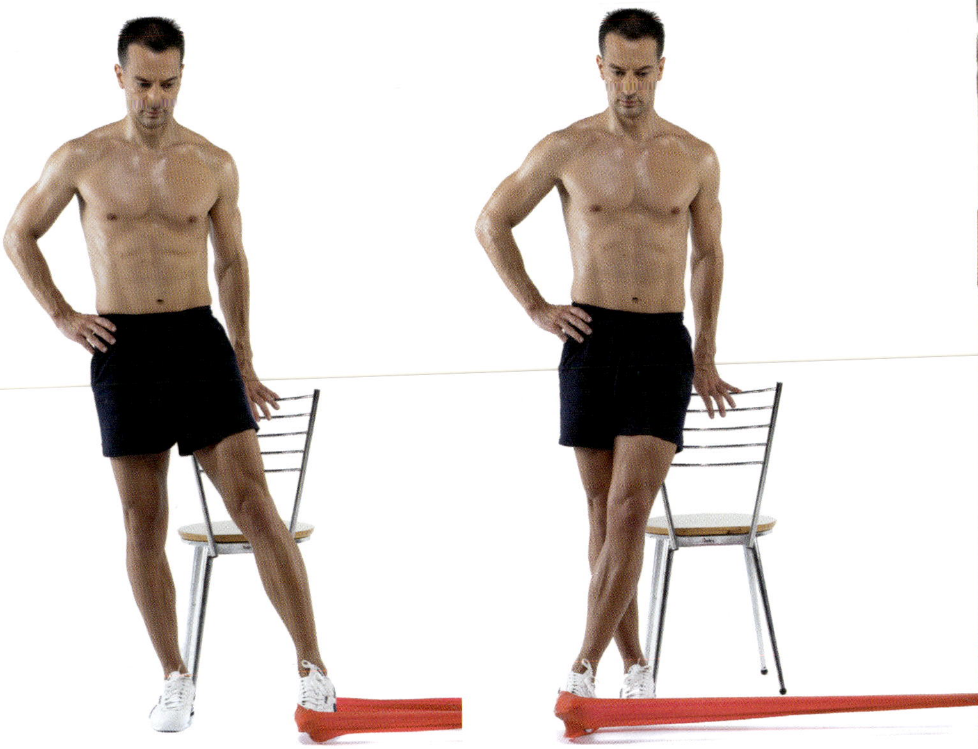

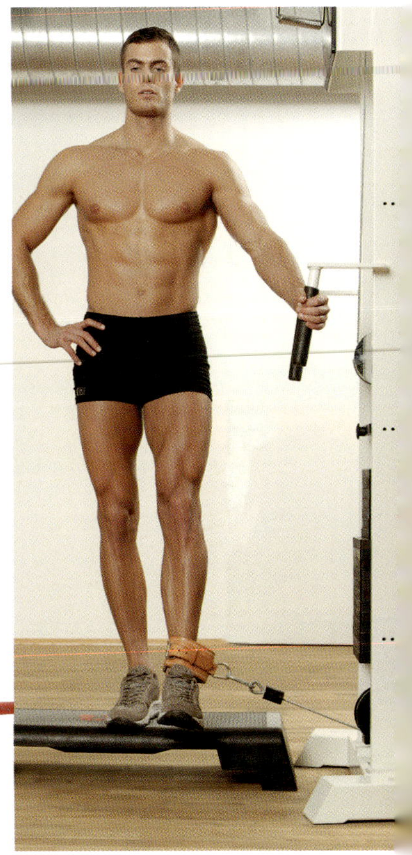

K 60: Klemme

Kräftigung:
★★ innere Oberschenkelmuskulatur

Ausgangsposition:
Sie sitzen aufrecht auf dem Boden. Klemmen Sie Ihre Arme oder einen Gegenstand zwischen die Innenseiten der Oberschenkel und spannen Sie die Bauchmuskulatur an.

Übungsdurchführung:
Drücken Sie etwa zehn Sekunden mit maximaler Kraft die Oberschenkel gegen den Widerstand. Achten Sie darauf, gleichmäßig zu atmen.

Die statische Ausführung mit maximaler Kraft über zehn Sekunden entspricht der Ausführung eines Satzes bei den dynamischen Übungen.

Variante:
Führen Sie die Übung in unterschiedlichen Winkeln aus, um unterschiedliche Anteile der inneren Oberschenkelmuskulatur zu trainieren.

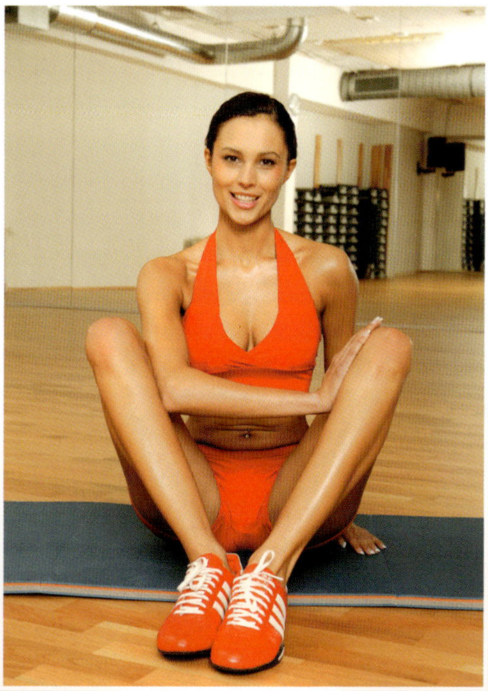

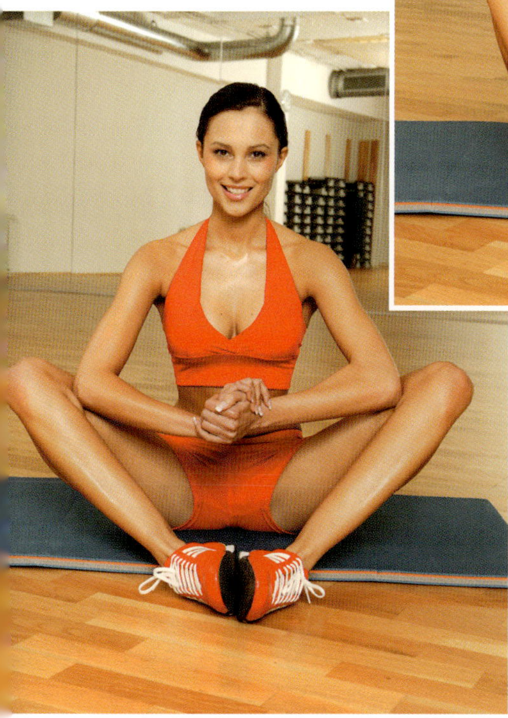

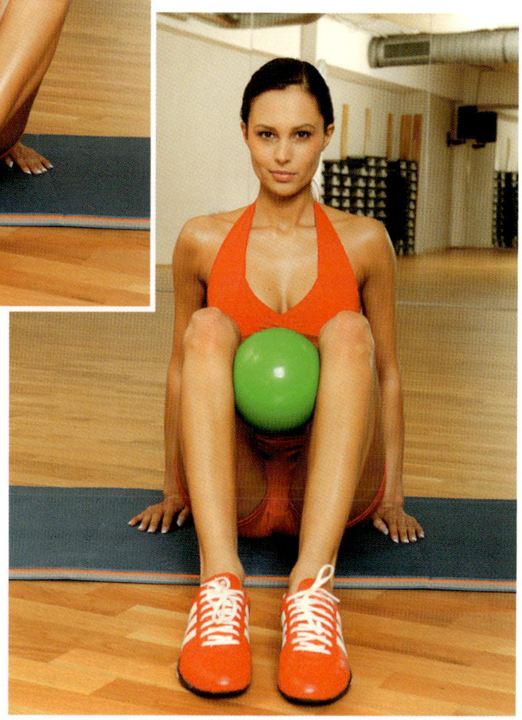

K 61: Adduktorenmaschine

Kräftigung:
★★ innere Oberschenkelmuskulatur

Ausgangsposition:
Setzen Sie sich auf das Gerät und legen Sie die Beininnenseiten an die Polster. Wenn vorhanden, nutzen Sie dazu die Einstiegshilfe. Der Oberkörper ist gerade und der Rücken liegt vollständig an der Lehne an. Fassen Sie die Griffe und spannen Sie die Bauchmuskulatur an, um die Position zu stabilisieren.

Übungsdurchführung:
Führen Sie die Beine in einer gleichmäßigen Bewegung zur Mitte, jedoch nur soweit, dass sich die Druckpolster noch nicht berühren. Halten Sie kurz die Stellung, bevor Sie die Beine langsam in die Ausgangsposition zurückbringen. Vermeiden Sie ein Hohlkreuz und achten Sie darauf, dass Sie die Übung ohne Schwung ausführen.

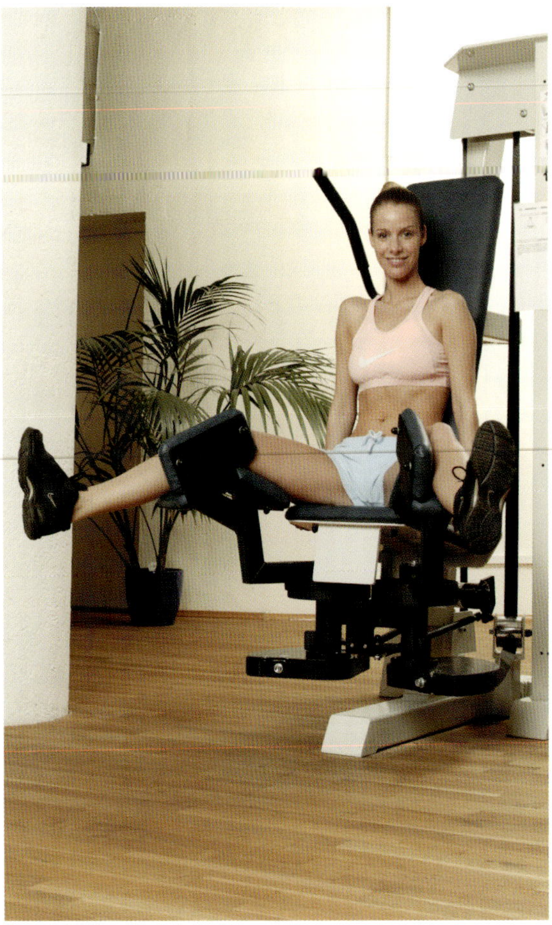

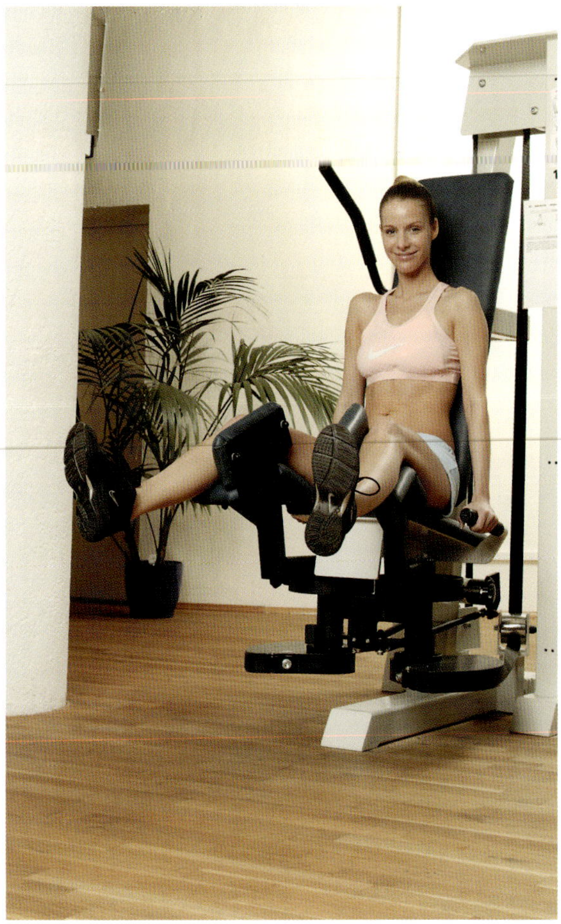

Die äußere Oberschenkelmuskulatur

K 62: Beinabspreizen in Seitenlage

Kräftigung:
★★ äußere Oberschenkelmuskulatur
★ Gesäßmuskulatur

Ausgangsposition:
Sie befinden sich in Seitenlage, das untere Bein ist leicht gebeugt und das obere Bein gestreckt abgelegt. Mit dem unteren Arm können Sie den Kopf stützen, was jedoch nicht zwingend erforderlich ist. Der obere Arm ist vor dem Körper aufgestellt, um die Position zu fixieren. Spannen Sie die Bauch- und die Gesäßmuskulatur an.

Übungsdurchführung:
Heben Sie das obere Bein weit an, wobei die Ferse lang gestreckt ist und der Fuß parallel zum Boden bleibt. Dann wird das Bein langsam nach unten geführt, ohne es abzulegen, und schließlich die Übung wiederholt. Achten Sie auf eine gleichmäßige Bewegungsausführung.

Variante:
Sie können die Übung intensivieren, indem Sie Fußgelenksgewichte verwenden.
Auch können Sie eine Kurzhantel auf den Oberschenkel des Übungsbeins legen, wobei Sie die Hantel mit der Hand fixiert halten. Um die Übung mit Stretchband auszuführen, befestigen Sie das Band so um die hüftbreit auseinander liegenden Unterschenkel, dass es sich bei dieser Beinposition in mittlerer Spannung befindet.

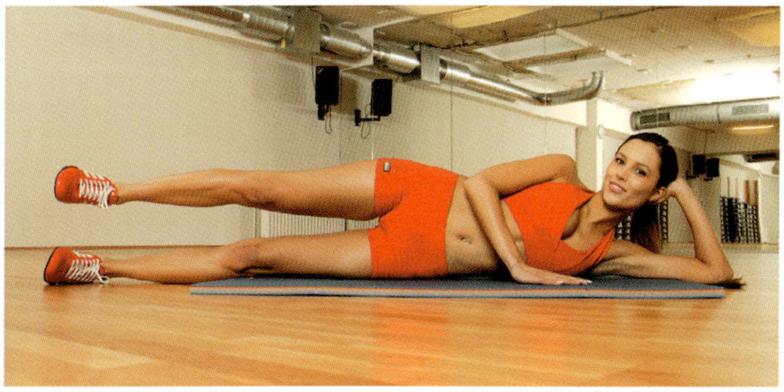

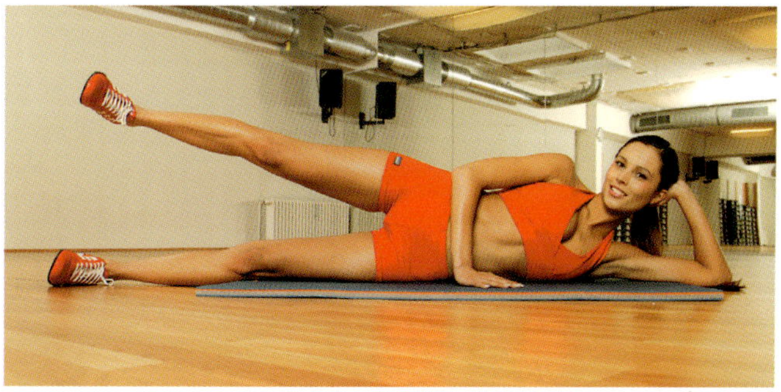

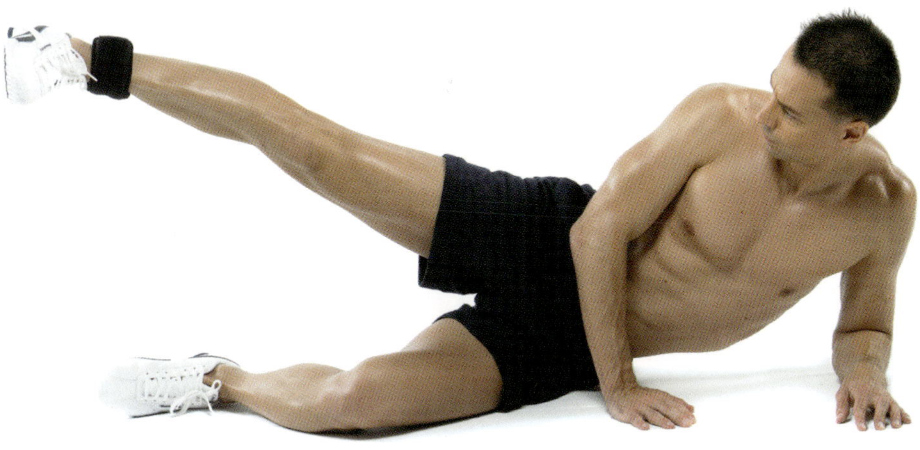

K 63: Beinabspreizen im Stand

Kräftigung:

★★ äußere Oberschenkelmuskulatur

★ stabilisierende Muskulatur des Standbeins und Gesäßmuskulatur

Ausgangsposition:
Sie befestigen das Stretchband an einem tiefen Gegenstand, verknoten es und legen die Schlaufe großflächig um Ihren äußeren Fuß. Stabilisieren Sie die Position, indem Sie sich an einer Stuhllehne festhalten, das Standbein etwas beugen und die Bauchmuskulatur anspannen. Heben Sie das Übungsbein geringfügig nach außen, so dass das Band leicht gespannt ist und die Muskulatur somit in Vorspannung ist.

Übungsdurchführung:
Führen Sie das gestreckte Bein gegen den Widerstand in einer gleichmäßigen Bewegung weit nach außen und halten Sie kurz die Endposition. Dann bringen Sie das Bein in die Ausgangsposition zurück, jedoch nicht darüber hinaus, damit die Muskulatur in Spannung bleibt. Vermeiden Sie es, Schwung zu holen, und halten Sie den Oberkörper gerade und die Bauchmuskulatur angespannt.

Variante:
Das Training dieser Muskelgruppe ist auch am Seilzug möglich. Befestigen Sie dazu die Zugrolle in unterer Position und das Seil mit einer Fußmanschette am Übungsbein. Sie können das Beinabspreizen auch auf einem Stepper oder Brett ausführen, damit das Übungsbein frei bewegt werden kann.

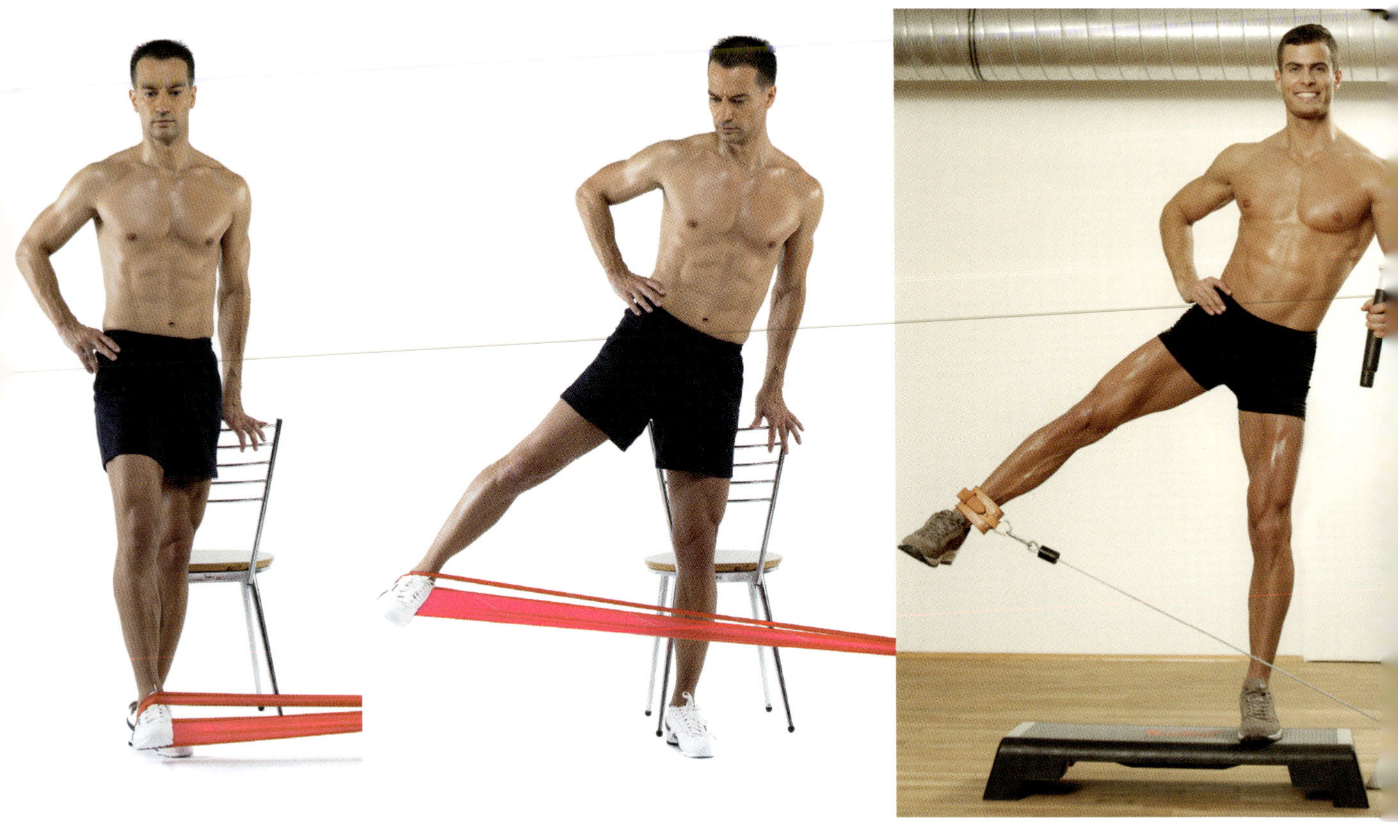

K 64: Abduktorenmaschine

Kräftigung:
★★ äußere Oberschenkelmuskulatur
★ Gesäßmuskulatur

Ausgangsposition:
Setzen Sie sich auf das Gerät und bringen Sie die Beinaußenseiten an die Polster. Der Oberkörper ist gerade und der Rücken liegt vollständig an der Lehne. Fassen Sie die Griffe und spannen Sie die Bauchmuskulatur an, um die Position zu stabilisieren. Spreizen Sie die Beine etwas, so dass sich die Muskulatur in Vorspannung befindet.

Übungsdurchführung:
Führen Sie die Beine in einer gleichmäßigen Bewegung weit nach außen und halten Sie kurz die Endposition. Dann bewegen Sie die Beine langsam in die Ausgangsposition zurück, jedoch nicht darüber hinaus, damit die Muskulatur in Spannung bleibt. Achten Sie darauf, dass Sie kein Hohlkreuz machen.

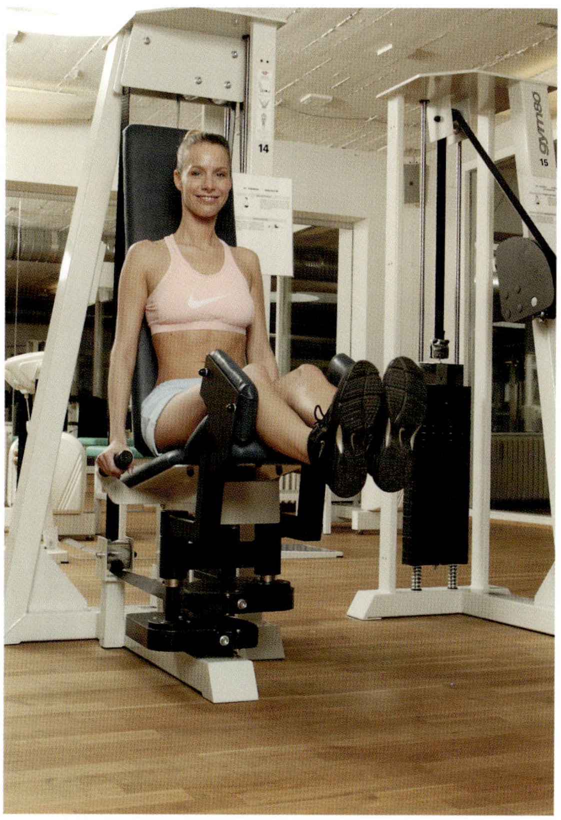

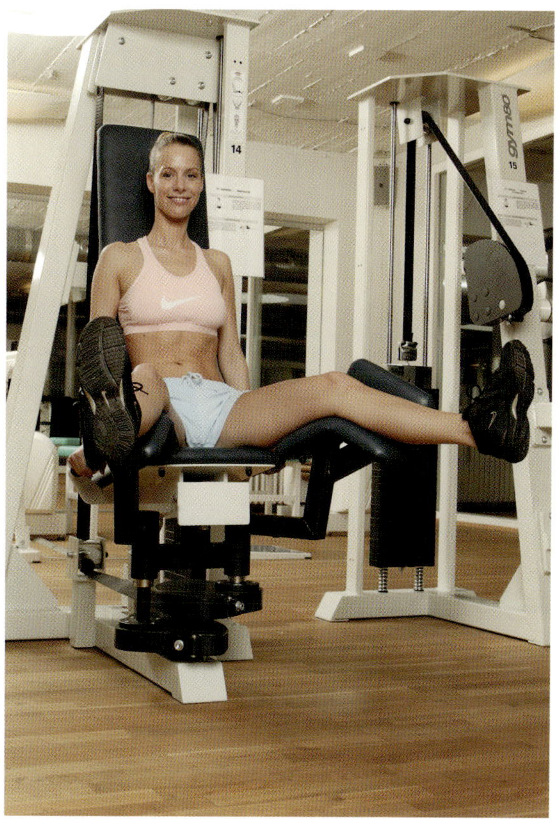

Die Gesäßmuskulatur

K 65: Gesäßtrainer im Unterarmstütz

Kräftigung:
★★ Gesäßmuskulatur
★ hintere Oberschenkel- und untere Rückenmuskulatur

Ausgangsposition:
Sie befinden sich im Unterarmstütz. Heben Sie ein Bein etwas vom Boden ab, wobei der Kniegelenkswinkel etwa 90 Grad beträgt. Spannen Sie die Bauchmuskulatur an und halten Sie den Rücken gerade.

Übungsdurchführung:
Strecken Sie den Fuß des angehobenen Beines senkrecht hoch in die Luft. Dann bewegen Sie das Bein in die Ausgangsposition zurück, ohne es abzustellen, damit die Muskulatur in Spannung bleibt. Achten Sie darauf, dass die Bauchmuskulatur angespannt bleibt, und vermeiden Sie Ausweichbewegungen mit dem Fuß nach vorne oder hinten.

Variante:
Wenn Sie die Übung mit Partner ausführen, kontrolliert dieser die gerade Bewegung nach oben und verhindert so, dass die Übung durch Ausweichbewegungen vereinfacht wird. Außerdem kann er durch Druck auf die Ferse und den Oberschenkel Widerstand geben und dadurch die Übung intensivieren. Führen Sie die Übung jedoch ohne Partner aus, können Sie als Alternative für den Widerstand des Partners Fußgelenksgewichte einsetzen.

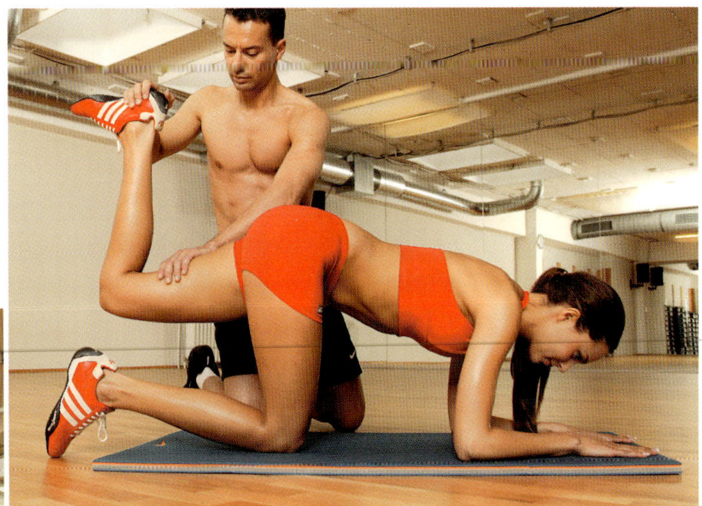

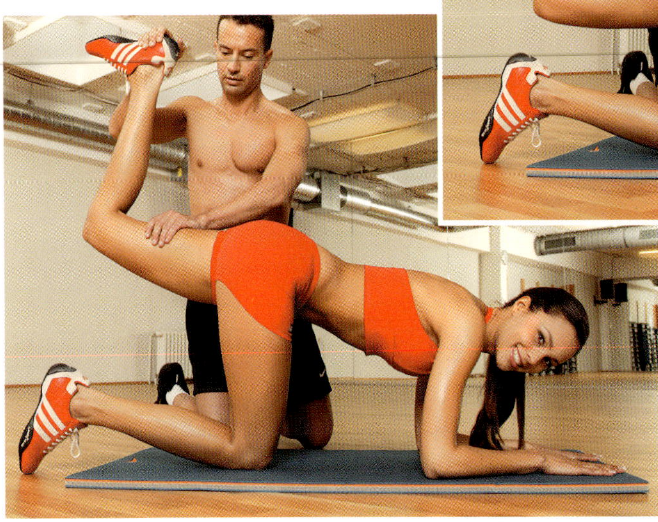

K 66: Beinabspreizen im Vierfüßlerstand

Kräftigung:
★★ Gesäß- und äußere Oberschenkelmuskulatur

Ausgangsposition:
Sie befinden sich im Vierfüßlerstand. Die Hände sind schulterbreit auseinander, die Stirn ist parallel zum Boden gehalten und die Bauchmuskulatur ist angespannt. Heben Sie ein Bein etwas nach außen an, wobei der Winkel im Kniegelenk etwa 90 Grad beträgt.

Übungsdurchführung:
Heben Sie das Bein seitlich so hoch wie möglich. Dann senken Sie das Bein etwas, ohne es abzustellen, damit die Muskulatur in Spannung bleibt. Achten Sie auf einen geraden Rücken und darauf, dass Ober- und Unterschenkel auf gleicher Höhe bleiben.

Variante:
Sie können die Übung mit Fußgelenksgewichten und Partnerwiderstand intensivieren.
Fortgeschrittene können das seitlich gerichtete Bein gestreckt statt gebeugt halten.

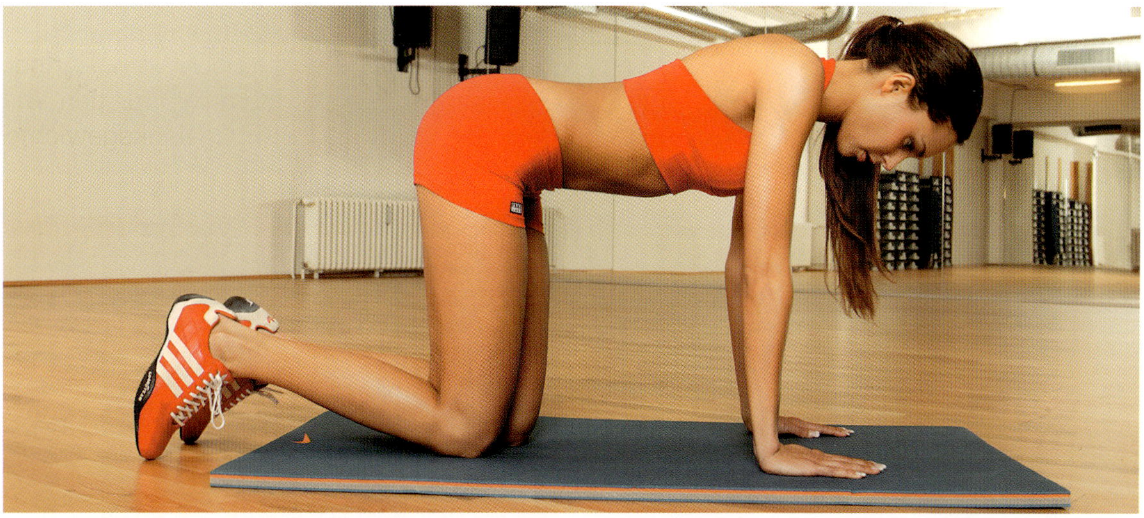

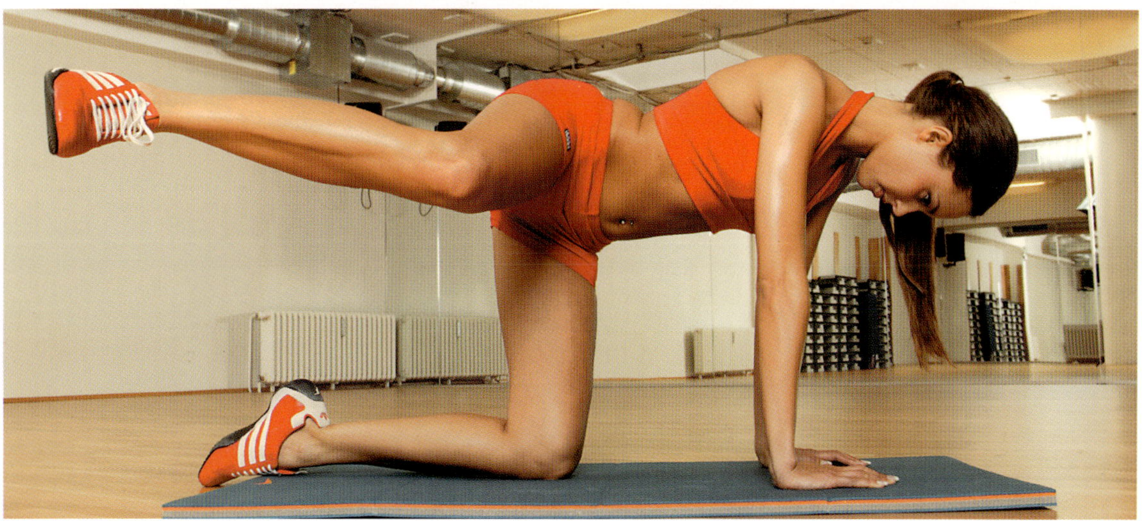

K 67: Gesäßtrainer an Maschine

Kräftigung:
★★ Gesäßmuskulatur
★ untere Rückenmuskulatur

Ausgangsposition:
Stellen Sie Bauch- und Beinpolster entsprechend Ihrer Größe ein. Das abstützende Bein wird zum Körper gezogen, so dass dessen Kniegelenkswinkel etwa 90 Grad beträgt. Die Fußsohle des anderen Beins bringen Sie an die Geräteplatte. Fassen Sie die Griffe und spannen Sie die Bauchmuskulatur an, um die Position zu stabilisieren.

Übungsdurchführung:
Strecken Sie das Bein in einer gleichmäßigen Bewegung nach hinten, bis sich Oberschenkel und Rumpf etwa in einer Linie befinden. Halten Sie kurz die Stellung, bevor Sie das Bein langsam in die Ausgangsposition zurückbewegen. Legen Sie das Bein aber nicht auf dem Polster ab, damit die Muskulatur in Spannung bleibt. Achten Sie darauf, dass Sie kein Hohlkreuz machen und dass das Knie in der Beinachse bleibt und nicht zur Seite ausweicht.

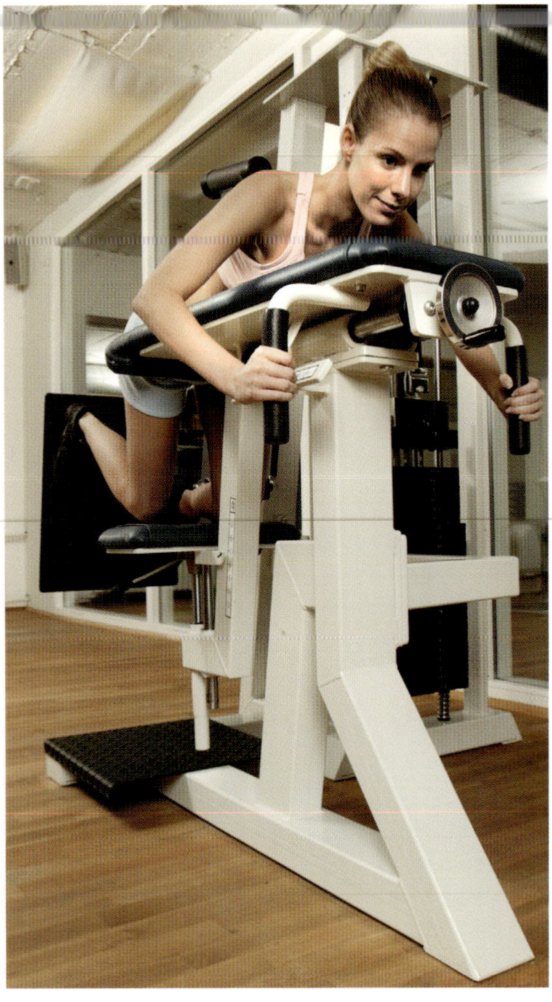

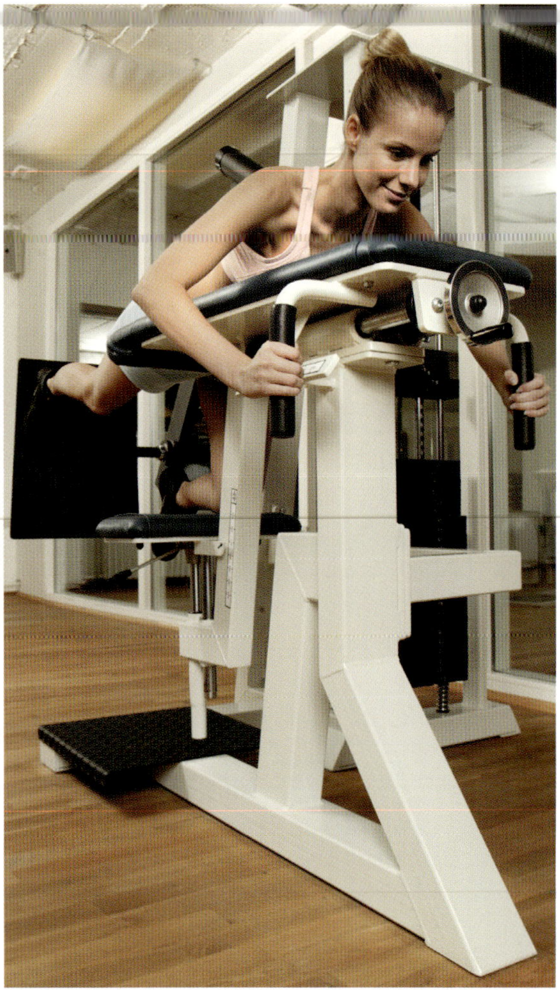

Die Wadenmuskulatur

K 68: Fersenanheben beidbeinig

Kräftigung:
★★ Wadenmuskulatur

Ausgangsposition:
Sie stehen gerade auf einem Stepper oder auf einer Treppenstufe, die Füße sind hüftbreit auseinander und nach vorne gerichtet. Die Arme hängen neben dem Körper, in den Händen halten Sie Kurzhanteln. Spannen Sie die Bauch- und die Gesäßmuskulatur an.

Übungsdurchführung:
Bewegen Sie die Fersen so hoch wie möglich und halten Sie kurz die Position. Dann senken Sie die Fersen, ohne sie abzustellen, damit die Muskulatur in Spannung bleibt. Führen Sie die Übung ohne Schwung aus, da die Bewegung ausschließlich über die Kraft der Wadenmuskulatur erfolgen muss.

Variante:
Sie können die Übung auch auf dem Boden ausführen. Dann haben Sie aber wenig Bewegungsspielraum, da die Fersen beim Absenken nicht auf dem Boden abgestellt werden dürfen. Einsteiger können ohne Zusatzgewicht üben.

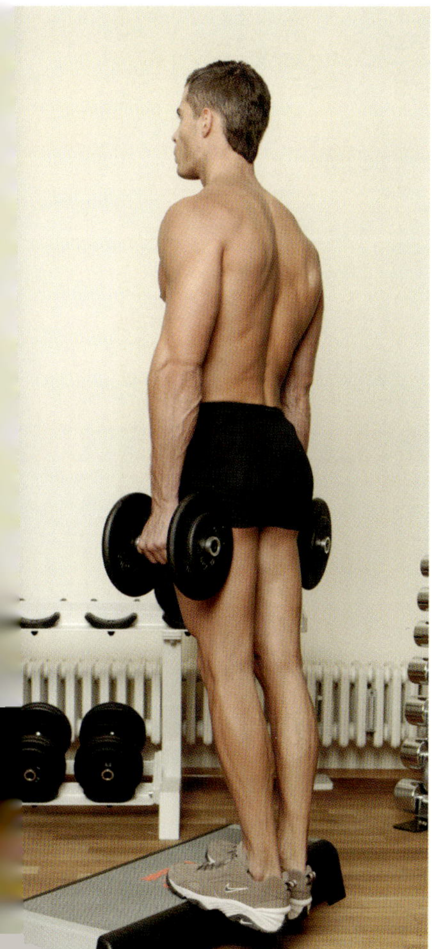

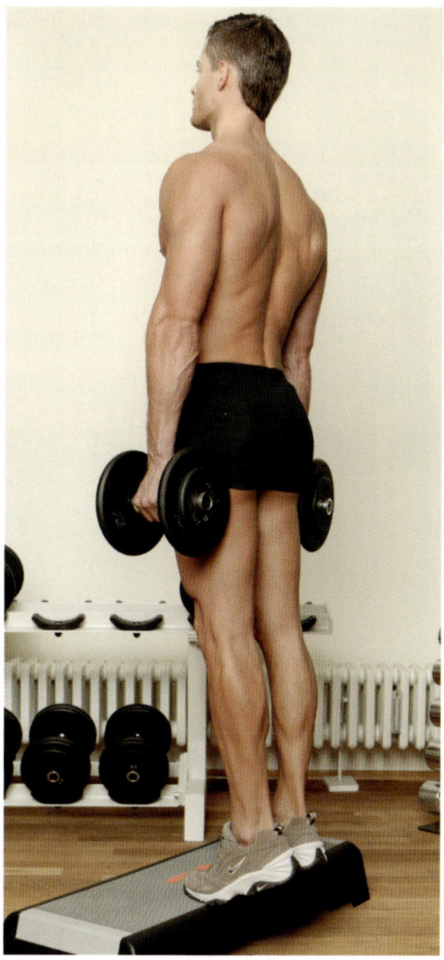

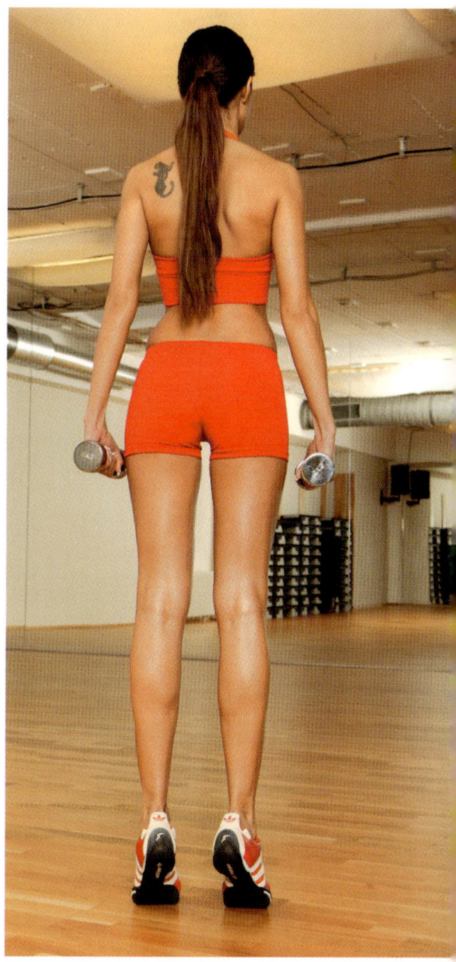

K 69: Fersenanheben einbeinig

Kräftigung:
★★ Wadenmuskulatur

Ausgangsposition:
Sie stehen gerade auf einem Bein, der Fuß ist nach vorne gerichtet. Die Arme hängen neben dem Körper, in den Händen halten Sie Kurzhanteln. Spannen Sie die Bauch- und die Gesäßmuskulatur an.

Übungsdurchführung:
Bewegen Sie die Ferse so hoch wie möglich und halten Sie kurz die Position. Dann senken Sie die Ferse, ohne sie abzusetzen, damit die Muskulatur in Spannung bleibt. Führen Sie die Übung ohne Schwung aus, da die Bewegung ausschließlich über die Kraft der Wadenmuskulatur erfolgen muss.

Variante:
Einsteiger üben ohne Zusatzgewicht. Auch können sie sich an einem Gegenstand abstützen. Mit fortschreitender Trainingserfahrung können sie die Übung freihändig durchführen und dazu die Hände in die Hüften stemmen.

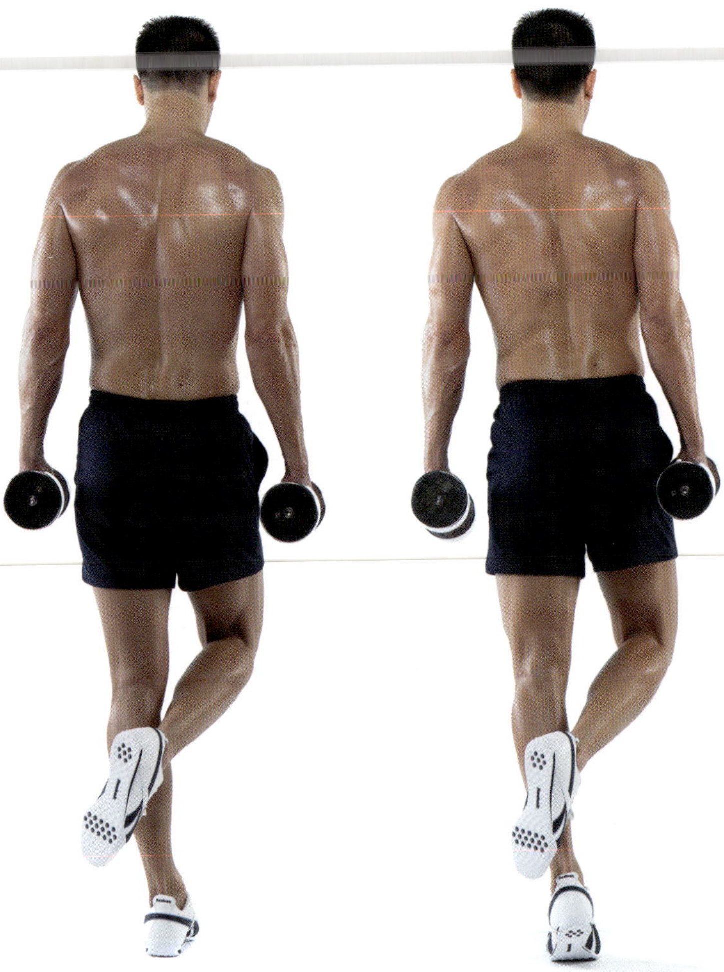

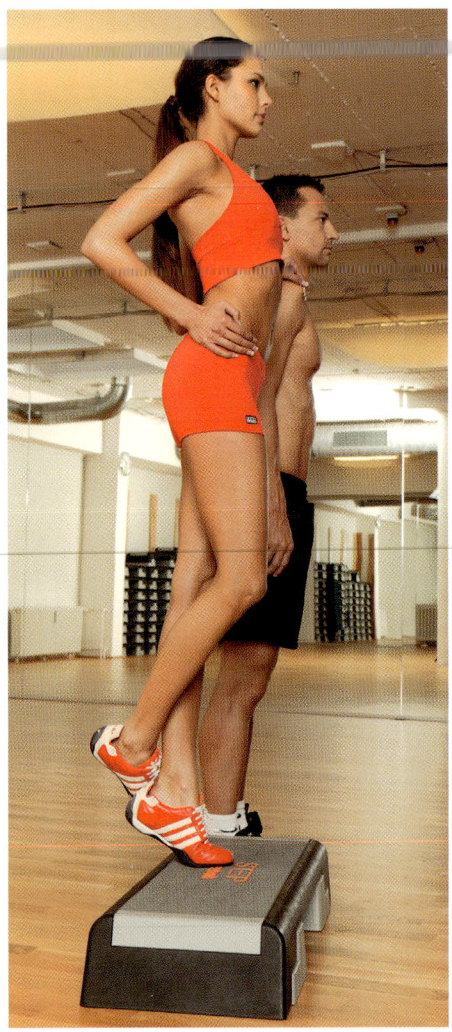

K 70: Fersenanheben an Maschine

Kräftigung:
★★ Wadenmuskulatur

Ausgangsposition:
Sie liegen auf dem Gerät, die Fußballen sind auf der Platte, etwa hüftbreit auseinander. Die Schultern befinden sich an den Polstern und der Rücken liegt vollständig auf. Beugen Sie die Beine etwas und spannen Sie die Bauchmuskulatur an, um die Position zu stabilisieren.

Übungsdurchführung:
Heben Sie die Fersen in einer gleichmäßigen Bewegung so hoch wie möglich an und halten Sie kurz die Position. Dann senken Sie die Fersen langsam, jedoch nur soweit, dass die Wadenmuskulatur in Spannung bleibt. Führen Sie die Übung ohne Schwung aus, da die Bewegung ausschließlich über die Kraft der Wadenmuskulatur erfolgen muss.

Variante:
Es gibt auch Maschinen für das Wadentraining, bei denen das Anheben der Fersen im Sitz oder Stand erfolgt.

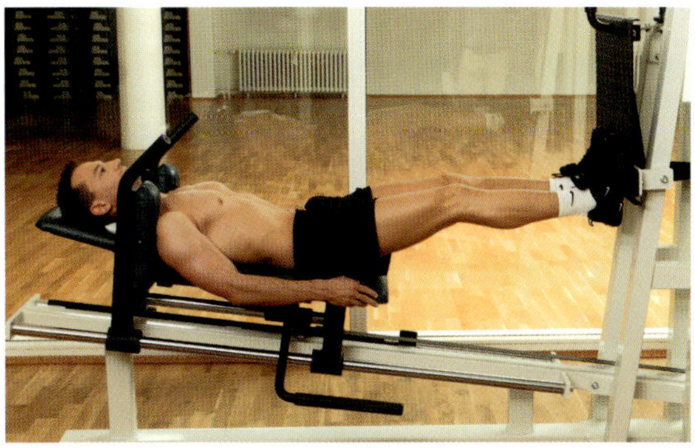

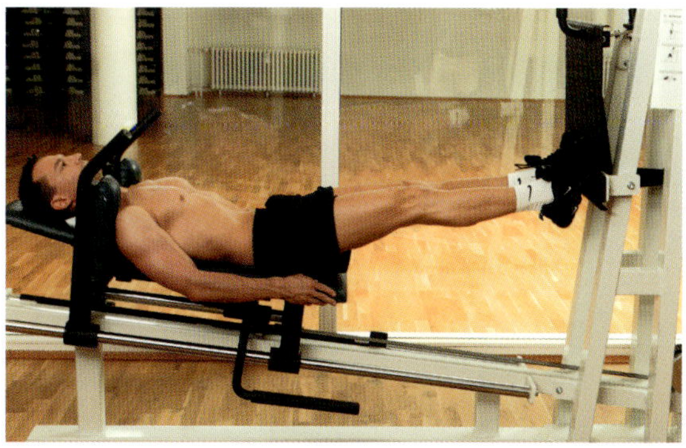

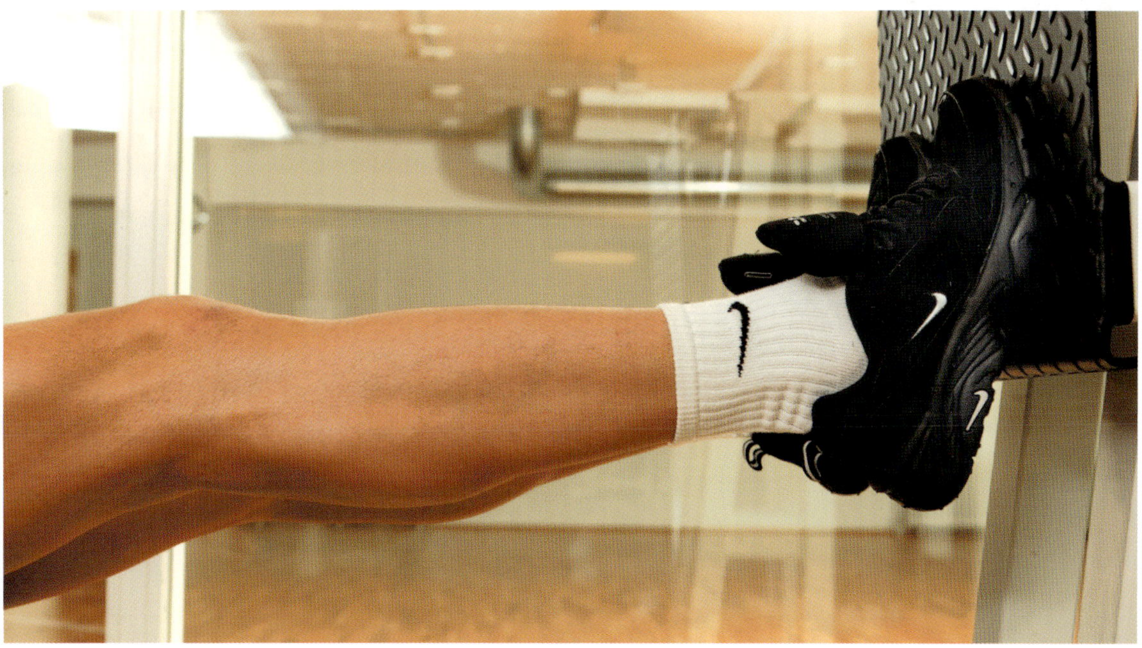

Teil IV: Beweglichkeit

Mit Dehnübungen lösen Sie Verspannungen der Muskulatur. Nutzen Sie Dehnübungen, um sich auf eine Sportart vorzubereiten, da Sie durch das Beseitigen von Verspannungen die Verletzungsgefahr verringern und die Leistungsfähigkeit erhöhen. Dehnen Sie sich deshalb vor dem Kraft- und Ausdauertraining, ebenso wie vor jeder anderen Sportart. Nach dem Sport helfen die Dehnübungen, die Regenerationsprozesse zu beschleunigen und verhindern, dass Muskelverkürzungen entstehen.

Auch im Alltag lohnt das Durchführen von Dehnübungen. Infolge von Stress und dem Verrichten von einseitigen Tätigkeiten können Muskelverspannungen auftreten. Dehnen Sie die verspannte Muskulatur und vermindern so die Schmerzen und Bewegungseinschränkungen. Die Übungen können Sie überall machen: Im Büro ebenso wie zwischen anstrengender Gartenarbeit oder in der Fernsehpause. Führen Sie die Übungen aus und Sie werden sich anschließend wieder fit und wohl fühlen.

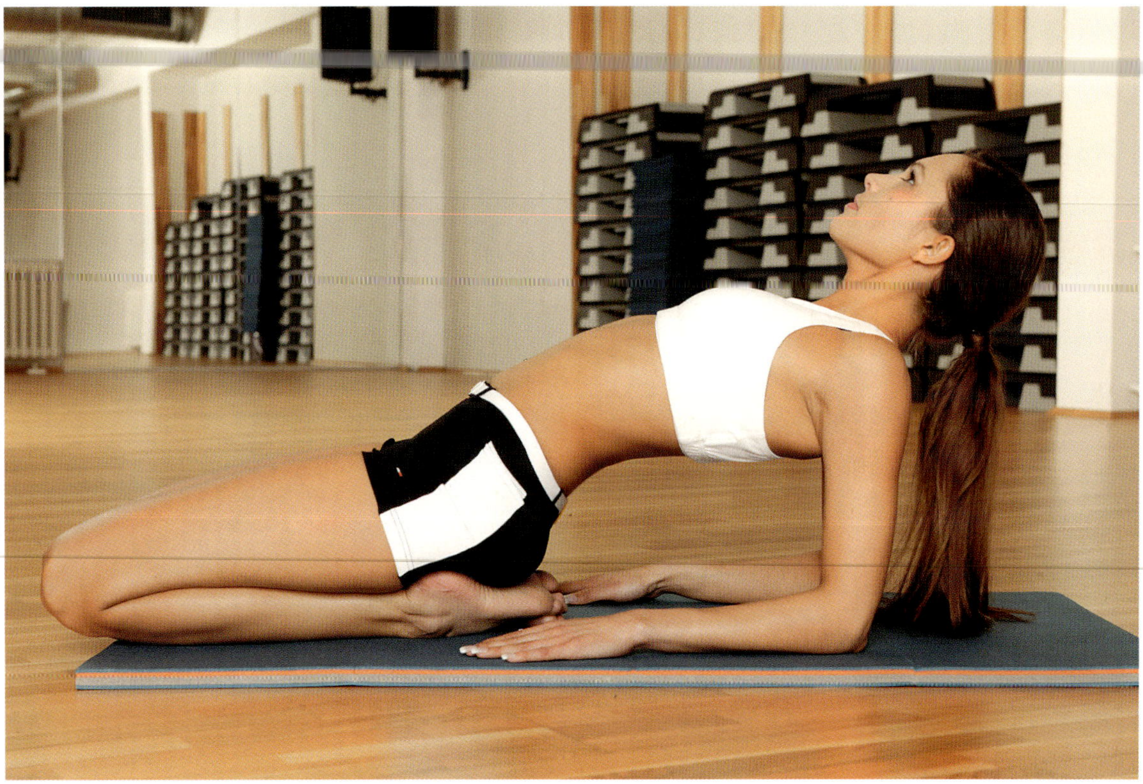

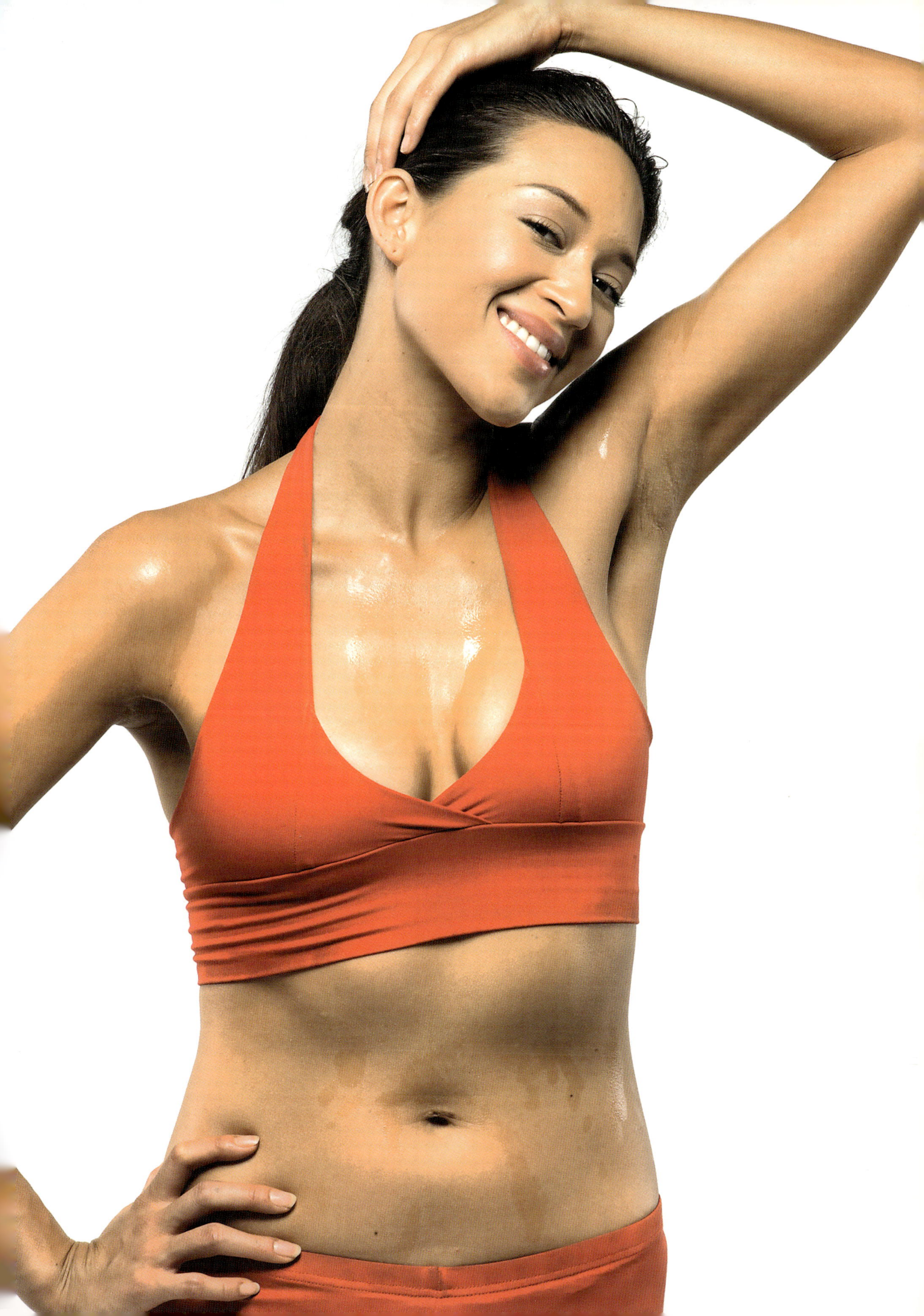

1. Grundlagen

Was heißt Dehnen?

Der Begriff »Dehnen« beschreibt das gezielte Ausführen von Übungen zur Verbesserung der Beweglichkeit. In diesem Buch wird darunter das langsame Einnehmen einer Position verstanden, bei der man einen leichten Dehnreiz spürt. In dieser Position wird dann durch das Ausführen der Dehnmethoden »Entspannen – Erweitern« oder »Anspannen – Entspannen – Erweitern« der Dehnreiz verringert und dadurch die Beweglichkeit vergrößert (siehe S. 134–136).

Entwicklung des Dehnens

Übungen zur Verbesserung der Beweglichkeit werden in einigen Kulturen schon seit vielen Jahrhunderten ausgeführt, beispielsweise im indischen Yoga oder in asiatischen Kampfkünsten. In der westlichen Welt wurde Anfang der 80er Jahre des 20. Jahrhunderts das Dehnen in Form der Methode »Stretching« populär. Als Pionier dieser Methode gilt Bob Anderson, der damals eine Bewegung in den Vereinigten Staaten auslöste, die sich weltweit verbreitete. Die heute übliche Ausprägungsform des Stretchings wird in diesem Buch unter dem Namen »Entspannen – Erweitern« vorgestellt.

Zahlreiche weitere Dehnmethoden wurden inzwischen ausprobiert, die unterschiedlichsten Dehntheorien wurden aufgestellt und wieder verworfen. Ein weiteres Dehnprinzip, die PNF-Methode (proprioceptive neuromuscular facilitation) hat sich dabei bewährt. Von dieser bestehen zahlreiche unterschiedliche Ausprägungsformen. Eine besonders effektive Variante wird in diesem Buch unter dem Namen »Anspannen – Entspannen – Erweitern« vorgestellt.

Heutzutage wird immer öfter im Alltag gedehnt. Das Dehnen ist als Alternative zu anderen Entspannungsmethoden akzeptiert. Zahlreiche Übende nutzen die Prinzipien »Entspannen – Erweitern« und »Anspannen – Entspannen – Erweitern« zu

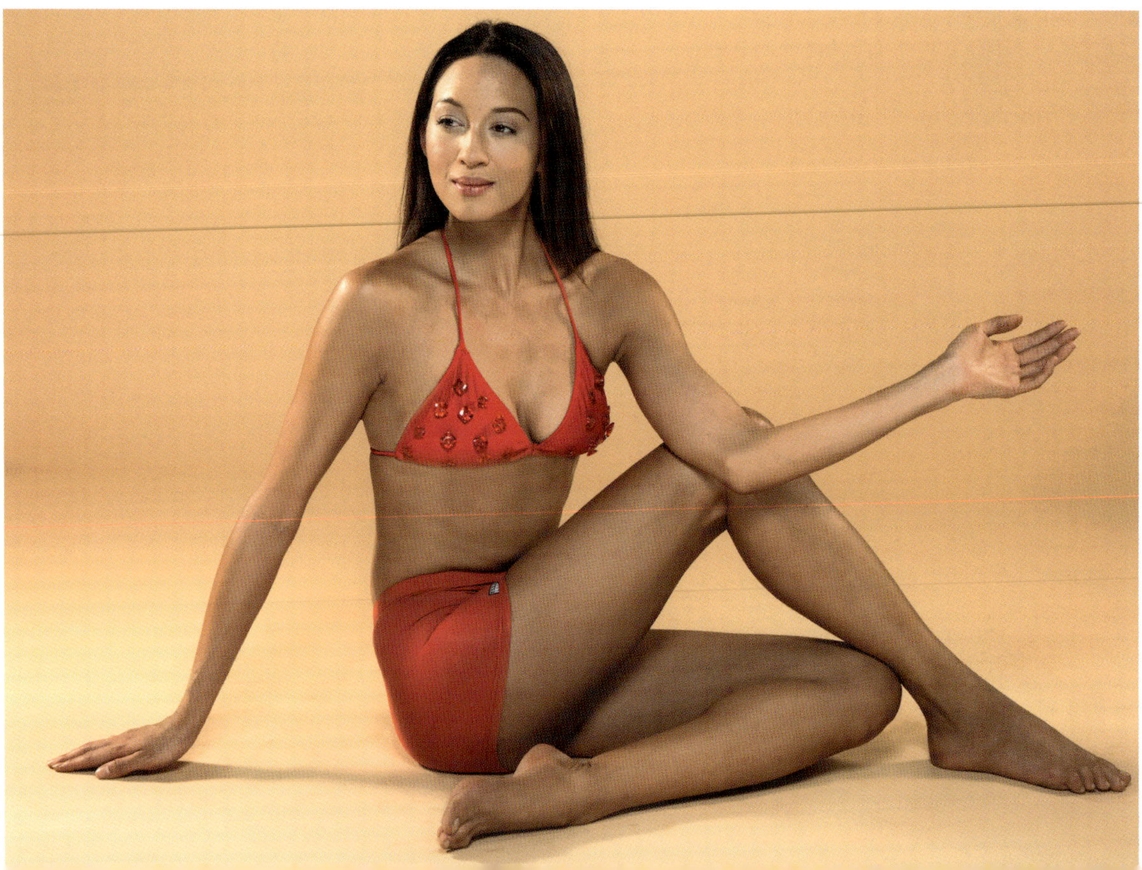

Hause, in Arbeitspausen und unterwegs, um Verspannungen zu lösen.
Im Leistungssport hat sich das Dehnen vollständig etabliert. Weltweit und in jeder Sportart nutzen Sportler eine der beiden in diesem Buch vorgestellten Dehnprinzipien. Fußballer dehnen sich ebenso wie Leichtathleten, Tennisspieler oder Kraftsportler. Jedem Athleten sind mittlerweile die positiven Dehneffekte bekannt. Auch im Freizeitsport ist es üblich, sich zu dehnen. Hier kommt es jedoch oft zu Fehlern, sowohl in der Programmgestaltung als auch in der Ausführung einzelner Übungen. Dabei ist die Verletzungsgefahr der Aktiven keineswegs geringer als die von professionellen Sportlern.

Effekte des Dehnens

Lösen einzelner Verspannungen

Dehnen Sie immer dann, wenn Sie Verspannung der Muskulatur fühlen. Diese können aus Stress ebenso wie aus Überanstrengungen der Muskulatur resultieren. Auch die Ausführung von einseitigen Tätigkeiten kann zu Verkrampfungen führen. Durch Dehnen gehen Sie aktiv gegen diese Probleme vor und vermindern Schmerzen und Bewegungseinschränkungen. Auch im Büro ist es möglich, Dehnübungen auszuführen, ohne dabei die Arbeit unterbrechen zu müssen.

Entspannung und Körperwahrnehmung

Unser Leben ist darauf ausgerichtet, Leistung zu erbringen. Wir konzentrieren uns darauf, die vielfältigen Anforderungen zu erfüllen. Durch ständigen Stress und Leistungsdruck werden Körpersignale wie Müdigkeit und leichte Muskelverspannungen unterdrückt, bis starke Schmerzen, Krankheit oder Verletzung auftreten. Das Dehnen hilft uns, körperlich loszulassen, zu entspannen und zu regenerieren, und fördert so das allgemeine Wohlbefinden. Die Haltung verbessert sich ebenso wie die Ausdrucksfähigkeit des Körpers. Außerdem entwickeln Sie durch Dehnübungen ein besseres Körpergefühl und können so Körpersignale und Warnzeichen frühzeitig wahrnehmen.

Verletzungsvorbeugung im Sport

Dehnen Sie vor jeder sportlichen Betätigung, um Ihren Körper vorzubereiten. Beispielsweise ermöglichen Dehnübungen vor dem Laufen dem Fuß einen größeren Bewegungsspielraum und verhindern zahlreiche Verletzungen. Wenn Sie vor einer sportlichen Tätigkeit verspannte Muskeln spüren, müssen Sie diese besonders intensiv dehnen. Ansonsten sind Sie durch die Verspannung in der Bewegung eingeschränkt und somit verletzungsanfällig.

Leistungsverbesserung im Sport

Gedehnte Muskulatur ermöglicht, dass die Bewegungen reibungslos ablaufen und nicht von Verspannungen beeinträchtigen werden. In Folge davon reduziert sich auch der Energieverbrauch und die Athleten bleiben während dem Sport länger leistungsfähig. Generell können in zahlreichen Sportarten durch einen größeren Bewegungsspielraum bessere Ergebnisse erreicht werden. Beispielsweise müssen Turner einen Spagat beherrschen, um zahlreiche Figuren auszuführen. Außerdem sollten bei Sportarten, die mit Unterbrechungen ausübt werden, z. B. Weitspringen, immer wieder einige Dehnungen eingesetzt werden. Dies stellt sicher, dass die Muskeln nicht verkrampfen und leistungsbereit bleiben.

Schnelle Regeneration nach dem Sport

Intensive Belastung der Muskulatur beim Sport bewirkt, dass die aktivierte Muskulatur verspannt und sich zusammenzieht. Durch anschließendes Dehnen entspannen Sie die Muskulatur, wodurch sich die Regenerationsprozesse beschleunigen, z. B. wird ein zügiger Abbau der produzierten Milchsäure ermöglicht. Außerdem verhindern Sie dadurch, dass Muskelverkürzungen entstehen. Beispielsweise haben sich vor einigen Jahren zahlreiche Kraftsportler noch nicht gedehnt, weshalb sich die Athleten aufgrund von Muskelverkürzungen nur eingeschränkt bewegen konnten.

Wann dehnen?

Dehnen können Sie sich grundsätzlich so oft Sie wollen. Bemerken Sie an sich verspannte Muskulatur, dehnen Sie diese und fühlen Sie, wie sich die Verspannung löst. Auch ein Ganzkörper-Programm können Sie häufig nutzen. Das Dehnen regeneriert den Körper, weshalb Sie keine Ruhepausen zwischen den einzelnen Trainingstagen einhalten müssen.
Im Sport müssen Sie sich immer in der Aufwärm- und Abwärmphase dehnen (siehe S. 34–36). Wenn Sie den üblicherweise zum Aufwärmen vorgesehenen Dehnzeitraum von einigen Minuten auf mindestens 20 Minuten verlängern, werden Sie schon nach wenigen Wochen Verbesserungen der Beweglichkeit feststellen.

Regeln

Dehnen ist kein sportlicher Wettkampf. Sie sollen sich dabei wohlfühlen und den Körper entspannen. Nur durch regelmäßiges Training nach diesem Prinzip verbessert sich die Beweglichkeit des Körpers. Zielsetzung ist es, die Muskelspannungen zu verringern, was Sie durch regelmäßiges Dehnen und Entspannen der Muskulatur erreichen. Konzentrieren Sie sich jedoch auf die schnelle und deutliche Verbesserung der Dehnposition, besteht die Gefahr, dass Sie sich verletzen. Beim Dehnen sind einige Regeln zu beachten, deren Einhaltung die positiven Dehneffekte sicherstellt.

Stabile und bequeme Ausgangsposition
Nehmen Sie eine stabile Ausgangsposition ein, damit Sie sich vollständig auf die Dehnung konzentrieren können. Besonders bei einer hohen Dehnintensität kann Wackeln dazu führen, dass Sie die optimale Position überschreiten und sich verletzen. Außerdem muss die Ausgangsposition als bequem empfunden werden, um entspannen zu können und ein optimales Dehnergebnis zu erreichen.

Langsame und vorsichtige Bewegungen
Bewegen Sie sich langsam und vorsichtig, um den richtigen Dehnreiz zu finden. Ruckartige Bewegungen können zu schwerwiegenden Verletzungen führen. Lösen Sie sich anschließend ebenso vorsichtig aus der Dehnposition.

Eigenes Leistungsvermögen ist entscheidend
Das eigene Leistungsvermögen entscheidet über die Dehnposition. Versuchen Sie nicht, die gleiche Position wie Ihr Trainingspartner oder die Darsteller im Buch einzunehmen, da jeder Mensch andere körperliche Voraussetzungen hat. Außerdem werden Sie feststellen, dass die eigene Muskelspannung von Tag zu Tag unterschiedlich ist. Begeben Sie sich langsam in die Ausgangsstellung und erweitern Sie diese, bis Sie eine leichte Dehnspannung spüren. Konzentrieren Sie sich dabei ganz auf Ihre Muskulatur und achten Sie auf die Körpersignale.

Keine Schmerzen
Sie dürfen niemals versuchen, eine Dehnposition mit Gewalt zu erreichen. Sobald Sie Schmerzen spüren, müssen Sie umgehend die Dehnspannung verringern. Ansonsten verhärtet sich der Muskel weiter, statt sich zu lockern. Nur wenn Sie den entspannten Muskel langsam an eine neue Dehnposition gewöhnen und dies regelmäßig ausführen, wird sich Ihre Beweglichkeit verbessern.

Gleichmäßige Atmung
Atmen Sie während dem Dehnen langsam und gleichmäßig und entspannen Sie den Körper beim Ausatmen. Achten Sie darauf, wie die Spannung in der Muskulatur nachlässt. Erweiterungen der Dehnposition werden während des Ausatmens vorgenommen.

Konzentration auf die zu dehnende Muskulatur
Sie müssen sich vollständig auf die zu dehnende Muskulatur konzentrieren. Sie dürfen sich nicht unter dem Einfluss von starken Medikamenten, Drogen oder Alkohol befinden, da die eingeschränkte Wahrnehmung zu Fehleinschätzungen in der Dehnposition und dadurch zu Verletzungen führen kann. Sie können entspannende Musik einsetzen, wenn Ihnen diese beim Konzentrieren hilft.

Entspannen der Muskulatur beim Dehnen
Nachdem Sie die richtige Ausgangsposition gefunden haben, konzentrieren Sie sich auf den zu dehnenden Muskel und entspannen ihn und die gesamte Muskulatur. Achten Sie darauf, wie die Spannung nachlässt. Bei der Methode »Anspannen – Entspannen – Erweitern« müssen Sie den Muskel zuerst anspannen, bevor Sie ihn entspannen. Nach dem Verlassen der Dehnposition nehmen Sie bewusst wahr, wie sich ein angenehmes Gefühl in der gedehnten Muskulatur ausbreitet.

Beidseitig und alle wichtige Muskelgruppen dehnen
Um sich auf eine Sportart vorzubereiten, sollten Sie alle Muskelgruppen dehnen, die in dieser belastet werden. Ist es jedoch das Ziel, eine einzelne Verspannung zu mindern, z. B. während der Schreibtischarbeit, genügt es, die entsprechende Muskelgruppe zu dehnen. Die Übungen sind für beide Körperseiten auszuführen. Wenn eine Körperseite weniger beweglich als die andere ist, dehnen Sie die »schlechtere« Seite zuerst.

Abwechselnd Muskel und Gegenmuskel dehnen
Es empfiehlt sich, nach der Dehnung eines Muskels eine Übung für dessen Gegenspieler auszuführen. Dehnen Sie beispielsweise zuerst den vorderen und dann den hinteren Oberschenkelmuskel. Verfahren Sie so für alle Muskelgruppen. Wenn es keinen direkten Antagonisten gibt, orientieren Sie sich an der Reihenfolge der Muskelgruppen in diesem Buch.

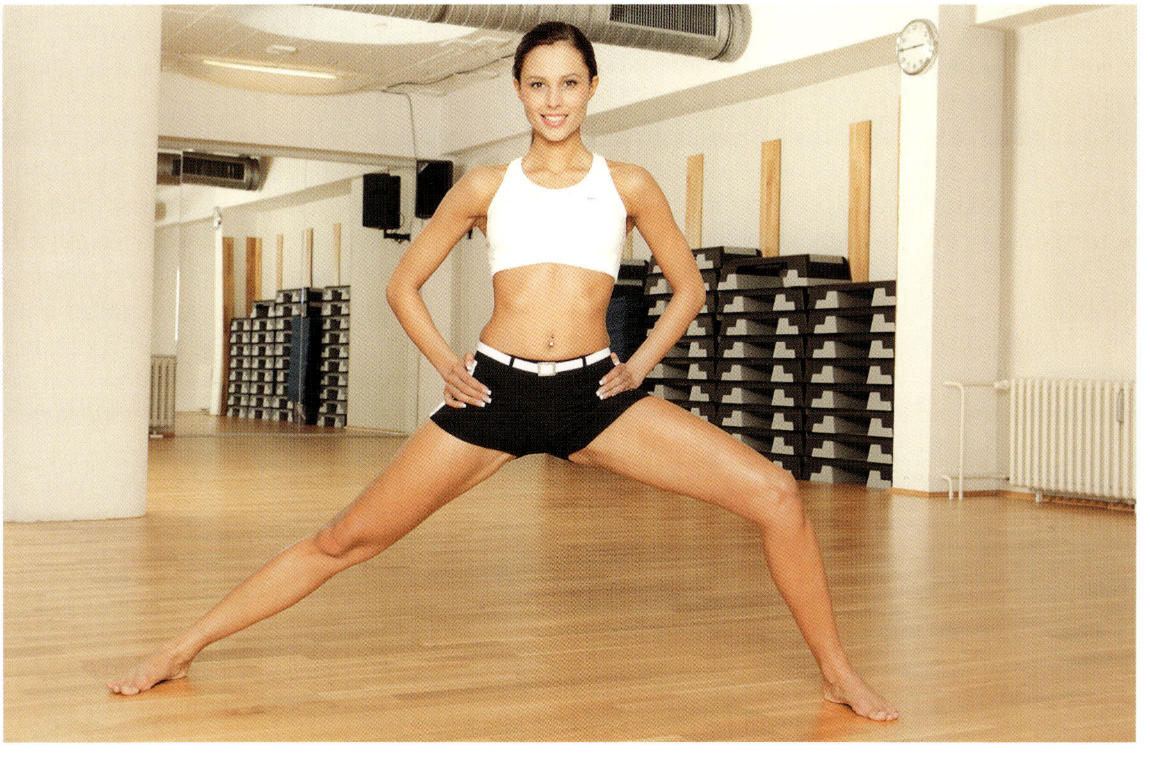

Dehnungen mit eigenem Körpergewicht zuletzt
Wenn Sie zur Dehnung das eigene Körpergewicht einsetzen, z. B. bei *D 29: Grätschstand,* müssen Sie äußerst vorsichtig vorgehen. Intensive Dehnpositionen sollten bei solchen Übungen erst dann eingenommen werden, wenn Sie bereits Dehnungen für diese Muskelgruppe ausgeführt haben.

Regelmäßig dehnen
Führen Sie regelmäßig Dehnübungen aus, um Ihre Beweglichkeit langfristig zu erhalten beziehungsweise zu verbessern. Fitnesssportler sollten mindestens zweimal wöchentlich ihre Muskulatur dehnen, Leistungssportler sogar täglich. Durch regelmäßiges Dehnen verbessert sich die Beweglichkeit des Körpers kontinuierlich. Wird hingegen eine zu lange Pause zwischen zwei Trainingseinheiten gelassen, nimmt die Beweglichkeit des Körpers wieder ab.

2. Dehnmethoden

Die Dehnübungen in diesem Buch können nach den Methoden »Entspannen - Erweitern« und »Anspannen – Entspannen – Erweitern« ausgeführt werden. Testen Sie beide Varianten und nutzen Sie langfristig diejenige, bei der Ihnen die Muskelentspannung am besten gelingt. Beide Methoden sind effektiv, welche sich aber am besten für Sie eignet, hängt von Ihrem eigenen Empfinden ab. Testen Sie aber von Zeit zu Zeit wieder die Anwendung der anderen Variante.

Methode »Entspannen – Erweitern«

(Leichtes und fortschreitendes Dehnen)

Diese Dehnmethode wurde von Bob Anderson verbreitet. Darin wird das Dehnen in zwei Phasen unterteilt: das leichte und das fortschreitende Dehnen (vgl. Anderson 1996, S. 16–20). Achten Sie beim Ausführen der Übungen darauf, dass Sie gleichmäßig atmen, sich auf die zu dehnende Muskulatur konzentrieren und diese entspannen.
In der **ersten Dehnphase** nehmen Sie vorsichtig eine Position ein, in der Sie einen leichten Dehnreiz spüren. Halten Sie diese Stellung für einige Sekunden und entspannen Sie bewusst den Muskel. Über die exakte Dauer gibt es verschiedene Auffassungen. Der Autor empfiehlt Ungeübten, lautlos auf 20 Sekunden zu zählen und so lange in der Stellung zu bleiben. Mit fortschreitender Dehnerfahrung orientieren Sie sich an dem eigenen Körperempfinden und nicht mehr an der Zeitdauer. Die Dehnspannung sollte nach kurzer Zeit etwas nachlassen. Auch wenn Sie das nicht spüren, sollten Sie sich in der Position wohlfühlen und entspannen können. Ist dies nicht der Fall, müssen Sie etwas nachgeben und die Spannung verringern.
In der **zweiten Dehnphase** intensivieren Sie die Position, bis Sie einen erneuten Reiz spüren. Anschließend halten Sie diese Stellung für etwa 20 Sekunden. Auch die erweiterte Position müssen Sie als angenehm empfinden, sonst müssen Sie diese korrigieren.
Zum Abschluss bewegen Sie sich vorsichtig aus der Dehnposition heraus.

Dehnungsdurchführung:

- Bringen Sie den Muskel langsam in eine Position, in der Sie einen leichten Dehnreiz spüren.
- Halten Sie ihn etwa 20 Sekunden in dieser Stellung (1. Phase).
- Erweitern Sie die Dehnung, bis Sie eine erneute Spannung spüren. Halten Sie auch diese Stellung etwa 20 Sekunden (2. Phase).
- Lösen Sie sich vorsichtig aus der Dehnung.

Methode »Anspannen – Entspannen – Erweitern«

Diese Dehnmethode kann von Fortgeschrittenen genutzt werden, die bereits ein hinreichend feines Muskelgefühl entwickelt haben. Es gibt ähnliche Varianten mit unterschiedlichen Zeitangaben, aber auch Kombinationen dieser Methode mit anderen, welche beispielsweise in der Rehabilitation von Sportverletzungen genutzt werden. Die folgende Dehnmethode hat sich dem Autor ebenso wie zahlreichen seiner Trainingspartner aus dem professionellen Kampfsport- und Fitnessbereich in jahrelangen Tests als am wirkungsvollsten gezeigt.

Mit dem »Anspannen – Entspannen – Erweitern« lassen sich besonders gut Verkürzungen und Verkrampfungen der Muskulatur beseitigen. Sportler nutzen es häufig zur gezielten Beweglichkeitsverbesserung. Außerdem können Geübte durch den Einsatz dieser Methode die Aufwärmphase im Training verkürzen, da durch die Anspannung die Durchblutung gesteigert und somit die Muskulatur erwärmt wird. Nach dem Training darf diese Methode jedoch nur sehr vorsichtig angewendet werden, da ansonsten Muskelkrämpfe zu befürchten sind.

In der **ersten Dehnphase** bewegen Sie sich langsam in eine Position, in der Sie einen leichten Dehnreiz spüren. Spannen Sie den zu dehnenden Muskel mit mittlerer Intensität gegen einen Widerstand, ohne die Position zu verändern. Je nach Ausgangsstellung kann dies beispielsweise eine Wand, ein Boden oder ein Trainingspartner sein. Die Spannung kann aber auch gegen einen imaginären Widerstand erfolgen. Es gibt unterschiedliche Auffassungen darüber, wie lange und mit welcher Intensität das Anspannen ausgeführt werden soll. So wird beispielsweise empfohlen, die Anspannung über 1–2 Sekunden mit voller Intensität zu halten. Dies führt aber zu hoher Verletzungsgefahr und außerdem ist es schwierig, in so kurzer Zeit den Muskel vollständig zu aktivieren. Der Autor empfiehlt eine Anspannungsdauer von etwa 5 Sekunden mit mittlerer Intensität. Anschließend entspannen Sie den aktivierten Muskel für etwa 1–3 Sekunden, wobei die genaue Dauer davon abhängig ist, wie schnell Ihnen die Entspannung gelingt.

In der **zweiten Dehnphase** intensivieren Sie die Position, bis Sie einen erneuten Reiz spüren. Dann halten Sie diese Stellung kurz, bevor Sie den zu dehnenden Muskel wieder anspannen und entspannen und die Position erweitern. Dieser Vorgang sollte mindestens einmal, kann aber auch häufiger ausgeführt werden. Bei jedem Durchgang wird die mögliche anschließende Erweiterung der Dehnposition geringer, bis schließlich nahezu keine mehr erkennbar ist.

Dehnungsdurchführung:

- Bringen Sie den Muskel langsam in eine Position, in der Sie einen leichten Dehnreiz spüren.
- Spannen Sie den zu dehnenden Muskel etwa 5 Sekunden mit mittlerer Intensität gegen einen realen oder imaginären Widerstand, ohne die Gelenkstellung zu verändern (1. Phase).
- Entspannen Sie den Muskel etwa 1–3 Sekunden, ohne die Position zu verlassen.
- Erweitern Sie die Dehnung, bis Sie einen erneuten Reiz spüren, und halten Sie diese Stellung für wenige Sekunden (2. Phase).
- Anschließend führen Sie erneut die 1. Phase aus.
- Lösen Sie sich vorsichtig aus der Dehnung.

Anspannen der Muskelgruppe:

Machen Sie sich bewusst, wo genau der Dehnreiz erfolgt. Spannen Sie nun die gereizte Muskelgruppe an. Die Spannung erfolgt entgegen der Richtung, in welcher der Körper bewegt wird. Eine tatsächliche Bewegung des Gelenks erfolgt aber nicht. Wenn Sie stattdessen beim Anspannen den Körper in Richtung der Ausgangsposition zurückbewegen, ist es anschließend nicht möglich, eine Erweiterung der Dehnposition vorzunehmen.

Übungsfolge

Die Dehnübungen in diesem Buch sind nach Muskelgruppen geordnet. Der Autor und viele seiner Sportpartner trainieren nach der folgenden Reihenfolge.
Das Dehnprogramm wird mit der Hals- und Nackenmuskulatur begonnen. Einige Autoren empfehlen, mit den großen Muskeln, z. B. den Beinen, zu starten. Es ist jedoch einfacher, sich auf das Dehnprogramm zu konzentrieren, wenn Sie zuerst die Verspannungen in der Nackenmuskulatur lösen und dann wie unten beschrieben fortfahren.
Jeder Geübte wird sich aber im Laufe der Zeit ein Dehnprogramm zusammenstellen, das seinen individuellen Bedürfnissen entspricht. Dabei ist darauf zu achten, dass alle Muskelgruppen integriert werden. Dehnen Sie auch immer zuerst eine Muskelgruppe isoliert, bevor Sie diese in eine Komplexübung einbauen. Es ist beispielsweise zuerst die Wadenmuskulatur zu dehnen, bevor eine Komplexübung für die rückwärtige Beinmuskulatur gemacht wird. So vermeiden Sie, dass die Wadenmuskulatur die Ausführungsintensität einschränkt. Im Unterschied dazu wird im Krafttraining zuerst die Komplexübung ausgeführt, um zu vermeiden, dass eine Muskelgruppe bereits übermüdet ist und es aufgrund dessen zu Ausweichbewegungen kommt.

Es empfiehlt sich, zur Dehnung der wichtigsten Muskelgruppen nach folgender Reihenfolge vorzugehen:
Nackenmuskulatur
Brust- und vordere Oberarmmuskulatur
Schulter- und hintere Oberarmmuskulatur
Bauchmuskulatur
Rückenmuskulatur
Wadenmuskulatur
Vordere Oberschenkelmuskulatur
Hintere Oberschenkelmuskulatur
Innere Oberschenkelmuskulatur
Äußere Oberschenkel- und Gesäßmuskulatur

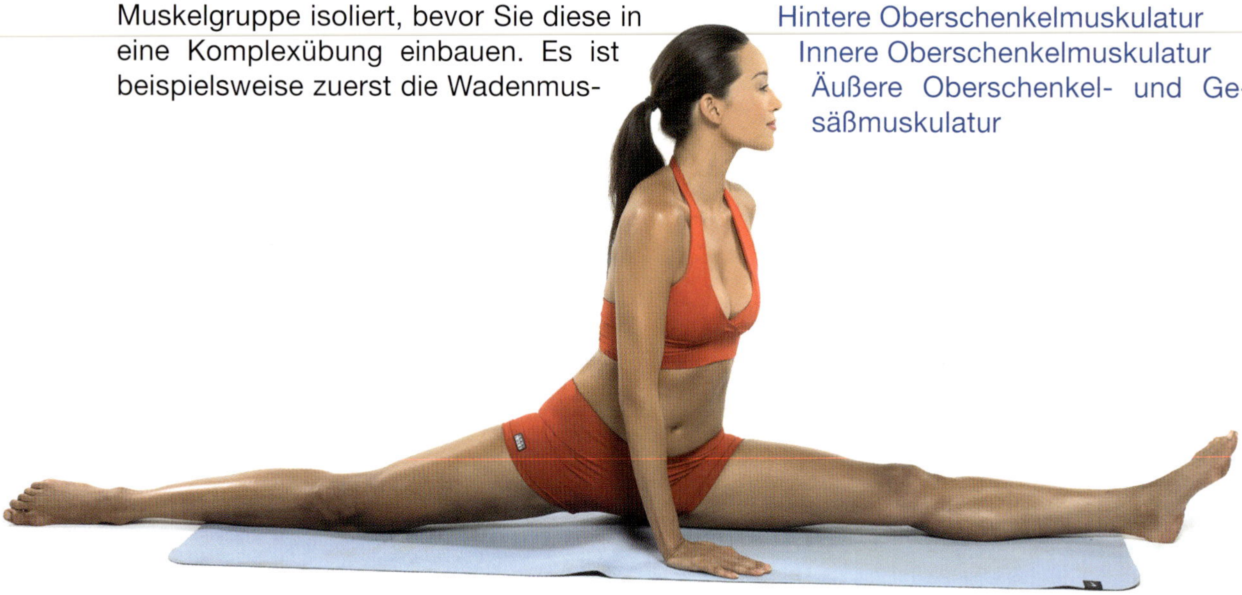

3. Übungen für den Oberkörper

In diesem Abschnitt lernen Sie die wichtigsten Übungen zum Dehnen des Oberkörpers kennen. Beginnen Sie Ihr Dehnprogramm, indem Sie zuerst die Verspannungen in der Nackenmuskulatur lösen. Dies hilft Ihnen, sich auf Ihr Dehnprogramm einzustellen. Dazu ist es notwendig, dass Sie die korrekte Ausgangsstellung einnehmen. Die Muskelgruppen auf den folgenden Seiten sind nach der empfohlenen Trainingsreihenfolge geordnet. Auch sind einige der Übersichtlichkeit wegen zusammengefasst. Nähere Informationen zu den Muskelgruppen finden Sie auf den Seiten 18–21.

Durchführung der Übungen

Die Pfeile auf den Übungsbildern zeigen die Bewegungsrichtung. In der Ausgangsposition nehmen Sie die Position ein, in der Sie einen leichten Dehnreiz spüren. Wenden Sie nun eine der beiden vorgestellten Dehnmethoden »Entspannen – Erweitern« oder »Anspannen – Entspannen – Erweitern« an (siehe S. 134–136) Die Anspannung der Muskulatur nach der Methode »Anspannen – Entspannen – Erweitern« wird entgegen der Dehnungsrichtung ausgeführt.
Auch wenn eine Übung nur für eine Körperseite beschrieben ist, werden immer beide Körperseiten gedehnt.

Übersicht der Dehnübungen für den Oberkörper

Die Nackenmuskulatur (D 1: Kopf zur Seite neigen, D 2: Kopf nach vorne schieben)

Die Brustmuskulatur und die vordere Oberarmmuskulatur (D 3: Brust vorschieben, D 4: Gestreckten Arm dehnen, D 5: Gestreckte Arme nach vorne ablegen)

Die Schultermuskulatur und die hintere Oberarmmuskulatur (D 6: Arm seitlich schieben, D 7: Schulterblätter greifen, D 8: Arm hinter dem Kopf nach unten drücken, D 9: Hände greifen hinter dem Kopf, D 10: Arme hinter dem Rücken strecken)

Die Bauchmuskulatur (D 11: Arme und Beine strecken, D 12: Gebeugte Beine zur Seite legen, D 13: Oberkörper nach oben drücken)

Die obere und die untere Rückenmuskulatur (D 14: Arme und Oberkörper strecken, D 15: Oberkörper seitlich neigen, D 16: Oberkörper vorziehen, D 17: Katzenbuckel)

Die Nackenmuskulatur

D 1: Kopf zur Seite neigen

Dehnung:
★★ Nackenmuskulatur

Ausgangsstellung:
Sie stehen aufrecht und der Kopf ist zur rechten Seite abgelegt. Ziehen Sie langsam den linken Arm nach unten, bis Sie einen leichten Dehnreiz in der linken Nackenseite spüren. Vermeiden Sie dabei, die linke Schulter hochzuziehen.

Entspannen – Erweitern:
Halten Sie diese Position und entspannen Sie bewusst die Muskulatur. Dabei atmen Sie gleichmäßig weiter. Wenn die Dehnspannung nach einigen Sekunden nachlässt, greifen Sie mit dem rechten Arm über den Kopf und ziehen ihn mit der Handfläche weiter nach rechts unten, bis Sie einen erneuten Reiz spüren.

Anspannen – Entspannen – Erweitern:
Greifen Sie mit der rechten Hand über den Kopf. Spannen Sie die linke Kopfseite gegen die Handfläche, ohne dabei die Kopfstellung zu verändern. Dann lösen Sie die Anspannung und entspannen kurz die aktivierte Muskulatur. Schließlich ziehen Sie den Kopf weiter nach rechts unten. Vermeiden Sie dabei, die linke Schulter hochzuziehen.

Variante:
Unterschiedliche Anteile der Nackenmuskulatur werden erreicht, indem der Arm nicht nach unten, sondern gebeugt hinter dem Rücken entlang gezogen wird. Diese Variante können Sie intensivieren, wenn Sie den Arm am Handgelenk fassen und hinter dem Rücken schräg nach unten ziehen.

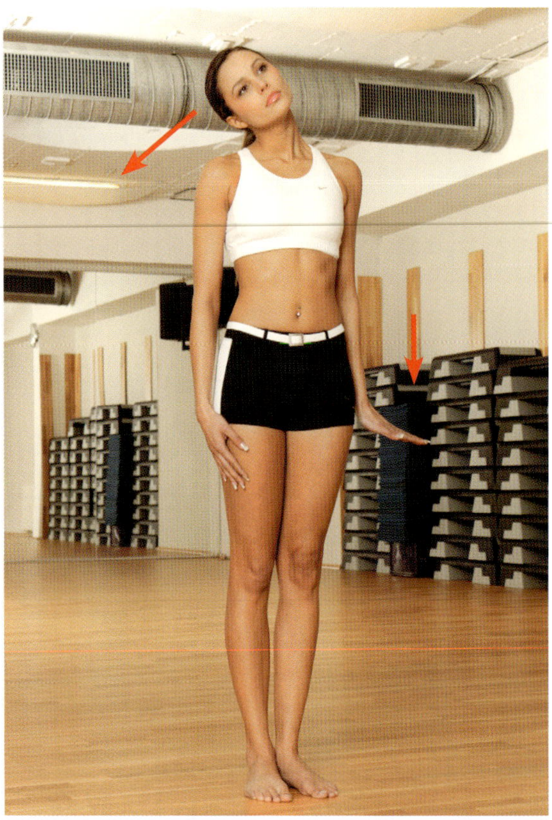

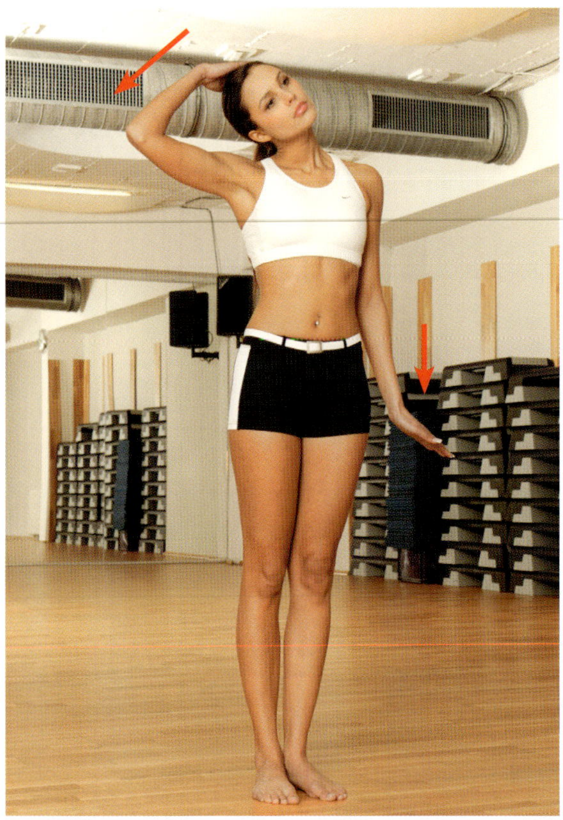

D 2: Kopf nach vorne schieben

Dehnung:
★★ Nackenmuskulatur

Ausgangsposition:
Stellen Sie sich aufrecht hin und beugen Sie den Kopf langsam nach vorne, bis Sie einen leichten Dehnreiz in der Nackenmuskulatur spüren. Gleichzeitig werden die Schultern etwas nach hinten und unten gezogen.

Entspannen – Erweitern:
Halten Sie diese Position und entspannen Sie bewust die Muskulatur. Dabei atmen Sie gleichmäßig weiter. Wenn die Dehnspannung nach einigen Sekunden nachlässt, schieben Sie mit den Handflächen den Hinterkopf nach unten, bis Sie einen erneuten Reiz spüren.

Anspannen – Entspannen – Erweitern:
Spannen Sie den Hinterkopf gegen die Handflächen, ohne die Kopfposition zu verändern. Dann lösen Sie die Anspannung und entspannen kurz die aktivierte Muskulatur. Schließlich schieben Sie den Kopf weiter nach unten.

Variante:
Sie können die Übung variieren, indem Sie den Kopf, statt ihn nach unten zu schieben, schräg nach oben ziehen, und so den Nacken lang machen. Manchen Trainierenden ist der Zug nach unten unangenehm, weshalb diese Variante von ihnen bevorzugt wird. Es ist jedoch nicht einfach, bei dieser Ausführung die optimale Dehnposition zu finden.

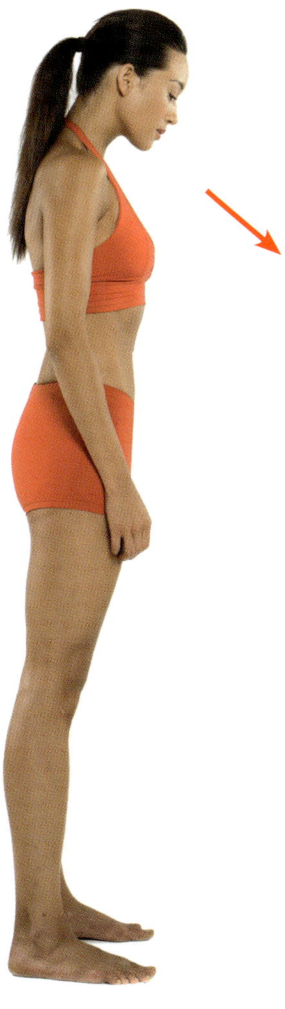

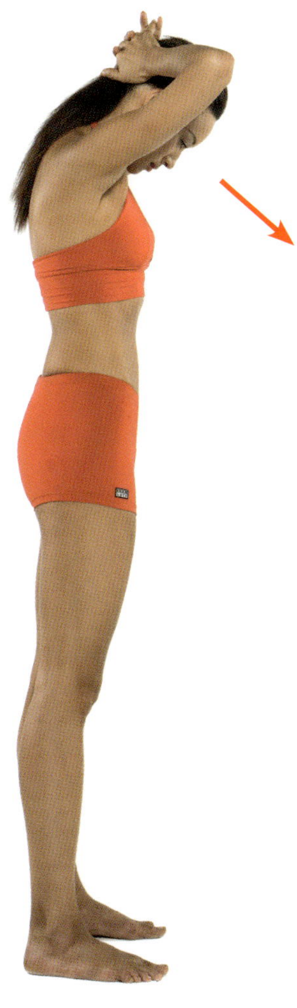

Die Brustmuskulatur und die vordere Oberarmmuskulatur

D 3: Brust vorschieben

Dehnung:
★★ Brustmuskulatur
★ vordere Oberarm- und vordere Schultermuskulatur

Ausgangsstellung:
Sie stehen aufrecht, die Beine sind hüftbreit auseinander und die Arme sind u-förmig angehoben. Schieben Sie den Brustkorb vor und bewegen gleichzeitig die Arme nach hinten, bis Sie einen leichten Dehnreiz spüren.

Entspannen – Erweitern:
Halten Sie diese Position und entspannen Sie bewusst die Muskulatur. Dabei atmen Sie gleichmäßig weiter. Wenn die Dehnspannung nach einigen Sekunden nachlässt, schieben Sie den Brustkorb etwas weiter vor, bis Sie einen erneuten Reiz spüren.

Anspannen – Entspannen – Erweitern:
Spannen Sie die Arme gegen einen imaginären Widerstand nach vorne, ohne jedoch dabei die Arme vor zu bewegen. Dann lösen Sie die Anspannung und entspannen kurz die aktivierte Muskulatur. Schließlich schieben Sie den Brustkorb etwas weiter vor.

Variante:
Wenn Sie die Arme gestreckt halten, intensivieren Sie die Dehnung der vorderen Oberarmmuskulatur.

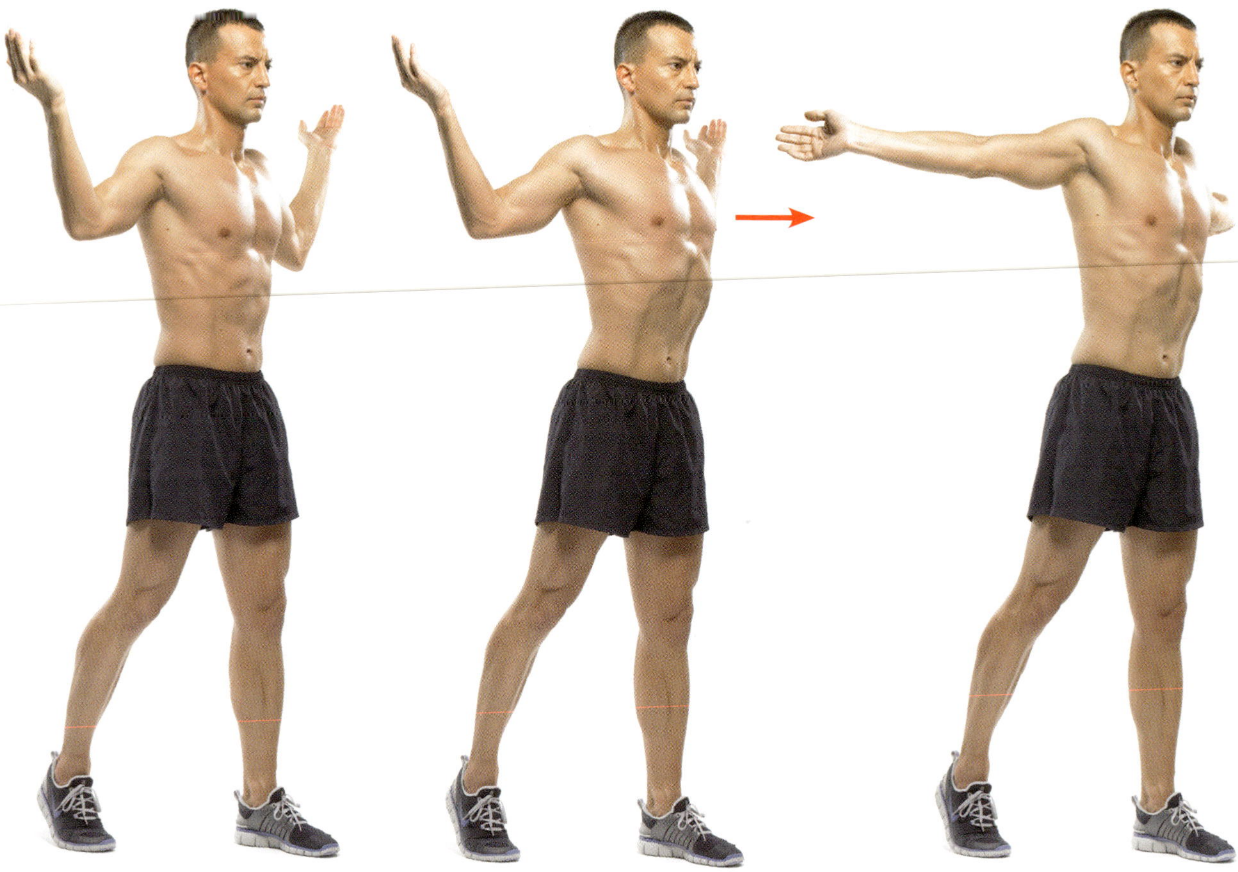

D 4: Gestreckten Arm dehnen

Dehnung:
★★ Brustmuskulatur, vordere Oberarm- und vordere Schultermuskulatur

Ausgangsstellung:
Sie stehen seitlich neben einem hohen Gegenstand oder Partner und drücken den gestreckten Arm in waagrechter Haltung mit der Handfläche dagegen. Bewegen Sie das innere Bein etwas nach vorne und drehen Sie gleichzeitig den Oberkörper vor, bis Sie einen leichten Dehnreiz in der Brustmuskulatur spüren.

Entspannen – Erweitern:
Halten Sie diese Position und entspannen Sie bewusst die Muskulatur. Dabei atmen Sie gleichmäßig weiter. Wenn die Dehnspannung nach einigen Sekunden nachlässt, drehen Sie den Oberkörper etwas weiter vor, bis Sie einen erneuten Reiz spüren.

Anspannen – Entspannen – Erweitern:
Spannen Sie den Arm gegen den Widerstand, ohne die Armposition zu verändern. Dann lösen Sie die Anspannung und entspannen kurz die aktivierte Muskulatur. Schließlich drehen Sie den Oberkörper weiter vor.

Variante:
Sie können anschließend einen Durchgang mit hoher und einen mit tiefer Armposition ausführen. So dehnen Sie unterschiedliche Anteile der Brustmuskulatur.
Wenn Sie die Hand mit der Handinnenseite statt mit der Handfläche anlegen, wird der Bizeps etwas stärker gedehnt.
Als Alternative können Sie ein Handtuch mit den nach hinten gestreckten Armen fassen. Je enger Sie greifen, desto intensiver ist die Dehnung.

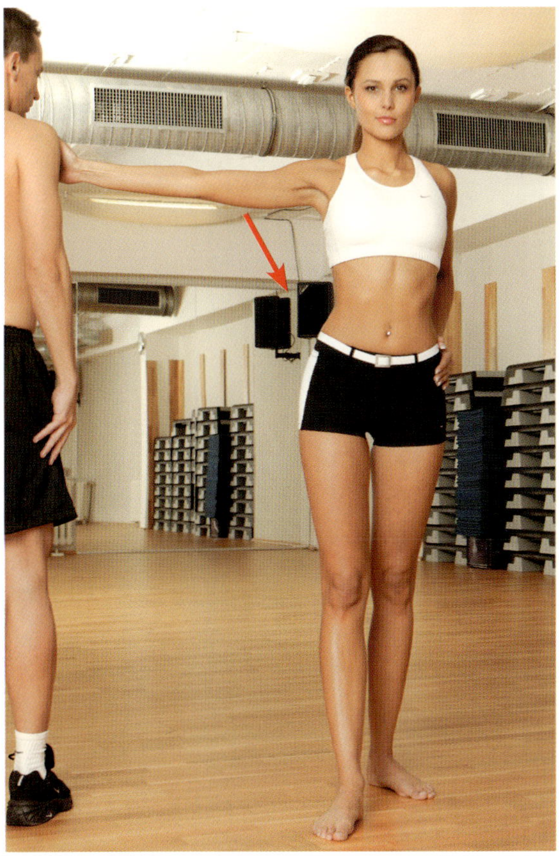

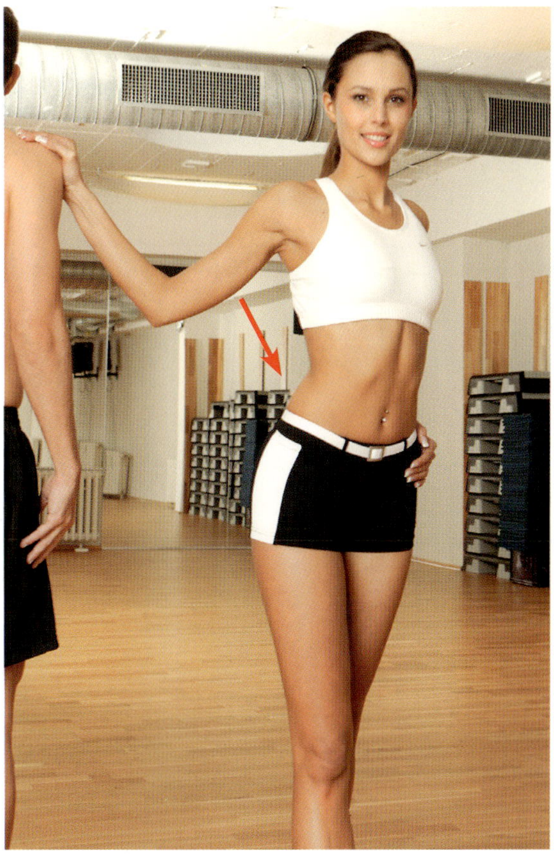

D 5: Gestreckte Arme nach vorne ablegen

Dehnung:
★★ Brust-, Schulter- und Rückenmuskulatur
★ vordere und hintere Oberarmmuskulatur

Ausgangsstellung:
Sie knien sich auf den Boden, strecken die Arme weit nach vorne und legen die Handflächen auf dem Boden ab. Konzentrieren Sie sich auf die Entspannung der Brustmuskulatur, und senken Sie dabei den Oberkörper nach unten, bis Sie einen leichten Dehnreiz spüren.

Entspannen – Erweitern:
Halten Sie diese Position und entspannen Sie bewusst die Muskulatur. Dabei atmen Sie gleichmäßig weiter. Wenn die Dehnspannung nach einigen Sekunden nachlässt, senken Sie den Oberkörper etwas tiefer, bis Sie einen erneuten Reiz spüren.

Anspannen – Entspannen – Erweitern:
Spannen Sie die Arme gegen den Boden, ohne dabei die Armposition zu verändern. Dann lösen Sie die Anspannung und entspannen kurz die aktivierte Muskulatur. Schließlich senken Sie den Oberkörper etwas tiefer.

Variante:
Sie können die Arme auch auf einen Stuhl auflegen.
Die Übung ist auch im Stand möglich. Dazu werden die Hände auf einen hüfthohen Gegenstand aufgelegt, die Beine sind etwa schulterbreit auseinander gestellt und die Kniegelenke leicht gebeugt. Wenn Sie die Beine strecken, wird auch die Muskulatur der Oberschenkelrückseite gedehnt.

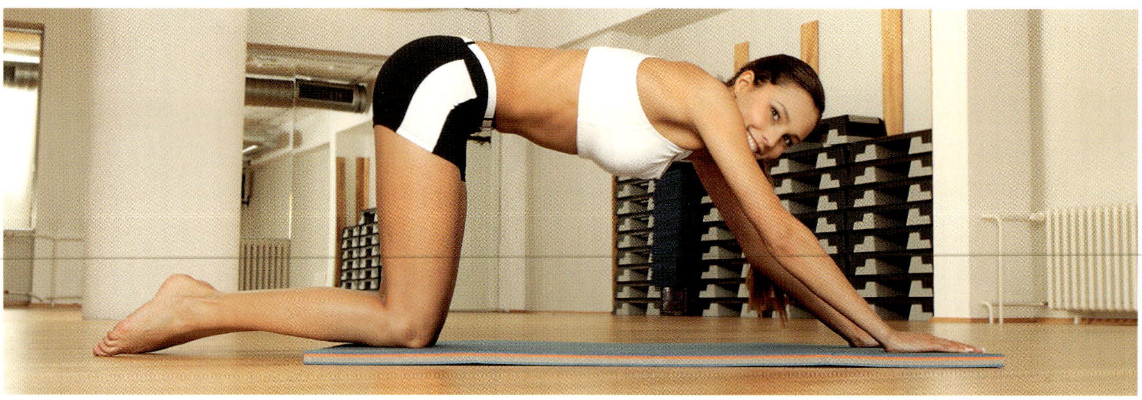

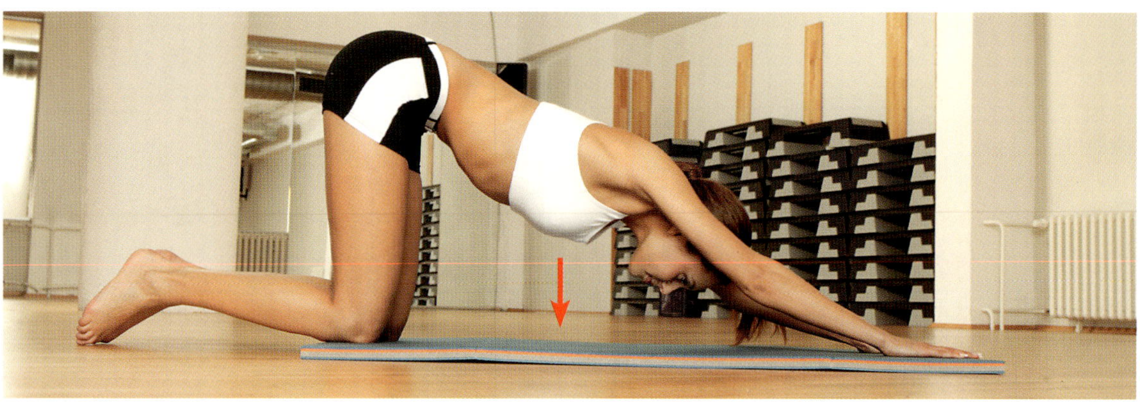

Die Schultermuskulatur und die hintere Oberarmmuskulatur

D 6: Arm seitlich schieben

Dehnung:

★★ seitlicher und hinterer Anteil der Schultermuskulatur

★ hintere Oberarm- und obere Rückenmuskulatur

Ausgangsstellung:
Sie stehen aufrecht und halten den rechten Arm in Schulterhöhe vor dem Körper. Mit der linken Hand fassen Sie oberhalb des Ellbogens und drücken so den rechten Arm am Kopf vorbei seitlich nach hinten, bis Sie einen leichten Dehnreiz spüren.

Entspannen – Erweitern:
Halten Sie diese Position und entspannen Sie bewusst die Muskulatur. Dabei atmen Sie gleichmäßig weiter. Wenn die Dehnspannung nach einigen Sekunden nachlässt, drücken Sie den Arm etwas weiter, bis Sie einen erneuten Reiz spüren.

Anspannen – Entspannen – Erweitern:
Spannen Sie den rechten Ellbogen in die linke Hand, ohne dabei die Ausgangsstellung zu verändern. Dann lösen Sie die Anspannung und entspannen kurz die aktivierte Muskulatur. Schließlich bewegen Sie den Arm etwas weiter.

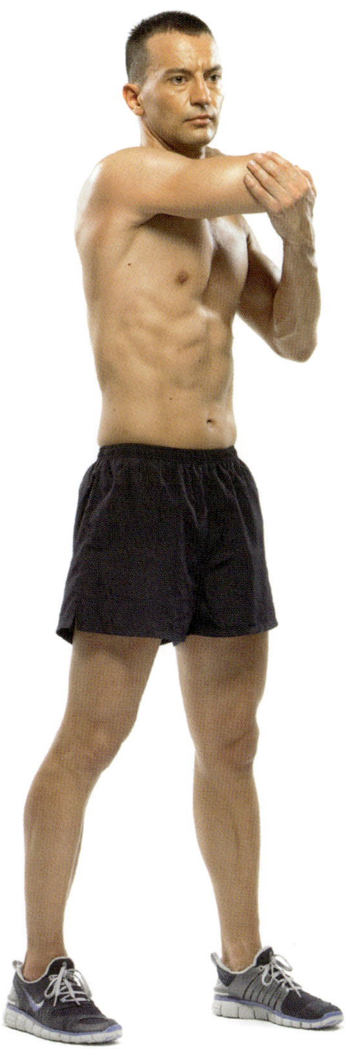

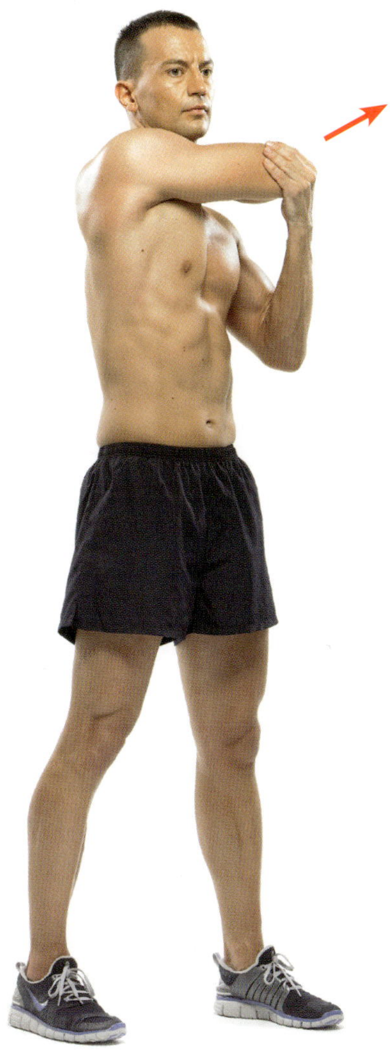

D 7: Schulterblätter greifen

Dehnung:
★★ Schultermuskulatur
★ obere Rückenmuskulatur

Ausgangsstellung:
Sie stehen aufrecht und führen die Hände gekreuzt in Richtung der Schulterblätter, bis Sie einen leichten Dehnreiz spüren. Die Oberarme bleiben dabei in waagrechter Position. Geübte halten sich an den Schulterblatträndern fest.

Entspannen – Erweitern:
Halten Sie diese Position und entspannen Sie bewusst die Muskulatur. Dabei atmen Sie gleichmäßig weiter. Wenn die Dehnspannung nach einigen Sekunden nachlässt, führen Sie die Hände etwas weiter, bis Sie einen erneuten Reiz spüren. Fortgeschrittene bewegen dann die Hände an den Schulterblatträndern entlang.

Anspannen – Entspannen – Erweitern:
Spannen Sie die Schulterblätter auseinander, ohne dabei die Armposition zu verändern. Dann lösen Sie die Anspannung und entspannen kurz die aktivierte Muskulatur. Schließlich bewegen Sie die Hände etwas weiter.

Variante:
Die Übung wird intensiviert, wenn Sie den Schultergürtel etwas nach vorne unten ziehen.

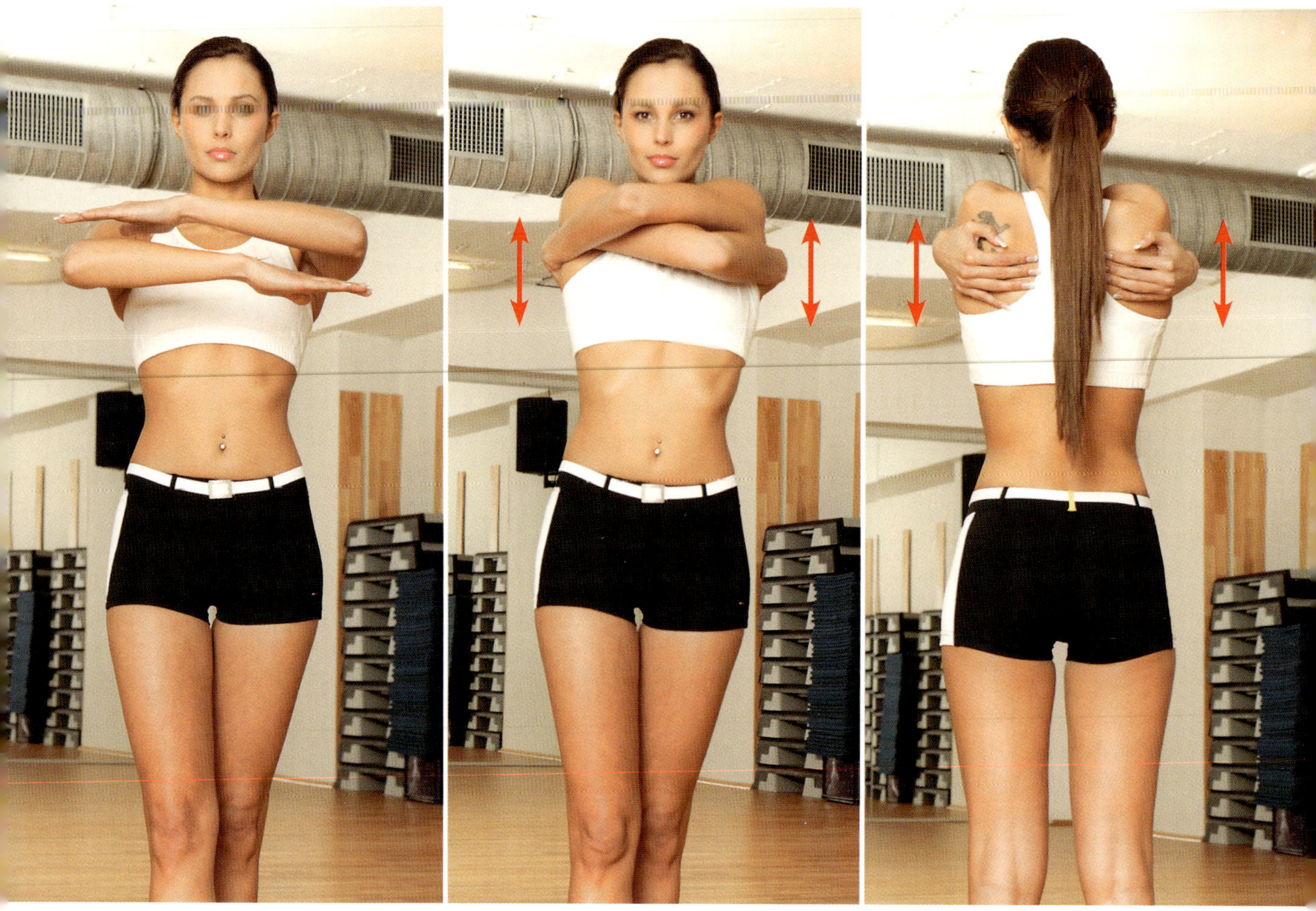

D 8: Arm hinter dem Kopf nach unten drücken

Dehnung:
★★ hintere Oberarm- und Schultermuskulatur
★ obere Rückenmuskulatur

Ausgangsstellung:
Sie stehen aufrecht, der rechte Unterarm hängt hinter dem Kopf nach unten, wobei sich der Oberarm etwa in waagrechter Position befindet. Legen Sie die linke Hand auf den rechten Ellbogen und drücken Sie so den Arm gerade nach unten, bis Sie einen leichten Dehnreiz spüren.

Entspannen – Erweitern:
Halten Sie diese Position und entspannen Sie bewusst die Muskulatur. Dabei atmen Sie gleichmäßig weiter. Wenn die Dehnspannung nach einigen Sekunden nachlässt, drücken Sie den Ellbogen weiter nach unten, bis Sie einen erneuten Reiz spüren.

Anspannen – Entspannen – Erweitern:
Spannen Sie den rechten Ellbogen in die linke Handfläche, ohne dabei die Armposition zu verändern. Dann lösen Sie die Anspannung und entspannen kurz die aktivierte Muskulatur. Schließlich drücken Sie den Ellbogen weiter nach unten.

Variante:
Wenn Sie den Arm nicht gerade nach unten, sondern diagonal zur linken Seite bewegen und gleichzeitig den Oberkörper in dieselbe Richtung mitbewegen, intensivieren Sie die Dehnung der oberen Rückenmuskulatur.

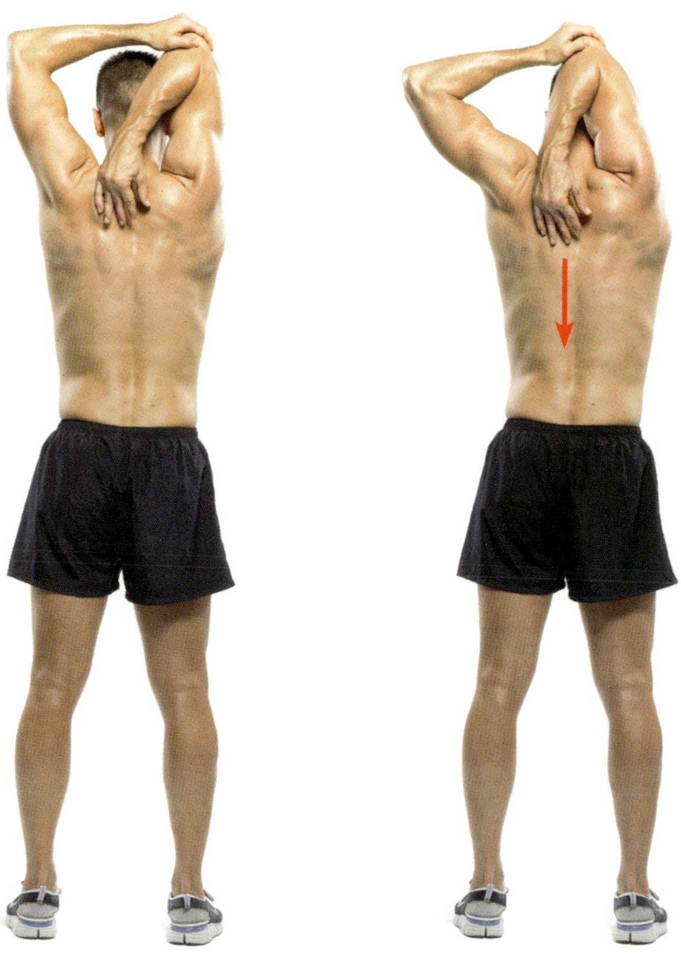

D 9: Hände greifen hinter dem Kopf

Dehnung:
★★ Schulter-, vordere und hintere Armmuskulatur
★ Brustmuskulatur

Ausgangsstellung:
Sie stehen aufrecht, der rechte Unterarm hängt hinter dem Kopf nach unten, wobei der Oberarm etwa in waagrechter Position ist. Führen Sie langsam den linken Unterarm hinter dem Rücken von unten nach oben, bis sich beide Hände greifen können.

Entspannen – Erweitern:
Halten Sie diese Position und entspannen Sie bewusst die Muskulatur. Dabei atmen Sie gleichmäßig weiter. Wenn die Dehnspannung nach einigen Sekunden nachlässt, bewegen Sie die Hände weiter aufeinander zu, bis Sie einen erneuten Reiz spüren.

Anspannen – Entspannen – Erweitern:
Spannen Sie die Arme auseinander, ohne dabei die Armposition zu verändern. Dann lösen Sie die Anspannung und entspannen kurz die aktivierte Muskulatur. Schließlich bewegen Sie die Hände weiter aufeinander zu.

Variante:
Fühlen Sie bereits einen Dehnreiz, bevor sich die Hände berühren, vereinfachen Sie die Übung mit einem Handtuch, indem Sie dieses gespannt hinter dem Rücken in den Händen halten. Bewegen Sie nun die Hände am Handtuch entlang aufeinander zu, so dass sich der Abstand immer weiter verkürzt, bis Sie die gewünschte Dehnposition erreicht haben.

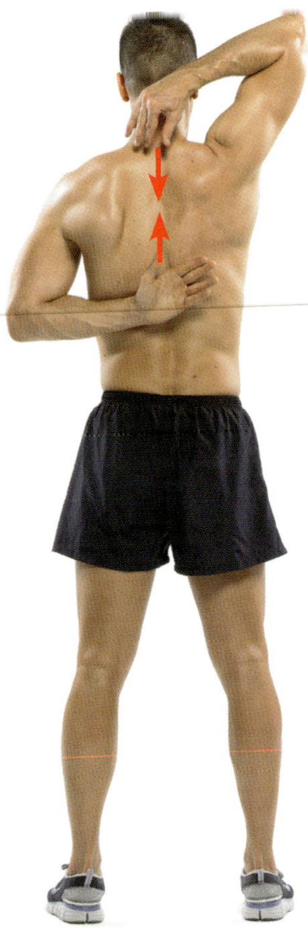

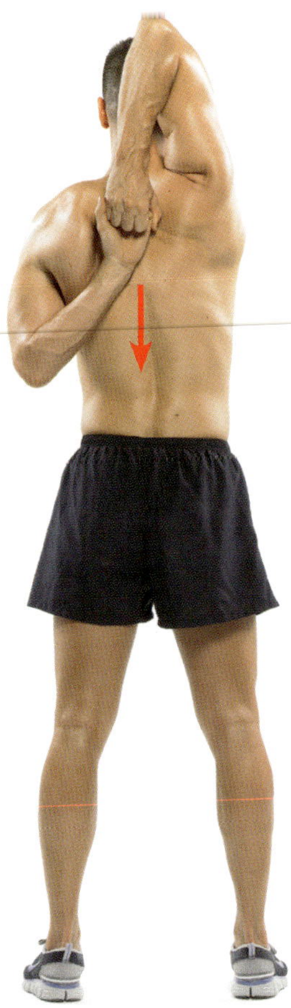

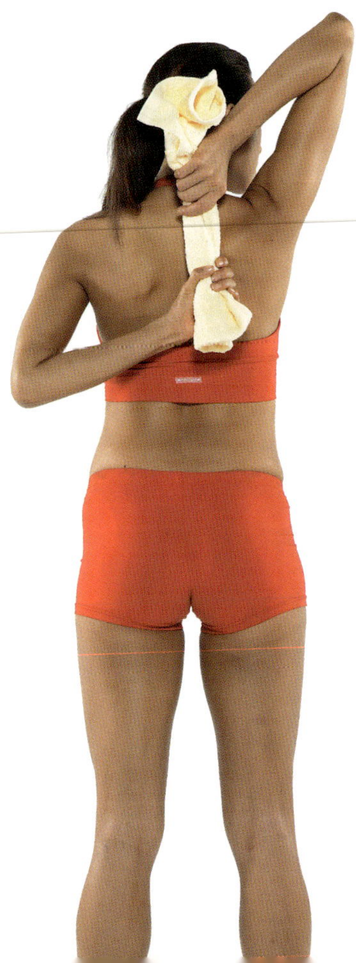

D 10: Arme hinter dem Rücken strecken

Dehnung:
★★ Schulter-, Brust- und Rücken-muskulatur

Ausgangsstellung:
Sie stehen aufrecht und halten die Arme hinter dem Körper, wobei die Finger ineinander gelegt sind. Der Brustkorb wird etwas nach vorne bewegt. Dann strecken Sie die Arme und heben diese hinter dem Rücken an, bis Sie einen leichten Dehnreiz spüren.

Entspannen – Erweitern:
Halten Sie diese Position und entspannen Sie bewusst die Muskulatur. Dabei atmen Sie gleichmäßig weiter. Wenn die Dehnspannung nach einigen Sekunden nachlässt, beugen Sie den Oberkörper nach vorne und bewegen die gestreckten Arme dabei mit, bis Sie einen erneuten Reiz spüren.

Anspannen – Entspannen – Erweitern:
Spannen Sie die Arme auseinander und etwas nach oben, ohne dabei die Armposition zu verändern. Dann lösen Sie die Anspannung und entspannen kurz die aktivierte Muskulatur. Schließlich beugen Sie den Oberkörper nach vorne und bewegen die gestreckten Arme dabei mit.

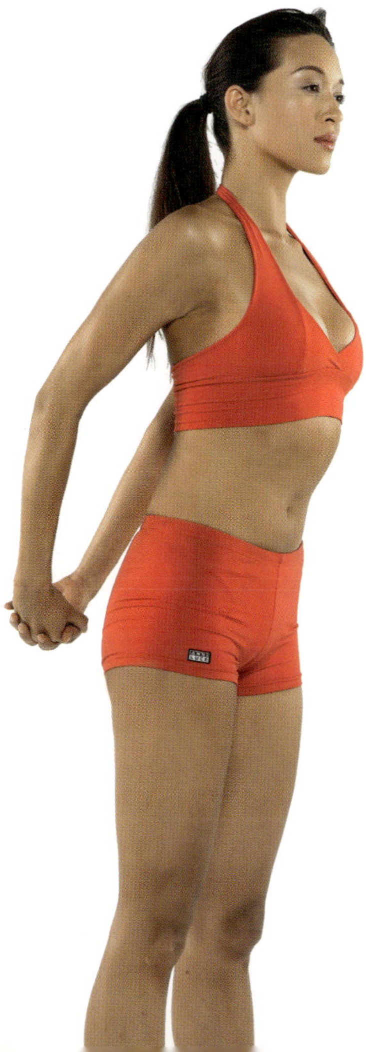

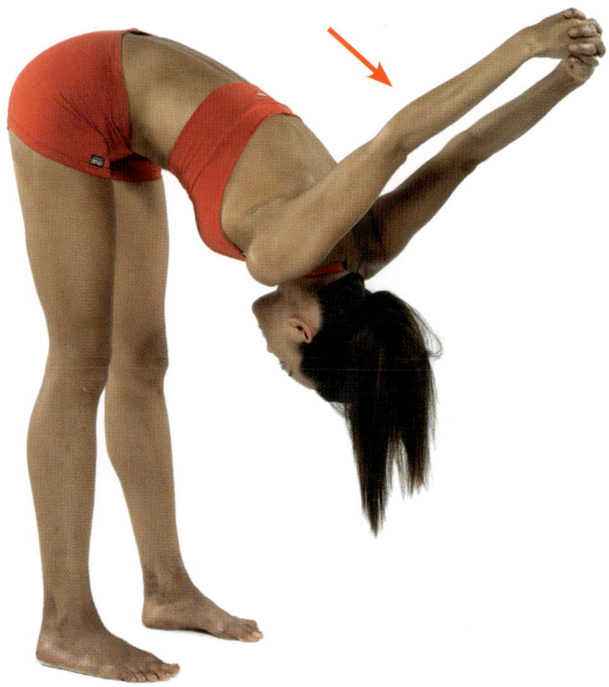

Die Bauchmuskulatur

D 11: Arme und Beine strecken

Dehnung:
★ ★ Bauchmuskulatur
★ Rückenmuskulatur

Ausgangsstellung:
Sie befinden sich in Rückenlage, die Arme sind über dem Kopf abgelegt. Strecken Sie die Arme und Beine vom Rumpf weg, bis Sie einen leichten Dehnreiz spüren.

Entspannen – Erweitern:
Halten Sie diese Position und entspannen Sie bewusst die Muskulatur. Dabei atmen Sie tief und gleichmäßig. Wenn die Dehnspannung nach einigen Sekunden nachlässt, bewegen Sie die Arme und Füße weiter auseinander, bis Sie einen erneuten Reiz spüren.

Anspannen – Entspannen – Erweitern:
Spannen Sie den Körper gegen den Boden, ohne dabei die Ausgangsstellung zu verändern. Dann lösen Sie die Anspannung und entspannen kurz die aktivierte Muskulatur. Schließlich bewegen Sie die Arme und Füße weiter auseinander.

Variante:
Um die schräge Bauchmuskulatur intensiv zu dehnen, strecken Sie den linken Arm und gleichzeitig das rechte Bein. Lassen Sie den rechten Arm und das linke Bein entspannt. Anschließend führen Sie die Übung mit der anderen Seite aus.

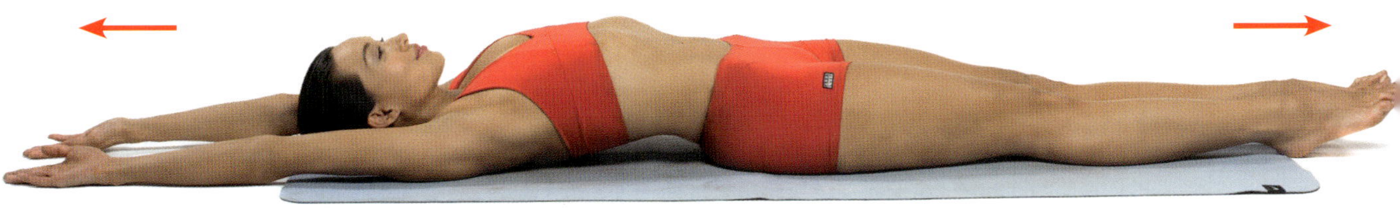

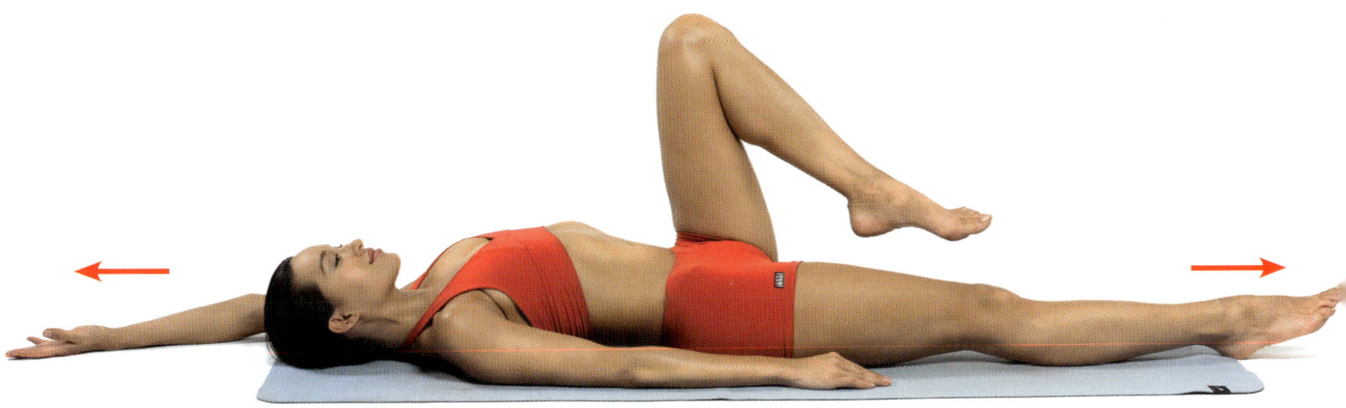

D 12: Gebeugte Beine zur Seite legen

★★ Dehnung:
seitliche Bauch- und untere Rückenmuskulatur

Ausgangsstellung:
Sie liegen auf dem Rücken, die Arme sind zur Seite oder nach oben gestreckt und die Beine sind angezogen. Bewegen Sie nun die Beine zu einer Seite, bis Sie einen leichten Dehnreiz spüren.

Entspannen – Erweitern:
Halten Sie diese Position und entspannen Sie bewusst die Muskulatur. Dabei atmen Sie gleichmäßig weiter. Wenn die Dehnspannung nach einigen Sekunden nachlässt, bewegen Sie die Knie weiter zum Boden, bis Sie einen erneuten Reiz spüren.

Anspannen – Entspannen – Erweitern:
Spannen Sie den Oberkörper nach unten und die Knie gegeneinander, ohne dabei die Ausgangsstellung zu verändern. Dann lösen Sie die Anspannung und entspannen kurz die aktivierte Muskulatur. Schließlich bewegen Sie die Knie weiter zum Boden.

Variante:
Sie intensivieren die Übung, indem Sie die Knie weiter zum Oberkörper ziehen.

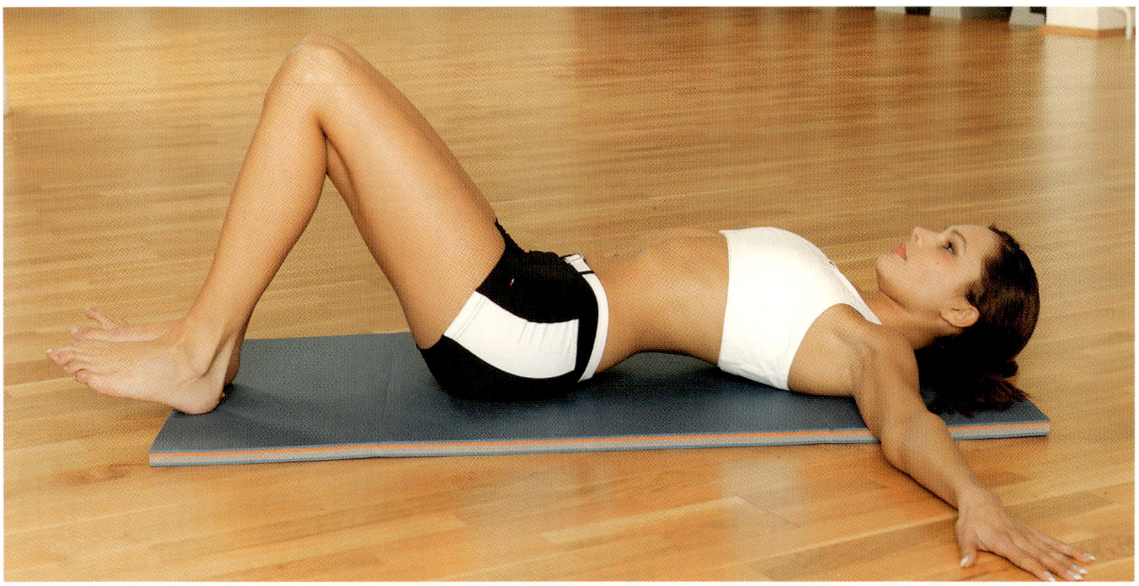

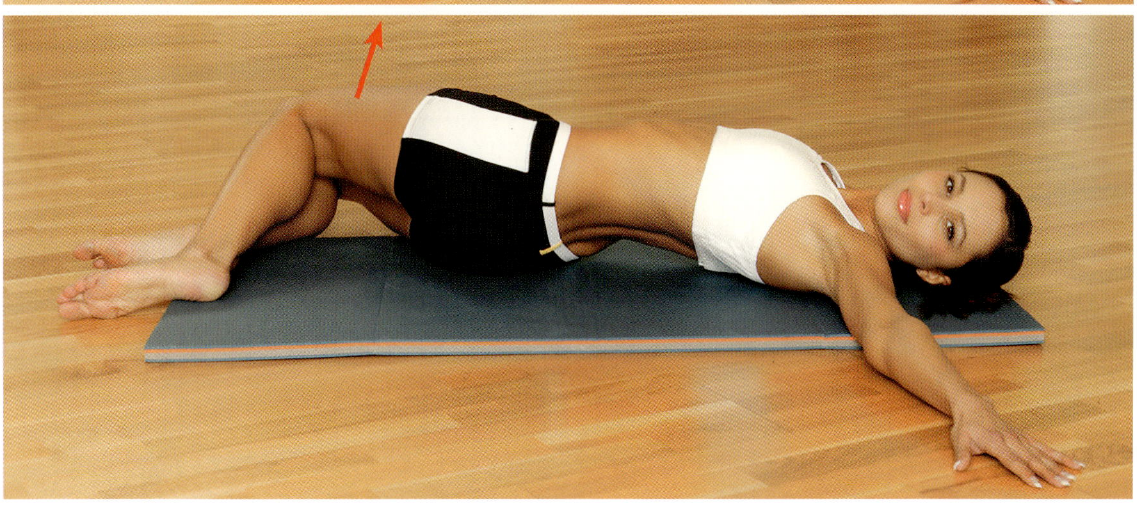

D 13: Oberkörper nach oben drücken

Dehnung:
★★ Bauchmuskulatur

Ausgangsstellung:
Sie befinden sich in Bauchlage auf dem Boden. Die Hände sind schulterbreit vor dem Kopf aufgesetzt und der Oberkörper ist abgelegt. Strecken Sie langsam die Arme durch und heben Sie gleichzeitig den Oberkörper an, bis Sie einen leichten Dehnreiz in der Bauchmuskulatur spüren.

Entspannen – Erweitern:
Halten Sie diese Position und entspannen Sie bewusst die Muskulatur. Dabei atmen Sie gleichmäßig weiter. Wenn die Dehnspannung nach einigen Sekunden nachlässt, bewegen Sie den Oberkörper weiter nach oben, bis Sie einen erneuten Reiz spüren.

Anspannen – Entspannen – Erweitern:
Spannen Sie die Hände gegen den Boden, ohne dabei die Position des Oberkörpers zu verändern. Dann lösen Sie die Anspannung und entspannen kurz die aktivierte Muskulatur. Schließlich bewegen Sie den Oberkörper weiter nach oben.

Nach der Dehnung lassen Sie den Oberkörper langsam wieder ab.

Variante:
Ungeübte können sich auf die Unterarme statt auf die gestreckten Arme stützen. Trainierende mit Rückenproblemen sollten diese Übung nur nach Rücksprache mit ihrem Arzt ausführen.

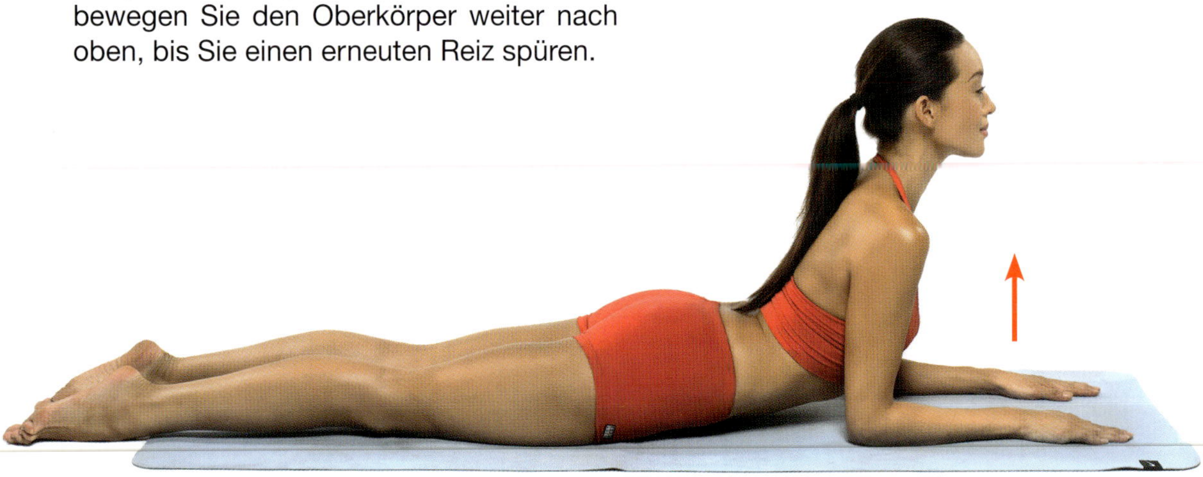

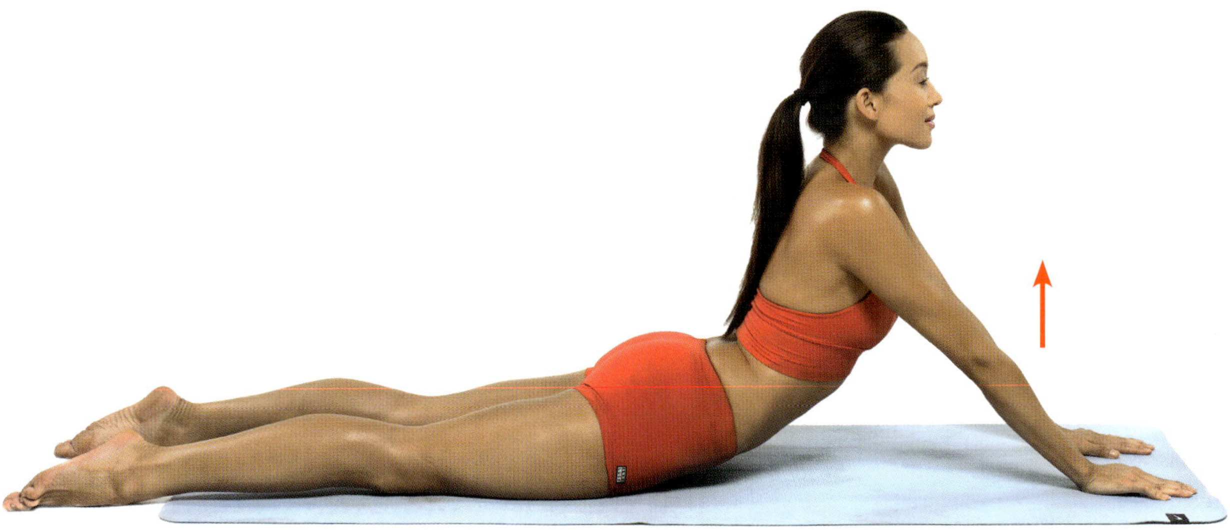

Die obere und die untere Rückenmuskulatur

D 14: Arme und Oberkörper strecken

Dehnung:
★ obere Rücken-, Arm-, Bauch- und Schultermuskulatur

Ausgangsstellung:
Sie stehen aufrecht, die Hände halten Sie vor dem Körper, die Finger sind ineinander gelegt. Strecken Sie zuerst die Arme nach vorne und drehen Sie dabei gleichzeitig die Handflächen vom Körper weg. Führen Sie dann die Arme gestreckt nach oben. Dabei strecken Sie den Körper nach oben, bis Sie einen leichten Dehnreiz spüren. Fortgeschrittene bewegen dabei den Kopf so, dass der Blick auf die Finger gerichtet bleibt.

Entspannen – Erweitern:
Halten Sie diese Position und entspannen Sie bewusst die Muskulatur. Dabei atmen Sie gleichmäßig weiter. Wenn die Dehnspannung nach einigen Sekunden nachlässt, strecken Sie den Oberkörper weiter nach oben, bis Sie einen erneuten Reiz spüren.

Anspannen – Entspannen – Erweitern:
Spannen Sie die Schultern nach unten, ohne aber die Arme zu senken. Dann lösen Sie die Anspannung und entspannen kurz die aktivierte Muskulatur. Schließlich strecken Sie den Oberkörper weiter nach oben.

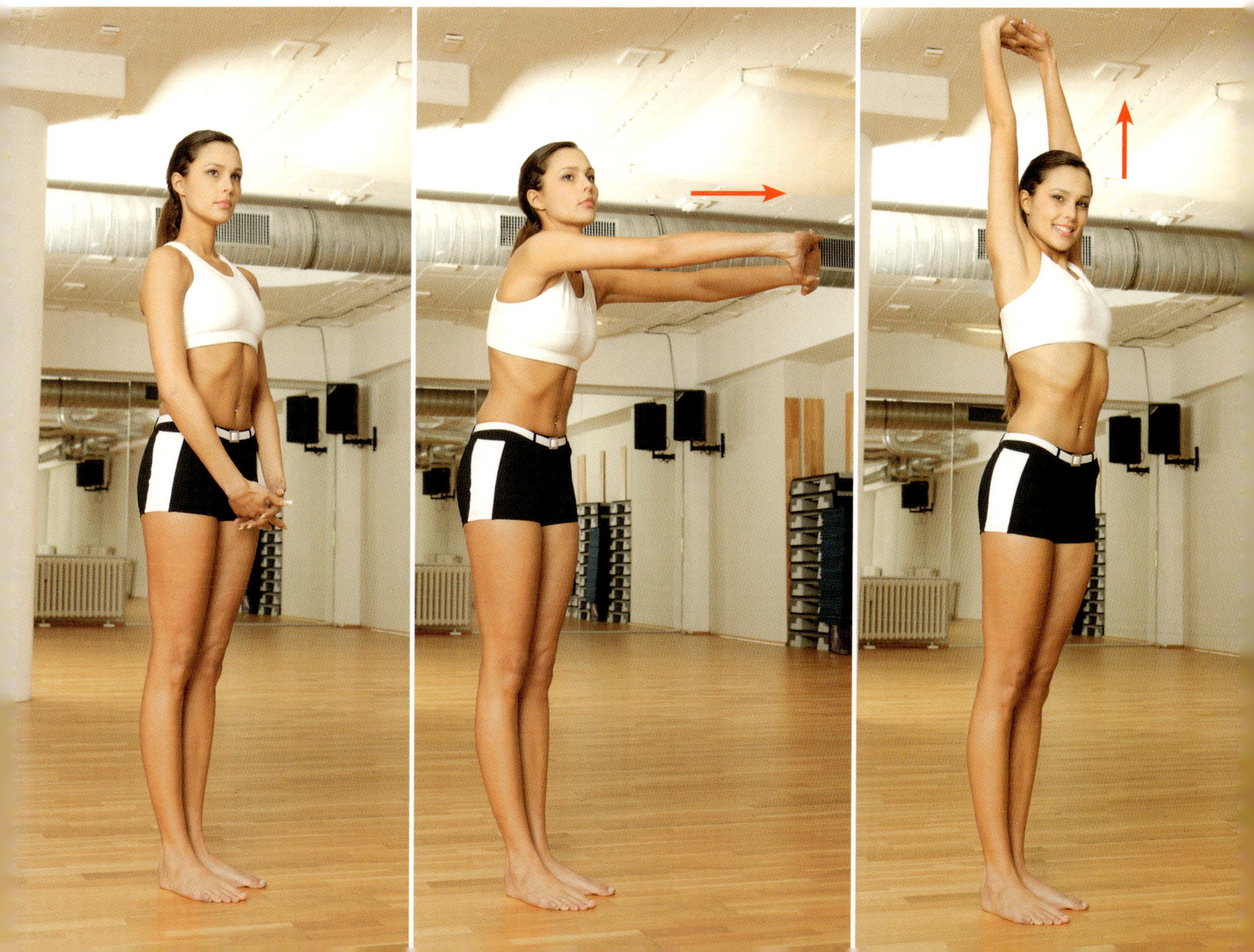

D 15: Oberkörper seitlich neigen

Dehnung:
★★ seitliche Brust-, Bauch- und Rückenmuskulatur

Ausgangsstellung:
Sie stehen aufrecht, die Beine sind hüftbreit auseinander. Strecken Sie einen Arm in die Luft und beugen Sie dann den Oberkörper zur anderen Seite ab, bis Sie einen leichten Dehnreiz spüren. Achten Sie darauf, dass Sie mit dem Oberkörper auf einer Linie bleiben und nicht mit dem Becken zur Seite ausweichen.

Entspannen – Erweitern:
Halten Sie diese Position und entspannen Sie bewusst die Muskulatur. Dabei atmen Sie gleichmäßig weiter. Wenn die Dehnspannung nach einigen Sekunden nachlässt, beugen Sie den Oberkörper weiter zur Seite, bis Sie einen erneuten Reiz spüren.

Anspannen – Entspannen – Erweitern:
Fassen Sie mit dem hängenden Arm das Handgelenk des nach oben gestreckten Armes. Spannen Sie dann die Arme auseinander, ohne die Ausgangsstellung zu verändern. Dann lösen Sie die Anspannung und entspannen kurz die aktivierte Muskulatur. Schließlich beugen Sie den Oberkörper weiter zur Seite.

Variante:
Gut kontrolliert lässt sich die Übung ausführen, wenn Sie sich an einem Gegenstand mit dem äußeren, über den Kopf geführten Arm festhalten, z. B. an einer Sprossenwand. Bewegen Sie nun die Hüfte langsam nach außen, von der Sprossenwand weg, bis Sie einen leichten Dehnreiz spüren.

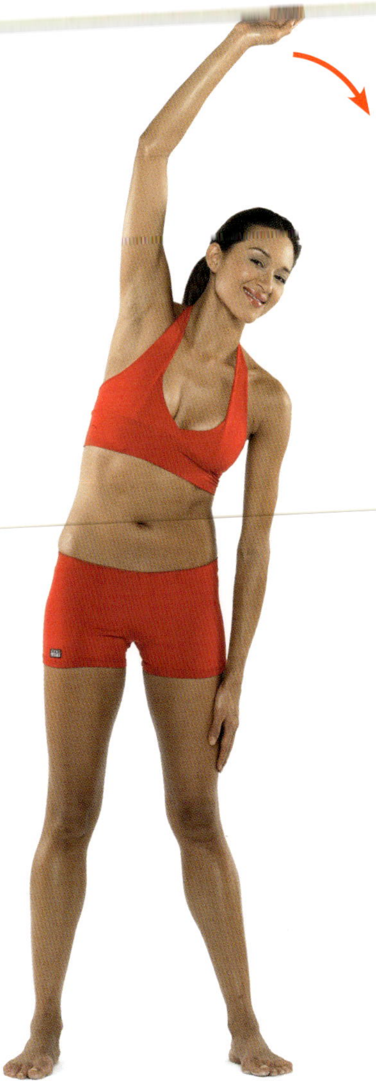

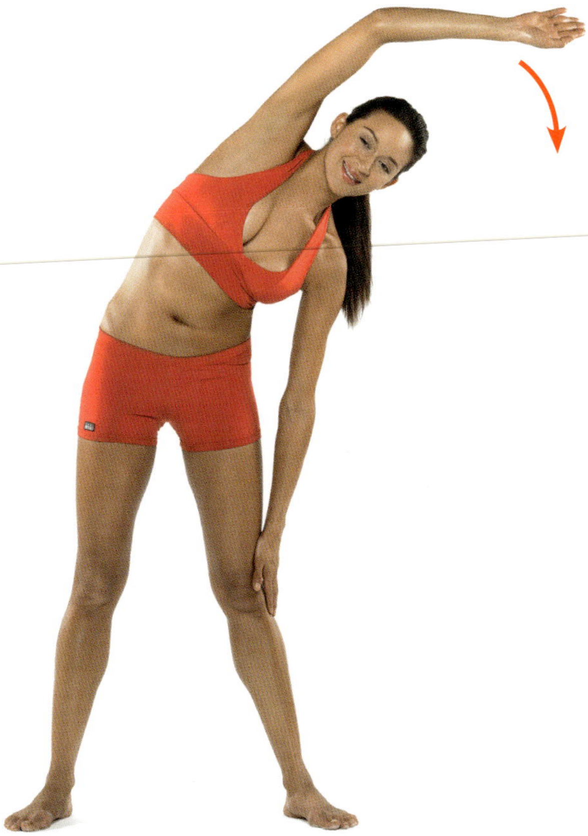

D 16: Oberkörper vorziehen

Dehnung:
★★ Rückenmuskulatur
★ Nacken- und Gesäßmuskulatur

Ausgangsstellung:
Sie sitzen auf dem Boden mit angestellten Beinen. Umfassen Sie mit den Armen von unten die Unterschenkel und bewegen Sie den Oberkörper nach vorne, wobei Sie das Becken vorschieben. Erweitern Sie die Position, indem Sie sich mit den Händen vorziehen, bis Sie einen leichten Dehnreiz spüren.

Entspannen – Erweitern:
Halten Sie diese Position und entspannen Sie bewusst die Muskulatur. Dabei atmen Sie gleichmäßig weiter. Wenn die Dehnspannung nach einigen Sekunden nachlässt, ziehen Sie den Oberkörper weiter nach vorne, bis Sie einen erneuten Reiz spüren.

Anspannen – Entspannen – Erweitern:
Spannen Sie die Arme gegen die Unterschenkel und die untere Rückenmuskulatur nach hinten oben, ohne die Ausgangsstellung zu verändern. Dann lösen Sie die Anspannung und entspannen kurz die aktivierte Muskulatur. Schließlich ziehen Sie den Oberkörper weiter nach vorne.

Variante:
Die Übung kann auch im Sitzen auf einem Stuhl oder im Stand mit gebeugten Beinen ausgeführt werden.

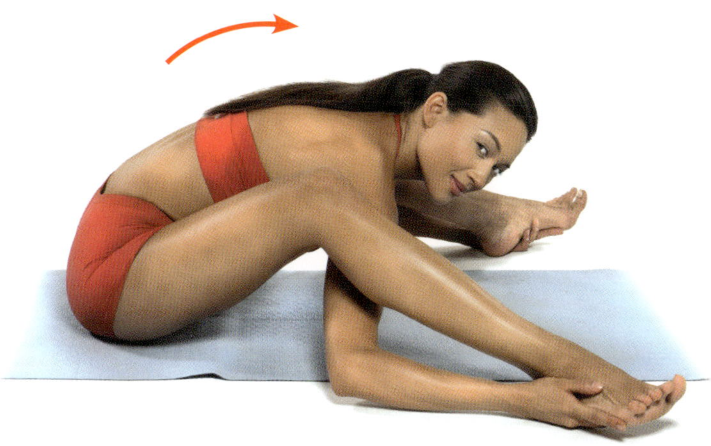

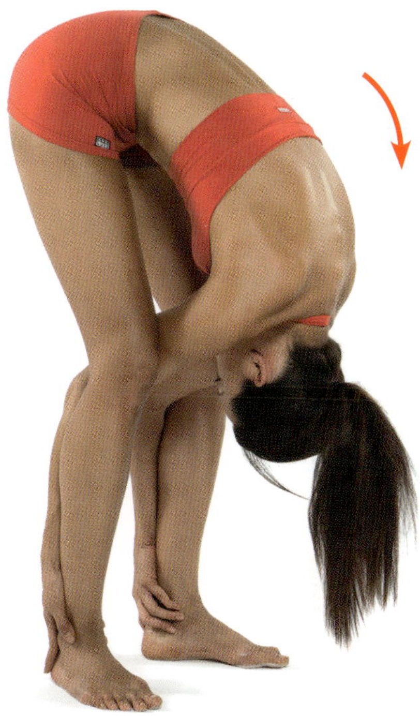

D 17: Katzenbuckel

Dehnung:
★★ Rückenmuskulatur
★ Schultermuskulatur

Ausgangsstellung:
Sie befinden sich im Vierfüßlerstand. Die Knie sind ebenso wie die Hände schulterbreit auseinander gestellt. Beim Ausatmen wölben Sie den Oberkörper nach oben und ziehen gleichzeitig das Kinn zur Brust, bis Sie einen leichten Dehnreiz spüren.

Entspannen – Erweitern:
Halten Sie diese Position für einige Sekunden und amten Sie dabei gleichmäßig weiter. Wenn die Dehnspannung nach einigen Sekunden nachlässt, wölben Sie den Oberkörper weiter nach oben, bis Sie einen erneuten Reiz spüren.

Anspannen – Entspannen – Erweitern:
Spannen Sie die Hände und Knie gegen den Boden, ohne aber den Oberkörper zu senken. Dann lösen Sie die Anspannung und entspannen kurz die aktivierte Muskulatur. Schließlich wölben Sie den Oberkörper weiter nach oben.

Anschließend senken Sie den Oberkörper langsam, bis er durchhängt, und heben dabei den Kopf.

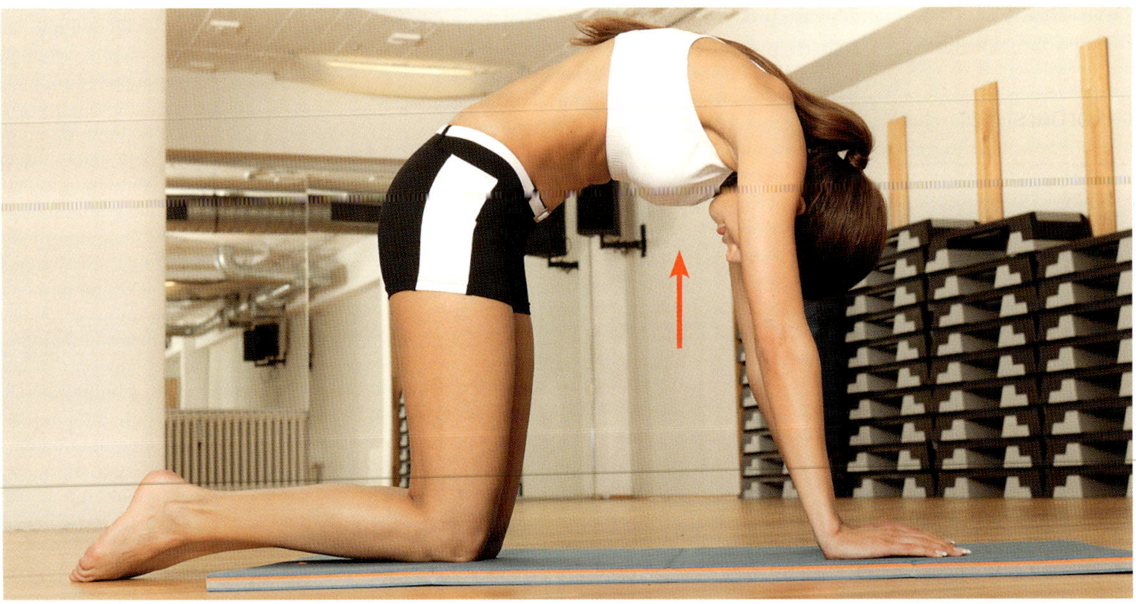

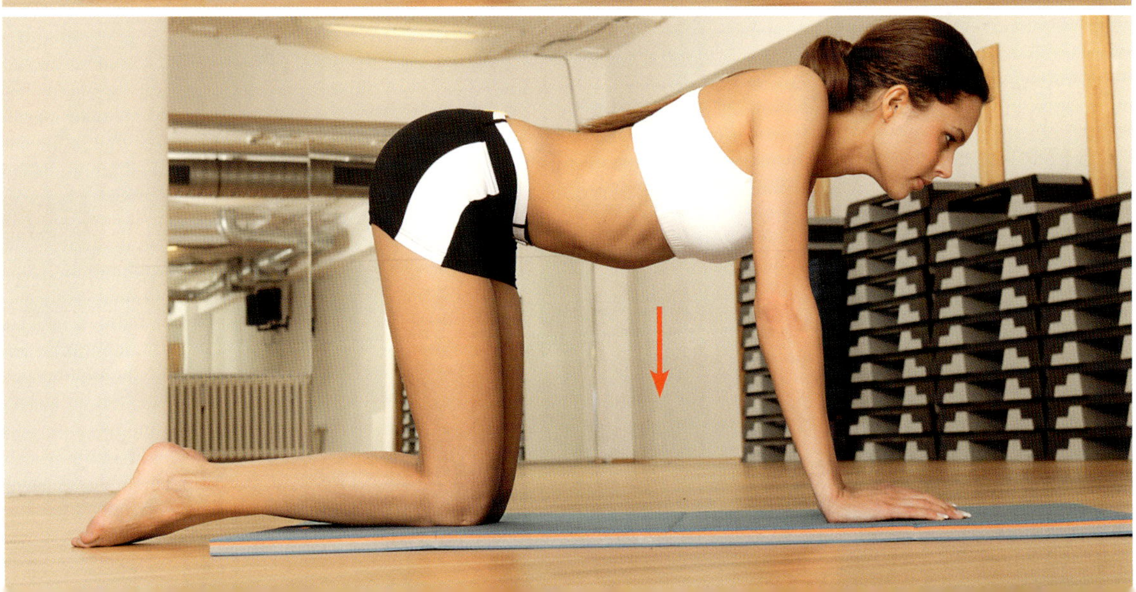

4. Übungen für Beine und Gesäß

In diesem Abschnitt lernen Sie die wichtigsten Dehnübungen für Beine und Gesäß kennen. Gehen Sie bei der Zusammenstellung eines Programms so vor, dass Sie zuerst die Wadenmuskulatur isoliert dehnen, da sie bei vielen Übungen mitgedehnt wird und diese nicht einschränken soll. Dann machen Sie Übungen für die vordere und die hintere Oberschenkelmuskulatur. Schließlich dehnen Sie die innere und äußere Oberschenkelmuskulatur und die Gesäßmuskulatur. Die Muskelgruppen auf den folgenden Seiten sind nach der empfohlenen Trainingsreihenfolge geordnet. Nähere Informationen zu den Muskelgruppen finden Sie auf den Seiten 18–21.

Durchführung der Übungen

Die Pfeile auf den Übungsbildern zeigen die Bewegungsrichtung. In der Ausgangsposition nehmen Sie die Position ein, in der Sie einen leichten Dehnreiz spüren. Wenden Sie nun eine der beiden vorgestellten Dehnmethoden »Entspannen – Erweitern« oder »Anspannen – Entspannen – Erweitern« an (siehe S. 134-136). Die Anspannung der Muskulatur nach der Methode »Anspannen – Entspannen – Erweitern« wird entgegen der Dehnungsrichtung ausgeführt.
Auch wenn die Übung nur für eine Körperseite beschrieben ist, werden immer beide Körperseiten gedehnt.

Übersicht der Dehnübungen für Beine und Gesäß

Die Wadenmuskulatur (D 18: Bein strecken im Ausfallschritt, D 19: Beidseitig Beine strecken)

Die vordere Oberschenkelmuskulatur (D 20: Unterschenkel anziehen, D 21: Hüfte senken im Ausfallschritt, D 22: Oberkörper nach hinten ablegen)

Die hintere Oberschenkelmuskulatur (D 23: Oberkörper zu gestrecktem Bein vorbeugen, D 24: Oberkörper im Stand vorbeugen, D 25: Angehobenes Bein strecken, D 26: Oberkörper im Sitz vorbeugen, D 27: Spagat)

Die innere Oberschenkelmuskulatur (D 28: Knie nach außen senken, D 29: Grätschstand, D 30: Gestreckte Beine im Sitz nach außen bewegen, D 31: Oberkörper vorbeugen im Seitsitz)

Die äußere Oberschenkelmuskulatur und die Gesäßmuskulatur (D 32: Fuß anziehen, D 33: Körperdrehung im Sitz)

Die Wadenmuskulatur

D 18: Bein strecken im Ausfallschritt

Dehnung:
★★ Wadenmuskulatur

Ausgangsstellung:
Aus dem geraden Stand machen Sie einen Schritt mittlerer Größe nach vorne, wobei Sie die Hüfte mit nach vorne schieben. Die Füße sind gerade nach vorne gerichtet, das hintere Bein ist leicht gebeugt und dessen Ferse angehoben. Nun strecken Sie das hintere Bein langsam durch und schieben gleichzeitig die Ferse in Richtung Boden, bis Sie einen leichten Dehnreiz in der Wadenmuskulatur spüren.

Entspannen – Erweitern:
Halten Sie diese Position und entspannen Sie bewusst die Muskulatur. Dabei atmen Sie gleichmäßig weiter. Wenn die Dehnspannung nach einigen Sekunden nachlässt, bewegen Sie die Ferse etwas weiter weg, bis Sie einen erneuten Reiz spüren.

Anspannen – Entspannen – Erweitern:
Wählen Sie die Ausgangsstellung so, dass Sie mit der hinteren Ferse den Boden erreichen. Spannen Sie die Ferse gegen den Boden, ohne die Fußposition zu verändern. Dann lösen Sie die Anspannung und entspannen kurz die aktivierte Muskulatur. Schließlich beugen Sie das vordere Bein etwas tiefer und verlagern das Körpergewicht nach vorne, um die Dehnposition zu intensivieren.

Nachdem Sie in der ersten Position gedehnt haben, beugen Sie das Knie des gestreckten Beines so weit, bis Sie eine Dehnung im unteren Wadenbereich und in der Achillessehne spüren. Die Ferse bleibt dabei auf dem Boden.

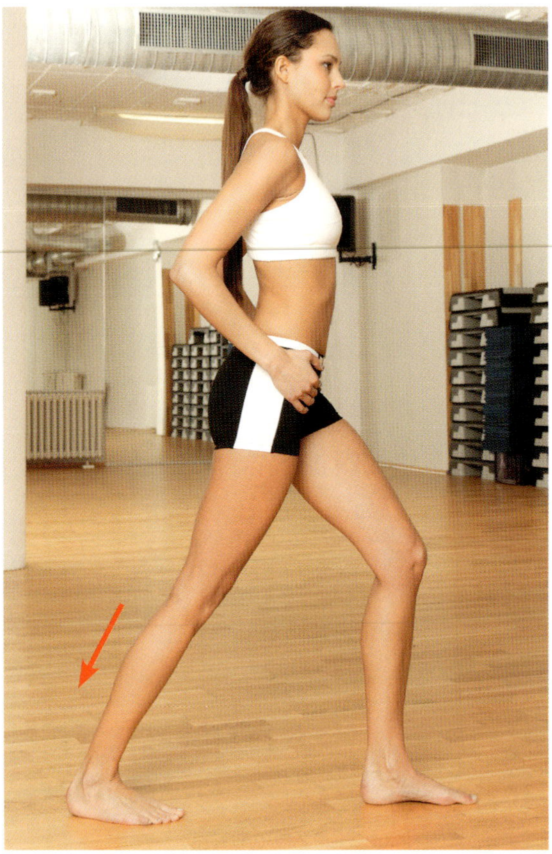

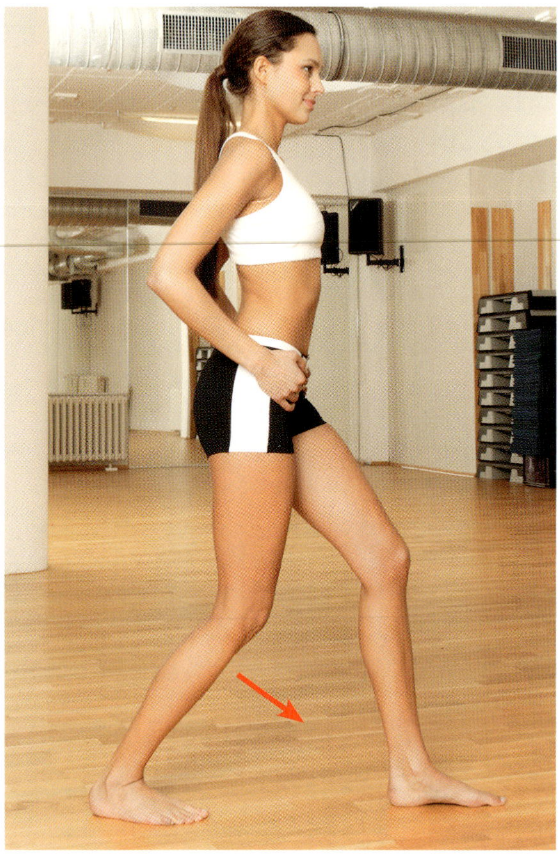

D 19: Beidseitig Beine strecken

Dehnung:
★★ Waden- und hintere Oberschenkelmuskulatur

Ausgangsstellung:
Sie befinden sich im Vierfüßlerstand. Die Füße sind nach vorne gerichtet, die Beine sind gebeugt und mit den Fußballen aufgesetzt. Lassen Sie den Kopf zwischen den Armen hängen. Schieben Sie nun die Fersen in Richtung Boden und strecken dabei die Beine, bis Sie einen leichten Dehnreiz spüren.

Entspannen – Erweitern:
Halten Sie diese Position und entspannen Sie bewusst die Muskulatur. Dabei atmen Sie gleichmäßig weiter. Wenn die Dehnspannung nach einigen Sekunden nachlässt, strecken Sie die Beine weiter, bis Sie einen erneuten Reiz spüren.

Anspannen – Entspannen – Erweitern:
Spannen Sie die Füße gegen den Boden, ohne die Ausgangsstellung zu verändern. Dann lösen Sie die Anspannung und entspannen kurz die aktivierte Muskulatur. Schließlich strecken Sie die Beine weiter.

Variante:
Die Übung ist auch einseitig möglich. Das Bein der anderen Seite bleibt dabei gebeugt und auf dem Fußballen.
Sie können die Übung auch gegen eine Wand gelehnt ausführen.

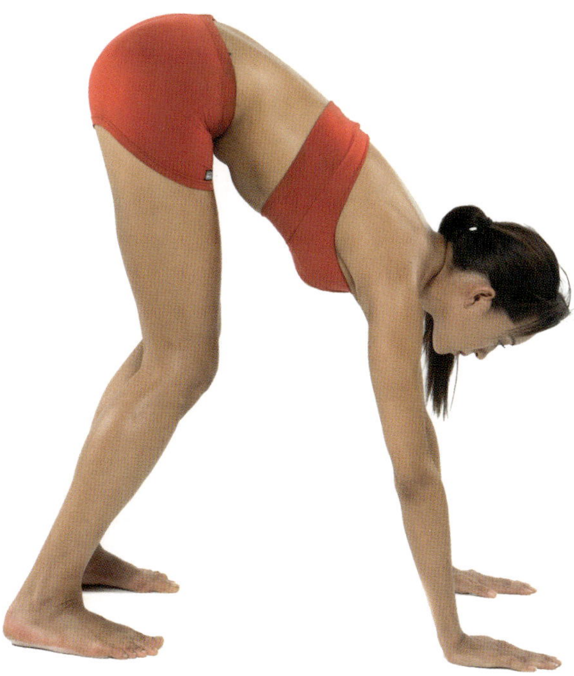

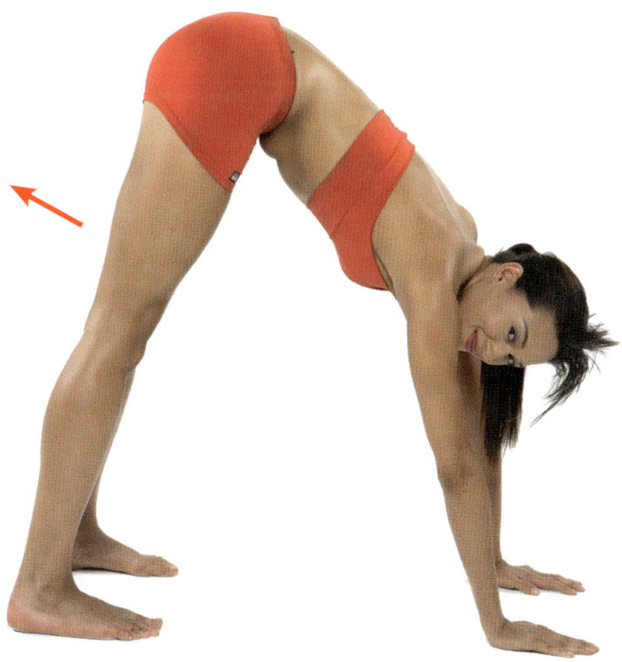

Die vordere Oberschenkelmuskulatur

D 20: Unterschenkel anziehen

Dehnung:
★★ vordere Oberschenkelmuskulatur

Ausgangsstellung:
Sie befinden sich in Bauchlage, der Kopf ist aufgelegt. Bringen Sie ein Bein aus eigener Kraft so weit wie möglich zum Gesäß. Greifen Sie den Fuß und ziehen ihn in Richtung Gesäß, bis Sie einen leichten Dehnreiz spüren. Drücken Sie dabei bewusst die Hüfte gegen den Boden. Wenn Sie den Fuß nicht fassen können, legen Sie ein Handtuch um den Spann und ziehen so das Bein an.

Entspannen – Erweitern:
Halten Sie diese Position und entspannen Sie bewusst die Muskulatur. Dabei atmen Sie gleichmäßig weiter. Wenn die Dehnspannung nach einigen Sekunden nachlässt, ziehen Sie den Fuß weiter in Richtung Gesäß, bis Sie einen erneuten Reiz spüren. Fortgeschrittene heben das Knie des gebeugten Beines zusätzlich in die Luft, ohne die Hüftposition zu verändern.

Anspannen – Entspannen – Erweitern:
Spannen Sie den Fuß gegen die haltende Hand, ohne die Ausgangsstellung zu verändern. Dann lösen Sie die Anspannung und entspannen kurz die aktivierte Muskulatur. Schließlich ziehen Sie den Fuß etwas weiter zu sich. Fortgeschrittene heben das Knie des gebeugten Beines zusätzlich in die Luft.

Variante:
Die Übung ist auch im Stand oder in Seitenlage ausführbar. Bei der Übung im Stand können Sie sich an einem Gegenstand abstützen, wenn es Ihnen schwer fällt, das Gleichgewicht zu halten.

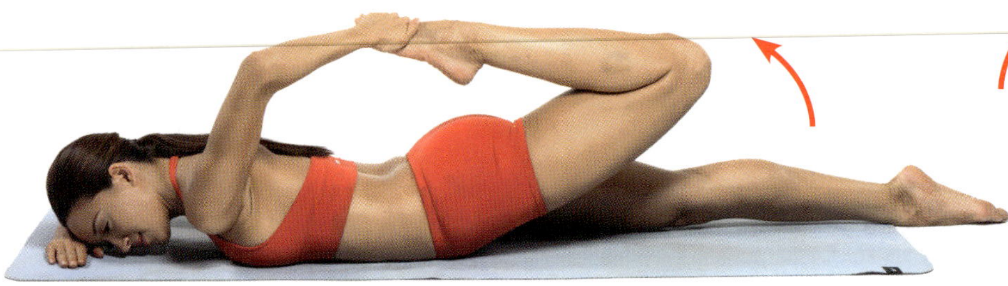

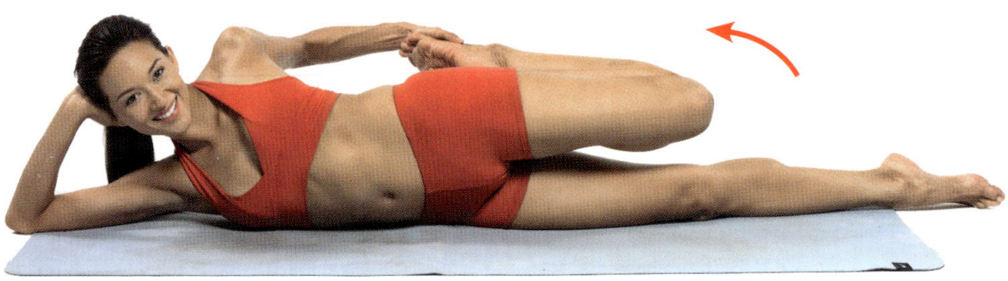

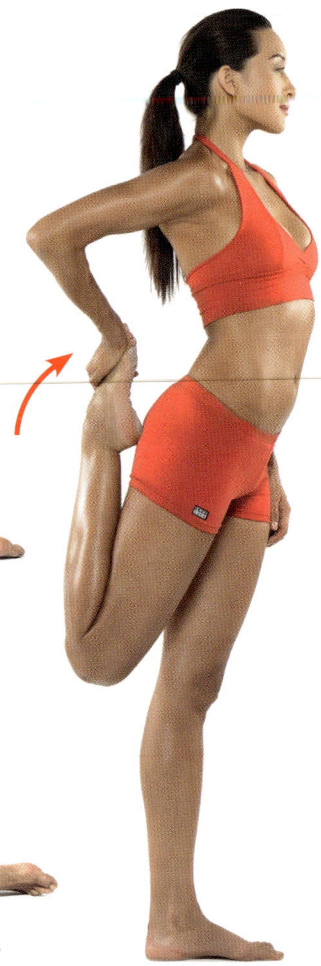

D 21: Hüfte senken im Ausfallschritt

Dehnung:
★★ vordere Oberschenkel- und Hüftbeugemuskulatur

Ausgangsstellung:
Sie befinden sich im Ausfallschritt, das hintere Bein ist auf dem Boden abgelegt. Senken Sie Ihr Gesäß so weit wie möglich und drehen den Fuß, so dass der Spann auf dem Boden liegt. Richten Sie den Oberkörper auf und stabilisieren Sie die Position. Entspannen Sie die Hüfte und bewegen diese nach vorne unten, bis Sie einen leichten Dehnreiz spüren.

Entspannen – Erweitern:
Halten Sie diese Position und entspannen Sie bewusst die Muskulatur. Dabei atmen Sie gleichmäßig weiter. Wenn die Dehnspannung nach einigen Sekunden nachlässt, schieben Sie die Hüfte etwas weiter vor, bis Sie einen erneuten Reiz spüren.

Anspannen – Entspannen – Erweitern:
Spannen Sie das hintere Bein gegen den Boden, ohne die Fußposition zu verändern. Dann lösen Sie die Anspannung und entspannen kurz die aktivierte Muskulatur. Schließlich schieben Sie die Hüfte etwas weiter nach vorne unten.

Danach ziehen Sie den hinteren Fuß an, um die Dehnwirkung für die Oberschenkelvorderseite zu intensivieren. Wiederholen Sie die zuvor ausgeführte Dehnmethode. Beim »Anspannen – Entspannen – Erweitern« erfolgt der Druck mit dem Fußspann gegen die Hand.

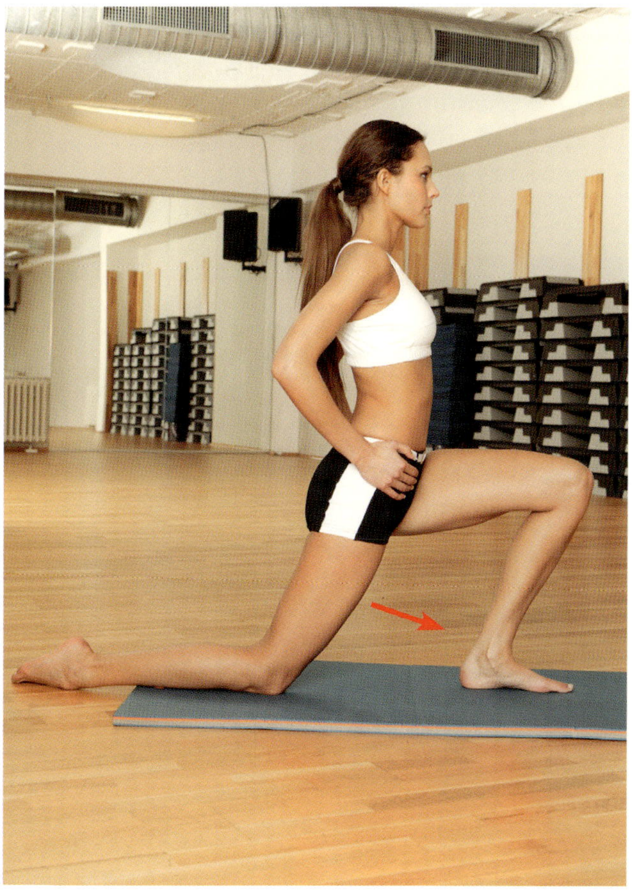

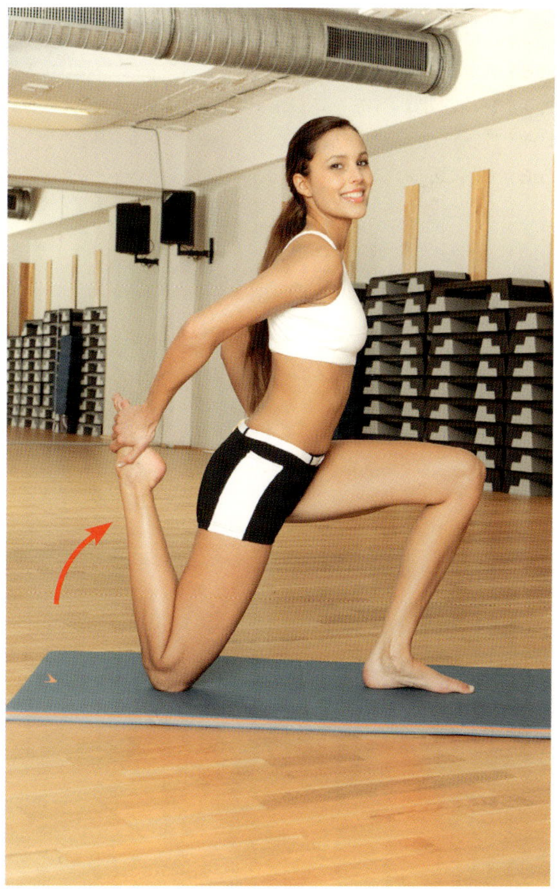

D 22: Oberkörper nach hinten ablegen

Dehnung:
★★ vordere Oberschenkel- und Unterschenkelmuskulatur

Ausgangsstellung:
Sie knien auf dem Boden, die Fußrücken liegen auf und die Knie sind nach vorne gerichtet. Der Oberkörper wird aufrecht gehalten. Senken Sie langsam Ihr Gesäß ab, bis Sie auf den Fersen aufsitzen. Tritt bis dahin noch kein Dehnreiz auf, lehnen Sie den Oberkörper vorsichtig zurück, bis der Reiz zu spüren ist.

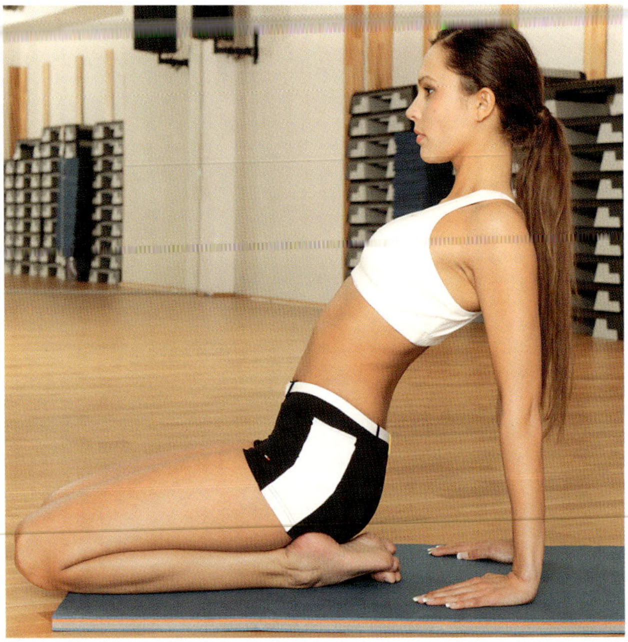

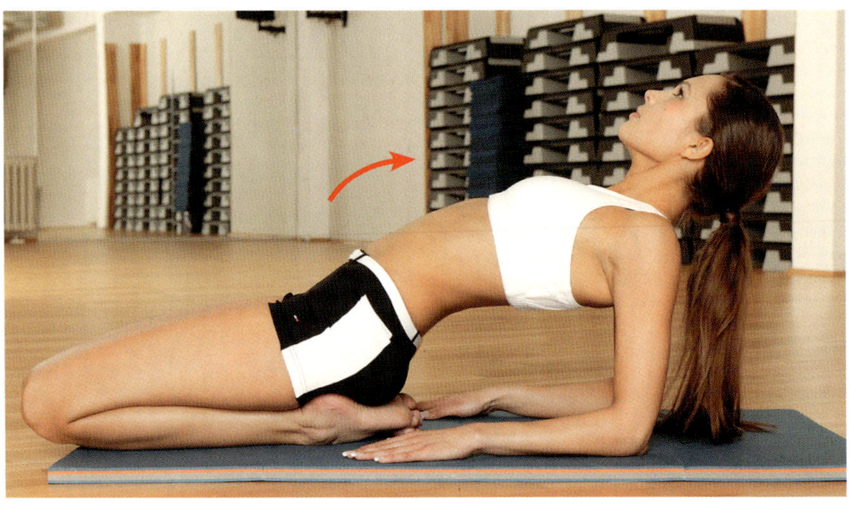

Entspannen – Erweitern:
Halten Sie diese Position und entspannen Sie bewusst die Muskulatur. Dabei atmen Sie gleichmäßig weiter. Wenn die Dehnspannung nach einigen Sekunden nachlässt, lehnen Sie den Oberkörper weiter zurück, bis Sie einen erneuten Reiz spüren.

Anspannen – Entspannen – Erweitern:
Spannen Sie die Beine gegen den Boden, ohne die Ausgangsstellung zu verändern. Dann lösen Sie die Anspannung und entspannen kurz die aktivierte Muskulatur. Schließlich lehnen Sie den Oberkörper weiter zurück.

Die Bewegung des Oberkörpers muss langsam und vorsichtig ausgeführt werden. Zur Sicherheit können Sie sich dabei mit den Händen abstützen.

Variante:
Geübte können den Rücken auf dem Boden ablegen. Achten Sie in dieser Position besonders auf eine gleichmäßige Atmung und entspannen Sie sich dabei völlig.

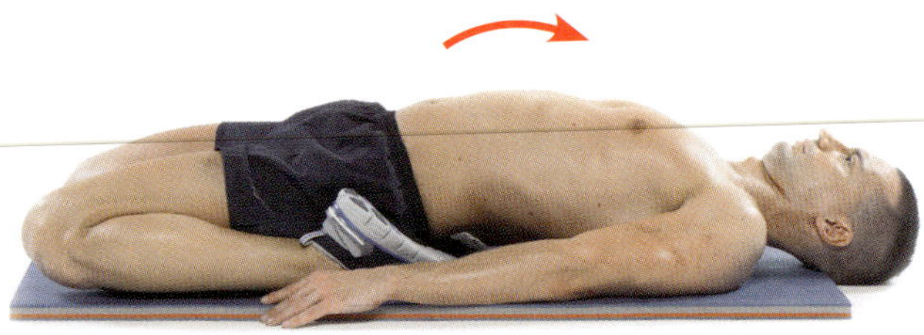

Die hintere Oberschenkelmuskulatur

D 23: Oberkörper zu gestrecktem Bein vorbeugen

Dehnung:
★★ hintere Oberschenkelmuskulatur
★ Waden- und Rückenmuskulatur

Ausgangsstellung:
Aus dem geraden Stand stellen Sie ein Bein etwas nach vorne und beugen das hintere Bein etwas. Schieben Sie nun die Hüfte nach vorne und bewegen gleichzeitig den Oberkörper vor, bis Sie einen leichten Dehnreiz spüren.

Entspannen – Erweitern:
Halten Sie diese Position und entspannen Sie bewusst die Muskulatur. Dabei atmen Sie gleichmäßig weiter. Wenn die Dehnspannung nach einigen Sekunden nachlässt, bewegen Sie den Oberkörper weiter nach vorne, bis Sie einen erneuten Reiz spüren.

Anspannen – Entspannen – Erweitern:
Spannen Sie das gestreckte Bein gegen den Boden und den unteren Rücken nach hinten oben, ohne die Ausgangsstellung zu verändern. Dann lösen Sie die Anspannung und entspannen kurz die aktivierte Muskulatur. Schließlich bewegen Sie den Oberkörper weiter nach vorne.

Variante:
Sie können die Übung auch kniend auf dem Boden ausführen. Dazu wird ein Bein nach vorne gestreckt und das andere auf dem Schienbein abgestellt.
Das vordere Bein kann auch auf einen Gegenstand aufgelegt werden.

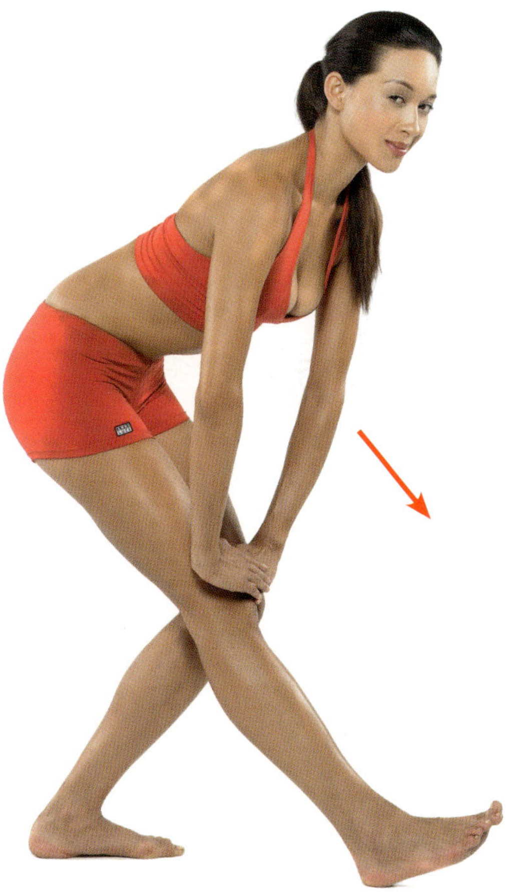

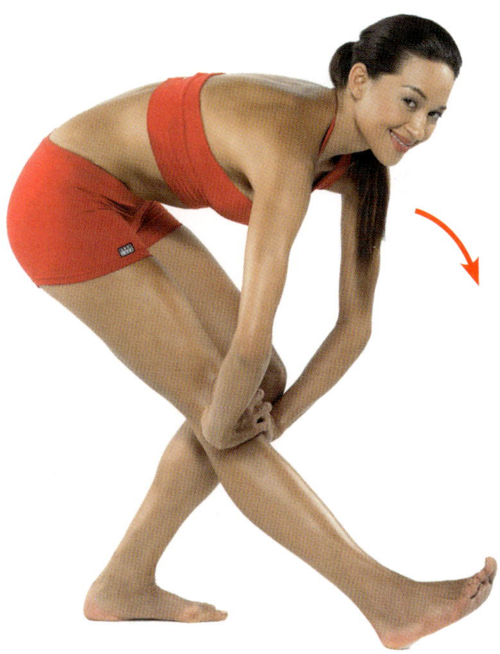

D 24: Oberkörper im Stand vorbeugen

Dehnung:
★★ hintere Oberschenkel- und Rückenmuskulatur
★ Wadenmuskulatur

Ausgangsstellung:
Sie stehen gerade, die Füße sind eng beieinander und die Knie sind durchgedrückt. Bewegen Sie nun langsam den Oberkörper in Richtung Boden, bis Sie einen leichten Dehnreiz spüren.

Entspannen – Erweitern:
Halten Sie diese Position und entspannen Sie bewusst die Muskulatur. Dabei atmen Sie gleichmäßig weiter. Wenn die Dehnspannung nach einigen Sekunden nachlässt, bewegen Sie den Oberkörper weiter nach unten, bis Sie einen erneuten Reiz spüren.

Anspannen – Entspannen – Erweitern:
Spannen Sie die gestreckten Beinen nach hinten und den unteren Rücken nach oben, ohne die Ausgangsstellung zu verändern. Dann lösen Sie die Anspannung und entspannen kurz die aktivierte Muskulatur. Schließlich bewegen Sie den Oberkörper weiter nach unten.

Variante:
Weit Fortgeschrittene können mit dem Kopf die Oberschenkel berühren. Beachten Sie hierbei, dass Sie den Kopf nicht mit Kraft nach vorne ziehen, sondern den gesamten Oberkörper senken.

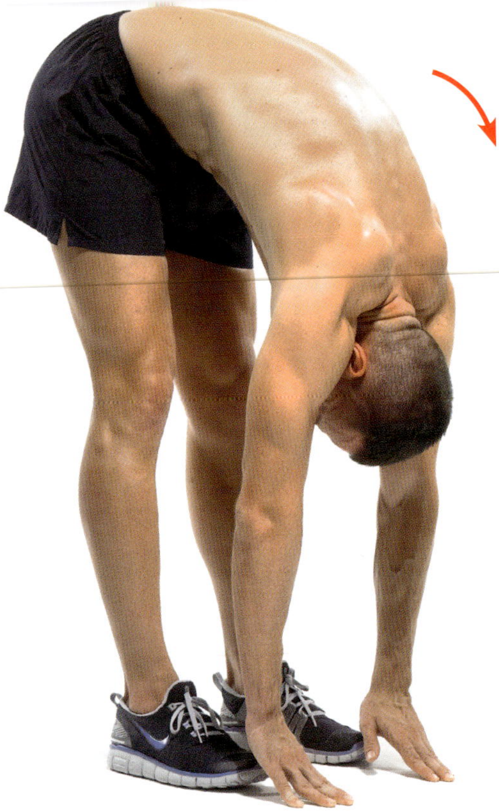

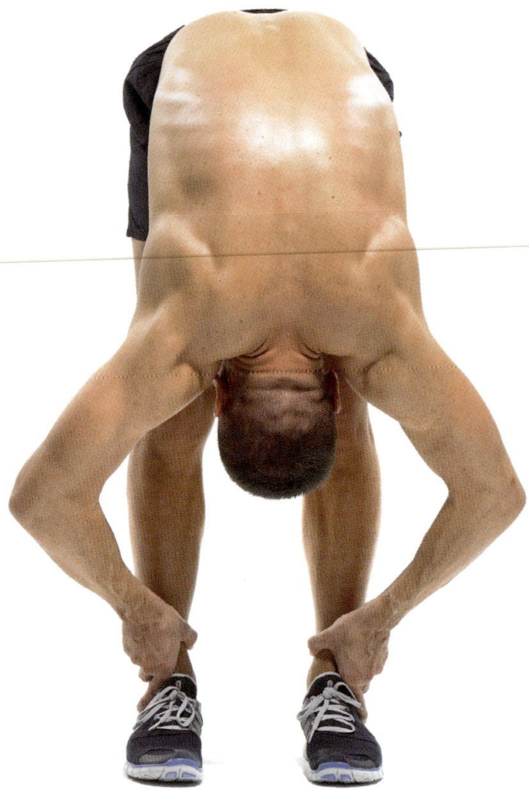

D 25: Angehobenes Bein strecken

Dehnung:
★★ hintere Oberschenkelmuskulatur
★ Gesäß- und Wadenmuskulatur

Ausgangsstellung:
Sie liegen auf dem Rücken und ziehen ein Knie zum Körper. Fassen Sie es von vorne und ziehen es weiter, bis Sie einen leichten Dehnreiz spüren.
Das andere Bein bleibt auf dem Boden liegen. Wenn Sie es dort nicht halten können, ist die Hüftbeugemuskulatur verkürzt. Dann müssen Sie das liegende Bein bei der gesamten Übungsausführung aktiv nach unten drücken. Zusätzlich sollte die verkürzte Muskulatur in den nächsten Trainingseinheiten besonders intensiv gedehnt werden (siehe D 21, S. 159).

Entspannen – Erweitern:
Halten Sie diese Position und entspannen Sie bewusst die Muskulatur. Dabei atmen Sie gleichmäßig weiter. Wenn die Dehnspannung nach einigen Sekunden nachlässt, ziehen Sie das Knie weiter zum Körper, bis Sie einen erneuten Reiz spüren.

Anspannen – Entspannen – Erweitern:
Spannen Sie das gebeugte Bein gegen die Hände, ohne die Beinposition zu verändern. Dann lösen Sie die Anspannung und entspannen kurz die aktivierte Muskulatur. Schließlich ziehen Sie das Knie weiter zum Körper.

Anschließend bewegen Sie das Bein etwas nach unten und greifen nun unterhalb der Kniekehle. Stabilisieren Sie den Oberschenkel in dieser Position und bewegen den Unterschenkel nach oben, bis Sie eine Dehnspannung spüren, und wiederholen dann die zuvor ausgeführte Dehnmethode.

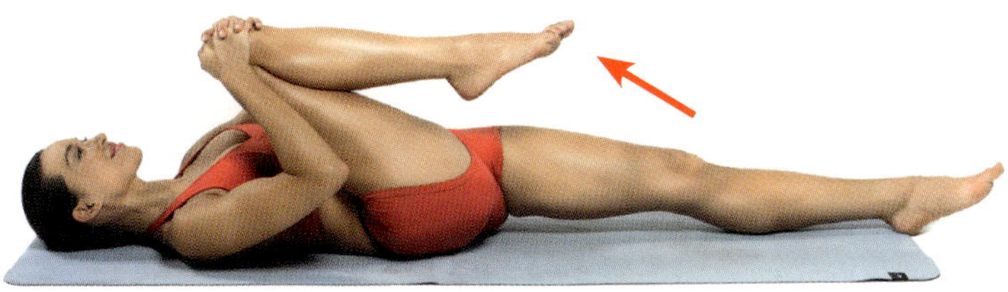

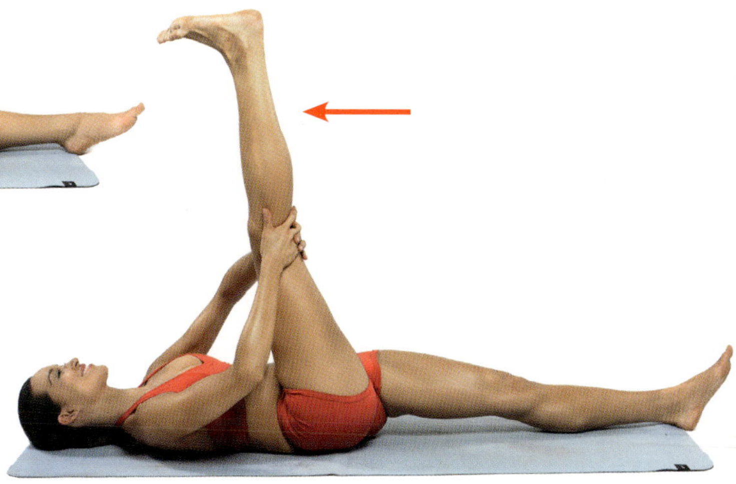

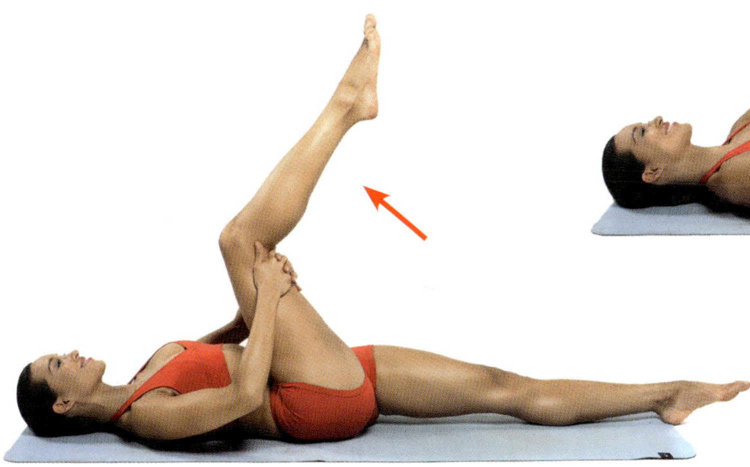

D 26: Oberkörper im Sitz vorbeugen

Dehnung:
- ★★ hintere Oberschenkel- und Rückenmuskulatur
- ★ Wadenmuskulatur

Ausgangsstellung:
Sie sitzen mit gestreckten Beinen auf dem Boden. Schieben Sie die Hüfte und gleichzeitig den Oberkörper nach vorne, bis Sie einen leichten Dehnreiz spüren. Bewegen Sie sich dabei, als würden Sie am Brustbein nach vorne gezogen werden.

Entspannen – Erweitern:
Halten Sie diese Position und entspannen Sie bewusst die Muskulatur. Dabei atmen Sie gleichmäßig weiter. Wenn die Dehnspannung nach einigen Sekunden nachlässt, bewegen Sie den Oberkörper weiter nach vorne, bis Sie einen erneuten Reiz spüren.

Anspannen – Entspannen – Erweitern:
Spannen Sie die Beine gegen den Boden und den unteren Rücken nach hinten, ohne die Ausgangsstellung zu verändern. Dann lösen Sie die Anspannung und entspannen kurz die aktivierte Muskulatur. Schließlich bewegen Sie den Oberkörper weiter nach vorne.

Variante:
Anschließend können Sie die Zehen anziehen, um die Dehnung der Wadenmuskulatur zu verstärken. Fortgeschrittene können dazu die Zehen fassen.
Weit Fortgeschrittene können den Oberkörper so weit nach vorne bringen, dass sie den Kopf auf den Beinen ablegen. Dabei bleibt der Kopf in gerader Verlängerung des Oberkörpers und wird nicht nach vorne abgeknickt.

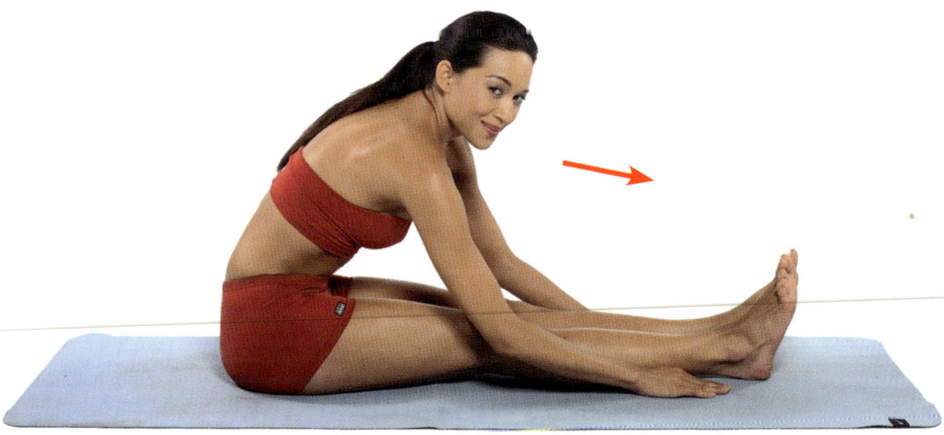

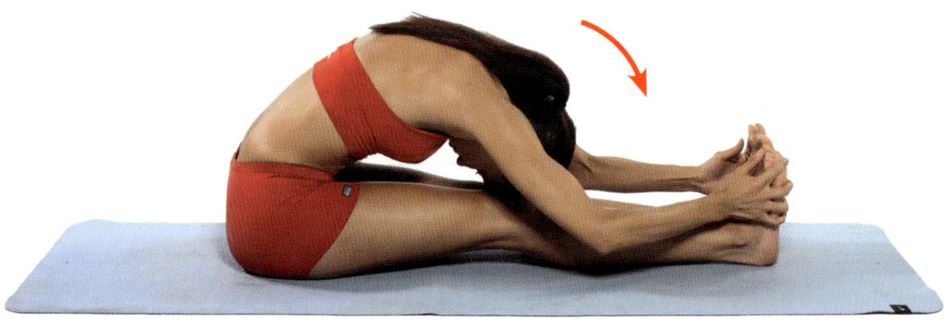

D 27: Spagat

Dehnung:
★★ hintere Oberschenkel-, Hüftbeuge- und vordere Oberschenkelmuskulatur

Ausgangsstellung:
Sie knien mit dem rechten Bein auf dem Boden, das linke Bein ist nach vorne gestreckt und der Oberkörper ist in aufrechter Haltung. Schieben Sie langsam die Hüfte und gleichzeitig das linke Bein vor, bis Sie einen leichten Dehnreiz spüren. Dabei können Sie sich mit den Händen abstützen, um die Übung kontrolliert auszuführen.

Entspannen – Erweitern:
Halten Sie diese Position und entspannen Sie bewusst die Muskulatur. Dabei atmen Sie gleichmäßig weiter. Wenn die Dehnspannung nach einigen Sekunden nachlässt, schieben Sie das linke Bein weiter nach vorne, bis Sie einen erneuten Reiz spüren.

Anspannen – Entspannen – Erweitern:
Spannen Sie die Beine gegen den Boden, ohne die Ausgangsstellung zu verändern. Dann lösen Sie die Anspannung und entspannen kurz die aktivierte Muskulatur. Schließlich schieben Sie das linke Bein weiter nach vorne.

Variante:
Fortgeschrittene setzen sich mit den gestreckten Beinen auf dem Boden ab.

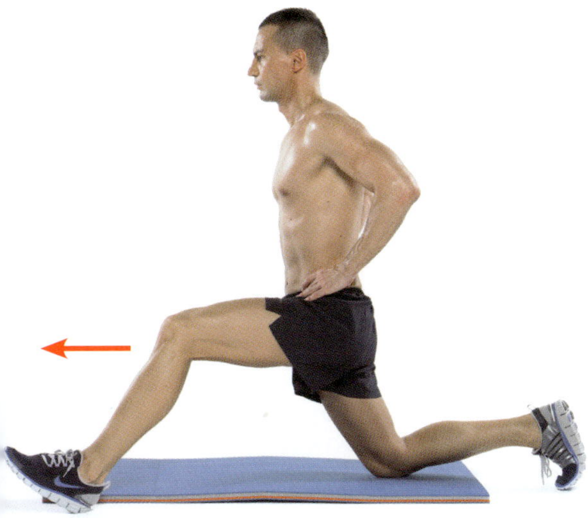

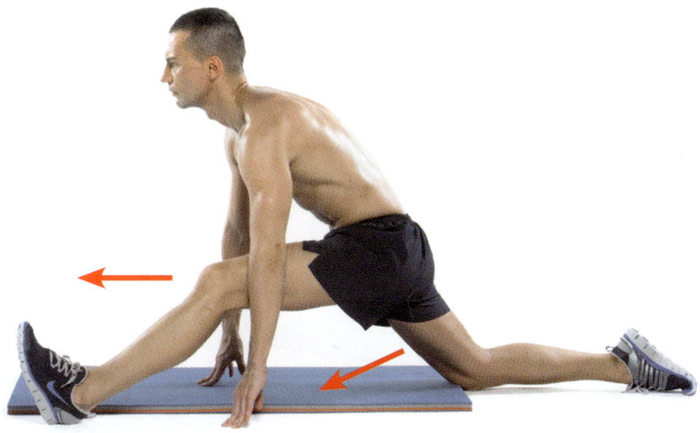

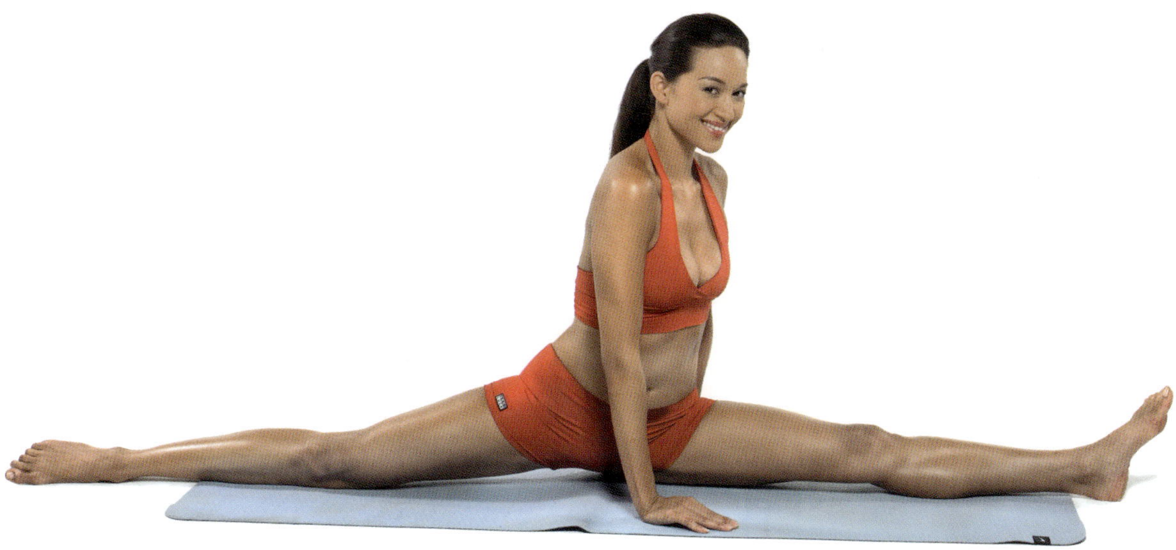

Die innere Oberschenkelmuskulatur

D 28: Knie nach außen senken

Dehnung:
★★ innere Oberschenkelmuskulatur

Ausgangsstellung:
Sie sitzen aufrecht, die Fußsohlen liegen aneinander und die Knie zeigen nach außen. Ziehen Sie die Füße so weit wie möglich zum Gesäß und schieben Sie die Hüfte nach vorne. Entspannen Sie die Beine und lassen sie sinken, bis Sie einen leichten Dehnreiz spüren. Mit den Ellbogen oder Händen können Sie den Druck nach unten verstärken.

Entspannen – Erweitern:
Halten Sie diese Position und entspannen Sie bewusst die Muskulatur. Dabei atmen Sie gleichmäßig weiter. Wenn die Dehnspannung nach einigen Sekunden nachlässt, drücken Sie die Knie mit den Ellbogen oder Händen vorsichtig nach unten, bis Sie einen erneuten Reiz spüren.

Anspannen – Entspannen – Erweitern:
Spannen Sie die Knie gegen die Ellbogen oder Hände, ohne dabei die Position der Knie zu verändern. Dann lösen Sie die Anspannung und entspannen kurz die aktivierte Muskulatur. Schließlich drücken Sie die Knie weiter nach unten.

Variante:
Fortgeschrittene können den Oberkörper nach vorne ablegen und so auch die Rückenmuskulatur dehnen.

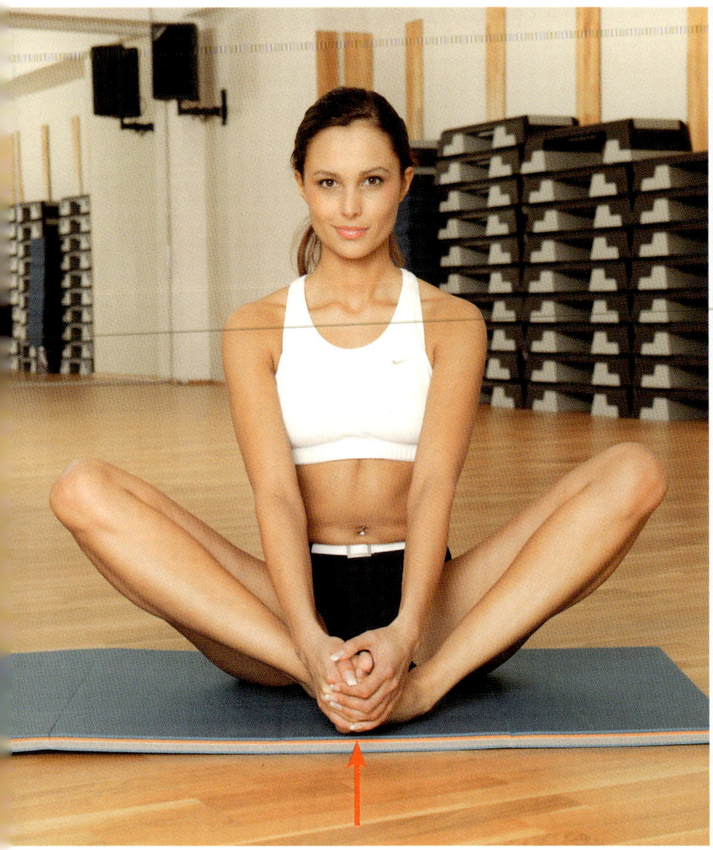

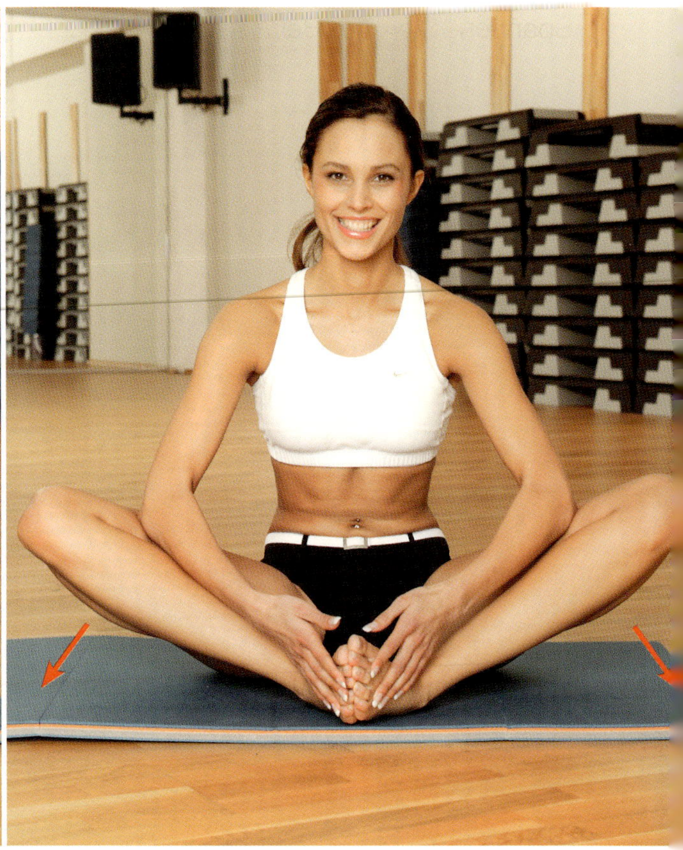

D 29: Grätschstand

Dehnung:
★★ innere Oberschenkelmuskulatur
★ Waden- und hintere Oberschenkelmuskulatur

Ausgangsstellung:
Aus dem aufrechten Stand spreizen Sie die Beine, bis Sie eine leichte Dehnspannung spüren. Achten Sie darauf, dass die Hüfte vorne bleibt und nicht nach hinten ausweicht.

Entspannen – Erweitern:
Halten Sie diese Position und entspannen Sie bewusst die Muskulatur. Dabei atmen Sie gleichmäßig weiter. Wenn die Dehnspannung nach einigen Sekunden nachlässt, beugen Sie ein Bein, bis Sie einen erneuten Reiz spüren. Verbleiben Sie in dieser Position und wiederholen die Dehnmethode.

Anspannen – Entspannen – Erweitern:
Spannen Sie die Beininnenseiten gegen den Boden, ohne die Ausgangsstellung zu verändern. Dann lösen Sie die Anspannung und entspannen kurz die aktivierte Muskulatur. Nun beugen Sie ein Bein, bis Sie einen erneuten Reiz spüren. Verbleiben Sie in dieser Position und wiederholen die Dehnmethode.

Dann strecken Sie das Bein und führen die Übung zur anderen Seite aus. Anschließend können Sie beide Beine weiter nach außen bewegen, bis Sie einen erneuten Dehnreiz spüren, und die zuvor praktizierte Dehnmethode wiederholen.

Variante:
Ungeübte stellen einen Stuhl vor sich und stützen sich während der Übung auf diesem ab. So wird ein Teil des Gewichtes auf die Hände verlagert und die Übung kann kontrollierter ausgeführt werden.
Weit Fortgeschrittene können sich in den seitlichen Spagat bewegen.

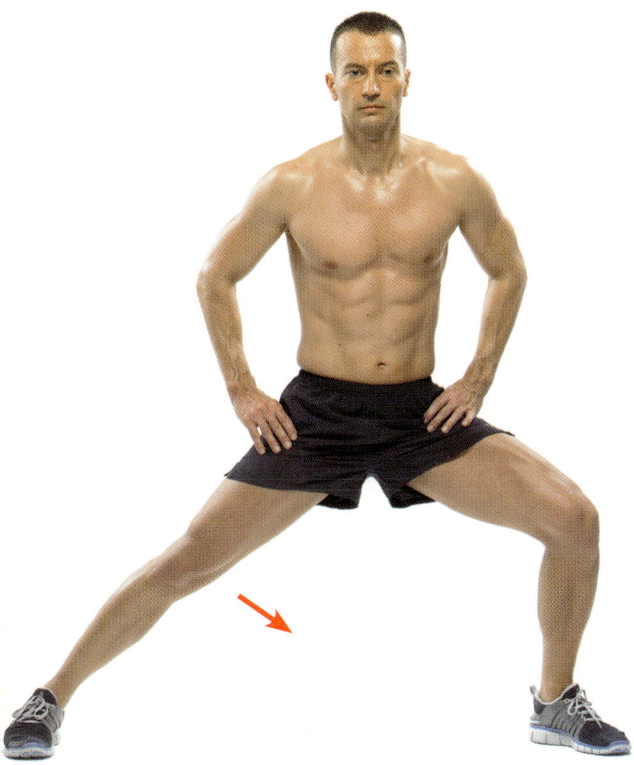

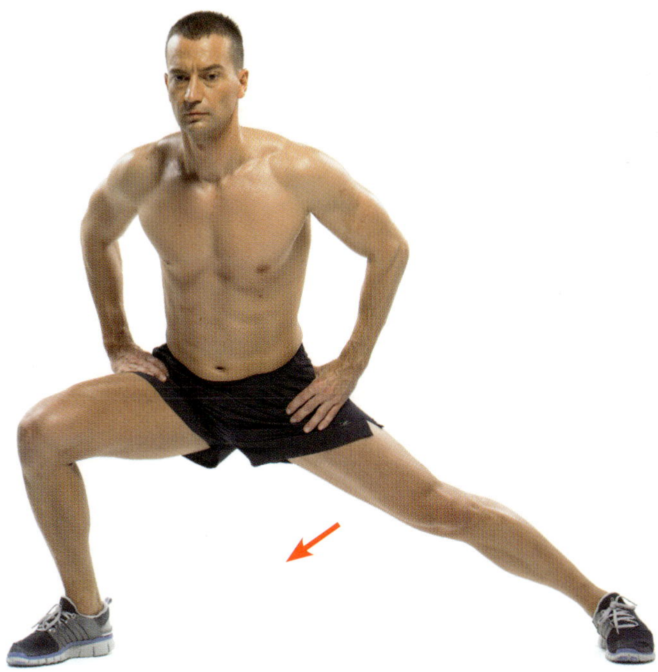

D 30: Gestreckte Beine im Sitz nach außen bewegen

Dehnung:
★★ innere und hintere Oberschenkelmuskulatur
★ Wadenmuskulatur

Ausgangsstellung:
Sie sitzen aufrecht, die Beine sind nach außen gestreckt und die Hände sind hinter dem Gesäß aufgestellt. Schieben Sie das Becken nach vorne und bewegen Sie dabei die Beine immer weiter nach außen, bis Sie einen leichten Dehnreiz spüren.

Entspannen – Erweitern:
Halten Sie diese Position und entspannen Sie bewusst die Muskulatur. Dabei atmen Sie gleichmäßig weiter. Wenn die Dehnspannung nach einigen Sekunden nachlässt, schieben Sie das Becken weiter nach vorne und so die Beine weiter nach außen, bis Sie einen erneuten Reiz spüren.

Anspannen – Entspannen – Erweitern:
Spannen Sie die Beininnenseite gegen einen Widerstand, ohne die Beine tatsächlich zu bewegen. Einsteiger wählen hierzu am besten eine Wand, Fortgeschrittene können gegen einen imaginären Widerstand drücken. Dann lösen Sie die Anspannung und entspannen kurz die aktivierte Muskulatur. Schließlich schieben Sie das Becken weiter vor und die Beine weiter auseinander.

Variante:
Fortgeschrittene können sich aus der Ausgangsposition bis in den Spagat schieben.

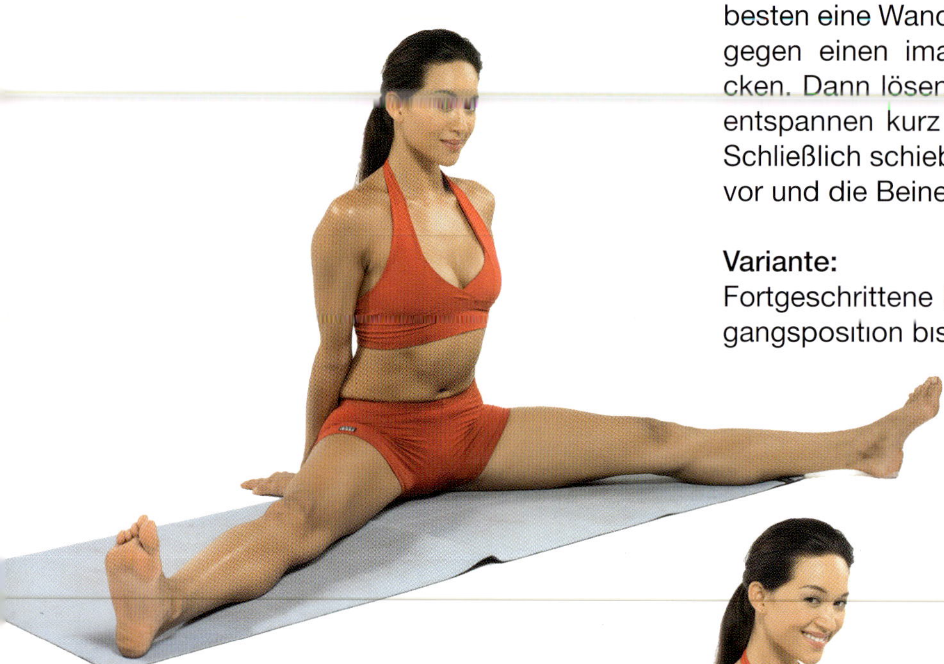

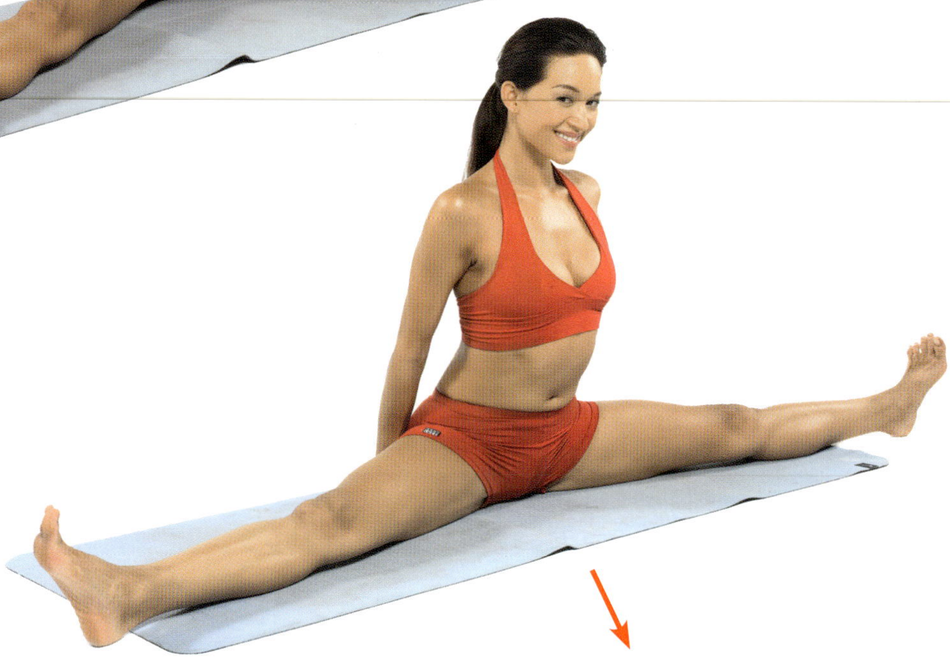

D 31: Oberkörper vorbeugen im Seitsitz

Dehnung:
★★ Rücken-, innere und hintere Oberschenkelmuskulatur
★ Wadenmuskulatur

Ausgangsstellung:
Nachdem Sie im Sitz die Beine nach außen geschoben haben, wie in Übung D 30 beschrieben, stellen Sie die Hände vor dem Körper ab. Führen Sie die Arme nach vorne, bis Sie einen leichten Dehnreiz spüren. Dabei bewegen Sie den Oberkörper, als würden Sie am Brustbein nach vorne gezogen werden, und drücken gleichzeitig die Hüfte vor.

Entspannen – Erweitern:
Halten Sie diese Position und entspannen Sie bewusst die Muskulatur. Dabei atmen Sie gleichmäßig weiter. Wenn die Dehnspannung nach einigen Sekunden nachlässt, bewegen Sie den Oberkörper weiter nach vorne, bis Sie einen erneuten Reiz spüren.

Anspannen – Entspannen – Erweitern:
Spannen Sie die Beinrückseiten und die Hände gegen den Boden, ohne die Ausgangsstellung zu verändern. Dann lösen Sie die Anspannung und entspannen kurz die aktivierte Muskulatur. Schließlich bewegen Sie den Oberkörper weiter nach vorne.

Anschließend führen Sie die Übung zur rechten und zur linken Seite aus.

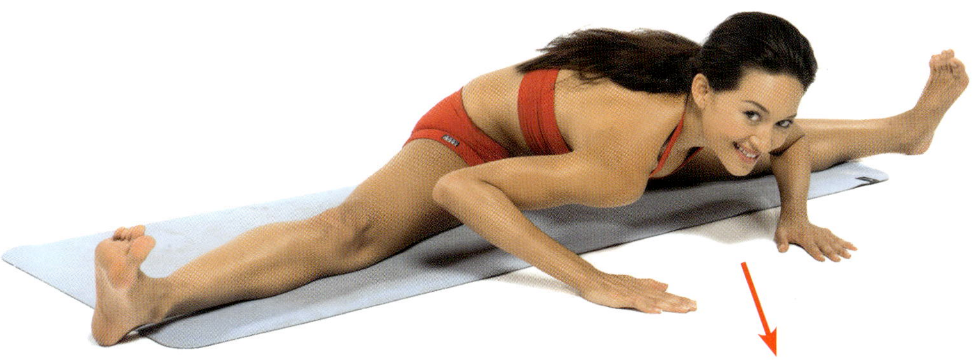

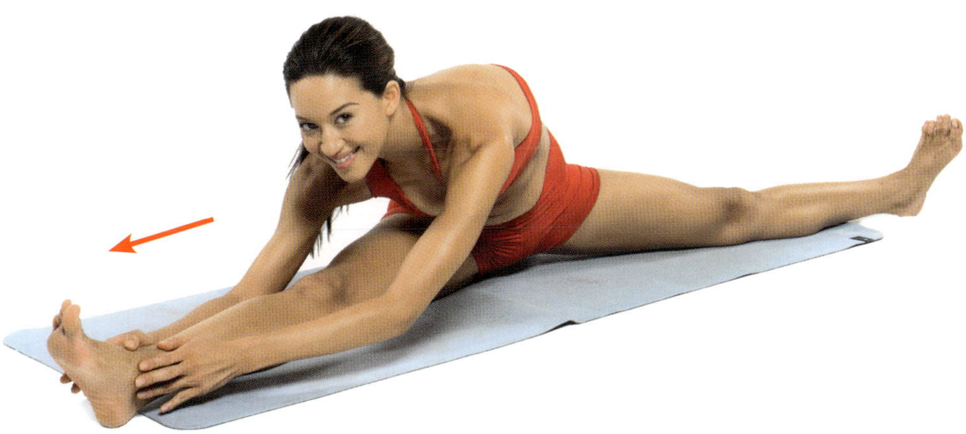

Die äußere Oberschenkelmuskulatur und die Gesäßmuskulatur

D 32: Fuß anziehen

Dehnung:
★★ Gesäß- und äußere Oberschenkelmuskulatur

Ausgangsstellung:
Sie sitzen mit geradem Oberkörper und gestreckten Beinen auf dem Boden. Ziehen Sie den rechten Unterschenkel an und nehmen Sie ihn in die Hände oder legen Sie ihn an das linke Knie. Dabei bewegt sich das rechte Knie nach außen. Ziehen Sie das rechte Bein näher zum Körper, bis Sie einen leichten Dehnreiz spüren.

Entspannen – Erweitern:
Halten Sie diese Position und entspannen Sie bewusst die Muskulatur. Dabei atmen Sie gleichmäßig weiter. Wenn die Dehnspannung nach einigen Sekunden nachlässt, ziehen Sie den rechten Unterschenkel weiter zu sich, bis Sie einen erneuten Reiz spüren.

Anspannen – Entspannen – Erweitern:
Spannen Sie den rechten Fuß gegen die Hände oder das linke Knie, ohne die Ausgangsstellung zu verändern. Dann lösen Sie die Anspannung und entspannen kurz die aktivierte Muskulatur. Schließlich ziehen Sie den rechten Unterschenkel weiter zu sich.

Variante:
Sie können die Übung auch in Rückenlage ausführen.

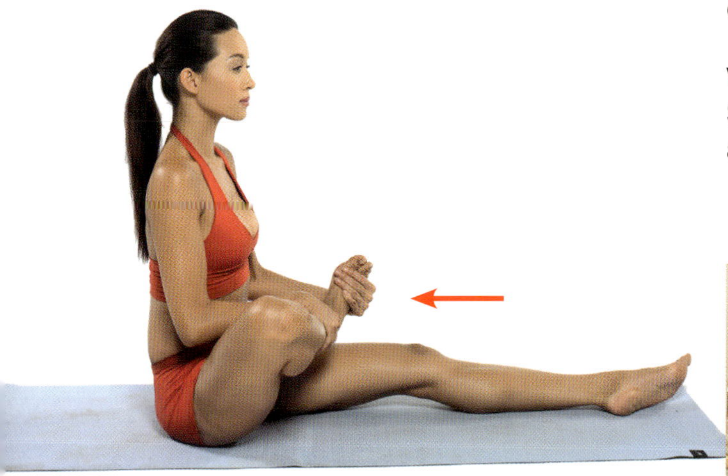

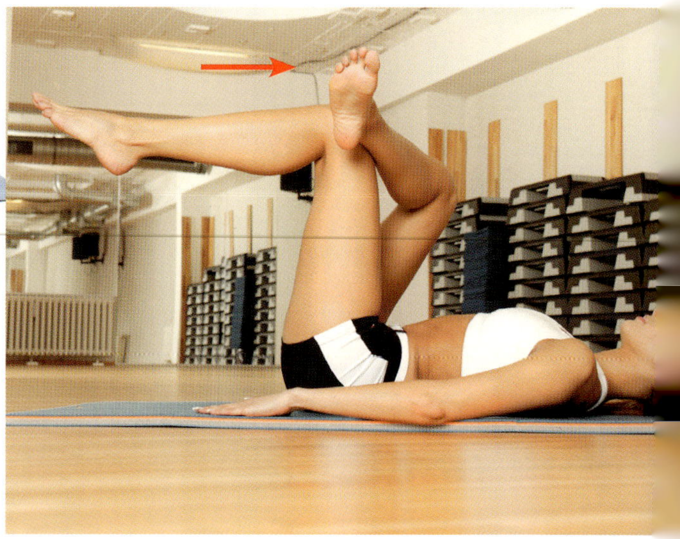

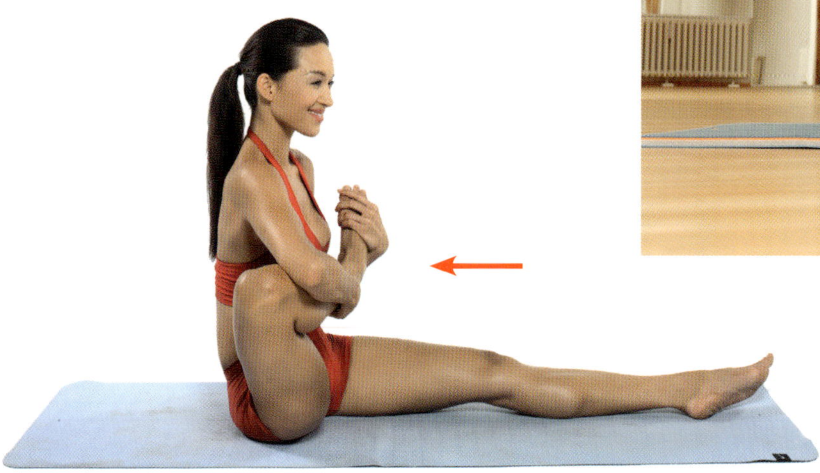

D 33: Körperdrehung im Sitz

Dehnung:
★★ Gesäß-, äußere Oberschenkel- und Rückenmuskulatur

Ausgangsstellung:
Sie sitzen mit gestreckten Beinen und aufgerichtetem Oberkörper auf dem Boden. Stellen Sie das rechte Bein möglichst nah am Gesäß über das linke Bein. Der rechte Fuß ist aufgestellt und fast gerade nach vorne gerichtet. Entspannen Sie das rechte Bein und ziehen es mit den Händen zum Körper, bis Sie einen leichten Dehnreiz spüren.

Entspannen – Erweitern:
Halten Sie diese Position und entspannen Sie bewusst die Muskulatur. Dabei atmen Sie gleichmäßig weiter. Wenn die Dehnspannung nach einigen Sekunden nachlässt, legen Sie den linken Ellbogen an die Außenseite des rechten Knies und drehen Kopf und Oberkörper im Uhrzeigersinn, bis Sie einen erneuten Dehnreiz spüren, und wiederholen diese Dehnmethode.

Anspannen – Entspannen – Erweitern:
Spannen Sie das Knie in die haltenden Hände, ohne die Ausgangstellung zu verändern. Dann lösen Sie die Anspannung und entspannen kurz die aktivierte Muskulatur. Schließlich legen Sie den linken Arm gegen die Außenseite des rechten Knies, drehen Kopf und Oberkörper im Uhrzeigersinn und wiederholen diese Dehnmethode.

Variante:
Das liegende Bein kann im zweiten Teil der Übung (Drehung des Oberkörpers) eingeknickt werden, was eine intensivere Dehnung des Rückens ermöglicht.

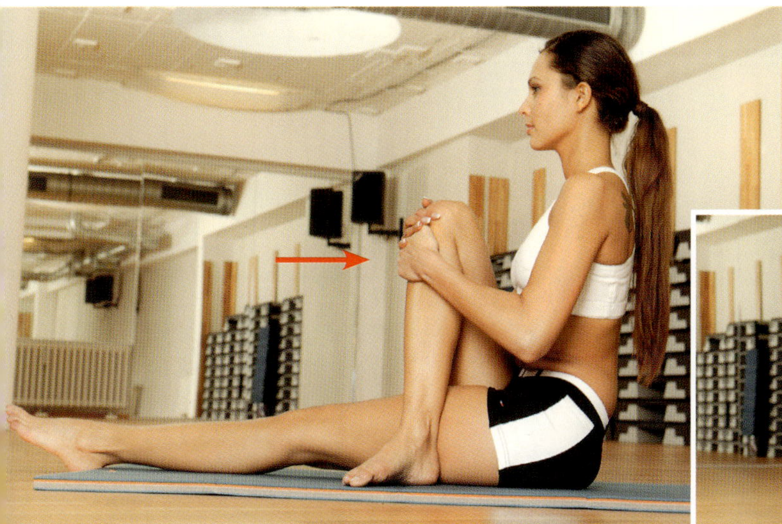

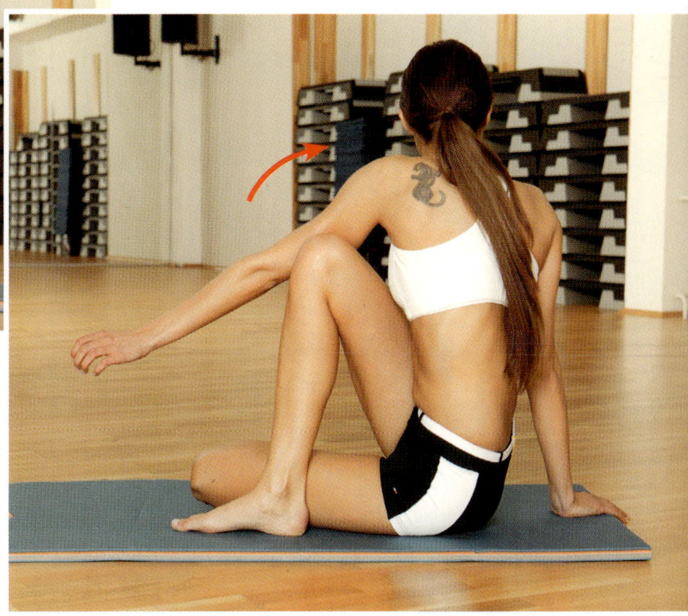

Teil V: Ausdauer

Das Ausdauertraining ist ein wichtiger Bestandteil des ausgewogenen Fitnesstrainings. Regelmäßiges Ausdauertraining bewirkt, dass Sie die körperlichen Anstrengungen länger durchhalten können. Sie werden im Alltag und Berufsleben belastbarer und können die an Sie gestellten Anforderungen erfüllen. Außerdem stärken Sie Ihr Immunsystem, können besser schlafen und fördern somit Ihr Wohlbefinden.

Beginnen Sie Ihr Ausdauertraining mit gemäßigter Intensität. Zuerst müssen Sie die Grundlagenausdauer aufbauen, bevor Sie beginnen, intensive Übungseinheiten auszuführen. Eine gute Grundlagenausdauer bewirkt, dass sich Ruhepuls und Belastungspuls senken. Außerdem normalisiert sich der Puls nach einer Belastung schnell wieder, weshalb körperliche Aktivitäten als weniger anstrengend wahrgenommen werden.

Viele Fitness-Einsteiger trainieren jedoch die Ausdauer im zu hohen Intensitätsbereich. Statt positive Effekte von gemäßigtem Ausdauertraining auf den Körper zu erreichen, wird der Körper noch mehr gestresst und infekt- und verletzungsanfällig. Die Trainierenden fühlen sich überfordert und brechen deshalb oft ihr Trainingsprogramm ab.

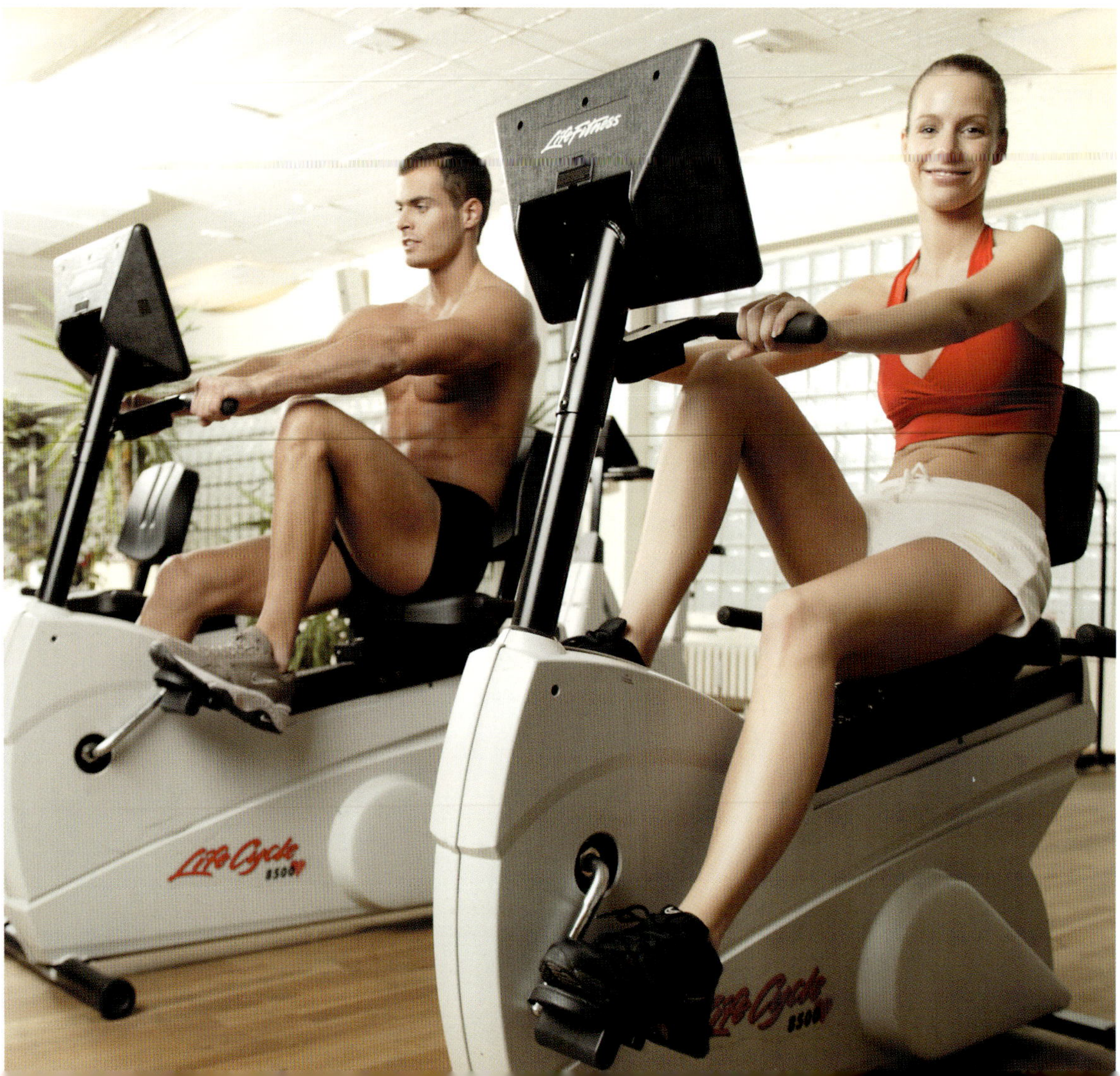

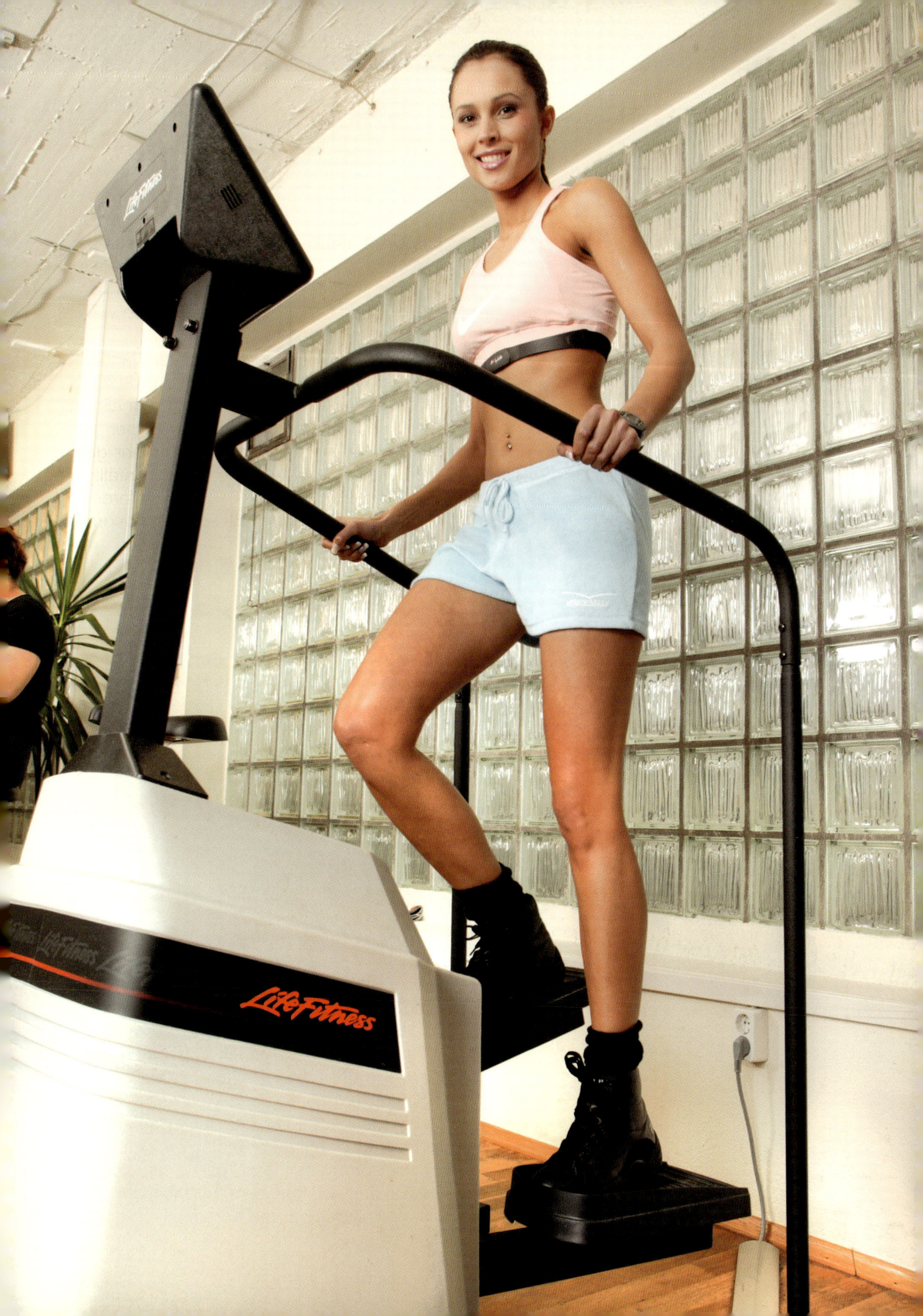
LifeFitness

1. Effekte des Trainings

Gemäßigtes Ausdauertraining hat aus gesundheitlicher Sicht zahlreiche positive Effekte.

Kräftigung des Herzmuskels

Mit regelmäßigem Ausdauertraining wird der Herzmuskel trainiert. Er vergrößert sich und erhöht sein Schlagvolumen. Durch seine größere Leistungskraft wird er geschont, da er im Vergleich zu einem untrainierten Herzmuskel weniger pumpen muss. Infolgedessen senkt sich der Ruhepuls und außerdem steigt der Puls bei Belastung weniger schnell an und senkt sich nach der Belastung zügig wieder ab.

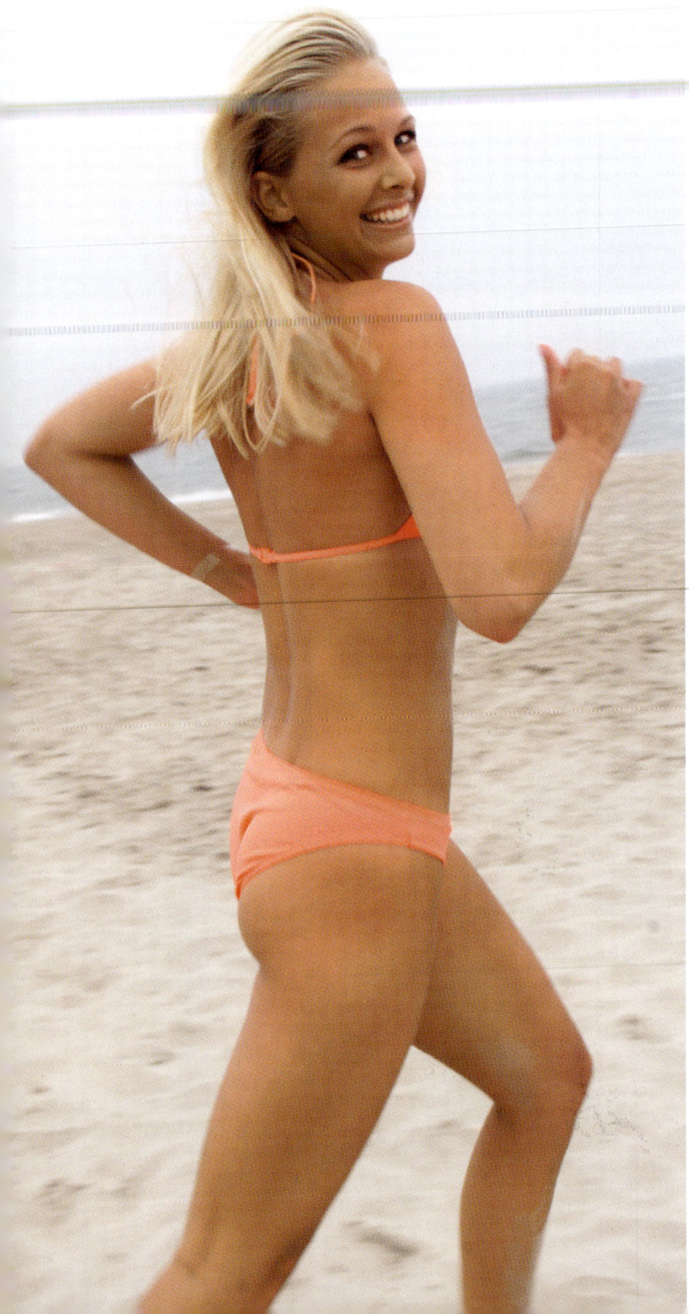

Stressabbau

Der tägliche Stress in Beruf und Alltag belastet den Körper und greift das Immunsystem an. Ebenso stresst intensives Training jeglicher Form den Körper. Gemäßigtes Ausdauertraining ermöglicht dem Körper, den Stress abzubauen. Sie fühlen sich wohl und schlafen besser. Nach einigen Wochen regelmäßigen Trainings fühlen Sie sich fit und leistungsbereit.

Stabilisierung des Immunsystems

Durch das regelmäßige Setzen geringer Reizintensitäten wird das Immunsystem gekräftigt. Dazu müssen Sie sich im gemäßigten Ausdauerbereich bewegen. Trainieren Sie hingegen die Ausdauer im hohen Pulsbereich, setzen Sie den Körper weiteren Stresshormonen aus und schwächen dadurch die Abwehrkräfte.

Kräftigung des Bewegungsapparates

Durch regelmäßige sportliche Aktivität baut der Körper Muskulatur auf und wird leistungsfähig. Somit wird auch durch das Ausdauertraining die Muskulatur des Bewegungsapparates gekräftigt, wenn auch nicht gezielt bestimmte Muskelgruppen wie im Krafttraining. Greifen Sie auf unterschiedliche Trainingsformen der Ausdauer zurück, damit Sie verschiedene Körperpartien kräftigen. Mit dem Radfahren trainieren Sie beispielsweise vorwiegend die Beinmuskulatur und mit dem Schwimmen die Muskulatur des ganzen Körpers.

2. Die richtige Trainingsintensität

Mit welcher Intensität Sie am besten trainieren, hängt von Ihrer körperlichen Verfassung und den Trainingszielen ab. Für Fitnesseinsteiger ist das Training im Grundlagenausdauerbereich besonders wichtig. Fortgeschrittene sollten regelmäßig Ausdauereinheiten im Grundlagenausdauer- und im Fitnessbereich ausführen. Die folgenden Intensitätsbereiche werden in diesem Buch unterschieden.

Regenerativer Trainingsbereich

Dieser Bereich beschreibt Training mit sehr geringer Intensität. Dies kann beispielsweise Walken, langsames Radfahren und Schwimmen sein. Sie befinden sich solange in diesem Intensitätsbereich, wie Sie die Belastung als angenehm empfinden. Wenn es hingegen anstrengend wird, ist die Intensität überschritten. Ein niedriger Intensitätsgrad eignet sich nach einer anstrengenden sportlichen Betätigung, um Regenerationsprozesse zu verkürzen. Direkt nach dem Training können Sie noch fünf bis zehn Minuten auslaufen. Sie können aber in diesem Intensitätsbereich auch eine eigenständige Trainingseinheit gestalten. Wenn Sie beispielsweise am vorherigen Tag sehr intensiv trainiert oder einen Wettkampf ausgeführt haben und deshalb der Körper müde und die Muskulatur verspannt ist, kann durch ein solches Training die Erholungsphase des Körpers beschleunigt werden.

Grundlagenausdauerbereich

Das Training in diesem Bereich ist aus gesundheitlicher Sicht am wichtigsten. Mit einer solchen Intensität wird das Herz-Kreislauf-System trainiert, das Immunsystem gestärkt und ein hoher Anteil der verbrauchten Energie aus dem Körperfett gewonnen. Sie befinden sich solange in diesem Bereich, wie Sie bei der Anstrengung noch sprechen können. Fühlen Sie sich während des Trainings müde und erschöpft, ist die Intensität zu hoch. Als Sportarten bieten sich langsames Laufen, Radfahren, Schwimmen, Walken und Indoortraining auf einem Kardiogerät an. Wenn Sie über eine gut trainierte Grundlagenausdauer verfügen, hat dies auf alle Sportarten einen positiven Effekt. Der Puls senkt sich nach einer Belastung schnell wieder und die Regenerationszeit nach dem Sport verkürzt sich. Dies ist insbesondere für Sportarten mit verschiedenen Belastungszonen wie den Spielsportarten wichtig. Sie bleiben dann während der Belastung länger fit und konzentriert. Regelmäßiges Training in diesem Bereich senkt den Ruhepuls. Bereits nach wenigen Wochen können Sie bei gleichem Puls eine größere Leistung erzielen, beispielsweise länger und schneller laufen.

Fitnessbereich

In diesem Bereich werden die Muskulatur und die allgemeine Körperfitness trainiert. Sie fühlen sich während des Trainings mit dieser Intensität angestrengt und nach dem Training fühlt sich die Muskulatur deutlich beansprucht an. Zu diesem Zweck können Sie auf alle denkbaren Ausdauersportarten zurückgreifen. Dafür eignen sich vor allem solche, bei denen der Intensitätsgrad je nach Bedarf angepasst werden kann. Diese Trainingsintensität ist für fortgeschrittene Sportler die Voraussetzung, um Leistungssteigerungen zu erzielen. Bevor Sie mit diesem Training beginnen, müssen Sie zuerst eine gute Grundlagenausdauer ausgebildet haben. Das Ausdauertraining im Fitnessbereich macht dann auch mehr Spaß, da Sie auch bei erhöhtem Lauftempo den Intensitätsbereich nicht überschreiten. Außerdem regeneriert sich der Körper schnell und ist nach dem Training bald wieder fit.

Anaerober Bereich

In der Schwellenzone zwischen aerober und anaerober Energiegewinnung wird der Körper trainiert, hohe Belastungen länger durchzuhalten. Der Körper gewinnt dabei seine Energie teilweise anaerob, d. h. er kann nicht mehr ausreichend Sauerstoff aufnehmen und zur Energiegewinnung einsetzen. Der Körper „vergärt" nun überwiegend Kohlehydrate, wobei als Abfallstoff Laktat, das Salz der Milchsäure, entsteht. Das Laktat kann vom Körper nicht schnell abgebaut werden. Wird der Schwellenpunkt zwischen aerober und anaerober Energiegewinnung überschritten, z. B. bei einem Sprint, steigt die Milchsäureproduktion überproportional an. In diesem Fall übersäuert der Körper schnell und die Leistung muss bereits nach kurzer Zeit abgebrochen werden.
Das gesundheitsorientierte Ausdauertraining zielt nicht darauf ab, in diesem Intensitätsbereich zu trainieren. Leistungssportler hingegen trainieren auch einige ihrer Übungseinheiten in diesem Bereich. Eine gute Grundlagenausdauer ist dann besonders wichtig. So kann sich der Puls nach der Belastung schnell wieder beruhigen und das Training kann fortgeführt werden.

Bestimmung der optimalen Trainingsintensität

Zuerst wird die maximale Herzfrequenz ermittelt. Auf dieser Grundlage können dann die Trainingsbereiche ermittelt werden.
MHF (maximale Herzfrequenz) = 220 – Alter. Diese Methode hat sich bei einer Vielzahl von Tests bewährt. Es kann jedoch bei einzelnen Personen zu Unterschieden kommen. Leistungssportler hingegen greifen häufig auf den Maximalherzfrequenz-Test zurück, bei dem der Puls durch die Trainingsintensität auf die maximale Höhe getrieben wird. Es wird beispielsweise ein Sprint bis an die persönliche Leistungsgrenze ausgeführt. Fitnesssportlern ist jedoch von diesem Test abzuraten, da für sie durch die ungewohnt intensive Belastung eine hohe Verletzungsgefahr besteht.

Maximale Herzfrequenz (MHF)	220 – Alter
Regenerativer Trainingsbereich	ca. 65 % der maximalen Herzfrequenz (MHF)
Grundlagenausdauerbereich	ca. 75 % der MHF
Fitnessbereich	ca. 85 % der MHF

Beispiel: 40-jährige Person.
Maximale Herzfrequenz nach vereinfachter Formel: 220-40 = 180 MHF.

Regenerativer Trainingsbereich:	180 x 0,65 = 117 HF
Grundlagenausdauerbereich:	180 x 0,75 = 135 HF
Fitnessbereich:	180 x 0,85 = 153 HF

Ihr Trainingsbereich
Versuchen Sie, sich während einer Trainingseinheit nahe an dem für Sie optimalen Puls zu bewegen.

	Trainingspuls
Regenerativer Trainingsbereich	
Grundlagenausdauerbereich	
Fitnessbereich	

Messung der Intensität

Ihren Puls können Sie messen, indem Sie um Ihr Handgelenk greifen und Zeige- und Mittelfinger unterhalb des Daumengelenks auflegen. Zählen Sie über 20 Sekunden hinweg die Pulsschläge und multiplizieren Sie dann das Ergebnis mit dem Faktor 3. Mit diesem Verfahren können Sie den Ruhepuls und den Puls nach dem Training messen. Während einer Belastung können Sie hingegen den Puls auf diese Weise nicht ermitteln, da Sie zu diesem Zweck ständig Ihre Aktivität unterbrechen müssten. Für das Ausdauertraining sollten Sie deshalb auf einen Pulsfrequenzmesser zurückgreifen. Bei dieser Messtechnik wird ein Gurt um den Brustkorb gelegt, der die Herzschläge misst. Die Werte können dann auf einer Uhr am Handgelenk abgelesen werden. In aller Regel gestatten diese Messgeräte die Einstellung der individuellen Pulszone für das Training. Das Überschreiten des beabsichtigten Wertes wird durch ein akustisches Signal mitgeteilt. Gute Modelle sind im Fachhandel ab 80 EUR erhältlich.

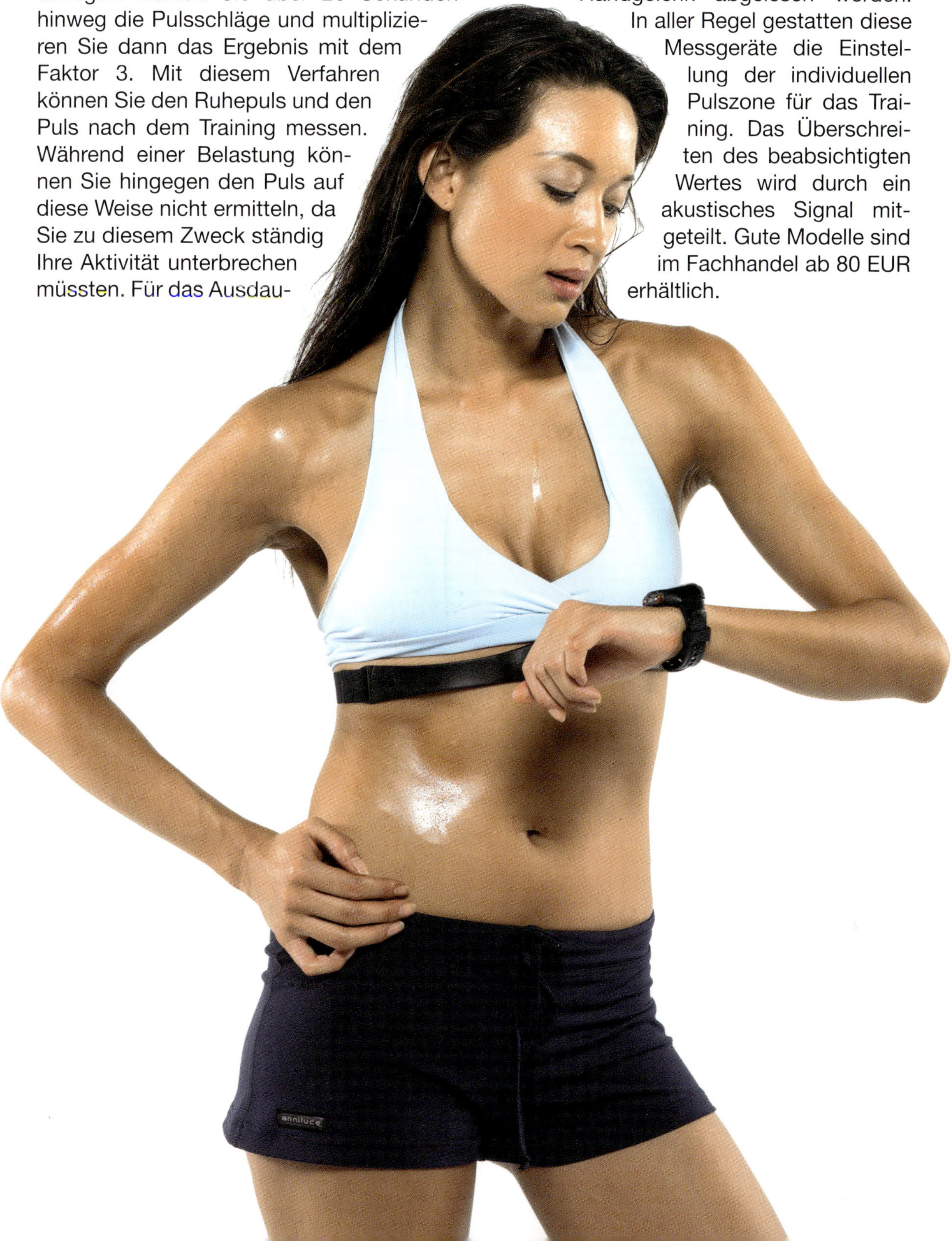

3. Auswahl der Ausdauersportarten

Durch regelmäßiges Ausdauertraining stärken Sie Ihr Herz-Kreislauf-System und reduzieren Ihr Körperfett. Bereits mit geringem Aufwand lassen sich deutliche Trainingsfortschritte erzielen. Trainieren Sie regelmäßig dreimal pro Woche Ihre Ausdauer, wobei jede Trainingseinheit mindestens 40 Minuten andauern sollte. So werden Sie schon sehr bald feststellen, wie sich die erhofften Trainingsziele einstellen. Für Ihr gemäßigtes Ausdauertraining eignen sich grundsätzlich alle Sportarten, die mit gleichmäßiger Intensität ausgeführt werden. Dazu ist Outdoor-Training, z. B. Laufen, Walken, Radfahren und Schwimmen, ebenso geeignet wie Indoor-Training an Geräten wie Stepper, Radergometer und Laufband. Wichtig ist es, dass Sie die Sportart über den Trainingszeitraum mit einer nahezu gleichmäßigen Geschwindigkeit ausführen können, wobei der Puls in der beabsichtigten Intensitätszone bleibt.

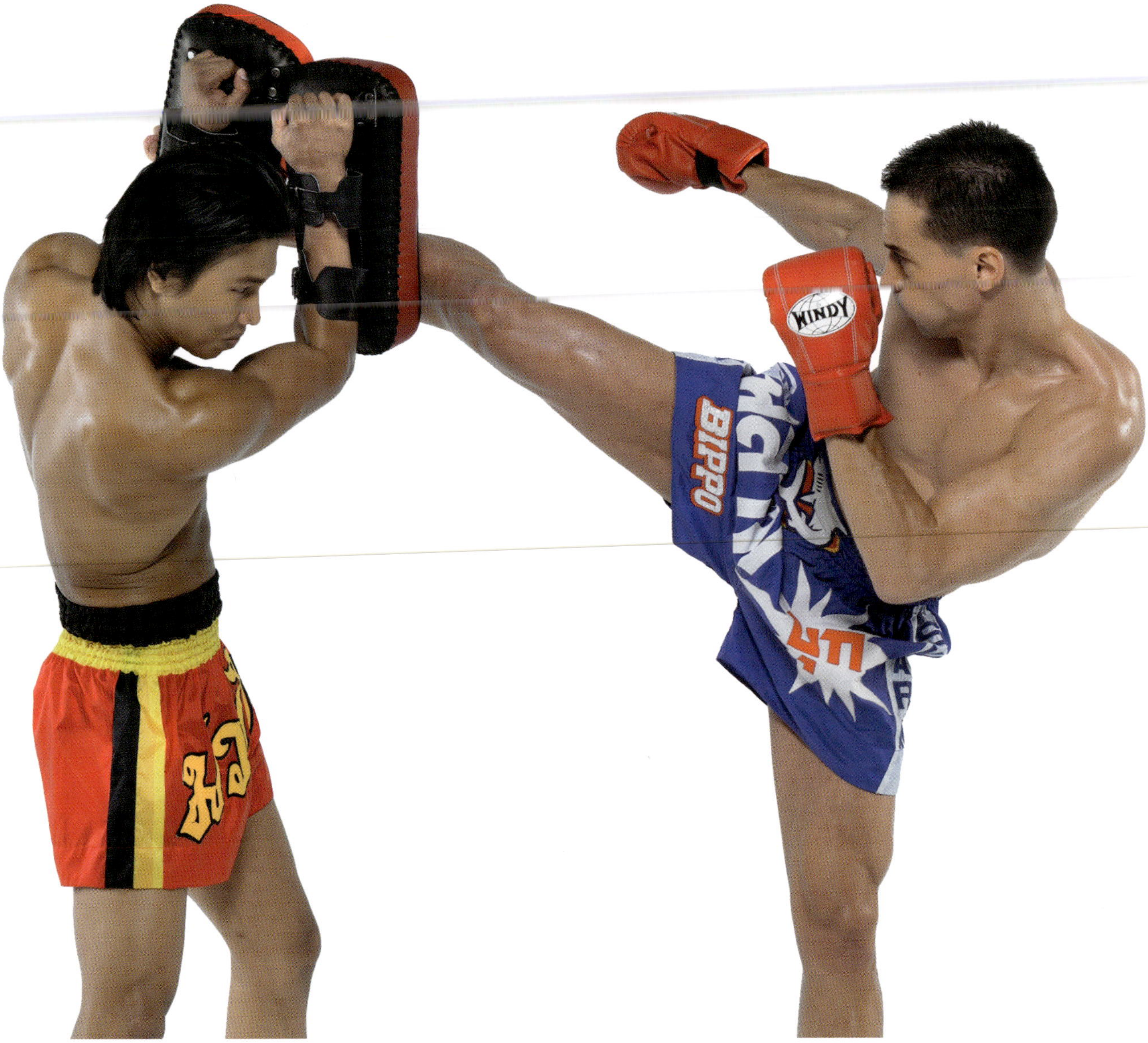

Im Kampfsport trainieren Sie die Ausdauer im hohen Intensitätsbereich.

Wenn Sie sich eine gute Grundlagenausdauer antrainiert haben, können Sie Intervalltraining in Ihr Ausdauertraining einbauen. Führen Sie beispielsweise während eines Lauftrainings immer wieder kurze Strecken aus, die Sie sehr schnell zurücklegen, und reduzieren Sie danach Ihr Tempo wieder. So gewöhnt sich Ihr Körper an Belastungen mit unterschiedlicher Intensität und lernt, den Puls nach der Belastung schnell wieder zu regulieren. Für diese Form des Ausdauertrainings eignen sich alle Sportarten, die mit wechselnden Geschwindigkeiten ausgeführt werden, wie z. B. Spielsportarten und Kampfsportarten.

Gründe für Trainingsvariationen

Variieren Sie immer wieder Ihr Ausdauertraining. Indem Sie Sportarten abwechseln, können Sie Ihre Fitness optimal trainieren und außerdem wird Ihr Training nicht eintönig.

Vermeidung muskulärer Ungleichgewichte

Bei einseitigem Training entstehen muskuläre Ungleichgewichte, die den Körper verletzungsanfällig machen. Deshalb müssen auch andere Muskelgruppen trainiert werden, was gezielt mit Krafttraining möglich ist. Sie können ebenso auf andere Ausdauersportarten zurückgreifen. Trainieren Sie hingegen ausschließlich eine Ausdauersportart, z. B. Laufen, werden einzelne Muskelgruppen im Verhältnis zur anderen Muskulatur übermäßig stark gekräftigt.

Leistungsverbesserungen

Wenn Sie dem Körper immer dieselben sportlichen Anforderungen stellen, gewöhnt er sich an die Trainingsreize und die Leistung stagniert. Deshalb müssen Sie immer wieder die Intensitäten und Übungen verändern. Auch das Training von Koordination und Schnelligkeit dient dazu, den Fitnesszustand zu verbessern. Außerdem wird so Langeweile beim Programm vermieden.

Erhöhung der Trainingshäufigkeit

Wenn Sie andere Sportarten in das Programm einbeziehen, können Sie häufiger trainieren. Die zur Regeneration benötigten Ruhepausen können durch Abwechseln der Sportarten verkürzt werden. Nach einer intensiven Laufeinheit müssen Sie beispielsweise nicht bis zur vollständigen Regeneration der Beinmuskulatur pausieren, sondern können am Folgetag andere Muskelgruppen trainieren.

Wetterbedingter Sportartenwechsel

Das Wetter ist ein weiterer Grund, auf alternative Trainingsformen zurückzugreifen. Mit Kraft- und Kardiogeräten im Studio- und Hometraining gibt es zahlreiche Möglichkeiten, auch bei schlechtem Wetter in Form zu kommen. Es kann zwar auch bei Regen und im Winter mit spezieller Trainingskleidung Outdoor-Sport betrieben werden, vielen Sporttreibenden macht dies aber keinen Spaß.

4. Die Klassiker

Nutzen Sie das Laufen, Walken, Radfahren und Schwimmen. Mit diesen Sportarten können Sie Ihre Grundlagenausdauer verbessern. Ebenso eignen sich Laufen, Radfahren und Schwimmen, um die Ausdauer mit Fitness-Intensität zu trainieren.

Laufen

Immer mehr Personen entdecken das Laufen für sich, um dem Alltagsstress zu entkommen und den Körper in Form zu halten. Laufen ist eine natürliche Bewegungsform, die fast überall ausgeführt werden kann. Laufen Sie wann und wo es Ihnen gefällt. Fast überall findet sich eine Möglichkeit, diese Sportart auszuüben, z. B. in einem Stadtpark oder auf einem Waldweg. Laufen haben Sie bereits in der Kindheit gelernt. Sie können also sofort mit dem Training beginnen. Im Gegensatz dazu muss für zahlreiche andere Ausdauersportarten wie Schwimmen und Skilanglauf zuerst eine spezielle Technik erlernt werden. Auch sind für das Laufen keine besonderen Anschaffungen notwendig: Trainingshose, T-Shirt und ein Paar gute Laufschuhe genügen.
Für das Laufen ist es nicht notwendig, sich eine spezielle Technik anzueignen. Je harmonischer und unverkrampfter aber der Laufstil ist, desto wohltuender und energiesparender ist das Lauftraining. Deshalb lohnt es sich, von Zeit zu Zeit auf den Stil zu achten und gegebenenfalls kleine Änderungen vorzunehmen. Versuchen Sie aber nicht, die Lauftechnik mit Gewalt zu ändern. Sie würden dann beim Laufen verkrampfen. Es gibt auch Spitzenathleten, deren Laufstil nicht dem üblichen Leitbild eines idealen Laufstils entspricht.

Technik

Halten Sie beim Laufen den Oberkörper aufrecht und richten Sie den Blick einige Meter vor sich. Vollziehen Sie gleichmäßige Schritte mittlerer Länge und nehmen Sie bei jedem Schritt die Hüfte vor. Dabei treten Sie jeweils mit der Ferse zuerst auf und rollen dann über den ganzen Fuß ab, bevor Sie sich wieder vom Boden abstoßen.
Die Arme werden etwa im 90°-Winkel gehalten und schwingen beim Laufen locker mit. Dabei sind die Hände zu lockeren Fäusten geschlossen, wobei die Daumen auf die Zeigefinger gelegt sind. Achten Sie darauf, dass Schulter-, Nacken- und Gesichtsmuskulatur stets entspannt bleiben.

Training

Vor dem Laufen sollten Sie Ihren Körper zuerst aufwärmen. Dazu ist es sinnvoll, eine Strecke zügig zu gehen. Nach dem Aufwärmen werden Dehnübungen ausgeführt. Um Verletzungen vorzubeugen, müssen Sie zumindest die Muskelgruppen dehnen, die beim Laufen beansprucht werden. Dies sind insbesondere die Waden, die vordere und die hintere Oberschenkelmuskulatur. Das Aufwärmen, einschließlich der vorbereitenden Dehnübungen, dürfen Sie nie vollständig weglassen. Sie bereiten damit den Körper auf das Training vor, er wird leistungsfähig und Verspannungen in der Muskulatur werden gelöst.
Am Ende des Trainings laufen oder walken Sie in mäßigem Tempo noch einige Minuten weiter. Dann dehnen Sie die beanspruchte Muskulatur, womit Sie die Regenerationsprozesse beschleunigen und produziertes Laktat schneller abbauen. Außerdem verhindern Sie, dass sich Muskelverkürzungen bilden.

Walken

Walken ist bewusstes, dynamisches Gehen, bei dem die Arme schwungvoll mitbewegt werden. So können Sie sich schneller als mit dem gewöhnlichen Gehstil fortbewegen und trainieren außerdem den Oberkörper mit. Das Walken schont die Gelenke und ist somit der optimale Einstieg ins Fitnesstraining. Es werden dieselben Muskelgruppen wie beim Laufen trainiert, jedoch mit geringerer Verletzungsgefahr. Deshalb sollten insbesondere übergewichtige Personen mit dieser Trainingsform ihr Fitnessprogramm beginnen und Gewicht abbauen, bevor sie zum Laufen übergehen.

Es ist nur ein Minimum an Ausrüstung notwendig: Es genügen ein Paar Joggingschuhe und bequeme Kleidung. Walken können Sie fast überall, auf Asphaltwegen in der Stadt ebenso wie im Stadtpark oder auf Waldwegen. Sie fühlen sich danach voll neuer Energie und haben nicht mit Müdigkeit, Muskelkater oder Überlastungsschmerzen zu kämpfen. Deshalb können Sie auch vor dem Arbeitsbeginn oder auf dem Heimweg walken. Bewegen Sie einfach beim Gehen die Arme schwungvoll mit und achten Sie auf kraftvolle und dynamische Schritte.

Technik

Machen Sie gleichmäßige Schritte mittlerer Länge. Setzen Sie den Fuß mit der Ferse auf und rollen Sie über den gesamten Fuß bis zu den Zehen ab, über die Sie sich dann vom Boden abstoßen. Die Gesäßmuskulatur und die Muskulatur der Oberschenkelrückseite sind dabei angespannt. Die Füße weisen in die Richtung, in die Sie sich fortbewegen.

Die Unterarme befinden sich etwa im 90°-Winkel, die Hände werden als lockere Fäuste gehalten und die Handrücken sind nach außen gewandt. Bewegen Sie die Arme beim Walken schwungvoll und dynamisch mit, die Ellbogen werden dabei am Körper entlang bewegt. Wenn Sie den rechten Fuß nach vorne aufsetzen, bewegen Sie gleichzeitig den linken Arm vor. Führen Sie die Armbewegungen locker aus, ohne dabei die Schulter- und Nackenmuskulatur anzuspannen. Der Oberkörper wird aufrecht gehalten und bei den Armbewegungen nicht mitgedreht.

Atmen Sie tief ein und aus, um den Körper optimal mit Sauerstoff zu versorgen. So bleiben Sie länger fit, da der Körper den Sauerstoff zur Energiebereitstellung benötigt. In aller Regel bewährt es sich, durch die Nase ein- und durch den Mund auszuatmen. Wenn Sie hingegen durch den Mund nach Luft schnappen müssen, ist die Trainingsintensität zu hoch. Bleiben Sie beim Walken locker, Sie sollten weder die Zähne aufeinander beißen noch die Gesichtsmuskulatur anspannen.

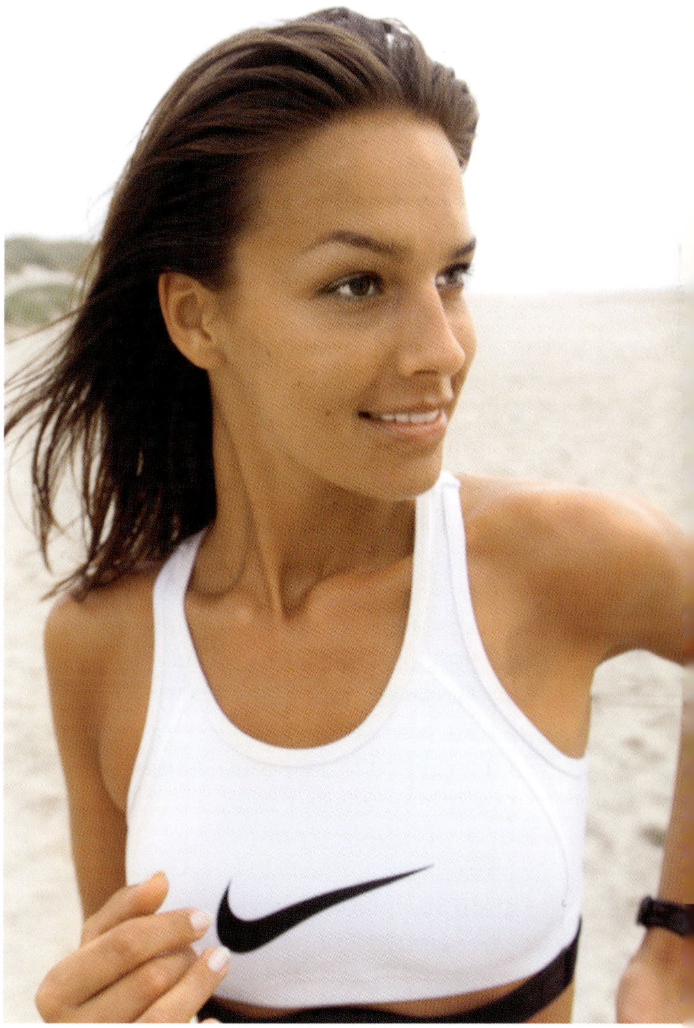

Radfahren

Radfahren kräftigt die Beinmuskulatur, insbesondere die vordere Oberschenkelmuskulatur. Die Trainingsintensität kann beim Radfahren besser als beim Laufen kontrolliert werden. Das folgt daraus, dass beim Laufen das gesamte Körpergewicht transportiert werden muss. Beim Radfahren hingegen wird der Körper vom Sattel gestützt. So werden weniger Muskelgruppen belastet und die Gelenke werden geschont. Deshalb ist diese Trainingsform für Fitnesseinsteiger besonders geeignet und wird auch häufig zur Rehabilitation genutzt, z. B. nach Knie- und Fußverletzungen. Aber auch für Fortgeschrittene ist diese Trainingsform sinnvoll, da durch schnelles und kraftvolles Radfahren bei hoher Pulsfrequenz trainiert werden kann.

Achten Sie beim Fahren darauf, dass Sie den Oberkörper möglichst gerade halten und ihn nicht bei Müdigkeit nach vorne neigen. Die Zehen und die Fußballen werden auf die Pedale gestellt. Die Sattelhöhe muss so eingestellt sein, dass das Trittbein im tiefsten Punkt der Pedale noch leicht angewinkelt ist. Ist das Bein stattdessen ganz durchgestreckt, wird das Kniegelenk zu stark belastet.

Training

Zum Aufwärmen sollte das Radtraining mit einigen Minuten Einfahren bei mäßigem Tempo und mit Dehnübungen insbesondere für Waden- und Oberschenkelmuskulatur eingeleitet werden. Am besten sollten Sie aber alle Muskelgruppen dehnen, so dass Sie z. B. nicht am Nacken und Rücken verspannt sind.

Fahren Sie besser mit hohen Umdrehungszahlen als mit starkem Widerstand. Fortgeschrittene können das Radtraining intensivieren, indem sie schnelle und langsame Intervalle abwechselnd aufeinander folgen lassen. Bringen Sie auch etwas Abwechslung in das Radtraining. Wechseln Sie zwischen unterschiedlichen Strecken und variieren Sie die Intensitäten. Auch eine Spinning-Stunde im Fitness-Studio bringt neue Anforderungen in das Programm.

Zum Ende der Trainingseinheit sollten Sie noch einige Minuten langsam bei geringem Widerstand fahren, bevor Sie das Radtraining mit Dehnübungen für die beanspruchte Muskulatur abschließen.

Schwimmen

Schwimmen formt den Körper und trainiert das Herz-Kreislauf-System. Da das Körpergewicht vom Wasser getragen wird, ist diese Trainingsform besonders schonend für die Gelenke. Durch Veränderung des Schwimmtempos lässt sich auch mit dieser Ausdauersportart die gewünschte Belastungsintensität erreichen.

Drei Schwimmstile sind für das Ausdauertraining besonders zu empfehlen, da diese über einen längeren Zeitraum bei ähnlicher Intensität trainiert werden können: Das Brustschwimmen, das Kraulen und das Rückenschwimmen. Wechseln Sie zwischen diesen Stilen, um unterschiedliche Muskeln zu kräftigen.

Training

Vor dem Training wird eine Aufwärmphase durchgeführt, die auch einige Dehnübungen enthalten sollte. Schwimmen Sie locker einige Bahnen bei geringem Tempo, um sich aufzuwärmen, und führen Sie einige Dehnübungen am Beckenrand aus.

In der Hauptphase des Trainings schwimmen Sie mindestens 20 Minuten lang. Fortgeschrittene können die Zeit deutlich verlängern und das Trainingstempo variieren, indem sie beispielsweise eine Bahn schnell schwimmen, zwei Bahnen langsam zur Erholung und dann wieder das Tempo erhöhen.

Zum Ende des Trainings werden noch einige Bahnen sehr langsam geschwommen und dann die beanspruchte Muskulatur gedehnt.

5. Die besten Alternativen

Zusätzlich zu den klassischen Ausdauersportarten empfiehlt es sich auch hin und wieder andere Sportarten wie z. B. Spielsportarten, Kampfsportarten und Erlebnissportarten auszuführen. So bringen Sie Spaß und Abwechslung in Ihr Trainingsprogramm und können die Fitnesskomponenten optimal trainieren und schnell die gewünschten Trainingsergebnisse erzielen. Trainieren Sie mit Partner/-in und Freunden zusammen, damit Sie langfristig motiviert dabei bleiben.

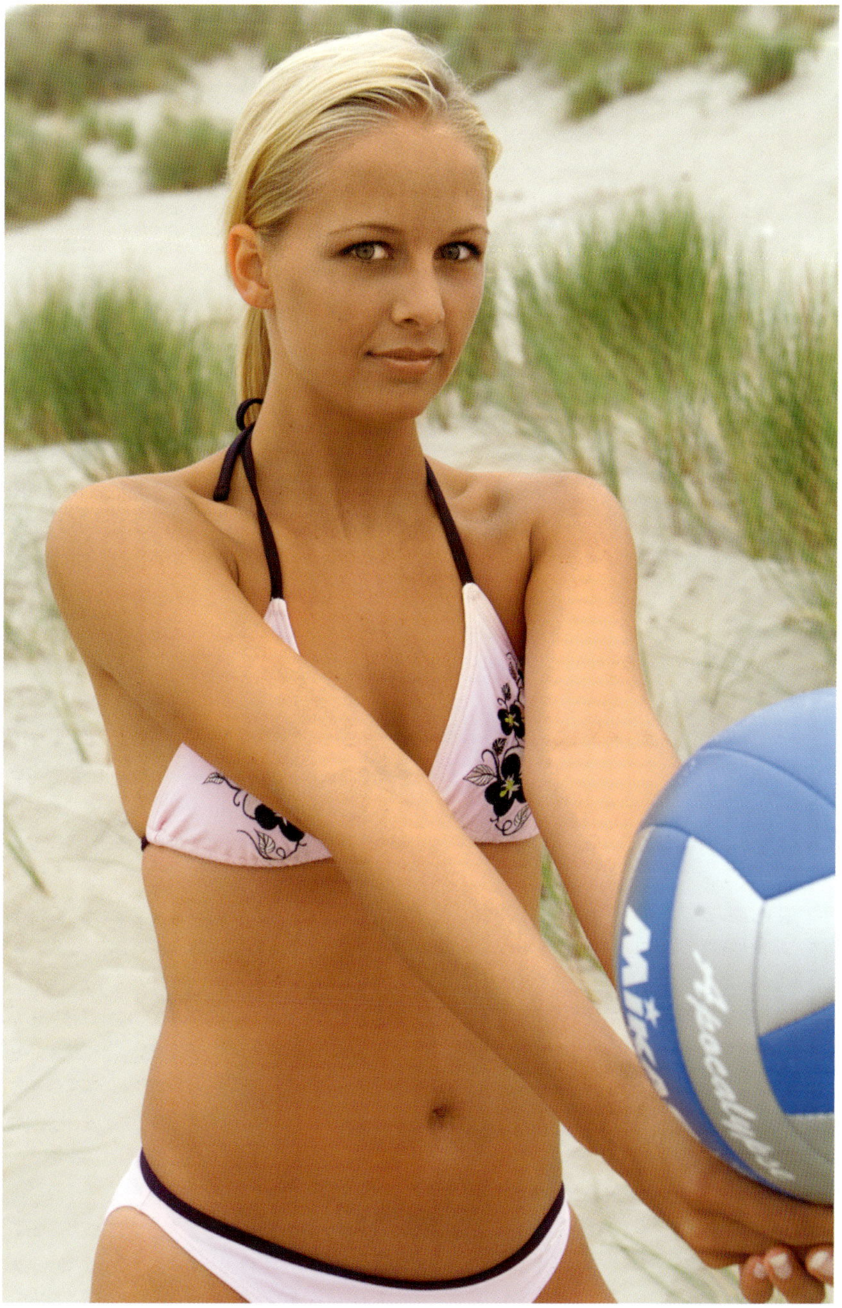

Mit Beach-Volleyball bringen Sie Spaß und Abwechslung in Ihr Trainingsprogramm.

Fitnesscheck beliebter Sportarten

	Ausdauer	Kraft	Beweglichkeit	Schnelligkeit	Koordination	Schwierigkeit für Einsteiger
Erlebnis- und Natursportarten:						
Golf	+	+	+	-	++	+
Inline-Skaten	+++	+	+	++	+++	+
Kanu	++	++	+	++	++	+
Klettern	++	+++	++	+	+++	+
Langlauf	+++	+	+	+	++	+
Rudern	++	+++	+	++	+	++
Schlittschuhlaufen	++	+	+	++	+++	+
Ski-Alpin	++	+	+	+	++	+
Snowboarden	++	+	+	+	+++	+
Wandern	++	+	-	-	+	+++
Windsurfen	+	+	+	+	+++	+
Kampfsportarten:						
Boxen	++	++	+	+++	++	++
Judo	++	++	+	++	++	++
Karate	++	++	+++	++	++	++
Kung Fu	+	+	+++	++	+++	++
Kickboxen	++	++	+++	+++	+++	++
Ringen	++	++	+	++	++	+
Taekwondo	++	++	+++	+++	+++	++
Thai-Boxen	++	++	++	+++	++	++
Spielsportarten:						
Basketball	++	+	+	+++	++	++
Eishockey	++	++	+	+++	+++	-
Fußball	++	+	+	++	++	++
American Football	++	++	+	+++	++	+
Handball	++	++	+	+++	++	++
Hockey	++	+	+	++	++	++
Squash	++	+	+	+++	++	++
Tennis	++	++	+	++	++	++
Tischtennis	+	+	+	+++	++	++
Volleyball	+	+	+	++	++	++

In der rechten Spalte wird bewertet, ob eine Sportart von untrainierten Personen ausgeführt werden kann, die keine Vorkenntnisse in dieser Sportart haben.

Anmerkungen:
+++ sehr geeignet / relativ einfach
++ geeignet / ausführbar
+ geringe Effekte / relativ schwer
- keine Effekte / sehr schwer

6. Training mit Kardiogeräten

Mit Kardiogeräten können Sie sich vor dem Krafttraining aufwärmen und danach abwärmen. Sie können ebenso die Kardiogeräte in der Haupttrainingsphase einsetzen, um Ihre Ausdauer zu trainieren. Sie müssen sich auch dann auf- und abwärmen und dazu einige Minuten das Gerät mit geringer Intensität benutzen (siehe S. 34–36).
Trainieren Sie mit Herzfrequenzmessung, damit sichergestellt ist, dass Sie sich in der für Sie optimalen Pulszone bewegen. Wechseln Sie regelmäßig die Geräte und die Programme für Ihr Ausdauertraining ab, damit dem Körper ständig neue Anforderungen gestellt werden und das Training nicht eintönig wird.

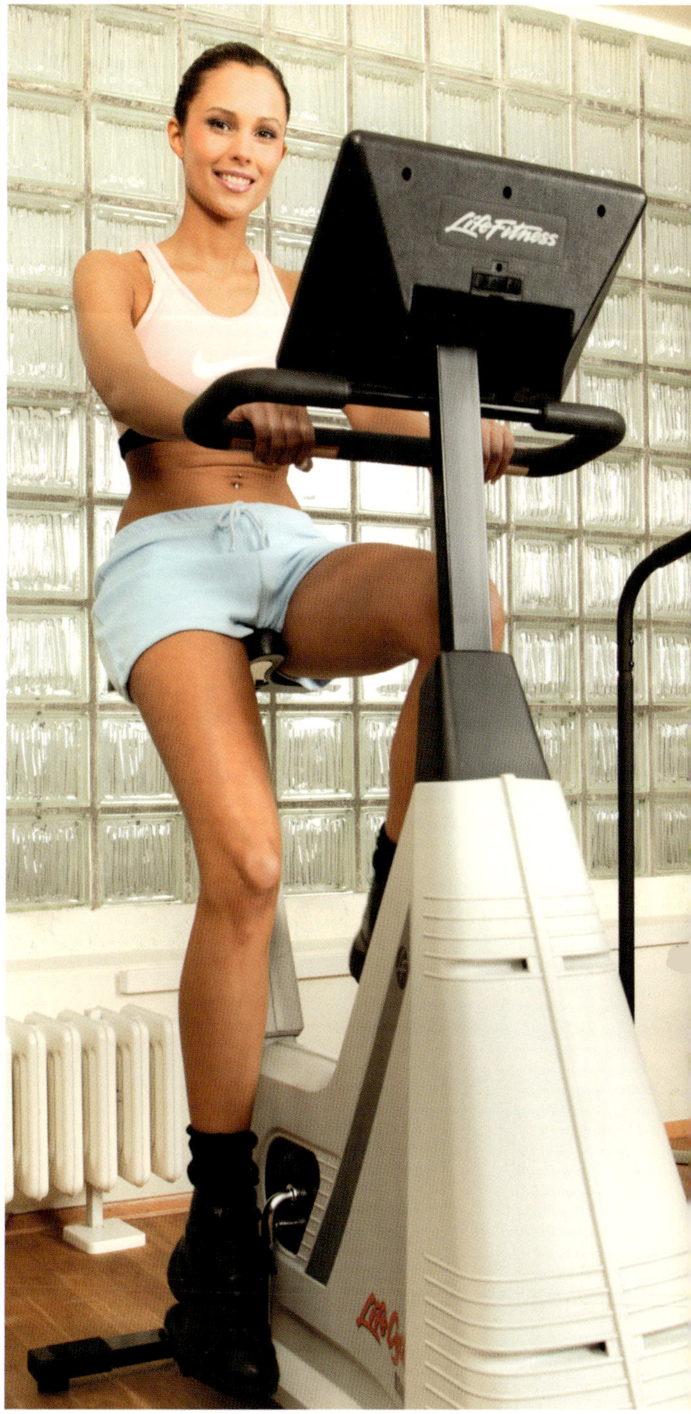

Fahrradergometer

Mit diesem Gerät führen Sie Radfahren auf der Stelle aus. Am Display wird der Widerstand der Pedale reguliert, so dass Berg- und Flachlandfahrten simuliert werden können. Moderne Geräte bieten zahlreiche Fahrprogramme an, beispielsweise wird Fortgeschrittenen ermöglicht, eine Etappe einer bekannten Radtour nachzufahren. Der Fahrradergometer wird häufig zum Auf- und Abwärmen eingesetzt. Sie können ihn aber ebenso für das Ausdauertraining in der Haupttrainingsphase nutzen. Beim Training erfolgt eine Kräftigung der Beinmuskulatur.
Machen Sie sich zuerst mit dem Display vertraut und stellen Sie den Sitz so ein, dass in unterer Pedalposition das Bein leicht gebeugt ist. Falls notwendig, nehmen Sie auch Anpassungen an der Lenkerhöhe vor. Achten Sie darauf, dass Sie den Rücken gerade halten, und stützen Sie sich so wenig wie möglich auf den Lenker auf.

Rudergerät

Dieses Gerät simuliert das Rudern. Sie sitzen auf einem Rollsitz und bewegen sich durch Zug der Arme vorwärts und durch Druck der Beine rückwärts. Dies ist eine gute Ausdauertrainingsform für Fortgeschrittene. Für Fitnesseinsteiger und als Aufwärmübung ist das Rudern jedoch wegen der anspruchsvollen Bewegungsausführung wenig geeignet. Beim Rudern erfolgt eine Ganzkörperkräftigung, insbesondere von Armen, Schultern, Rücken und Beinen.
Halten Sie beim Ziehen den Rücken gerade und vermeiden Sie es, die Handgelenke abzuknicken. Beim Einstieg in diese Trainingsform lassen Sie sich mehrfach von einem Trainer beobachten, damit Sie sich keine fehlerhaften Bewegungsmuster angewöhnen.

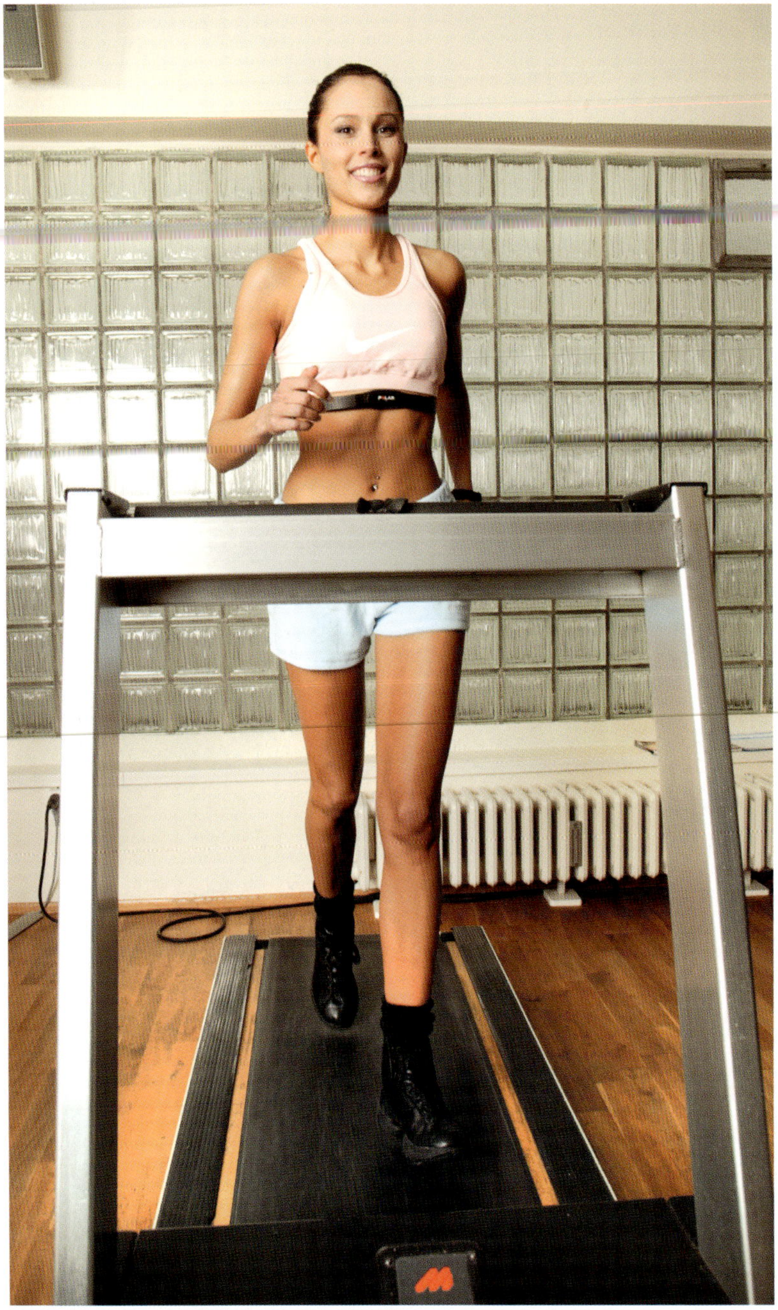

Laufband

Auf dem Laufband können Sie Walken oder Laufen auf der Stelle trainieren, wobei das Band von einem Motor bewegt wird. Am Display kann die Geschwindigkeit des Bandes reguliert werden. Hochwertige Geräte ermöglichen es, die Steigung des Bandes zu verstellen. Das Laufband eignet sich sowohl zum Auf- und Abwärmen wie auch für das Ausdauertraining in der Haupttrainingsphase. Es kann von Einsteigern und Fortgeschrittenen genutzt werden. Beim Training erfolgt eine Kräftigung der Beinmuskulatur.
Machen Sie sich zuerst mit dem Display vertraut. Am Gerät sollte ein Stop-Button vorhanden sein, um das Laufband abrupt stoppen zu können, falls Sie ins Straucheln kommen. Gewöhnen Sie sich mit geringer Geschwindigkeit an das Walken und Laufen auf dem Band. Einige Geräte bieten seitliche Stangen zum Abstützen an. Nutzen Sie diese aber nur solange, bis Sie sich beim Bewegen

auf dem Band sicher fühlen. Tragen Sie Ihre Laufschuhe auch auf dem Laufband.

Stepper

Dieses Gerät simuliert Treppensteigen, ist jedoch schonender für die Gelenke als die typische Alltagsbewegung, da eine flüssige Bewegung erfolgt. Am Display kann der Widerstand der Pedale reguliert werden, weshalb sich der Stepper sowohl zum Auf- und Abwärmen wie auch für die Haupttrainingsphase eignet. Das Gerät kann von Einsteigern und Fortgeschrittenen genutzt werden. Beim Training erfolgt eine Kräftigung der Bein- und Gesäßmuskulatur.

Führen Sie tiefe Schritte aus, wobei Sie die Pedale gleichmäßig nach unten treten. Achten Sie darauf, den Oberkörper gerade zu halten, und vermeiden Sie es, mit den Knien nach außen oder innen auszuweichen. Stützen Sie sich außerdem so wenig wie möglich mit den Händen an den seitlichen Stangen ab.

Ellipsentrainer/ Crosstrainer

Beim Ellipsentrainer treten Sie ein Pedal nach vorne unten und ziehen gleichzeitig eine Armstange zurück. Es erfolgt eine ellipsenförmige Bewegung, die etwas dem Langlauf ähnelt. Dieses Gerät kann sowohl zum Auf- und Abwärmen als auch für die Haupttrainingsphase genutzt werden. Der Ellipsentrainer ist für Einsteiger und Fortgeschrittene geeignet. Beim Training erfolgt eine Ganzkörperkräftigung.

Diese ergonomische Bewegung ist nicht alltagstypisch, weshalb sie langsam erlernt werden muss. Beachten Sie dabei, dass die Bewegung nicht abrupt beendet werden kann, sondern langsam auslaufen muss. Achten Sie darauf, dass Sie den Körper gerade halten und keine Ausweichbewegungen zur Seite machen.

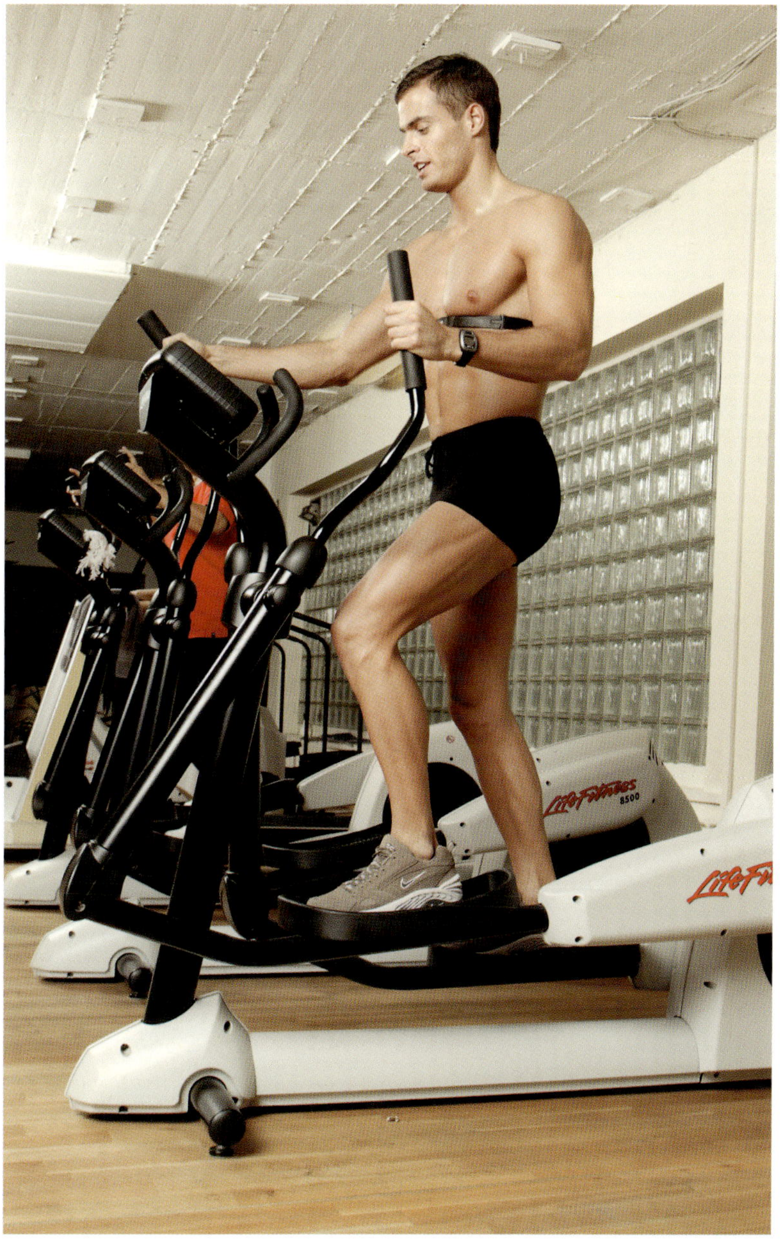

Teil VI: Ernährung

Die richtige Ernährung ist die Voraussetzung, damit Sie den Körper entsprechend Ihren Vorstellungen formen können. Es dürfen keine Defizite in der Nahrungsaufnahme entstehen, da Sie ansonsten keine Muskulatur aufbauen können, sich müde fühlen und infektanfällig werden. Wenn Sie hingegen mehr Nahrungsmittel aufnehmen als Ihr Körper benötigt, dann werden Sie Fettdepots bilden. Sie müssen deshalb ein für Sie geeignetes Maß für die Nährstoffzusammenstellung finden, was von Ihrer körperlichen Aktivität und vom Grundverbrauch des Körpers abhängig ist. Umso besser Ihnen die bedarfsgerechte Ernährungszusammenstellung gelingt, desto schneller werden Sie Erfolge im Aufbau eines sportlichen Körpers erreichen. Machen Sie sich bewusst, was Sie essen und achten Sie darauf, wie der Körper auf Veränderungen der Nährstoffzusammenstellung reagiert.

Auf den folgenden Seiten lernen Sie die erwiesenen Ernährungsgrundlagen kennen. Nutzen Sie diese als Basis für Ihre individuelle Ernährungszusammenstellung.

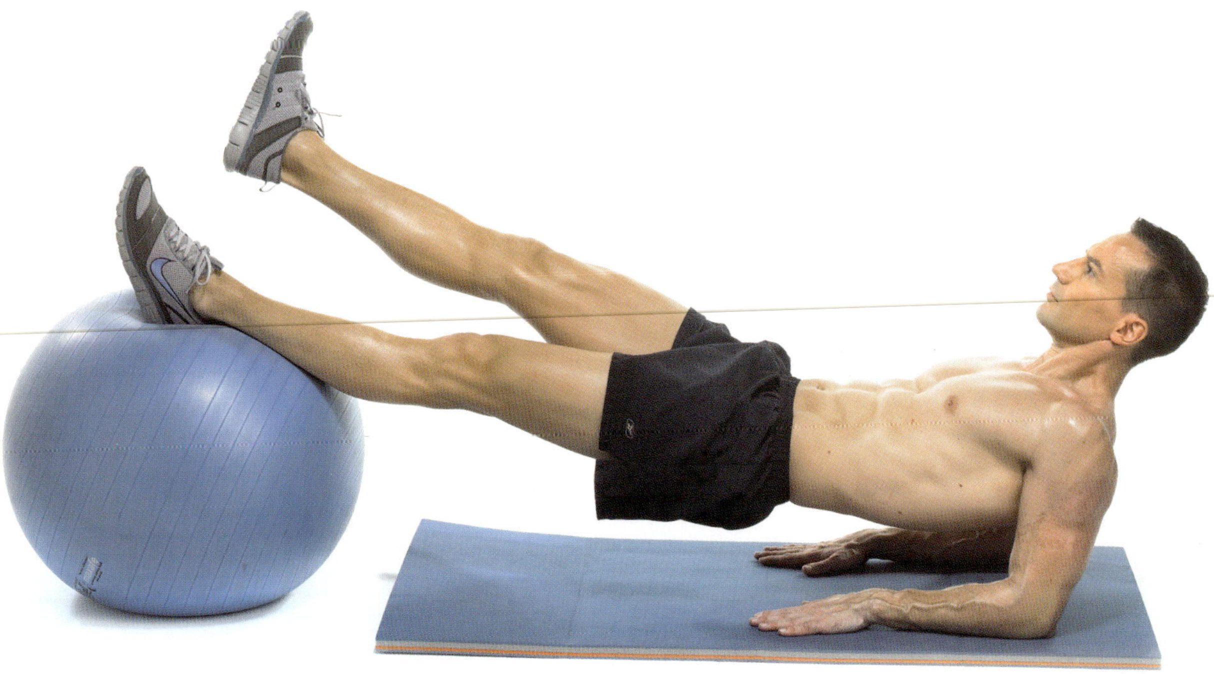

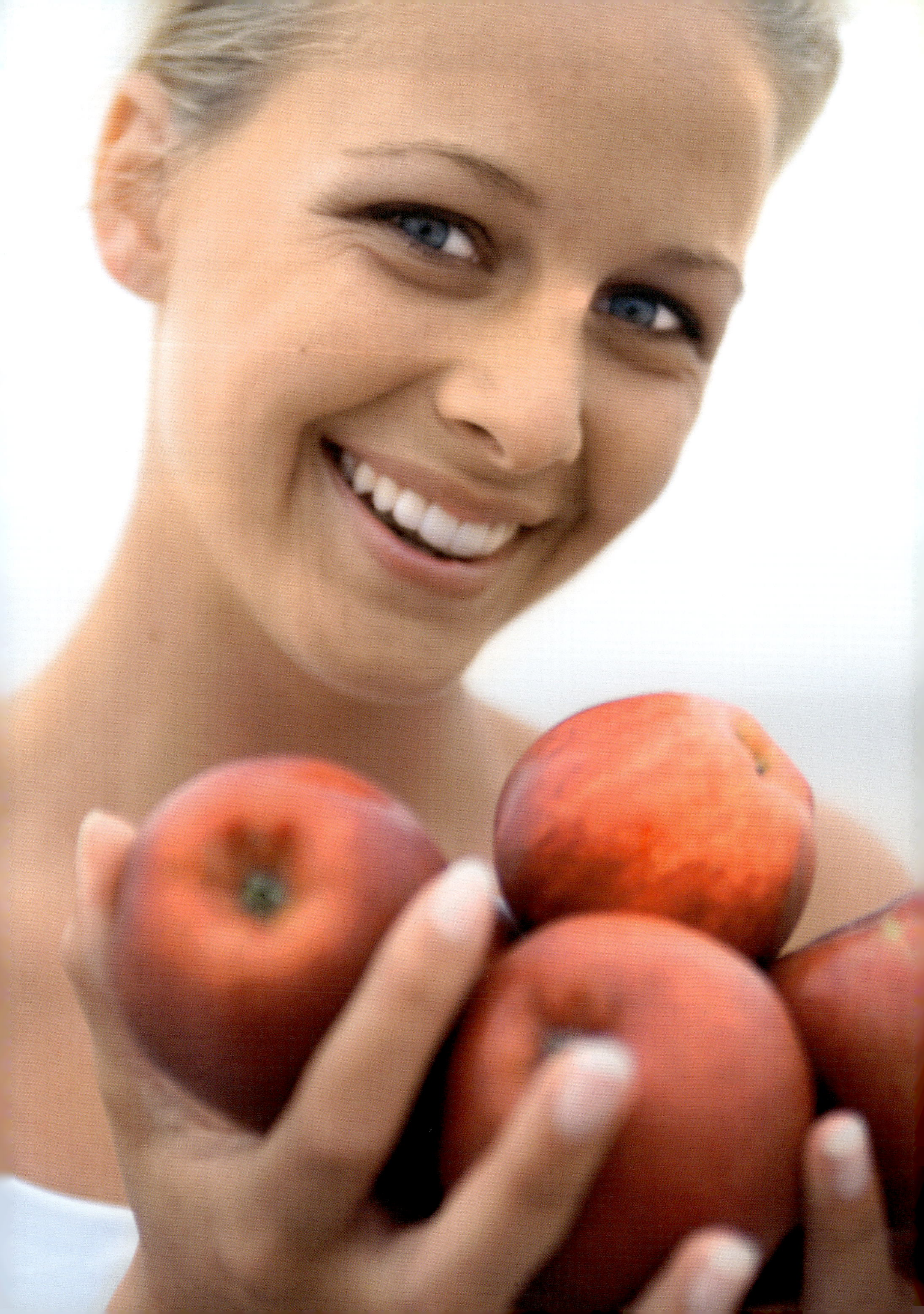

1. Das Ernährungskonzept

Mit einer gesunden und bedarfsgerechten Ernährung werden Sie Ihre Ziele im Fitnesstraining erreichen. Sie benötigen keine neuen Diättipps, zweifelhaften Methoden oder gar unterstützende Medikamente, wie sie häufig in den Medien beworben werden. Nutzen Sie die wissenschaftlichen Erkenntnisse, die sich mittlerweile bei einer Vielzahl von Personen als erfolgreich gezeigt haben. Wichtig ist für die Körpergestaltung im Rahmen Ihres Fitnesstrainings, dass Sie die Prinzipien der Ernährung verstehen und diese an Ihre individuellen Erfordernisse anpassen. Auch die regelmäßige Gewichtskontrolle und das Überprüfen der Körperproportionen mit dem Maßband sind notwendig, um sicherzustellen, dass sich die gewünschten Ergebnisse einstellen. Prüfen Sie auf den Nahrungsverpackungen deren Zusammenstellung und entwickeln Sie so eine Vorstellung darüber, welche Nahrungsmittel sich für Sie eignen und welche Sie besser von Ihrer Ernährungsliste streichen. Eine genaue Protokollierung der Ernährung ist im Normalfall überzogen, denn umso aufwendiger die Maßnahmen werden, desto eher werden Sie das Interesse daran verlieren und aufgeben.

Ernährungsprinzipien

Nutzen Sie die folgenden Ernährungsprinzipien, um sportliche Körperproportionen aufzubauen und zu bewahren.

- **Kohlehydrate reduzieren und vor allem morgens verzehren**
  Essen Sie morgens eine große Menge komplexer Kohlehydrate, damit Sie sich fit fühlen und Energie und Kraft für die Tagesaufgaben besitzen. Auch am Mittag können Sie noch Kohlehydrate aufnehmen, wohingegen Sie am Abend die Kohlehydrate möglichst streichen sollten. Auf einfache Kohlehydrate sollten Sie weitestgehend verzichten.

- **Am Abend wenig essen**
  Am Abend sollten Sie generell wenig essen. Eine kleine eiweißhaltige Mahlzeit ist empfehlenswert, Kohlehydrate sowie Fette sind hingegen zu minimieren. Wenn Sie jedoch am Abend trainieren, können Sie im Anschluss daran zumindest eine geringe Menge Kohlehydrate essen, da Sie sich sonst sehr müde und schlapp fühlen.

- **Hoher Eiweißanteil**
  Muskeltraining und Körperfettreduktion erfordern, dass Sie eine große Eiweißmenge aus fettarmen Nahrungsmitteln über den Tag verteilt aufnehmen. Wenn Sie hingegen zu wenig Eiweiß verzehren, ist es nicht sichergestellt, dass Sie Ihre Fitnessziele erreichen. Sie können sich an der Menge von 1,5–2 Gramm Eiweiß pro Kilo Körpergewicht orientieren, wobei es lohnt, dass Sie die Menge hin und wieder grob überprüfen. Eine genaue Protokollierung hingegen ist für Freizeitsportler zumeist überzogen. Es genügt, wenn Sie darauf achten, dass Sie die Mahlzeiten am Morgen, Mittag und Abend, jeweils eine große Eiweißportion enthalten. Sie können beispielsweise morgens 2 Eier essen, mittags ein Stück Fisch oder Putenbrust und abends eine Portion Hüttenkäse.

- **Fette minimieren, aber nicht auf wertvolle Fette verzichten**

Achten Sie darauf, dass Sie den Fettanteil in der Ernährung minimieren. Nutzen Sie beispielsweise fettarme Milch zum Müsli. Die Frühstückseier können Sie kochen oder mit möglichst wenig Öl in der Pfanne zubereiten. Wenn Sie nicht auf die Butter auf dem Frühstücksbrötchen verzichten können, dann halten Sie die Menge möglichst gering. Besser aber Sie nutzen Hüttenkäse als Aufstrich und streichen über den Käse etwas Marmelade oder Honig. Auf wertvolle Öle, wie sich diese beispielsweise im Olivenöl befinden, sollten Sie jedoch nicht verzichten.

- **Viel trinken**

Körperfettreduktion und gesteigerte sportliche Aktivität erfordern, dass Sie erheblich mehr trinken, als Sie bisher gewohnt sind. Trinken Sie viel mineralhaltiges Wasser, das erste Glas bereits am Morgen nach dem Wiegen. Auch vor jeder Mahlzeit sollten Sie ein Glas Wasser trinken, was Ihnen hilft, weniger und bewusster zu essen. Sie müssen sich nicht darüber sorgen, dass Sie zu viel Wasser trinken.

- **Ein Genusstag pro Woche**

Reservieren Sie einen Tag pro Woche zum Genießen und Belohnen. An diesem Tag gönnen Sie sich auch Speisen, die ansonsten nicht dem für Fitnesssportler optimalen Ernährungsplan entsprechen, wie beispielsweise Bier, Hamburger, Schokolade, Eiscreme oder Pizza. Genießen Sie Ihre Belohnung, ohne sich dabei ein schlechtes Gewissen einzureden. Sie sollten es allerdings auch an diesem Tag nicht mit dem Belohnen übertreiben.

Wenn Sie eine deutliche Körperfettreduktion innerhalb einer kurzen Zeitspanne von beispielsweise 4–6 Wochen planen, dann verzichten Sie solange auf den Genusstag. Dies sollte aber nicht der Regelfall sein, denn sonst würde sich die Ernährung zu einem Stressfaktor entwickeln, der irgendwann zum Abbruch des sportlichen Lebenswandels führt.

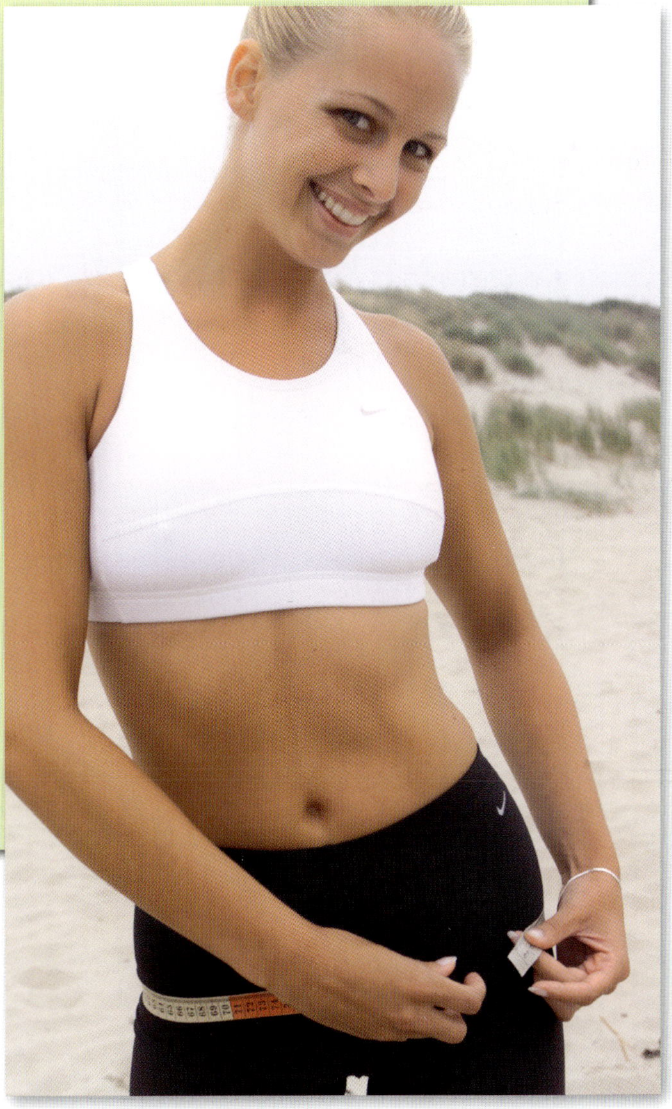

Nutzen Sie die Ernährungsprinzipien und Sie werden schon sehr bald Erfolge bei der Körpergestaltung feststellen.

2. Die Bestandteile der Ernährung

Die aufgenommene Nahrung wird im Stoffwechselprozess in Nährstoffe umgewandelt, so dass sie als Energie und für den Aufbau von körpereigenem Gewebe zur Verfügung steht. Kohlenhydrate, Fette, Eiweiße, Vitamine, Mineralstoffe und Wasser sind Nährstoffe, die vom Körper verwertet werden können. Kohlenhydrate und Fette dienen hauptsächlich der Energieversorgung. Das Eiweiß wird vorwiegend als Baustoff des Körpers genutzt. Primärfunktion der Vitamine und Mineralstoffe ist die Regulierung des Stoffwechsels. Das Wasser transportiert die Substanzen im Körper und reguliert die Körperwärme.

Der optimale Ernährungsplan fällt für jeden Menschen etwas unterschiedlich aus. Er ergibt sich aus der körperlichen Aktivität, der Muskelmasse und der Körpergröße. Als Orientierung für den Grundnährstoffbedarf gilt die Faustregel, dass der Anteil an Kohlehydraten bei etwa 60 Prozent liegen soll, der von Fetten bei etwa 30 Prozent und der von Eiweiß bei etwa 10 Prozent. Als Fitnesssportler können Sie sich an dieser Ernähungszusammenstellung orientieren, doch müssen Sie diese an Ihren Bedarf anpassen. Intensives Training erfordert, dass Sie einen etwas höheren Eiweißanteil zu sich nehmen, damit die Muskulatur aufgebaut werden kann.

Auf den Verpackungen der Nahrungsmittel ist üblicherweise die darin enthaltene Nährstoffzusammenstellung nachzulesen. Lesen Sie hin und wieder die Produktbeschreibungen, um sich einen Überblick über die eigene Ernährung zu verschaffen. Hingegen ist eine genaue Überprüfung und Auswertung der Ernährung sehr aufwendig und deshalb für Fitnesssportler überzogen.

Kohlehydrate	–>	Energiebereitstellung
Eiweiße	–>	Grundbaustoff des Körpers
Fette	–>	Energiebereitstellung und Energiespeicherung
Vitamine	–>	Regulierung des Stoffwechsels, Immunsystem
Mineralstoffe	–>	Regulierung des Stoffwechsels
Wasser	–>	Transport Körpersubstanzen, Regulierung Körperwärme

Kohlehydrate

Kohlehydrate umfassen Zucker und Zuckerverbindungen, die als Grundnährstoffe die wichtigste Energiequelle des Organismus darstellen. Es wird unterschieden in einfache, kurzkettige Kohlehydrate und komplexe, langkettige Kohlehydrate. Die einfachen Kohlehydrate werden dem Körper schnell zugeführt. Ebenso schnell werden sie vom Organismus verarbeitet und verbraucht, wodurch Verlangen nach neuer Nahrung entsteht. Für die Umwandlung der komplexen Kohlehydrate hingegen benötigt der Organismus mehr Zeit. So wird die Energie dem Körper langsam zugeführt, weshalb die komplexen Kohlehydrate über einen langen Zeitraum hinweg sättigend wirken. Einfache Kohlehydrate befinden sich beispielsweise in Süßigkeiten und Limonade; komplexe Kohlehydrate in Nudeln, Brot, Reis und Kartoffeln.

Empfehlenswert sind komplexe Kohlehydrate auf vollwertiger Basis, wie Vollkornbrot, Vollkornreis und Vollkornnudeln. Der Kohlehydratanteil bei vollwertigen Nahrungsmitteln ist zwar nicht höher als bei ausgemahlenen, jedoch enthält die Vollwertkost einen höheren Anteil an Vitaminen und Mineralstoffen. Auch werden Sie feststellen, dass eine vollwertige Ernährung nachhaltiger sättigt. Greifen Sie deshalb möglichst oft auf vollwertige Kohlehydrate zurück. Allerdings sollten Sie die Umstellung Ihrer Essgewohnheiten nur langsam vornehmen, da sich der Körper erst an die Verdauung vollwertiger Kohlehydrate gewöhnen muss.

Wenn die Aufnahme von Kohlehydraten höher ist als der Verbrauch, werden die überschüssigen Kohlehydrate als Fettpolster gespeichert. Dabei verbraucht die Umwandlung einen erheblichen Teil der aufgenommen Kohlehydrate.

Kohlehydrate

Einfache Kohlehydrate

Enthalten z. B. in Süßigkeiten wie Torte, Schokolade, Limonade.

Komplexe Kohlehydrate

Enthalten z. B. in Nudeln, Brot, Reis. Besonders wertvoll sind komplexe Kohlehydrate in Vollkornprodukten wie Vollkornreis, Vollkornbrot etc.

Eiweiße

Eiweiße, auch Proteine genannt, sind die Grundbausteine unseres Körpers. Haut, Muskeln, Haare, Sehnen und Bänder bestehen aus Proteinverbindungen. Proteine werden im Organismus fortlaufend auf-, ab- und umgebaut. Sie sind notwendig für die Reparatur der Körperzellen, für den Muskelaufbau und für das Immunsystem.
Proteine sind aus verschiedenen Aminosäuren zusammengesetzt. Acht essenzielle Aminosäuren müssen dem Körper zugeführt werden; vierzehn Aminosäuren kann er selbst herstellen. Zahlreiche Proteine befinden sich in Fisch und Milchprodukten. Ebenso ist in Fleisch viel Protein enthalten, jedoch oftmals auch viel Fett.
Wenn Sie mehr Eiweiß aufnehmen als Sie benötigen, wandelt der Organismus dies in Körperfett oder bei Kohlehydratmangel in Glucose um. Sie müssen dem Körper täglich Eiweiß zuführen, da ansonsten der Körper auf Muskeleiweiß zurückgreift und dadurch Muskulatur abbaut.

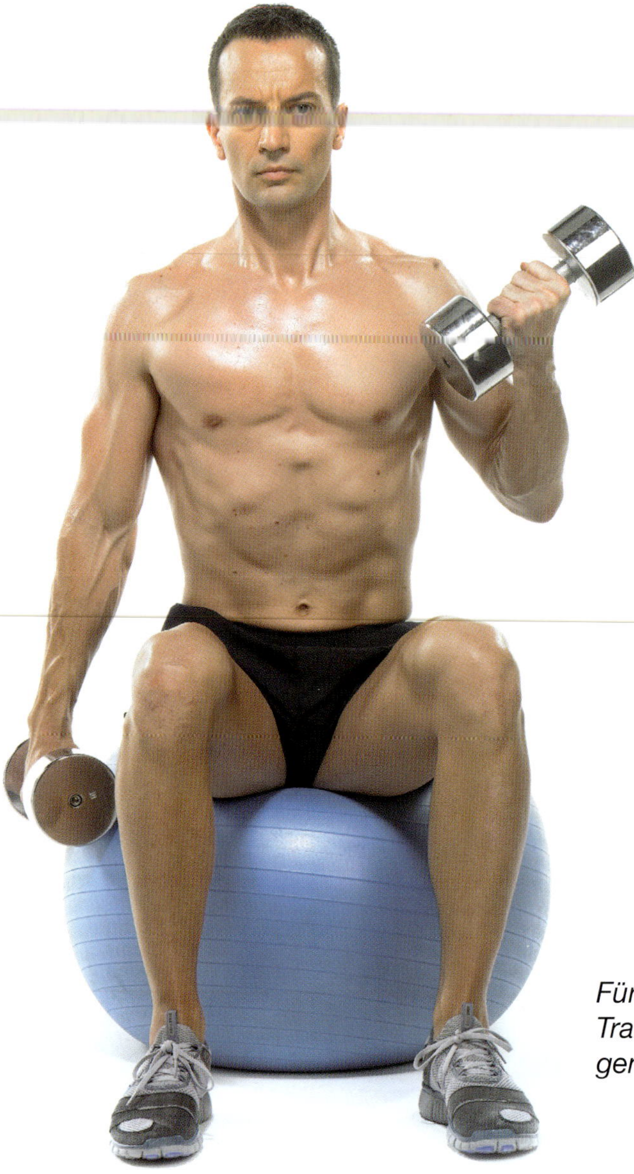

Für ein erfolgreiches Muskelaufbau-Training ist die Einnahme von genügend Eiweiß grundlegend.

Fette

Fette sind konzentrierte Energielieferanten und ebenso wie alle anderen Nährstoffe für den Körper lebensnotwendig. Die Qualität der Fette lässt sich anhand der enthaltenden Fettsäuren unterscheiden. Demnach unterscheiden wir in gesättigte, einfach ungesättigte und mehrfach ungesättigte Fettsäuren. Von den gesättigten Fettsäuren sollten Sie so wenig wie möglich zu sich nehmen, da deren häufige Einnahme die Blutfettwerte negativ beeinflusst und zu erhöhten Cholesterinwerten führen kann. Gesättigte Fettsäuren sind daran zu erkennen, dass sie bei Zimmertemperatur feste Konsistenz besitzen, wie z. B. Butter und Speck. Aus Gesundheitsaspekten sind insbesondere Transfette bedenklich, wie z. B. Frittierfette.
Unentbehrlich sind hingegen einfach ungesättigte Fettsäuren und mehrfach ungesättigte Fettsäuren. Diese Fette müssen dem Körper zugeführt werden, da er sie nicht selbst bilden kann. Einfach ungesättigte Fettsäuren befinden sich z. B. in Olivenöl und Nüssen. Mehrfach ungesättigte Fettsäuren sind z. B. in Sonnenblumenöl, Distelöl und Fisch enthalten. Ersetzen Sie gesättigte Fettsäuren durch einfach ungesättigte und mehrfach ungesättigte Fettsäuren. Beim Zubereiten von Speisen können Sie beispielsweise Margarine und Butter durch hochwertige Öle ersetzen.
Fitnesstraining bewirkt, dass Sie mehr Fett als gewöhnlich verbrauchen. Trotzdem müssen Sie die Fettmenge in Ihrer Ernährung nicht bewusst erhöhen. Das folgt daraus, dass Sie durch das Training auch einen höheren Bedarf an Eiweiß und häufig auch an Kohlehydraten decken müssen. Dabei steigt gleichzeitig die aufgenommene Fettmenge, da sich in den meisten Nahrungsmitteln Fette befinden. Stattdessen sollten Sie bei Ihrer Ernährung auf genügend Eiweiß und eine große Menge komplexer Kohlehydrate achten. Wenn Sie das Trainingsziel Körperfettreduktion verfolgen, müssen Sie außerdem beachten, dass fettarme Ernährung alleine nicht genügt. Abnehmen können Sie nur, wenn Sie regelmäßig eine negative Kalorienbilanz erreichen.

Fette

Gesättigte Fettsäuren	**Einfach ungesättigte Fettsäuren**	**Mehrfach ungesättigte Fettsäuren**
Entbehrlich, für zahlreiche Krankheiten verantwortlich	lebensnotwendig	lebensnotwendig
Enthalten z. B. in Wurst, Kuchen, Käse, Speck, Fette zum Anbraten	Enthalten z. B. in Olivenöl, Nüssen	Enthalten z. B. in Fisch, Sonnenblumenöl, Distelöl

Vitamine

Vitamine sind organische Verbindungen, die an den zahlreichen Stoffwechselprozessen beteiligt sind und unser Immunsystem schützen. Bereits geringe Veränderungen an dem im Körper vorhandenen Vitaminbestand haben große Auswirkungen. Das Vitamin C stärkt beispielsweise das Immunsystem, weshalb sich bei einer Erkältung oder bei einer deutlichen Steigerung der Trainingsintensität die erhöhte Einnahme von Vitamin C empfiehlt. Es gibt aber auch Vitamine, deren erhöhte Zufuhr negative Auswirkungen hat. Aus diesem Grund sollten Sie nicht unbedacht auf die zahlreichen im Handel erhältlichen Vitaminpräparate zurückgreifen.

Essen Sie möglichst oft reif geerntetes Obst aus Ihrer Region, da das Obst dann die meisten Vitamine enthält. Bei importiertem Obst hingegen ist der Vitamingehalt geringer, weil es frühzeitig geerntet wird, um den langen Transportweg überstehen zu können. Ausschlaggebend für die Vitaminbilanz ist die Einnahme über mehrere Tage. Deshalb ist es unproblematisch, wenn Sie an einem Tag nur wenige Vitamine zu sich nehmen, sofern dies nicht zum Regelfall wird. Essen Sie dann am nächsten Tag wieder frisches Obst.

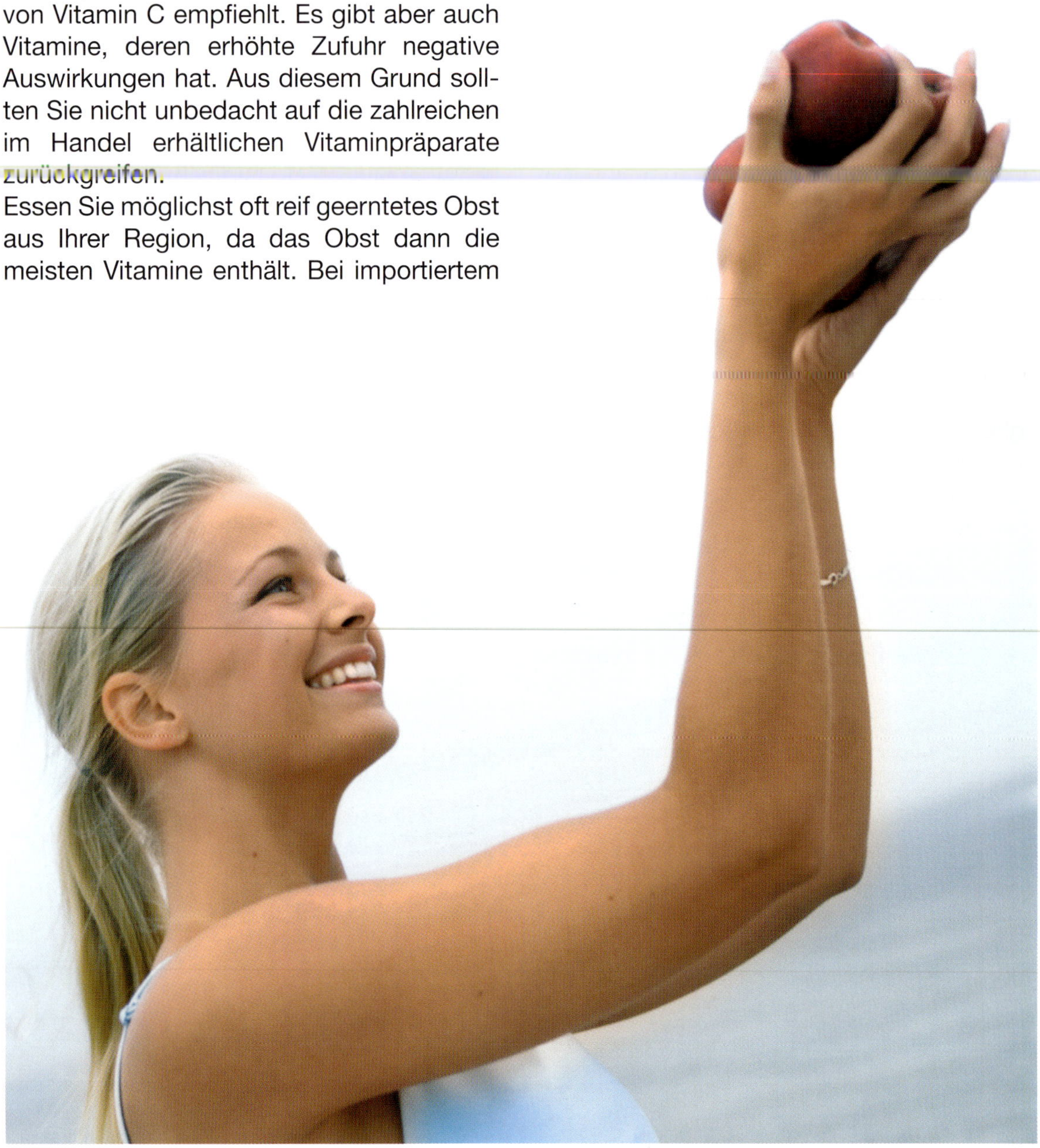

Mineralstoffe

Mineralstoffe sind am Aufbau der Knochensubstanz und an zahlreichen Stoffwechselvorgängen im Körper beteiligt, beispielsweise an der Regulierung des Wasserhaushaltes. Zu den Mineralstoffen gehören z. B. Natrium, Kalium, Kalzium und Magnesium. Zu den Mineralstoffen mit geringem Vorkommen im Körper - den so genannten Spurenelemente - werden u. a. Eisen, Flur, Zink, Selen und Jod gezählt.
Mineralstoffe haben keine leistungsfördernde Wirkung. Deshalb ist es nicht sinnvoll, erhöhte Mengen bei normaler körperlicher Belastung einzunehmen. Zur Deckung des normalen Mineralstoffbedarfs genügt eine ausgewogene Ernährung.
Wenn Sie über einige Wochen sehr intensiv trainieren, können Nahrungsergänzungen sinnvoll sein, da ein Mangel an Mineralstoffen zu körperlichen Beeinträchtigungen führt. Ein Magnesiummangel verursacht beispielsweise Muskelkrämpfe und ein Zinkmangel führt zu erhöhter Infektanfälligkeit. Achten Sie deshalb bei deutlicher Trainingssteigerung auf eine ausreichende Versorgung mit Zink, Magnesium und auch mit Eisen.

Wasser

Im menschlichen Körper befindet sich ein Wassergehalt von 50 bis 70 Prozent. Wasser ist Transportmittel von Nährstoffen und reguliert die Körpertemperatur durch die Abgabe von Schweiß. Die Wärme wird durch die Schweißverdunstung an der Hautoberfläche freigesetzt. Training erhöht die Körperwärme, wodurch die Schweißabgabe steigt. Die Menge ist abhängig von Trainingsintensität, Außentemperatur und Luftfeuchtigkeit.
Trinken Sie am Tag mindestens zwei Liter Flüssigkeit, wozu sich Wasser am besten eignet. Sie können jedoch auch deutlich mehr trinken, da das keine negativen Auswirkungen hat. Koffeinhaltige oder alkoholhaltige Getränke hingegen sind zum Einhalten der Wasserbilanz ungeeignet, da sie bewirken, dass vermehrt Wasser ausgeschieden wird. Durch die intensive körperliche Belastung beim Fitnesstraining, steigt die Schweißabgabe deutlich. Trinken Sie deshalb auch beim Training, da ansonsten die Gefahr besteht, dass der Körper dehydriert. Beim Schwitzen werden erhöht Mineralstoffe ausgeschieden, weshalb Sie am besten mineralhaltiges Wasser zu sich nehmen.

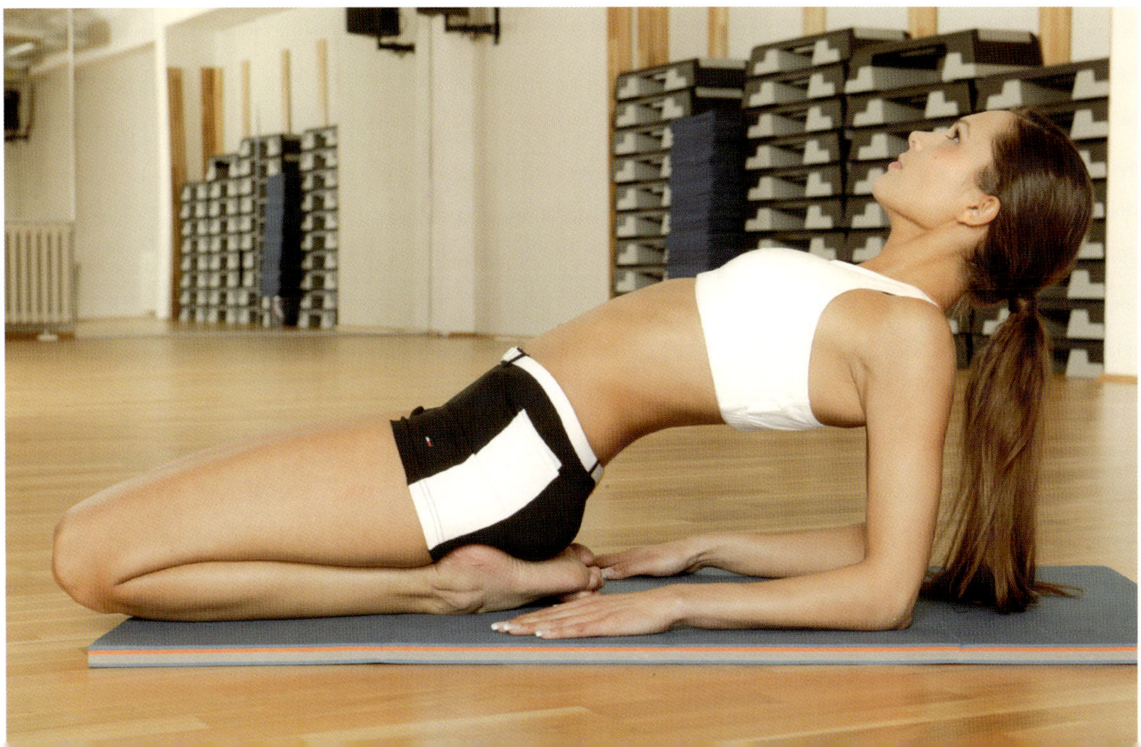

Ernährungsbasis

• Großer Anteil komplexe Kohlehydrate

Ein großer Teil der Ernährung sollte aus Kohlehydraten bestehen, wie diese beispielsweise in Kartoffeln, Nudeln und Brot enthalten sind. Essen Sie möglichst oft Vollkornprodukte. Verzichten sollten Sie hingegen weitestgehend auf Einfachzucker, wie diese in Süßigkeiten enthalten sind. Diese bewirken nur eine kurzzeitige Sättigung und führen anschließend zu Heißhungerattacken.

Welche Menge kohlehydratreicher Nahrungsmittel für Sie geeignet ist, hängt von Ihrer körperlichen Aktivität und Ihren Trainingszielen ab. Wenn Sie mit Ihrem Körperfettanteil zufrieden und im Training fit und leistungsbereit sind, haben Sie für sich ein geeignetes Ernährungsmaß gefunden. Wenn Sie hingegen Ihren Körperfettanteil reduzieren wollen, schränken Sie zuerst den Konsum von gesättigten Fettsäuren ein, bevor Sie damit beginnen, die Kohlehydratzufuhr zu verringern.

• Fettarme Eiweißprodukte

Als Eiweißlieferanten nutzen Sie fettarme Produkte, wie Magerquark, Thunfisch, Putenbrust und fettarmes Rindfleisch. Auch Molkeeiweiß (Whey), das in Pulverform im Fachhandel erhältlich ist, hat einen sehr hohen Eiweißanteil und nur einen sehr geringen Fettanteil. Insbesondere für den Muskelaufbau von Fortgeschrittenen ist es ein wichtiges Produkt, um die benötigte Eiweißmenge zu erreichen.

• Gesättigte Fettsäuren minimieren

Achten Sie auf eine fettarme Ernährung, wobei es gilt, insbesondere die gesättigten Fettsäuren zu vermeiden. Verzichten Sie deshalb möglichst oft auf Produkte wie Wurst, fettreichen Käse, fettes Fleisch, Butter, Speck und Margarine, da in ihnen ein hoher Anteil gesättigter Fettsäuren enthalten ist. Außerdem ist der Konsum von Frittierfetten möglichst zu vermeiden und deshalb auf Produkte aus der Friteuse zu verzichten. Unentbehrlich sind hingegen einfach ungesättigte Fettsäuren und mehrfach ungesättigte Fettsäuren. Essen Sie deshalb Fisch, Nüsse und benutzen Sie wertvolle Öle wie Olivenöl.

• Abwechslungsreiche Ernährung

Nahrungsmittel enthalten ganz unterschiedliche Inhaltsstoffe. Achten Sie deshalb auf eine abwechslungsreiche Ernährung. Essen Sie täglich frisches Obst und Gemüse und wechseln Sie immer wieder die Produkte ab. Essen Sie beispielsweise an einem Tag einen Apfel, einige Himbeeren, einen Salat mit Zwiebel, Radieschen und Tomaten. Am nächsten Tag essen Sie eine Birne, ein Stück Melone, eine Karotte und ein großes Stück Kohlrabi. So erhält Ihr Körper alle wichtigen Vitamine und Mineralstoffe. Ist eine solche Zusammenstellung der Nahrung nicht möglich, beispielsweise weil Sie eine Affinität gegen große Mengen Rohkost haben, dann empfiehlt sich eine Nahrungsergänzung durch Vitamin- und Mineralprodukte. Auch können ein intensives Trainingspensum und eine deutliche Gewichtsreduktion dazu führen, dass Sie Ergänzungspräparate zuführen müssen. Achten Sie insbesondere auf die Versorgung mit Vitamin C, Magnesium, Calcium, Zink und Selen.

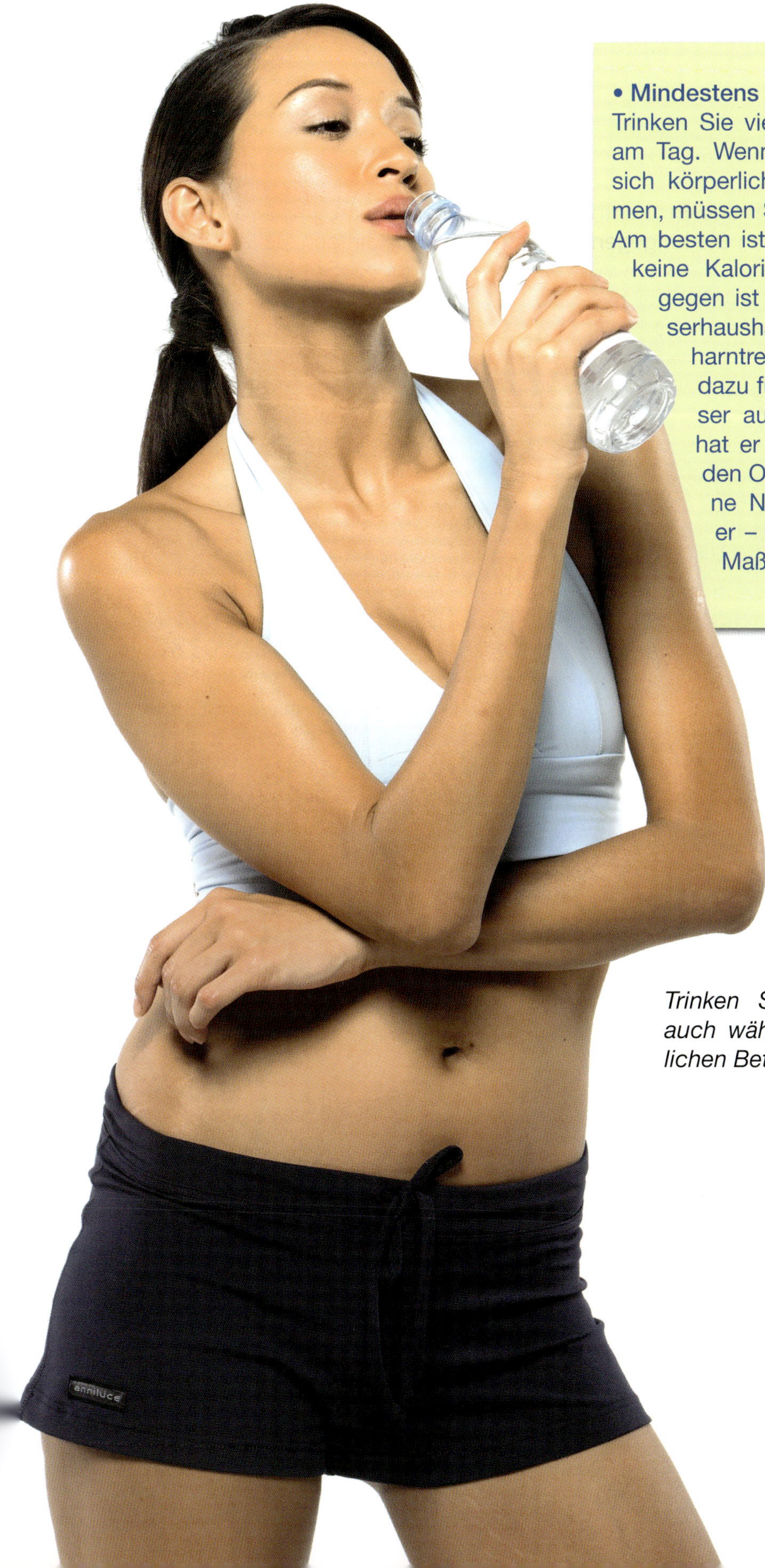

- **Mindestens zwei Liter Wasser**
Trinken Sie viel, mindestens zwei Liter am Tag. Wenn Sie intensiv schwitzen, sich körperlich betätigen oder abnehmen, müssen Sie deutlich mehr trinken. Am besten ist Wasser geeignet, da es keine Kalorien besitzt. Alkohol hingegen ist zum Einhalten des Wasserhaushalts nicht geeignet, da er harntreibend wirkt, und somit dazu führt, dass vermehrt Wasser ausgeschieden wird. Auch hat er schädlichen Einfluss auf den Organismus und liefert keine Nährstoffe. Deshalb sollte er – wenn überhaupt – nur in Maßen genossen werden.

Trinken Sie viel Wasser auch während der sportlichen Betätigung.

3. Ernährungsplanung

Sie können den folgenden Ernährungsplan nutzen, mit dem zahlreiche Menschen gute Erfahrungen gemacht haben und der von Ernährungswissenschaftlern oft empfohlen wird.
Beachten Sie bei dem Plan, dass er nur einen Vorschlag darstellt. Umso besser Sie das Verhalten Ihres Körpers verstehen lernen, desto erfolgreicher können Sie die für Sie optimale Ernährung zusammenstellen. Nehmen Sie Umstellungen nur schrittweise vor und nicht radikal, damit Sie feststellen können, wie Ihr Körper auf die Veränderungen reagiert.
Wenn Sie jedoch bereits mit Ihrem Körperfettanteil und den Entwicklungen im Rahmen Ihres Fitnesstrainings zufrieden sind, können Sie Ihre Essgewohnheiten beibehalten.

Ernährungsvorschlag

Es hat sich bei vielen Menschen gezeigt, dass gute Resultate bei dem Aufbau eines sportlichen Körpers mit drei Hauptmahlzeiten erreicht werden: Frühstück, Mittagessen und Abendessen. Dies bedeutet allerdings nicht, dass Sie dreimal große Mengen verzehren sollen. Verteilen Sie stattdessen die Nahrungsmittel über den Tag und zwar so, dass die Gesamtmenge dem Tagesbedarf entspricht. Außerdem ist es sinnvoll, eine kleine Zwischenmahlzeit zwischen Frühstück und Mittagessen und eine am Nachmittag zu essen. Das Abendessen nehmen Sie am besten am frühen Abend ein. Sie können dann zwei bis drei Stunden später noch einen kleinen Snack essen.
Wie Sie die Hauptmahlzeiten optimal zusammensetzen, hängt von Ihrem Lebensstil, von Ihrem Trainingsziel und von Ihrer Trainingsuhrzeit ab. Hier gilt es, dass Sie durch bewusste Nahrungsmittelaufnahme herausfinden, was sich für Ihren Körper eignet. Als Zwischenmahlzeiten sind kleine Obst-, Gemüse- oder Eiweißsnacks empfehlenswert. Auf Süßigkeiten sollten Sie hingegen verzichten.

	Vorschlag Essenplan: Kein Training	Vorschlag Essenplan: Training 17–19 Uhr	Vorschlag Essenplan: Training 9–11 Uhr
Frühstück	7.00 Uhr	7.00 Uhr	6.30/7.00 Uhr
Snack am Vormittag	10.00 Uhr	10.30 Uhr	/
Mittagessen	12.30 Uhr	13.00 Uhr	11.30/12.00 Uhr
Snack am Nachmittag	15.30 Uhr	16.00 Uhr	15.00 Uhr
Abendessen	18.00 Uhr	19.30/20.00 Uhr	17.30 Uhr
Snack am Abend	20.00 Uhr	/	20.00 Uhr

Ernährung und Training

Das Fitnesstraining, insbesondere das Muskelaufbautraining, erfordert, dass Sie eine ausreichend große Eiweißmenge einnehmen. Dabei ist es empfehlenswert, dass Sie die Eiweißmenge auf die Hauptmahlzeiten verteilen. Wenn Sie hingegen versuchen, Ihren gesamten Eiweißbedarf mit einer Mahlzeit zu decken, wird keine optimale Eiweißversorgung gewährleistet. Außerdem kann Ihr Körper darauf so reagieren, dass Sie Magenschmerzen bekommen und dann eine große Menge wieder ausscheiden, was beispielsweise häufig nach dem Verzehr von viel Magerquark zu beobachten ist. Auch Eiweißpräparate nehmen Sie besser über den Tag verteilt auf.

Nach einer Hauptmahlzeit sollten Sie zwei bis drei Stunden warten, bevor Sie mit einer Trainingseinheit beginnen. Wenn Sie eine intensive Krafttrainingseinheit planen, können Sie vor dem Training noch einen kohlehydratreichen Snack wie eine Banane verzehren. Auf fetthaltige Nahrung müssen Sie jedoch vor dem Training verzichten.

Während dem Training müssen Sie viel trinken. Etwa ein halber Liter je Trainingsstunde wird von Ernährungswissenschaftlern empfohlen. Am besten trinken Sie Wasser oder Schorle aus zwei Drittel Wasser und ein Drittel reinem Apfelsaft ohne Zuckerzusatz. Die Aufnahme einer geringen Menge Kohlehydrate ist insbesondere sinnvoll, wenn Sie ein intensives Training mit dem Ziel Muskelaufbau ausführen.

Nach dem Fitnesstraining müssen Sie zuerst die entleerten Kohlehydrate wieder auffüllen. Bei dem vorrangigen Ziel der Körperfettreduktion sollten Sie jedoch nur eine geringe Menge Kohlehydrate einnehmen. Außerdem müssen Sie Ihrem Körper Eiweiß zuführen. Falls Sie keine vollwertige Mahlzeit etwa eine Stunde nach Training essen, dann verzehren Sie am besten gleich nach dem Training einen Eiweißdrink oder Eiweißriegel.

Keine Diäten

Viele Menschen nutzen die unterschiedlichsten Formen von Diäten, um innerhalb kurzer Dauer Fettpolster an Bauch, Po und Oberschenkeln zu verkleinern. Aber die Radikaldiäten bewirken ebenso wenig wie ein kurzfristig intensives Sportprogramm ohne Ernährungsumstellung. Sie können nur dann Ihr Körperfett reduzieren, wenn Sie regelmäßig mit bedarfsgerechter Ernährung und Sport eine negative Tageskalorienbilanz erreichen.

Eine Diät führt dazu, dass der Körper anfängt Energie zu sparen und dazu den Stoffwechselprozess umstellt, um sich der reduzierten Nahrungsmenge anzupassen. Wenn Sie aber zu wenig Eiweiß einnehmen, wandelt Ihr Körper Muskeleiweiß um, da er Eiweiß für Erhalt, Aufbau und Regeneration von Körpersubstanzen benötigt. So verschlechtert sich das Verhältnis von Muskelmasse zum Körperfettanteil. Auch werden Sie aufgrund der mangelnden Energieaufnahme müde und anfällig für Infekte und Verletzungen. Die Resultate einer Radikaldiät sind, dass Wasser ausgeschieden und Muskelmasse abgebaut wird. Innerhalb weniger Tage erreichen Sie so auf der Waage zwar ein deutlich reduziertes Gewicht und können auch eine Verringerung beispielsweise des Bauchumfangs messen, wenn Sie aber wieder normal essen, steigt das Gewicht sprungartig an. Der Körper speichert möglichst viel Energie in Fettdepots, um für zukünftige Nahrungsaufnahme vorzusorgen. Schnell erreichen Sie wieder das alte Gewicht und überschreiten es sogar bei der gleichen Ernährung, da sich Ihr Energiegrundumsatz durch den Abbau von Muskelmasse verringert hat.

4. Eiweißeinnahme

Sie sollten zumindest hin und wieder die Eiweißeinnahme überprüfen. Dabei ist zu beachten, dass das Eiweiß über mehrere Mahlzeiten verteilt eingenommen wird und aus verschiedenen Nahrungsmitteln besteht. Nur so ist sichergestellt, dass der Körper das Eiweiß aufnehmen und umwandeln kann und alle benötigen Aminosäuren erhält.

Die folgenden Angaben dienen als Orientierungswerte. Sie können keine exakten Angaben sein, da jeder Körper eine andere Zusammensetzung hat, insbesondere der Muskelmasse, und unterschiedlich auf die Ernährungszufuhr reagiert.

Trainingsziel Fitness
Es wird eine Eiweißmenge von zirka 1,5 Gramm pro Kilo Körpergewicht empfohlen, mindestens aber 1Gramm pro Kilo Körpergewicht.

Trainingsziel Körperfettreduktion
Die Eiweißmenge sollte 1,5–2 Gramm pro Kilo Körpergewicht betragen. Wenn Sie bereits eine umfangreiche Muskelmasse aufgebaut haben, muss die Eiweißmenge noch höher sein.

Trainingsziel Muskelaufbau
Für den Muskelaufbau wird 2 Gramm Eiweiß pro Kilo Körpergewicht empfohlen. Die Menge steigert sich, entsprechend der Muskelmasse. Profi-Bodybuilder nehmen bis zu 4 Gramm Eiweiß pro Kilo Körpergewicht zu sich.

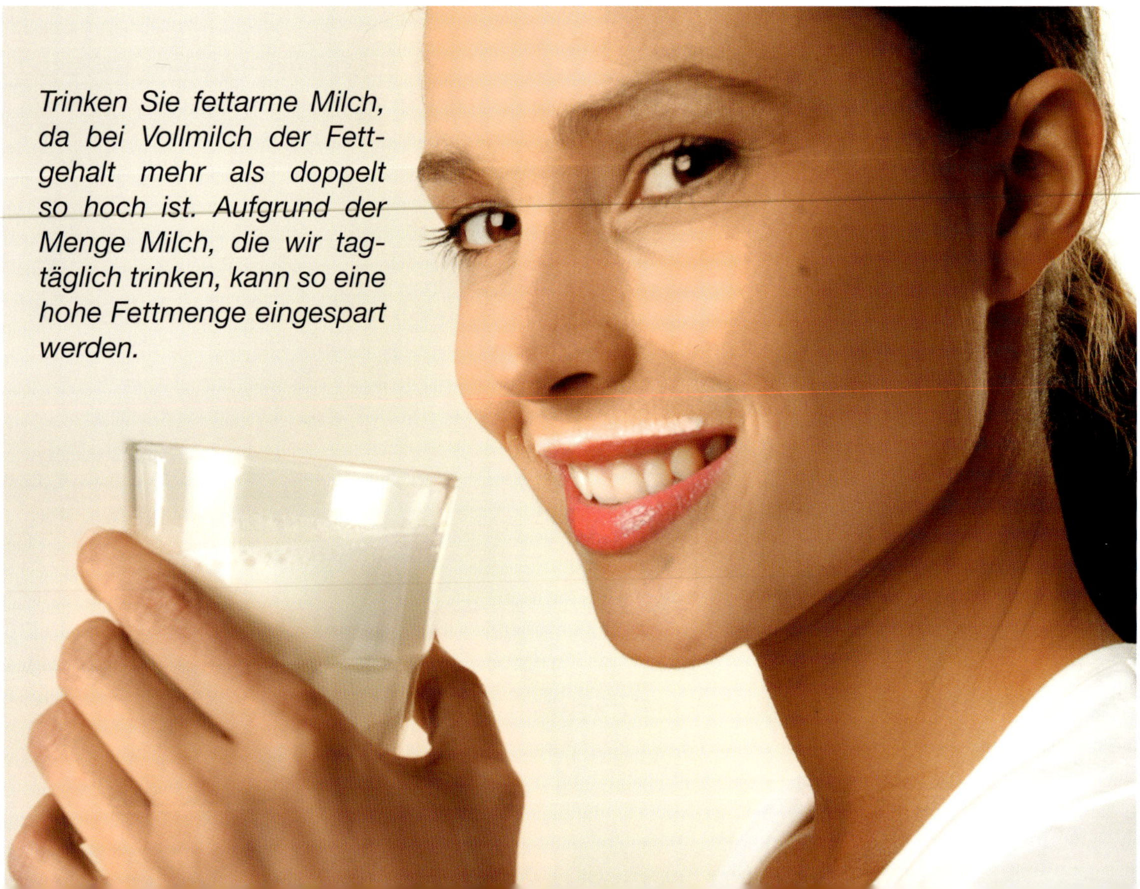

Trinken Sie fettarme Milch, da bei Vollmilch der Fettgehalt mehr als doppelt so hoch ist. Aufgrund der Menge Milch, die wir tagtäglich trinken, kann so eine hohe Fettmenge eingespart werden.

Beispiel: Eiweißeinnahme bei 80 kg Körpergewicht

Trainingsziel Fitness:
Die aufzunehmende Eiweißmenge beträgt zirka 120 Gramm.

Trainingsziel Körperfettreduktion:
Die aufzunehmende Eiweißmenge beträgt 120–160 Gramm.

Trainingsziel Muskelaufbau:
In der Leistungsstufe Einsteiger beträgt die aufzunehmende Eiweißmenge zirka 160 Gramm.

Auswahl wichtiger Nahrungsmittel für Sportler

100 g	Eiweiß	Kohlehydrate	Fett
Fettarme Milch 1,5 %	3,4 g	4,9 g	1,5 g
Grüne Erbsen (roh)	22,9 g	41,2 g	1,4 g
Handkäse/Sauermilchkäse	27 g	0 g	0,5 g
Haferflocken	12,5 g	63,3 g	7,0 g
Magerquark	12,3 g	4,1 g	0,2 g
Molkenprotein (Whey)	71 g	12 g	6,5 g
Teller-Linsen (roh)	23,5 g	52 g	1,4 g
Thunfisch (Abtropfgewicht)	25 g	0 g	0,8 g
Vollkorn-Spaghetti (roh)	15,9 g	61,6 g	2,2 g

Anmerkung:
Die Nährstoffzusammensetzungen und -angaben sind von Hersteller zu Hersteller etwas unterschiedlich.

Teil VII: Trainingsprogramme

In diesem Abschnitt wird zuerst ein Trainingsplan für Einsteiger vorgestellt. Wenn Sie mit dem Fitnesstraining neu beginnen, sollten Sie nach diesem Plan 6–12 Wochen trainieren. Verfügen Sie aber bereits über Erfahrung im Fitnesstraining, insbesondere im Krafttraining, können Sie auf die Orientierungsphase verzichten und direkt zu einem der Zyklen »Trainingsziel Fitness«, »Trainingziel Körperfettreduktion« oder »Trainingsziel Muskelaufbau« übergehen.

Die Zyklen sind so aufgebaut, dass schnell deutliche Ergebnisse erreicht werden, ohne ein großes Überlastungsrisiko eingehen zu müssen. Übertreiben Sie Ihr Training aber nicht. Wenn Ihr Körper signalisiert, dass die Intensität zu groß ist, reduzieren Sie etwas die Gewichte und pausieren Sie gegebenenfalls einen Tag mehr als vorgesehen.

Die vorgestellten Trainingsprogramme können Sie auch verwenden, wenn Sie selbstständig Trainingszyklen planen. Beachten Sie bei allen dargestellten Trainingszyklen und Workouts, ebenso wie bei der selbstständigen Trainingsplanung, dass Sie spätestens nach einer Trainingsdauer von zwölf Wochen Änderungen vornehmen, z. B. Übungen austauschen, oder nach einem neuen Programm trainieren. Nur so ist sichergestellt, dass der Körper immer wieder gefordert wird und sich die Leistung verbessert. Außerdem wird so verhindert, dass das Training eintönig wird. Ziel Ihres Trainings muss es sein, langfristig Ihren Körper in Form zu halten.

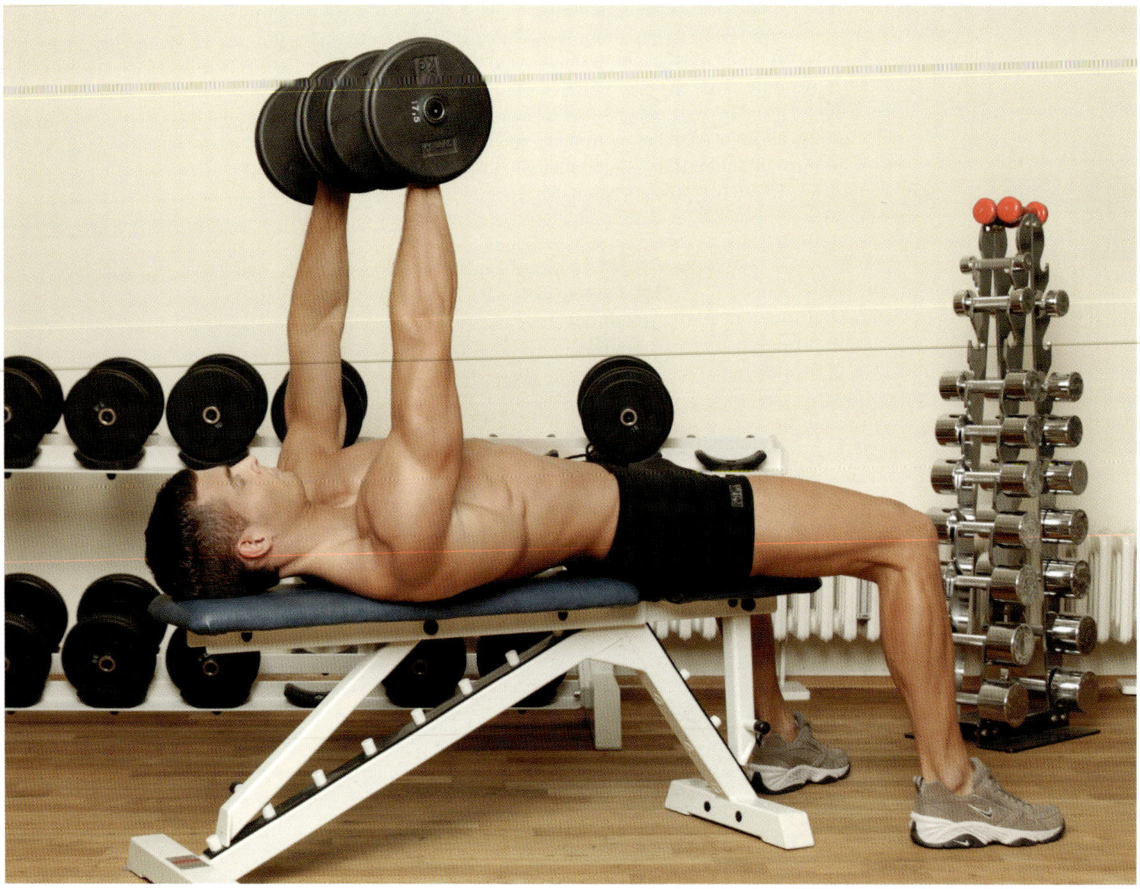

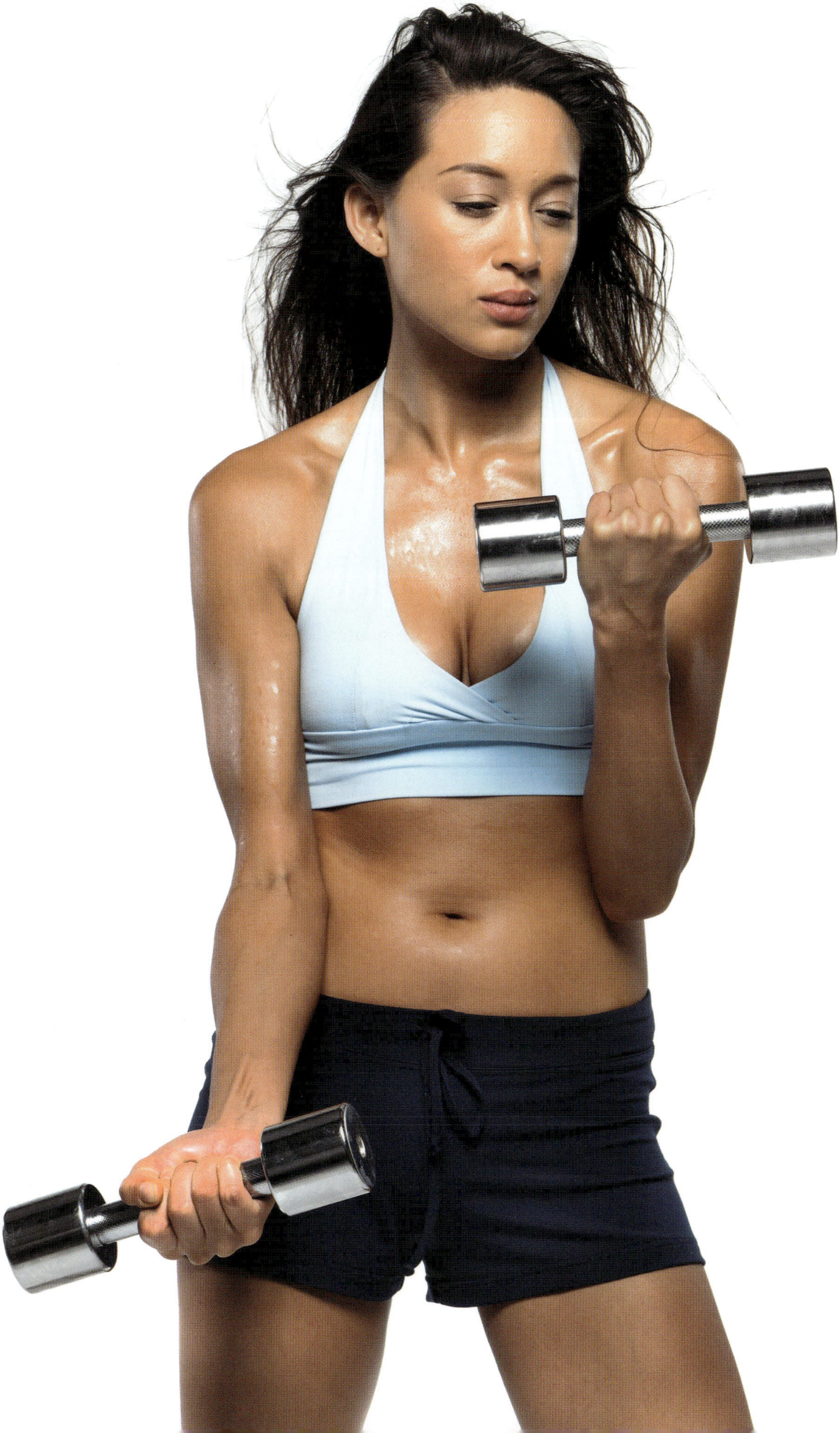

1. Trainingsziel Fitnesseinstieg

Wenn Sie neu im Fitnesstraining sind oder seit längerer Zeit nicht mehr aktiv waren, beginnen Sie mit einer Eingewöhnungsphase von 6 Wochen. In dieser Phase genügen 4 Trainingseinheiten pro Woche, damit der Körper nicht überfordert wird. Primär sind die Ausdauer und die Kraftausdauer zu trainieren, ohne das Training der Beweglichkeit zu vernachlässigen. Dehnen Sie sich in der Aufwärmphase vor jedem Ausdauer- oder Krafttraining.
Ziel im Ausdauertraining ist es, die Grundlagenausdauer aufzubauen. Im Krafttraining und Dehnen kommt es vor allem darauf an, die Bewegungen der Übungen kennen zu lernen und korrekt auszuführen. Im Krafttraining sieht der Plan ein Ganzkörperprogramm vor. Dazu sind Übungen ausgewählt, die möglichst viele Muskelgruppen gleichzeitig trainieren, um die Trainingseinheit kurz zu halten.

Ernährung

Gewöhnen Sie Ihren Körper behutsam an eine gesunde und bedarfsgerechte Ernährung. Ändern Sie nicht abrupt alle bisherigen Essgewohnheiten. Reduzieren Sie beispielsweise Süßigkeiten und fette Fleischprodukte.
Führen Sie Ihr Training nicht mit leerem Magen durch. Am besten essen Sie eine Hauptmahlzeit zirka 2–3 Stunden vor der Trainingsbelastung und etwa eine Stunde vor der Belastung noch einen kleinen Snack. Während dem Training trinken Sie Mineralwasser oder Apfelsaftschorle.

Ernährungsrichtlinien
Gehen Sie behutsam bei der Ernährungsumstellung vor.
- Reduzieren Sie die Menge an Einfachzucker wie in Süßigkeiten.
- Erhöhen Sie den Anteil an Vollkornprodukten.
- Wählen Sie fettarme Fleischprodukte, Hülsenfrüchte, Magerquark und Fisch.
- Reduzieren Sie etwas den Fettanteil.
- Achten Sie darauf, dass Sie viel Mineralwasser trinken.

Durchführung

In der **Woche 1–2** erfolgt ein Aufbau der Grundlagenausdauer mit 2 Trainingseinheiten pro Woche. Zusätzlich ist jeweils einmal Kraft und Dehnen das Haupttrainingsziel.
In der **Woche 3–6** wird eine Krafttrainingseinheit ergänzt. Dazu wird auf die Trainingseinheit mit Hauptziel Dehnen verzichtet. Stellt das Dehnen aber ein wichtiges Ziel in Ihrem Fitnesstraining dar, dann können Sie eine solche Einheit in Ihrem Trainingsplan ergänzen, da das Dehnen nach den Methoden in diesem Buch den Körper nicht belastet.

Bitte beachten
Die Orientierungsphase ist für Einsteiger in das Krafttraining ausgearbeitet. In dieser Phase trainieren Sie nach der Kraftausdauer-Methode mit geringen Gewichten/Intensitäten.

Zu erwartende Ergebnisse

Durch kontinuierliches Training werden Sie nach dem Fitnessprogramm bereits Leistungssteigerungen erkennen. Sie werden die Ausdauertrainingsstrecken als weniger belastend empfinden und können diese schneller zurücklegen. Im Krafttraining werden Sie mehr Wiederholungen bewältigen. Leichte Auswirkungen auf den Körperbau und den Körperfettanteil können auch erkennbar sein.
Wie ausgeprägt die Trainingseffekte sind, ist abhängig von Ihrer körperlichen Verfas-

sung und Veranlagung ebenso wie von der Ernährung. Umfangreicher Alkoholgenuss verringert beispielsweise die Ausdauerleistungsfähigkeit.

Neuer Trainingsplan

Nach der Einstiegsphase von 6 Wochen legen Sie sich einen neuen Trainingszyklus fest. Sie können nun nach dem Zyklus »Fitness« oder »Körperfettreduktion« trainieren. Wenn Ihnen aber die Trainingsintensität des Einstiegsprogramms bereits genügt, dann können Sie diese auch beibehalten. Gleich wie Sie trainieren, Sie müssen zumindest kleine Änderungen an Ihrem Trainingsprogramm vornehmen. So ist sichergestellt, dass dem Körper ständig neue Anforderungen gestellt werden und er sich anpassen muss und sein Leistungsniveau verbessert.

Trainingszyklus Fitnesseinstieg für 6 Wochen

	Tag 1	Tag 2	Tag 3	Tag 4	Tag 5	Tag 6	Tag 7
Woche 1	Ausdauer	Kraft A	Pause	Ausdauer	Dehnen	Pause	Pause
Woche 2	Ausdauer	Kraft A	Pause	Ausdauer	Dehnen	Pause	Pause
Woche 3	Ausdauer	Kraft A	Pause	Ausdauer	Kraft A	Pause	Pause
Woche 4	Ausdauer	Kraft A	Pause	Ausdauer	Kraft A	Pause	Pause
Woche 5	Ausdauer	Kraft A	Pause	Ausdauer	Kraft A	Pause	Pause
Woche 6	Ausdauer	Kraft A	Pause	Ausdauer	Kraft A	Pause	Pause

Kraft A. An diesem Tag wird vorrangig die Kraft trainiert. Das Workout finden Sie auf den Seiten 222–223.
Ausdauer. An diesem Tag wird die Ausdauer mit geringer Intensität trainiert. Wählen Sie als Ausdauertraining Laufen, Walken, Radfahren oder Schwimmen. Zur Abwechslung können Sie auch hin und wieder andere Sportarten machen (siehe S. 217–219).
Dehnen. An diesem Tag dehnen Sie sich im Haupttrainingsteil. Dazu wird jede Übung des Ganzkörperprogramms (siehe S. 220–221) ein bis zwei Mal durchgeführt. An allen anderen Sporttagen wird in den Auf- und Abwärmphasen gedehnt.
Pause. An diesem Tag wird pausiert, um den Körper zu regenerieren. Als Alternative können Sie ein regeneratives Training machen (siehe S. 175–176). Sie müssen aber mindestens ein Mal pro Woche pausieren.

2. Trainingsziel Fitness

Nach der Eingewöhnungsphase können Sie nun Ihre Fitness auf einem intensiveren Level trainieren. Es werden 5 Trainingseinheiten ausgeführt. Die Belastung bei den einzelnen Trainingseinheiten ist abhängig von Ihrem Leistungsvermögen, soll aber kontinuierlich gesteigert werden.

Dieses Programm hat zum Ziel die Körperfitness kontinuierlich zu verbessern. Durch das Training erreichen Sie Muskelwachstum und Körperfettreduktion und somit eine sportliche Figur. Es werden Kraft, Ausdauer und Beweglichkeit trainiert.

Ziel im Ausdauertraining ist es, die Grundlagen- und Fitnessausdauer zu fördern, um eine Trainingsdauer von 40–60 Minuten ohne Unterbrechung ausführen zu können. Für das Krafttraining wird eine deutliche Leistungssteigerung angestrebt. Es werden Ganzkörper-Workouts mit Übungen genutzt, die möglichst viele Muskelgruppen gleichzeitig trainieren.

Ernährung

Achten Sie darauf, dass Sie Ihre Kalorienaufnahme dem Kalorienverbrauch anpassen. Ernähren Sie sich gesund mit fettarmen Fleischprodukte, Fisch, Vollkornprodukten, Obst, frischem Gemüse und wichtigen Fetten. Außerdem ist es wichtig, während der Trainingsbelastung viel zu trinken.

Trainieren Sie nicht mit leerem Magen. Nehmen Sie genügend Kohlehydrate und Eiweiß zu sich. Am besten essen Sie eine Hauptmahlzeit zirka 3 Stunden vor der Trainingsbelastung und etwa eine Stunde vor der Belastung noch einen kohlehydrathaltigen Snack wie eine Banane. So können Sie Ihr optimales Leistungsvermögen im Training abrufen.

Wenn Sie eine intensive Krafttrainingseinheit ausführen, essen Sie während der Belastung einen Fitness-Riegel. Generell empfiehlt es sich während der Belastung viel zu trinken, z. B. eine Apfelsaftschorle im Mischverhältnis ein Drittel Apfelsaft und zwei Drittel Mineralwasser. Nach dem Training nehmen Sie kohlehydrat- und eiweißhaltige Nahrung ein, damit dem Körper die zur Regeneration benötigten Nährstoffe zur Verfügung stehen.

Ernährungsrichtlinien

- Ernähren Sie sich gesund mit Mineralstoffen und Vitaminen.
- Passen Sie die Kalorieneinnahme an den Kalorienverbrauch an.
- Wählen Sie möglichst oft Vollkornprodukte.
- Nehmen Sie genügend Eiweiß ein. Bevorzugte Nahrungsmittel sind fettarme Fleischprodukte, Hülsenfrüchte, Magerquark und Fisch.
- Achten Sie auf einen eher geringen Fettanteil. Verzichten Sie aber nicht auf die Einnahme von hochwertigen Fetten wie einfach ungesättigte Fettsäuren und Omega-3-Fettsäuren.
- Trinken Sie viel Mineralwasser sowie Apfelsaftschorle und Energiedrinks während der Belastung.

Durchführung

In der **Woche 1–4** werden Kraft und Ausdauer mit je 2 Trainingeinheiten pro Woche gefördert. In der fünften Trainingseinheit ist das Dehnen das Haupttrainingsziel.

In der **Woche 5–8** wird eine Krafttrainingseinheit ergänzt. Die Kraft wird weiterhin mit Ganzkörper-Programmen trainiert, aber zwischen den Programmen A und B abgewechselt. Gedehnt wird in der Auf- und Abwärmphase. Reicht Ihnen das nicht aus, können Sie die Dehnzeit in der Aufwärmphase verlängern.

Zu erwartende Ergebnisse

Durch kontinuierliches Training werden Sie nach dem Fitnessprogramm deutliche Leistungssteigerungen erkennen. Ihr Ruhepuls wird sich gesenkt haben. Auch werden Sie Ausdauertrainingsstrecken als weniger belastend empfinden und können diese schneller zurücklegen. Im Krafttraining werden Sie mehr Wiederholungen und größere Gewichte bewältigen. Auch hat Fitnesstraining positive Auswirkungen auf den Körperbau und den Körperfettanteil.
Wie ausgeprägt die Trainingseffekte sind, ist abhängig von Ihrer körperlichen Verfassung und Veranlagung ebenso wie von Regenerationsgestaltung und Ernährung.

Neuer Trainingsplan

Legen Sie im Anschluss an das Programm einen neuen Trainingszyklus über 6-12 Wochen fest. Sie können die Trainingshäufigkeit beibehalten, im Kraftprogramm Übungen austauschen und im Ausdauertraining Sportarten abwechseln oder Trainingsstrecken variieren. Sie können sich auch neue Trainingsprogramme zusammenstellen oder die Zyklen »Trainingsziel Körperfettreduktion« und »Trainingsziel Muskelaufbau« ausführen. Gleich wie Sie trainieren, nehmen Sie zumindest kleine Änderungen an Ihrem Trainingsprogramm vor.

Trainingszyklus Fitness für 8 Wochen

	Tag 1	Tag 2	Tag 3	Tag 4	Tag 5	Tag 6	Tag 7
Woche 1	Ausdauer	Kraft A	Pause	Ausdauer	Kraft B	Dehnen	Pause
Woche 2	Ausdauer	Kraft A	Pause	Ausdauer	Kraft B	Dehnen	Pause
Woche 3	Ausdauer	Kraft A	Pause	Ausdauer	Kraft B	Dehnen	Pause
Woche 4	Ausdauer	Kraft A	Pause	Ausdauer	Kraft B	Dehnen	Pause
Woche 5	Ausdauer	Kraft B	Pause	Kraft A	Ausdauer	Kraft B	Pause
Woche 6	Ausdauer	Kraft A	Pause	Kraft B	Ausdauer	Kraft A	Pause
Woche 7	Ausdauer	Kraft B	Pause	Kraft A	Ausdauer	Kraft B	Pause
Woche 8	Ausdauer	Kraft A	Pause	Kraft B	Ausdauer	Kraft A	Pause

Kraft i. An diesem Tag wird vorrangig die Kraft trainiert. Die Programme befinden sich auf den Seiten 222–225.
Ausdauer. Einsteiger trainieren mit gemäßigter Intensität; Fortgeschrittene können auch Intervalle einsetzen. Wählen Sie als Ausdauertraining Laufen, Walken, Radfahren oder Schwimmen. Zur Abwechslung können Sie auch hin und wieder andere Sportarten machen.
Dehnen. An diesem Tag dehnen Sie sich im Haupttrainingsteil. Dazu wird jede Übung des Ganzkörperprogramms zwei Mal durchgeführt. An allen anderen Sporttagen dehnen Sie in den Auf- und Abwärmphasen.
Pause. An diesem Tag wird pausiert, um den Körper zu regenerieren. Als Alternative können Sie ein regeneratives Training machen.

3. Trainingsziel Körperfettreduktion

Das Programm hat zum Ziel den Körperfettanteil innerhalb kurzer Zeit deutlich zu reduzieren, ohne die vorhandene Muskelmasse abzubauen. Dieses Ziel verwirklichen Sie, wenn Sie regelmäßig Ausdauer- und Krafttraining machen und dabei weniger Kalorien einnehmen als Sie verbrauchen und genügend Eiweiß verzehren.

Ernährung

Reduzieren Sie die tägliche Kalorieneinnahme. Damit Sie aufgrund dessen keine wertvolle Muskelmasse verlieren, müssen Sie den Eiweißanteil in Ihrer Ernährung erhöhen und den Kohlehydratanteil verringern. Achten Sie auf eine fettarme Ernährung, aber vernachlässigen Sie die hochwertigen Fette nicht. Außerdem ist es wichtig, viel zu trinken.
Verzehren Sie 2–3 Stunden vor dem Training ein eiweißhaltiges Nahrungsmittel, z. B. einen Eiweiß-Shake, und 1–2 Stunden vor dem Training ein kohlehydrathaltiges Nahrungsmittel, z. B. eine Banane. Dies ist insbesondere vor dem Krafttraining notwendig, da Sie sich ansonsten kraftlos fühlen. Nach dem Training essen Sie wieder kohlehydrat- und eiweißhaltige Nahrungsmittel, wobei die Kohlehydratmenge nicht zu hoch sein sollte, damit der Trainingseffekt an verbrannter Energie nicht verpufft. Ganz auf Kohlehydrate dürfen Sie nicht verzichten, da ansonsten das Muskeleiweiß angegriffen wird.

Ernährungsrichtlinien

- Achten Sie darauf, dass Sie weniger Kalorien einnehmen als verbrauchen.
- Reduzieren Sie den Kohlehydratanteil in Ihrer Ernährung.
- Vermeiden Sie Süßigkeiten und wählen Sie möglichst oft Vollkornprodukte.
- Erhöhen Sie den Eiweißanteil. Wählen Sie als Eiweißlieferanten insbesondere Putenbrust, Magerquark, Handkäse, Eiweiß-Shakes, Hülsenfrüchte (Erbsen und Bohnen) und Fisch.
- Reduzieren Sie den Fettanteil. Auf hochwertige Fette wie einfach ungesättigte Fettsäuren dürfen Sie aber nicht verzichten.
- Trinken Sie viel Mineralwasser, auch während der Belastung.

Durchführung

In der **Woche 1–6** erfolgt eine Ernährungsumstellung, wozu der Eiweißanteil erhöht und die Kohlehydratmenge deutlich reduziert wird. Mit drei Einheiten Krafttraining und zwei Einheiten Ausdauertraining werden große Kalorienmengen verbrannt.
In der **Woche 7–12** wird ein Krafttraining ergänzt und es werden neue Split-Workouts eingesetzt.
Nach dem Abschluss des Programms sollten Sie das Trainingspensum für 1–2 Wochen reduzieren, bevor Sie mit einem neuen intensiven Zyklus beginnen.

Zu erwartende Ergebnisse

Wie hoch der reduzierte Körperfettanteil am Ende des Trainingszyklus ist, hängt davon ab, wie gut es Ihnen gelingt, das für Sie geeignete Ernährungsmaß zusammenzustellen. Auch für die Ergebnisse ausschlaggebend ist Ihr Körperfettanteil zu Beginn des Trainingsprogramms, denn je höher der Körperfettanteil, desto einfacher lässt er sich reduzieren.
Hat ein Mann beispielsweise einen Körperfettanteil von 18 Prozent, kann er mit diesem Programm zirka 3 Prozent Körperfettanteil reduzieren. Ein Taillenumfang von ursprünglich 88 cm könnte dann bei 82 cm liegen. Ein optimales Ergebnis wären 77–78

kg bei einem Ausgangsgewicht von 80 kg. Meistens wird jedoch auch Muskelmasse abgebaut, so dass das Ergebnis etwa 76 kg betragen könnte. Es geht aber nicht darum, so viel Gewicht wie möglich zu reduzieren. Denn erfolgt dies durch den Abbau von Muskelmasse, dann reduzieren Sie auch den Grundumsatz an Energie, was nach dem Trainingsplan zu einem Jo-Jo-Effekt führen kann. Grundsätzlich lässt sich sagen, umso weniger Kohlehydrate und gesättigte Kohlehydrate Sie aufnehmen, desto mehr Körperfett werden Sie mit dem Training abnehmen. Ist die Kohlehydratmenge aber sehr gering, dann verlieren Sie auch Muskelmasse. Das für Sie geeignete Maß müssen Sie durch Ausprobieren selbst herauszufinden, da jeder Mensch andere Veranlagungen und Voraussetzungen mitbringt. Außerdem ist die optimale Ernährung von Ihrer Trainingsintensität abhängig.

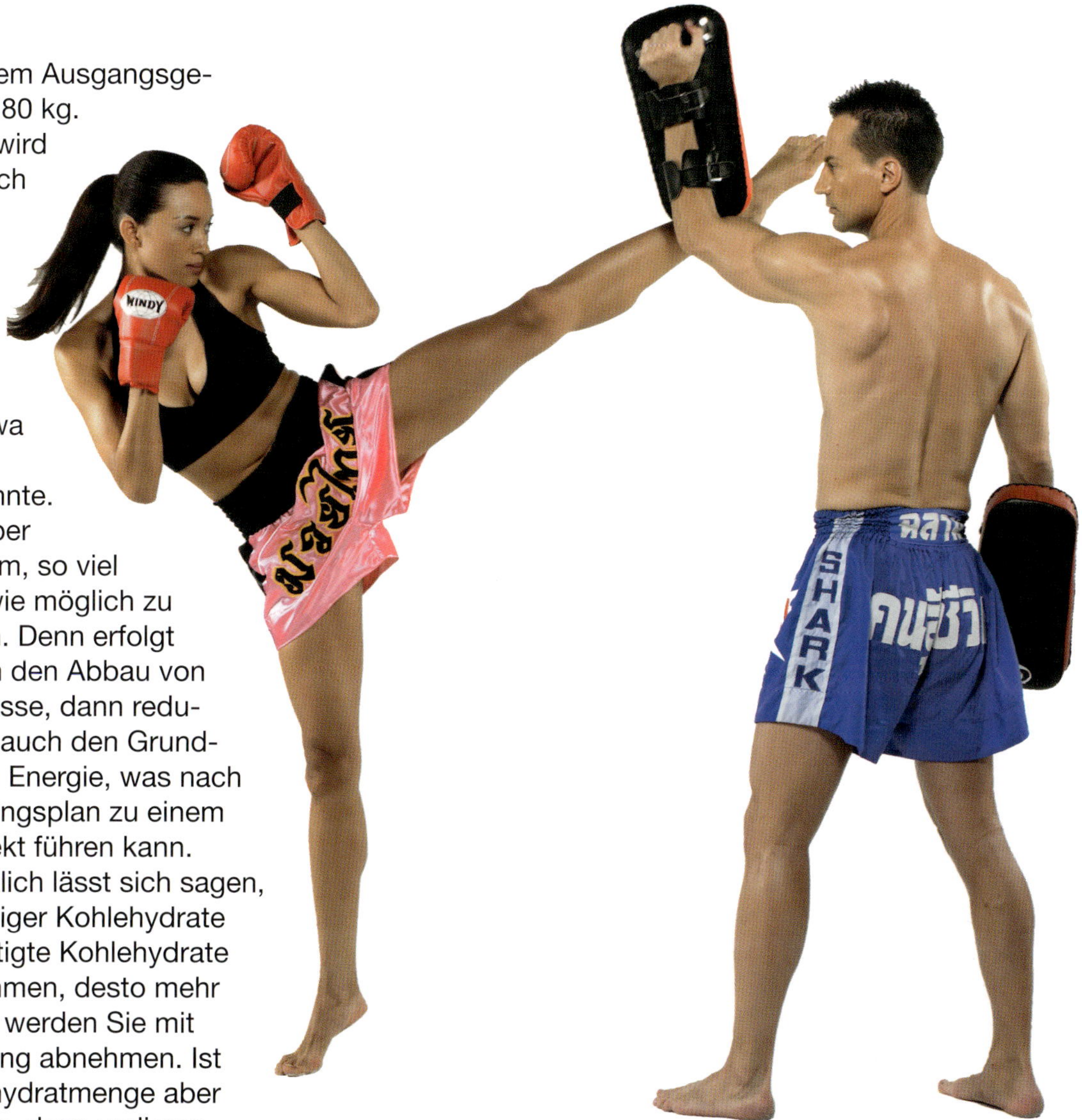

Fortgeschrittene Fitnesssportler können klassisches Ausdauertraining, z. B. Laufen, mit intensiven Trainingsalternativen, z. B. Kampfsporttraining, variieren.

Neuer Trainingsplan

Nach Abschluss des Trainingszyklus können Sie zu einem der Zyklen »Trainingsziel Fitness« oder »Trainingsziel Muskelaufbau« übergehen oder ein komplett neues Programm festlegen. Nutzen Sie die in Ihrem Trainingsbuch gesammelten Erkenntnisse bei der Zusammenstellung eines neuen Trainingszyklus. Bevor Sie allerdings einen weiteren Zyklus mit »Trainingsziel Körperfettreduktion« ausführen, empfiehlt es sich, zuerst ein anderes Programm durchzuführen.

Trainingszyklus Körperfettreduktion für 12 Wochen

	Tag 1	Tag 2	Tag 3	Tag 4	Tag 5	Tag 6	Tag 7
Woche 1	Kraft B	Ausdauer	Kraft C	Pause	Kraft D	Ausdauer	Pause
Woche 2	Kraft B	Ausdauer	Kraft C	Pause	Kraft D	Ausdauer	Pause
Woche 3	Kraft B	Ausdauer	Kraft C	Pause	Kraft D	Ausdauer	Pause
Woche 4	Kraft B	Ausdauer	Kraft C	Pause	Kraft D	Ausdauer	Pause
Woche 5	Kraft B	Ausdauer	Kraft C	Pause	Kraft D	Ausdauer	Pause
Woche 6	Kraft B	Ausdauer	Kraft C	Pause	Kraft D	Ausdauer	Pause

	Tag 1	Tag 2	Tag 3	Tag 4	Tag 5	Tag 6	Tag 7
Woche 7	Kraft A	Ausdauer	Kraft E	Kraft F	Ausdauer	Kraft G	Pause
Woche 8	Kraft A	Ausdauer	Kraft E	Kraft F	Ausdauer	Kraft G	Pause
Woche 9	Kraft A	Ausdauer	Kraft E	Kraft F	Ausdauer	Kraft G	Pause
Woche 10	Kraft A	Ausdauer	Kraft E	Kraft F	Ausdauer	Kraft G	Pause
Woche 11	Kraft A	Ausdauer	Kraft E	Kraft F	Ausdauer	Kraft G	Pause
Woche 12	Kraft A	Ausdauer	Kraft E	Kraft F	Ausdauer	Kraft G	Pause

Kraft i. An diesem Tag wird vorrangig die Kraft trainiert. Die Programme befinden sich auf den Seiten 222–235.

Ausdauer. Einsteiger trainieren mit gemäßigter Intensität; Fortgeschrittene können auch mit Intervallen trainieren. Wählen Sie als Ausdauertraining Laufen, Walken, Radfahren oder Schwimmen. Zur Abwechslung können Sie auch andere Sportarten machen.

Pause. An diesem Tag wird pausiert. Als Alternative können Sie in Woche 1–6 ein regeneratives Training ergänzen. An mindestens einem Tag müssen Sie aber pausieren.

4. Trainingsziel Muskelaufbau

Dieses Programm hat zum Ziel die Muskelmasse deutlich zu vergrößern, ohne dabei den Körperfettanteil zu steigern. Dazu ist ein konsequentes Muskelaufbau-Training kombiniert mit einer erhöhten Kalorieneinnahme, vorwiegend aus Eiweißen, grundlegend. Das Niveau der Ausdauerleistungsfähigkeit wird mit zumindest einer wöchentlichen Trainingseinheit aufrechterhalten.
Das Programm setzt voraus, dass Sie bereits einigen Monate Krafttraining machen, beispielsweise den Zyklus Fitness oder den Zyklus Körperfettreduktion durchgeführt haben. Ansonsten ist ein intensives Muskelaufbautraining mit hohen Gewichten aufgrund des Überlastungsrisikos wenig empfehlenswert.

Ernährung

Erhöhen Sie in Ihrer Ernährung die Eiweißmenge und etwas die Kohlehydratmenge. Damit Sie nicht auch Ihren Körperfettanteil steigern, müssen Sie auf eine fettarme Ernährung achten.
Essen Sie 2–3 Stunden vor dem Training eiweißhaltige Nahrungsmittel, z. B. einen Eiweiß-Shake mit Haferflocken, und 1–2 Stunden vor dem Training ein kohlehydrathaltiges Nahrungsmittel, z. B. einen Fitnessriegel. Während des Trainings müssen Sie viel trinken. Auch können Sie einen Eiweißriegel essen, damit das Eiweiß dem Körper nach dem Training zur Verfügung steht. Im Anschluss an das Training müssen Sie die entleerten Kohlehydratspeicher wieder auffüllen. Achten Sie auf eine weitere Eiweißversorgung. Essen Sie am Trainingstag, ebenso wie an den Regenerationstagen, zahlreiche eiweißhaltige Nahrungsmittel, damit der Körper genügend Eiweiß für den Muskelaufbau erhält.

Ernährungsrichtlinien

- Erhöhen Sie die Kalorienmengen in der Aufbauphase.
- Erhöhen Sie etwas den Kohlehydratanteil. Dazu eignen sich insbesondere Nudeln, Reis und Fitnessriegel.
- Erhöhen Sie den Eiweißanteil. Essen Sie vor allem Eiweiß-Shakes, Eiweißriegel, Fisch, mageres Fleisch, Magerquark, Hülsenfrüchte und Handkäse.
- Reduzieren Sie den Fettanteil, ohne allerdings auf hochwertige Fette zu verzichten.
- Trinken Sie viel Mineralwasser und während der Belastung insbesondere Apfelsaftschorle und Energiedrinks.
- Die Einnahme von Aminosäure- und Creatin-Produkten ist möglich, aber für den Erfolg des Muskelaufbau-Trainings in diesem Trainingsstadium nicht zwingend erforderlich.

Durchführung

In der **Woche 1–10** wird die Kraft mit den Ganzkörper-Workouts A und B trainiert. Die Ausdauereinheit stellt sicher, dass das erreichte Trainingsniveau aufrechterhalten wird. Wenn Sie im Zyklus zuvor die Workouts ausgeführt haben, tauschen Sie die Übungen mit solchen für die gleiche Muskelgruppe aus.
In der **Woche 11–18** wird das Krafttraining in Übungen für Oberkörper und Beine aufgeteilt.
In der **Woche 19–24** erfolgt der Einsatz von anderen Split-Programmen, wodurch eine Erhöhung der Trainingshäufigkeit ermöglicht wird. Die Ausdauer wird einmal an das Krafttraining angehängt.
In der **Woche 25–28** wird eine weitere kurze Ausdauereinheit nach dem Krafttraining ausgeführt, um mehr Kalorien zu verbrennen und somit das Körperfett zu reduzieren,

da sich dieses in Folge der gesteigerten Nahrungsmenge bei einigen Sportlern während des Programms etwas erhöht.

Zu erwartende Ergebnisse

Für die Vergrößerung der Muskelmasse ist die eigene Veranlagung zum Muskelwachstum entscheidend. Weitere ausschlaggebende Faktoren sind die Nahrungszusammenstellung und wie gut die Muskulatur bereits trainiert ist, da es immer schwieriger wird, die Leistung und somit den Muskelwachstum weiter zu steigern. Ein männlicher Trainingseinsteiger kann beispielsweise in dem Zeitraum von zirka 28 Wochen einen Wachstum der Brustmuskulatur von zirka 2–8 cm erreichen; einen Wachstum der Oberarmmuskulatur von 1–4 cm. Die Mittelwerte sind dabei am wahrscheinlichsten. Dazu sind kontinuierlich die Trainingsintensitäten zu steigern.

Beachten Sie allerdings, dass ein Muskelwachstum nur mit einer erhöhten Aufnahme von Nahrungsmitteln erfolgen kann. Dazu muss auf eine große Menge von Eiweißen geachtet werden. Empfohlen wird etwa 2 Gramm pro Kilo Körpergewicht, für Fortgeschrittene sogar bis zu 4 Gramm pro Kilo Körpergewicht. Eine exakte Protokollierung der Nahrungsmenge ist aber sehr aufwendig und deshalb nur für Bodybuilder im fortgeschrittenen Trainingstadium sinnvoll. Achten Sie darauf, dass Sie bewusst mehr Eiweiß als zuvor üblich zu sich nehmen, so sollten die Vorgaben erfüllt sein. Wählen Sie fettarme Produkte, da ansonsten die Gefahr besteht, nicht nur den Muskelwachstum anzuregen, sondern auch den Körperfettanteil deutlich zu erhöhen.

Trainingszyklus Muskelaufbau Level 1

	Tag 1	Tag 2	Tag 3	Tag 4	Tag 5	Tag 6	Tag 7
Woche 1	Kraft A	Pause	Kraft B	Pause	Kraft A	Ausdauer	Pause
Woche 2	Kraft B	Pause	Kraft A	Pause	Kraft B	Ausdauer	Pause
Woche 3	Kraft A	Pause	Kraft B	Pause	Kraft A	Ausdauer	Pause
Woche 4	Kraft B	Pause	Kraft A	Pause	Kraft B	Ausdauer	Pause
Woche 5	Kraft A	Pause	Kraft B	Pause	Kraft A	Ausdauer	Pause
Woche 6	Kraft B	Pause	Kraft A	Pause	Kraft B	Ausdauer	Pause
Woche 7	Kraft A	Pause	Kraft B	Pause	Kraft A	Ausdauer	Pause
Woche 8	Kraft B	Pause	Kraft A	Pause	Kraft B	Ausdauer	Pause
Woche 9	Kraft A	Pause	Kraft B	Pause	Kraft A	Ausdauer	Pause
Woche 10	Kraft B	Pause	Kraft A	Pause	Kraft B	Ausdauer	Pause

Kraft i. An diesem Tag wird vorrangig die Kraft trainiert. Die Workouts sind auf den Seiten 222–235.

Kraft i + Ausdauer. Es wird zuerst das Krafttraining ausgeführt und dann 20–40 Minuten gemäßigtes Ausdauertraining angehängt.

Ausdauer. An diesem Tag wird die Ausdauer mit geringer Intensität trainiert.

Pause. An diesem Tag wird pausiert, um den Körper zu regenerieren.

Trainingszyklus Muskelaufbau Level 2

	Tag 1	Tag 2	Tag 3	Tag 4	Tag 5	Tag 6	Tag 7
Woche 11	Kraft C	Kraft D	Pause	Kraft C	Kraft D	Ausdauer	Pause
Woche 12	Kraft C	Kraft D	Pause	Kraft C	Kraft D	Ausdauer	Pause
Woche 13	Kraft C	Kraft D	Pause	Kraft C	Kraft D	Ausdauer	Pause
Woche 14	Kraft C	Kraft D	Pause	Kraft C	Kraft D	Ausdauer	Pause
Woche 15	Kraft C	Kraft D	Pause	Kraft C	Kraft D	Ausdauer	Pause
Woche 16	Kraft C	Kraft D	Pause	Kraft C	Kraft D	Ausdauer	Pause
Woche 17	Kraft C	Kraft D	Pause	Kraft C	Kraft D	Ausdauer	Pause
Woche 18	Kraft C	Kraft D	Pause	Kraft C	Kraft D	Ausdauer	Pause

Trainingszyklus Muskelaufbau Level 3

	Tag 1	Tag 2	Tag 3	Tag 4	Tag 5	Tag 6	Tag 7
Woche 19	Kraft E	Kraft F	Kraft G	Kraft E	Kraft F + Ausdauer	Kraft G	Pause
Woche 20	Kraft E	Kraft F	Kraft G	Kraft E	Kraft F + Ausdauer	Kraft G	Pause
Woche 21	Kraft E	Kraft F	Kraft G	Kraft E	Kraft F + Ausdauer	Kraft G	Pause
Woche 22	Kraft E	Kraft F	Kraft G	Kraft E	Kraft F + Ausdauer	Kraft G	Pause
Woche 23	Kraft E	Kraft F	Kraft G	Kraft E	Kraft F + Ausdauer	Kraft G	Pause
Woche 24	Kraft E	Kraft F	Kraft G	Kraft E	Kraft F + Ausdauer	Kraft G	Pause
Woche 25	Kraft E	Kraft F + Ausdauer	Kraft G	Kraft E	Kraft F	Kraft G + Ausdauer	Pause
Woche 26	Kraft E	Kraft F + Ausdauer	Kraft G	Kraft E	Kraft F	Kraft G + Ausdauer	Pause
Woche 27	Kraft E	Kraft F + Ausdauer	Kraft G	Kraft E	Kraft F	Kraft G + Ausdauer	Pause
Woche 28	Kraft E	Kraft F + Ausdauer	Kraft G	Kraft E	Kraft F	Kraft G + Ausdauer	Pause

5. Workouts

Auf den folgenden Seiten werden Workouts vorgestellt, mit denen Sie in den Trainingszyklen »Fitnesseinstieg«, »Fitness«, »Körperfettreduktion« und »Muskelaufbau« trainieren können.

Nutzen Sie die Workouts als Grundlage für Ihr Training und passen Sie sie mit wachsender Trainingserfahrung an Ihre individuellen Bedürfnisse an. Beachten Sie bei der Zusammenstellung von eigenen Workouts zur Körperkräftigung, dass jede Muskelgruppe zumindest einmal pro Woche intensiv gekräftigt werden muss, um das Leistungsniveau aufrecht zu erhalten.

Workout Ausdauer

Beim Ausdauertraining müssen Sie zuerst Ihre Grundlagenausdauer aufbauen. Fitnesseinsteiger trainieren in der Hauptphase für mindestens 20 Minuten ihre Ausdauer. Achten Sie darauf, dass Sie sich stets in dem für Sie optimalen Pulsbereich bewegen. Verlängern Sie schrittweise die Dauer der Trainingseinheiten. Die Zielsetzung besteht darin, dass Sie mindestens 40 Minuten gemäßigtes Ausdauertraining ohne Unterbrechung und ohne Überschreiten der Grundlagenausdauerintensität ausüben. Fortgeschrittene können den Zeitraum noch deutlich nach oben erweitern, wenn sie ihre Ausdauer regelmäßig trainieren. Außerdem können sie dann zusätzlich Einheiten mit Fitnessintensität ausführen.

Für das Ausdauertraining eignen sich insbesondere die Sportarten Walken/Laufen, Radfahren und Schwimmen. Welche dieser Sportarten Sie ausführen, können Sie frei bestimmen. Sie können beispielsweise vorrangig Walken/Laufen, gelegentlich aber auch Radfahren oder Schwimmen.

Workout Dehnen

Beim Beweglichkeitstraining schulen Sie zuerst Ihr Körpergefühl. Lernen Sie Ihre Aufmerksamkeit gezielt auf einzelne Muskelgruppen zu richten und diese bewusst zu entspannen. Wenn Ihnen dies gelingt, werden Sie in wenigen Wochen schon erste Verbesserungen Ihrer Beweglichkeit feststellen. Versuchen Sie hingegen nicht, mit Gewalt intensive Dehnpositionen zu erreichen. Ein solches Vorgehen würde die Muskulatur verhärten anstatt zu lockern und so die Beweglichkeit vermindern.

Es wird ein Workout für eine Trainingseinheit angeboten, die schwerpunktmäßig auf das Dehnen ausrichtet ist.

Workout Kraft

Zu Beginn müssen Sie Ihren Körper an die Anforderungen des Krafttrainings gewöhnen. Es geht darum, die neuen Bewegungsabläufe zu erlernen, nicht jedoch darum, bereits Leistung zu erbringen. Nutzen Sie Gewichte und wählen Sie Intensitätsgrade, die Sie eher wenig fordern und trainieren Sie nach der Kraftausdauer-Methode. In den nächsten Trainingseinheiten werden Gewichte und Intensitäten kontinuierlich gesteigert. Sie müssen aber immer noch von jeder Übung mindestens 15 Wiederholungen ausführen können. Nach einigen Trainingsmonaten können Sie dann zwischen der Kraftausdauer-Methode und der Muskelaufbau-Methode wählen.

Die Workouts sind so zusammengestellt, dass Sie diese daheim und im Fitness-Studio ausführen können. Es sind Übungen enthalten mit Kleingeräten und zahlreiche Varianten mit Fitness-Maschinen.

Abhängig davon mit welchem Trainingszielen Sie üben, finden Sie bei den Workouts Angaben zur Wiederholungszahl und zur auszuführenden Satzzahl.

Workout Walken/Laufen

Fitnesseinsteiger beginnen meistens mit dem Walken, da das Laufen noch sehr anstrengt und deshalb die Grundlagenausdauerintensität schnell überschritten ist. Regelmäßiges Training senkt den Ruhe-

und Trainingspuls, weshalb auch Einsteiger nach einigen Trainingseinheiten zum lockern Laufen übergehen können. Variieren Sie die Strecken, so dass Sie dem Körper immer wieder neue Anforderungen stellen. Vor der Hauptphase werden Dehnübungen zumindest für die Muskelgruppen ausgeführt, die beim Walken/Laufen trainiert werden. Dazu gehören die vordere und hintere Oberschenkelmuskulatur und die Wadenmuskulatur. Danach lockern Sie die Gelenke, z. B. durch Knie- und Fußkreisen. Auch nach dem Training empfiehlt es sich, die trainierten Muskelgruppen zu dehnen.

Aufwärmen durch langsames Walken oder Laufen
Dehnen mit Kurzprogramm
Lockern durch Gelenkkreisen, zumindest der Knie- und Fußgelenke
Walken oder Laufen
- Level Einsteiger: Üben Sie mindestens 20 Minuten ohne Unterbrechung
- Level Fortgeschrittene: Üben Sie mindestens 40 Minuten ohne Unterbrechung

Abwärmen durch langsames Walken oder Laufen
Dehnen nur 1. Dehnphase

Dehnen
D 14: Arme und Oberkörper strecken
D 18: Bein strecken im Ausfallschritt
D 24: Oberkörper im Stand vorbeugen
D 20: Unterschenkel anziehen

Workout Walken/Laufen:

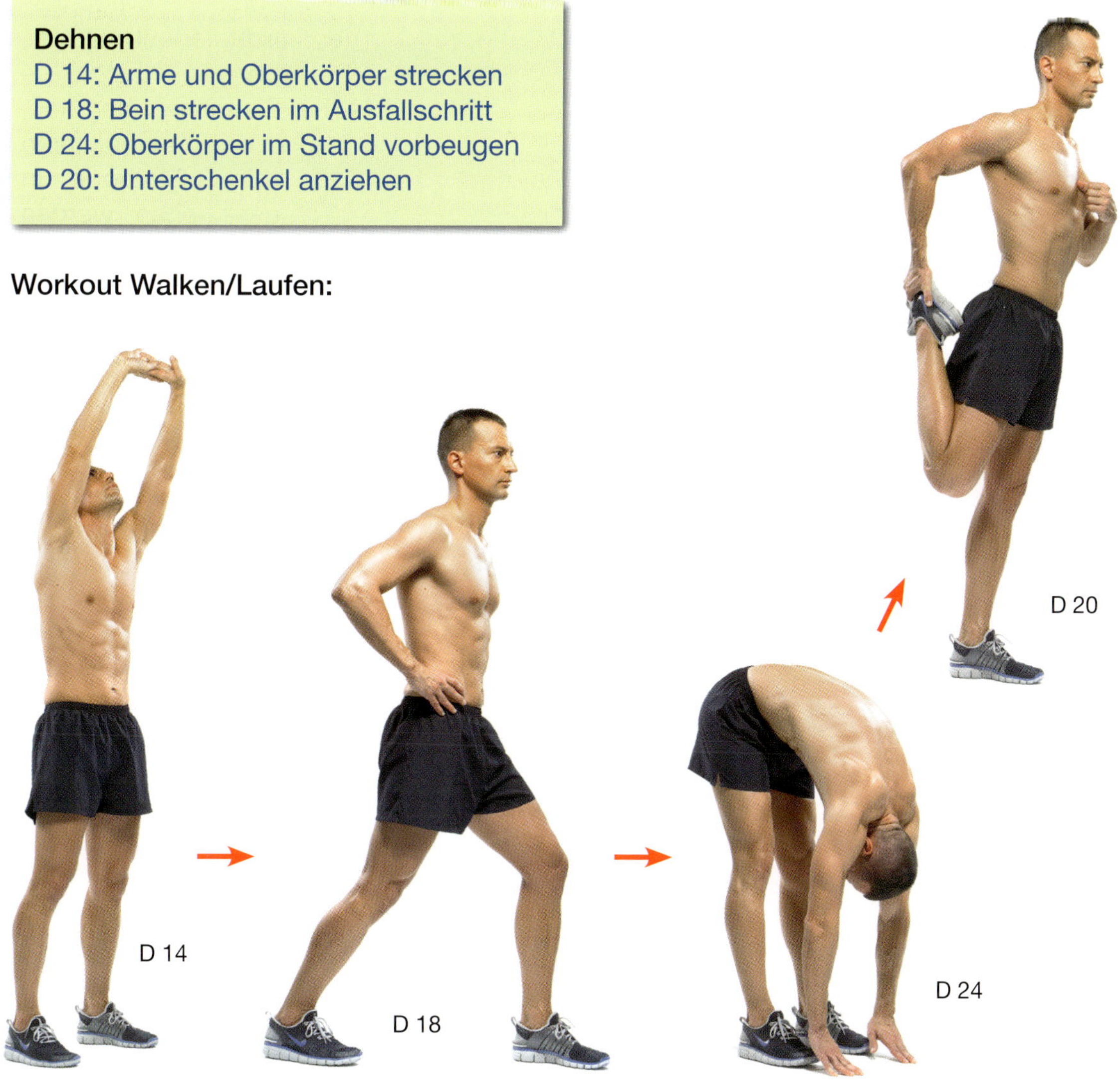

Workout Radfahren

Auch Radfahren ist eine sinnvolle Methode die Ausdauer zu trainieren, da die Intensität durch den Pedal-Widerstand reguliert werden kann. Dabei ist es unerheblich, ob Sie auf einem Fahrrad oder einem Radergometer trainieren. Gestalten Sie Ihre Übungseinheiten abwechslungsreich, indem Sie beispielsweise Strecken mit unterschiedlichen Steigungen nutzen. Dehnen Sie zumindest die Muskelgruppen, die vorrangig belastet werden. Dazu zählen die vordere und hintere Oberschenkelmuskulatur, die Wadenmuskulatur und durch das Abstützen die Schultermuskulatur und die Armmuskulatur.

Aufwärmen durch langsames Radfahren
Dehnen mit Kurzprogramm
Radfahren
- Level Einsteiger: Fahren Sie mindestens 20 Minuten ohne Unterbrechung
- Level Fortgeschrittene: Fahren Sie mindestens 40 Minuten ohne Unterbrechung

Abwärmen durch langsames Fahren
Dehnen nur 1. Dehnphase

Dehnen
D 1: Kopf zur Seite neigen
D 6: Arm seitlich schieben
D 18: Bein strecken im Ausfallschritt
D 23: Oberkörper zu gestrecktem Bein vorbeugen
D 20: Unterschenkel anziehen

Workout Radfahren:

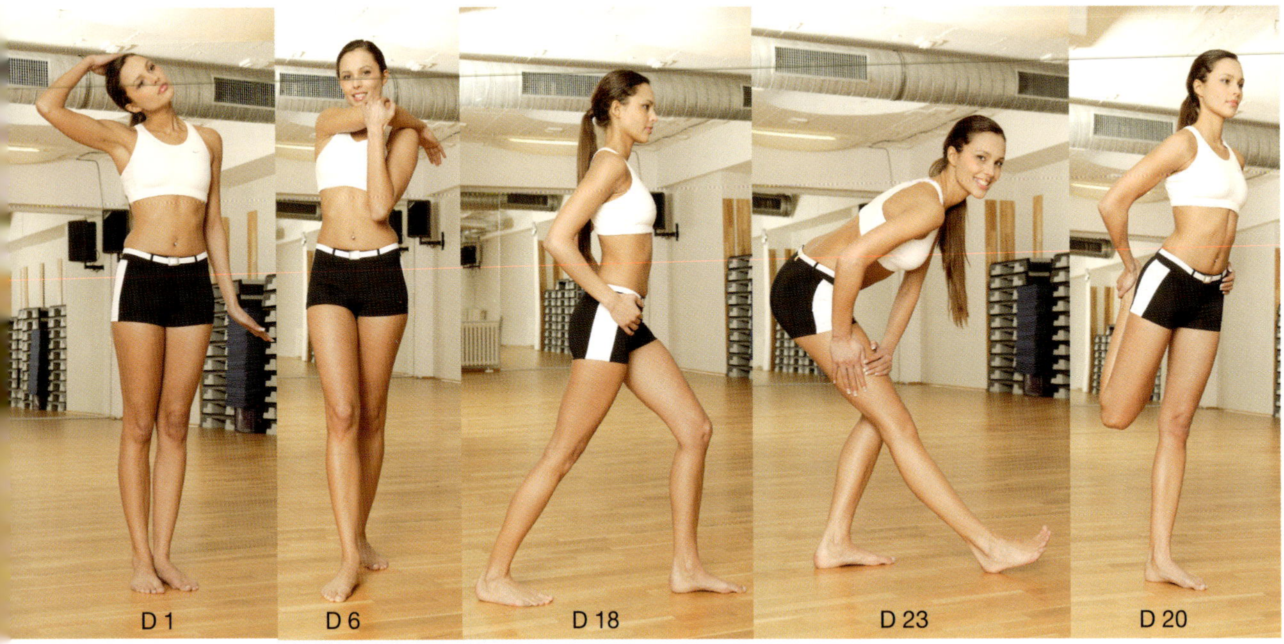

D 1 D 6 D 18 D 23 D 20

Workout Schwimmen

Für das Training der Grundlagenausdauer bietet sich das Schwimmen an, vorausgesetzt Sie beherrschen diese Trainingsform so, dass Sie sie über einen Zeitraum von mindestens 20 Minuten im optimalen Pulsbereich ausführen können. Wechseln Sie zwischen den unterschiedlichen Schwimmstilen. Vollziehen Sie beispielsweise einige Bahnen Brustschwimmen und einige Bahnen Kraulschwimmen. Dehnen Sie zumindest die Nacken-, Brust-, Rücken-, Schulter- und Armmuskulatur, da diese Muskelgruppen beim Schwimmen hauptsächlich beansprucht werden.

Aufwärmen durch langsames Brust- oder Kraulschwimmen
Dehnen mit Kurzprogramm
Schwimmen
- Level Einsteiger: Schwimmen Sie mindestens 20 Minuten ohne Unterbrechung
- Level Fortgeschrittene: Schwimmen Sie mindestens 40 Minuten ohne Unterbrechung

Langsames Schwimmen
Dehnen nur 1. Dehnphase

Dehnen
D 1: Kopf zur Seite neigen
D 6: Arm seitlich schieben
D 8: Arm hinter dem Kopf nach unten drücken
D 9: Hände hinter dem Kopf greifen

Workout Schwimmen:

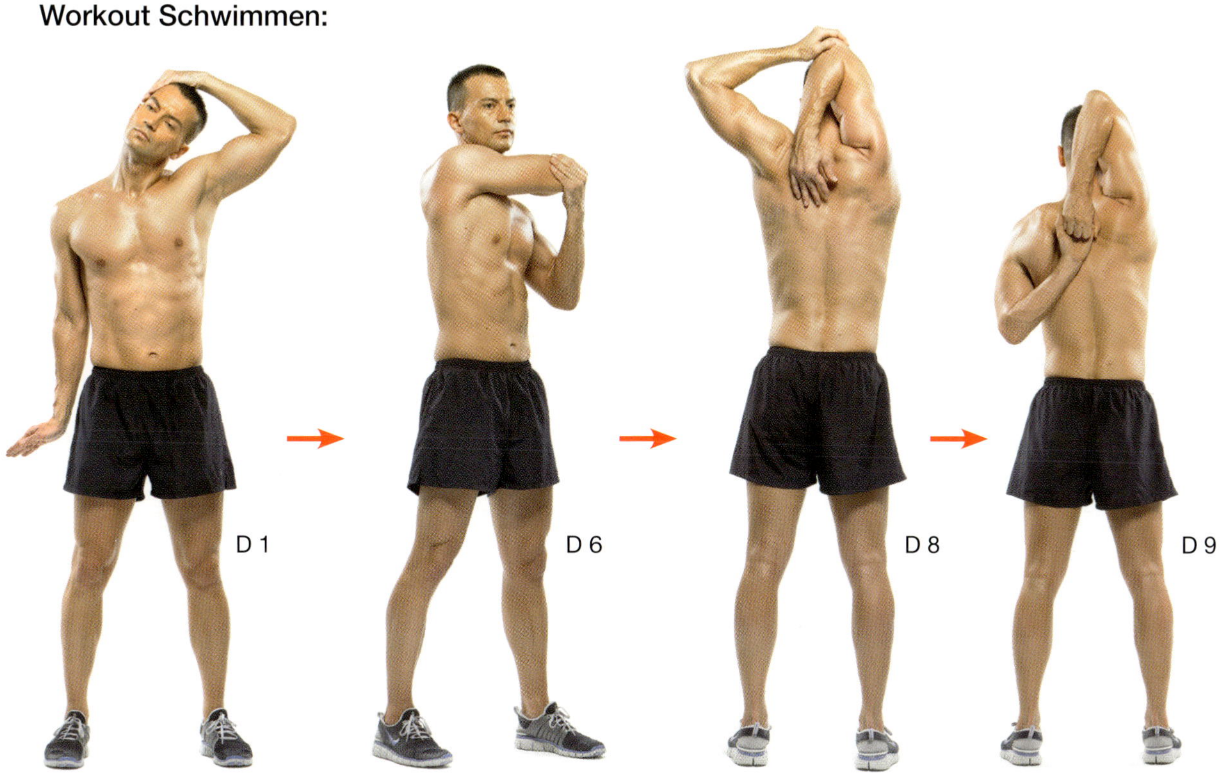

Workout Dehnen: Ganzkörper

Mit diesem Ganzkörperprogramm dehnen Sie alle wichtigen Muskelgruppen. Nach dem Aufwärmen führen Sie die Koordinationsübung »Einbeinstand« (siehe S. 28) mit rechtem und linkem Bein aus. Danach beginnen Sie mit den Dehnübungen. Für stark verspannte oder verkürzte Muskelgruppen, können Sie mehrere Durchgänge einer Übung machen oder eine Übung ergänzen. Variieren und ersetzen Sie Übungen nach einigen Trainingseinheiten, damit dem Körper immer wieder neue Anforderungen gestellt werden.

Aufwärmübung
Koordinationsübung Einbeinstand
Dehnen Level Einsteiger: Führen Sie jede Übung mindestens einmal aus
Dehnen Level Fortgeschrittene: Führen Sie jede Übung mindestens zweimal aus
Abwärmübung

Dehnen
D 1: Kopf zur Seite neigen
D 4: Gestreckten Arm dehnen oder D 3: Brust vorschieben
D 14: Arme und Oberkörper strecken
D 7: Schulterblätter greifen oder D 6: Arm seitlich schieben
D 8: Arm hinter dem Kopf nach unten drücken
D 18: Bein strecken im Ausfallschritt
D 20: Unterschenkel anziehen oder D 22: Oberkörper nach hinten ablegen
D 23: Oberkörper zu gestrecktem Bein vorbeugen oder D 25: Angehobenes Bein strecken
D 29: Grätschstand oder D 28: Knie nach außen senken
D 33: Körperdrehung im Sitz oder D 32: Fuß anziehen

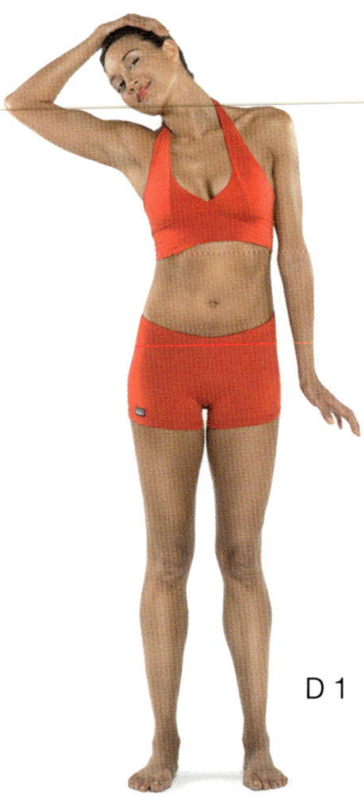

D 1

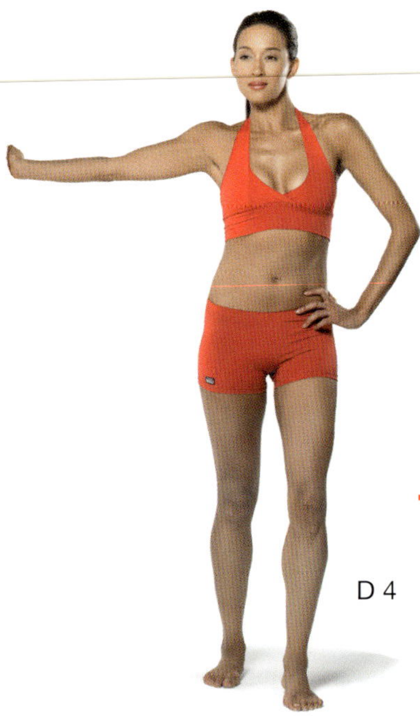

D 4

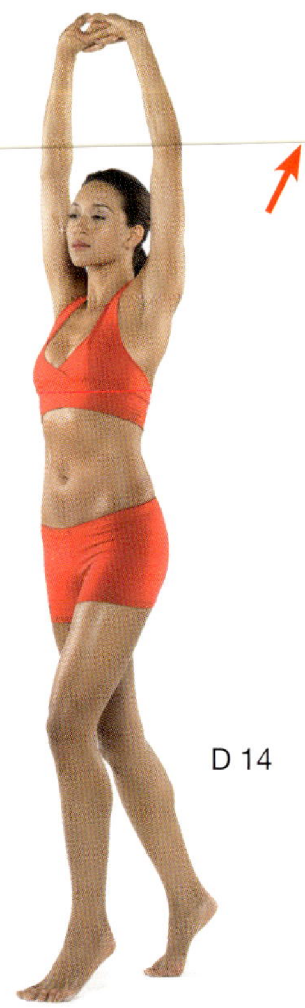

D 14

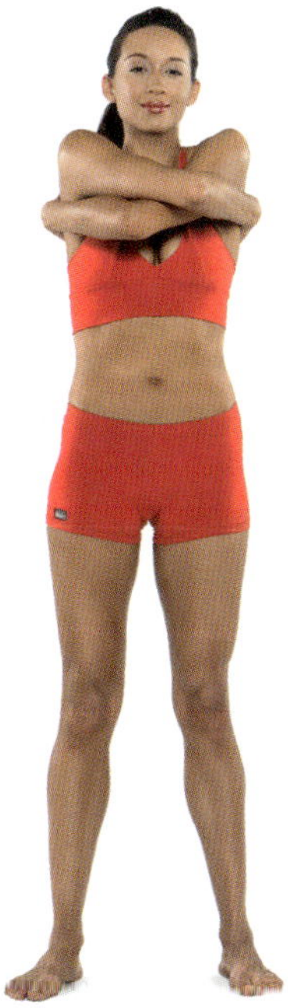

D 7

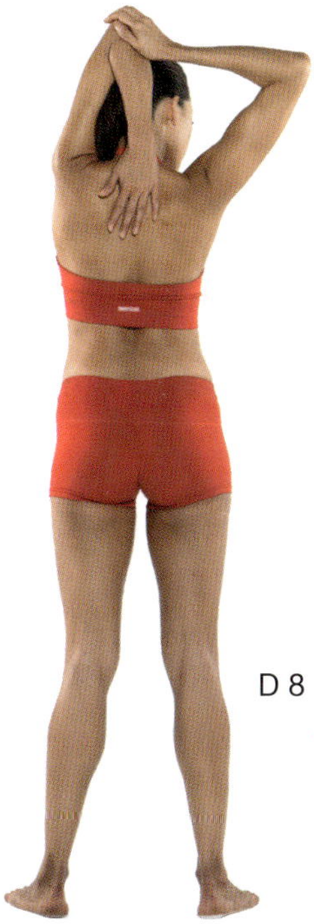

D 8

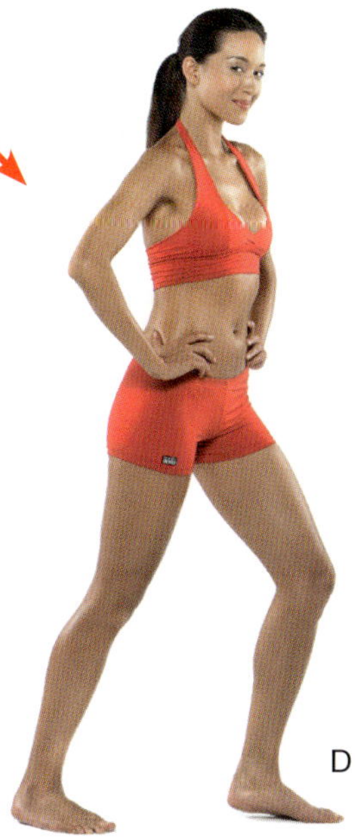

D 18

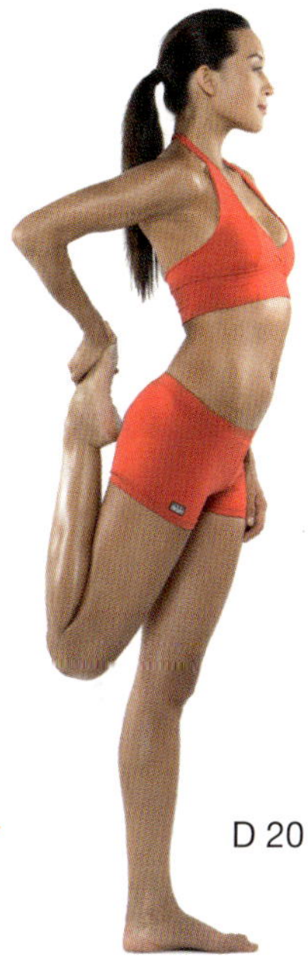

D 20

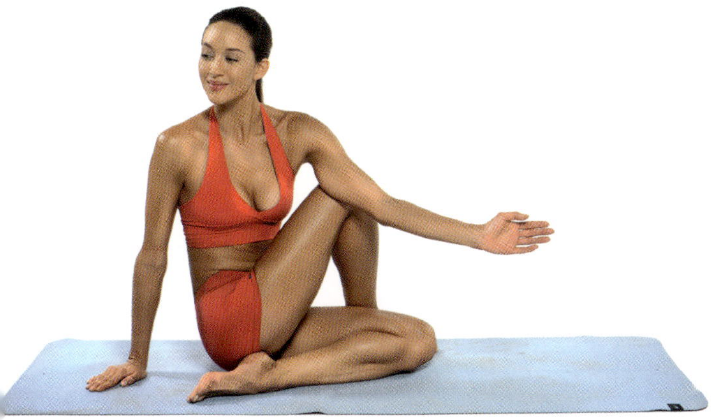

D 33

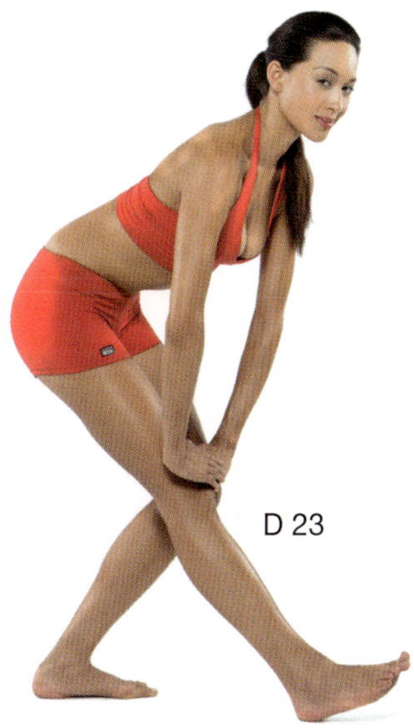

D 23

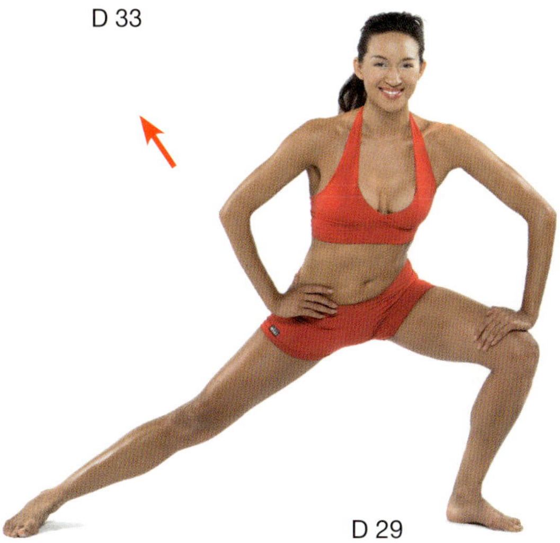

D 29

Workout Kraft A: Ganzkörper

Aufwärmübung
Dehnen Ganzkörperprogramm (siehe S. 220–221) oder Kurzprogramm (siehe unten)
Kräftigen mit Trainingsziel Fitnesseinstieg oder Fitness: 2–3 Sätze, 15–20 Wdh. je Satz
Kräftigen mit Trainingsziel Körperfettreduktion: 2–3 Sätze, 8–12 Wdh. oder 15–20 Wdh. je Satz
Kräftigen mit Trainingsziel Muskelaufbau: 2–3 Sätze, 8–12 Wdh. je Satz
Statische Übung K 23: 30–60 Sek. halten je Satz (Trainingsziel unabhängig)
Abwärmübung
Dehnen nur 1. Dehnphase

Dehnen
D 1: Kopf zur Seite neigen
D 3: Brust vorschieben
D 14: Arme und Oberkörper strecken
D 7: Schulterblätter greifen
D 20: Unterschenkel im Stand anziehen
D 24: Oberkörper im Stand vorbeugen

Workout A – Dehnen:

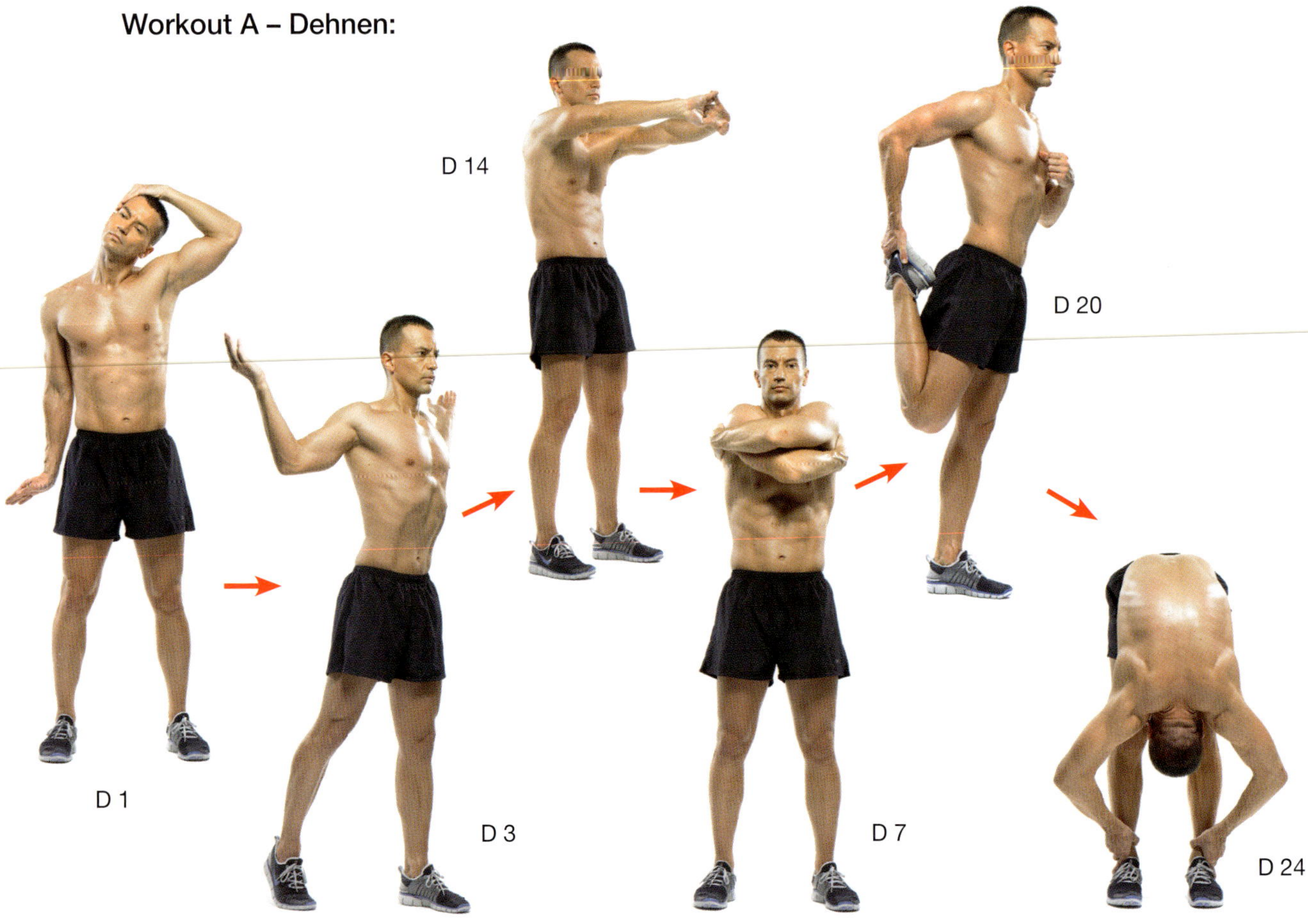

Kräftigen
1. K 1: Brustdrücken in Bodenlage oder K 2: Bankdrücken oder K 7: Brustpresse im Sitz
2. K 17: Rudern einarmig oder K 19: Rudern an Maschine oder K 20: Latzug
3. K 9: Nackendrücken
4. K 46: Beidbeinige Kniebeuge oder K 51: Beinpresse
5. K 53: Beckenlift auf Fersen oder K 55: Unterschenkel anziehen
6. K 36: Crunch oder K 43: Crunch auf Bank
7. K 42: Seitstütz oder K 45: Seitneigen auf Bank
8. K 23: Arme und Beine anheben oder K 26: Rückenstrecker im Liegen

Workout A – Kraft:

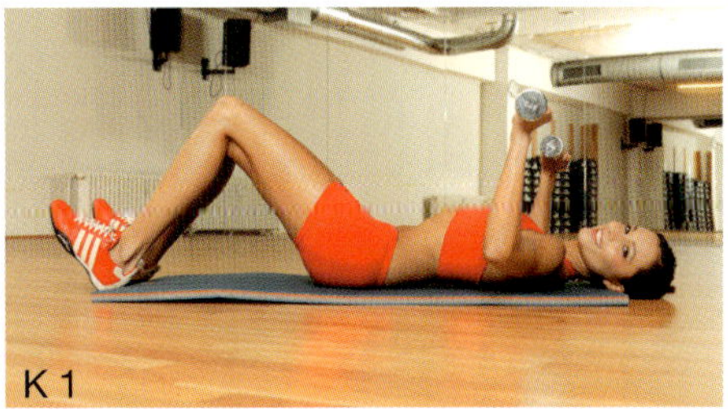
K 1

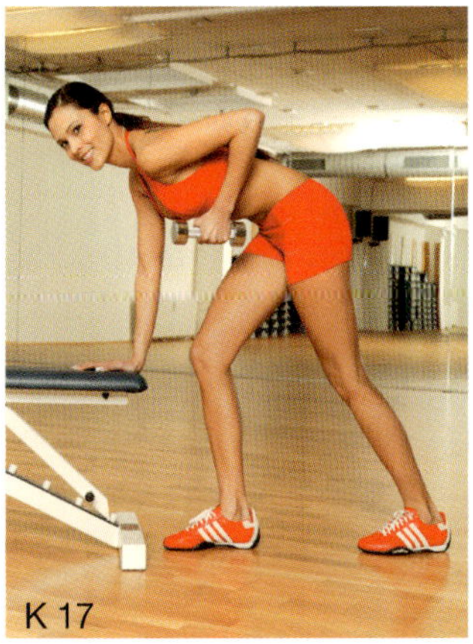
K 17

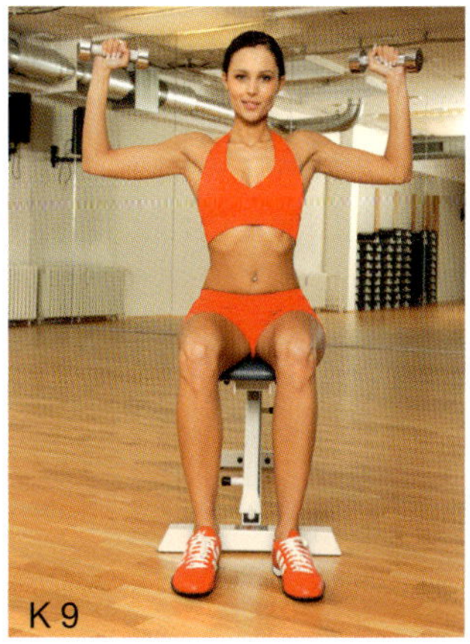
K 9

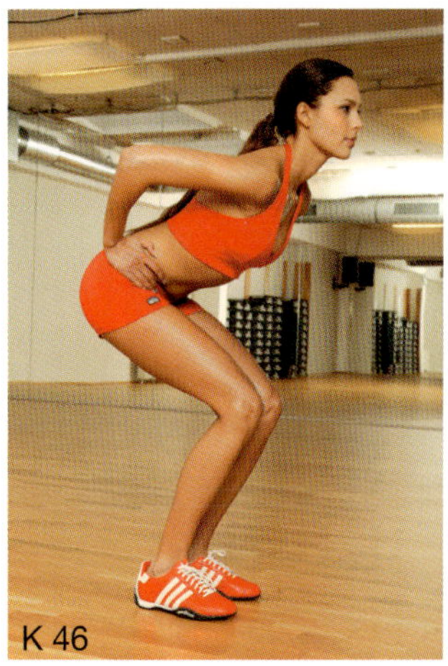
K 46

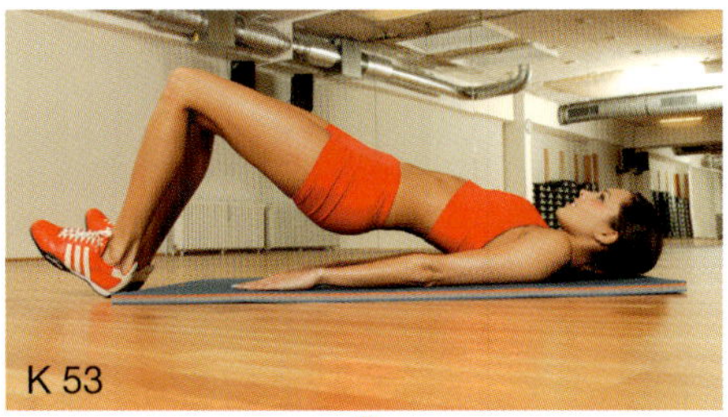
K 53

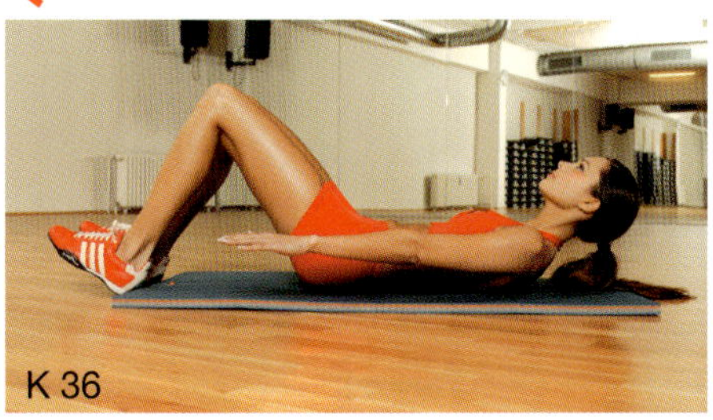
K 36

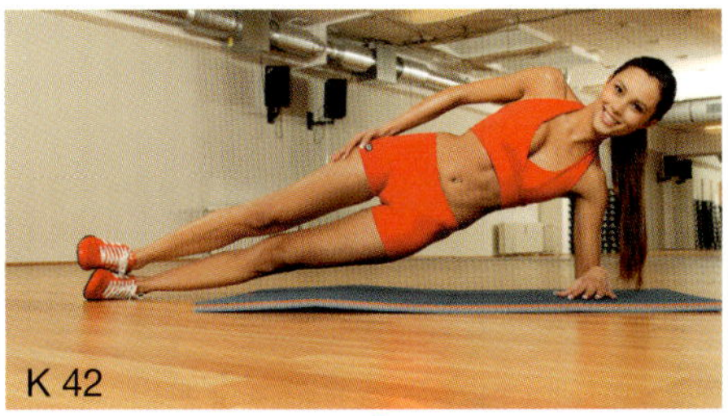
K 42

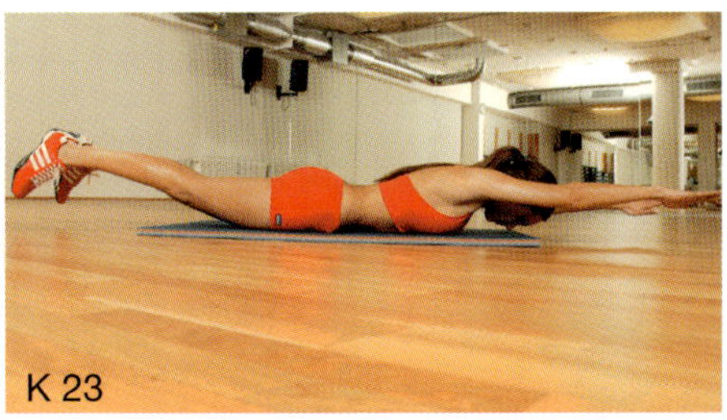
K 23

Workout Kraft B: Ganzkörper

Aufwärmübung
Dehnen Ganzkörperprogramm oder Kurzprogramm (siehe unten)
Kräftigen mit Trainingsziel Fitness: 2–3 Sätze, 15–20 Wdh. je Satz
Kräftigen mit Trainingsziel Körperfettreduktion: 2–3 Sätze, 8–12 Wdh. oder 15–20 Wdh. je Satz
Kräftigen mit Trainingsziel Muskelaufbau: 2–3 Sätze, 8–12 Wdh. je Satz
K 40: 15–20 Wdh. (Trainingsziel unabhängig)
Abwärmübung
Dehnen nur 1. Dehnphase

Dehnen
D 2: Kopf nach vorne schieben
D 4: Gestreckten Arm dehnen
D 15: Oberkörper seitlich neigen
D 8: Arm hinter dem Kopf nach unten drücken
D 20: Unterschenkel anziehen
D 26: Oberkörper im Sitz vorbeugen

Workout B – Dehnen:

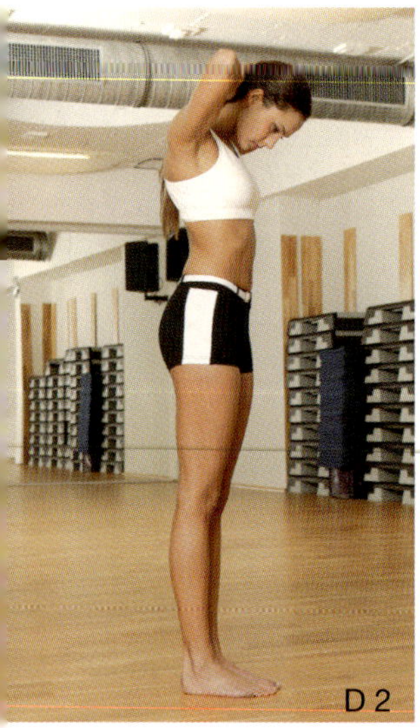
D 2

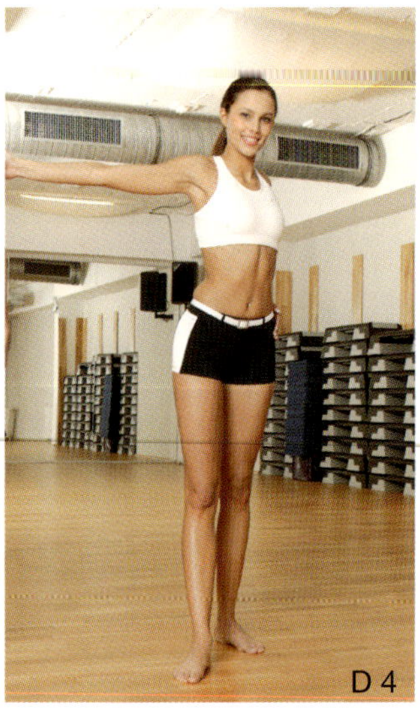
D 4

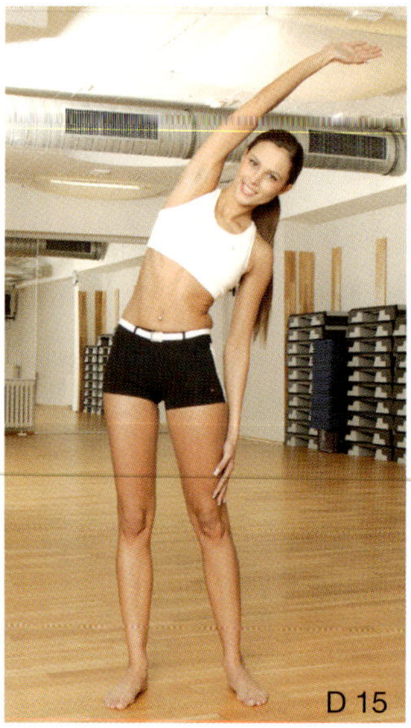
D 15

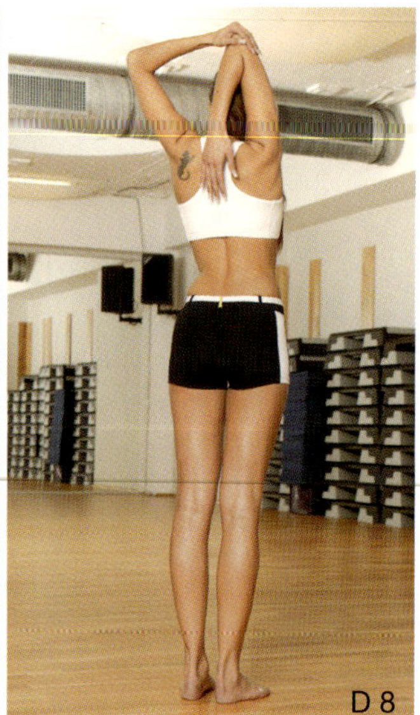
D 8

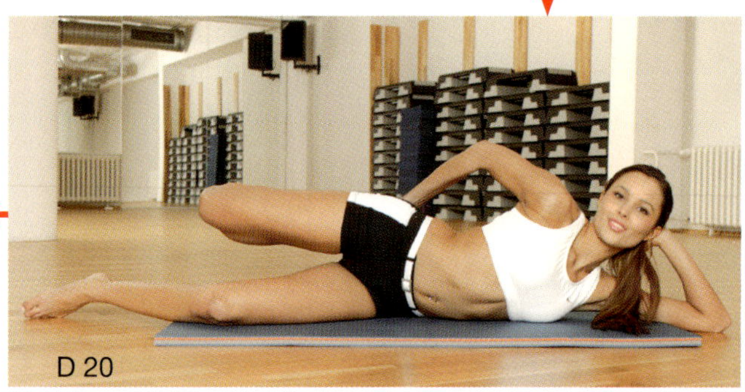
D 20

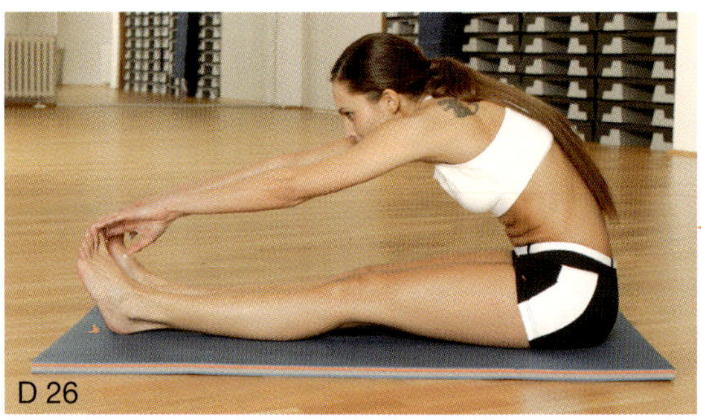
D 26

Kräftigen
1. K 3: Flys im Liegen oder K 8: Butterfly
2. K 14: Reverse Flys vorgebeugt oder K 16: Reverse Flys an Maschine
3. K 10: Seitheben oder K 12: Schulterheben oder K 11: Frontheben
4. K 27: Bizepscurl im Sitz oder K 28: Konzentrationscurl
5. K 31: Armstrecken nach hinten oder K 33: Armstrecken am Seilzug
6. K 48: Kniebeuge im Ausfallschritt oder K 47: Einbeinige Kniebeuge
7. K 68: Fersenanheben beidbeinig oder K 70: Fersenanheben an Maschine
8. K 40: Käfer oder K 44: Bauchtrainer im Sitz
9. K 24: Oberkörper aufrichten oder K 23: Arme und Beine anheben oder
   K 25: Rückenstrecker im Sitz

Workout B – Kraft:

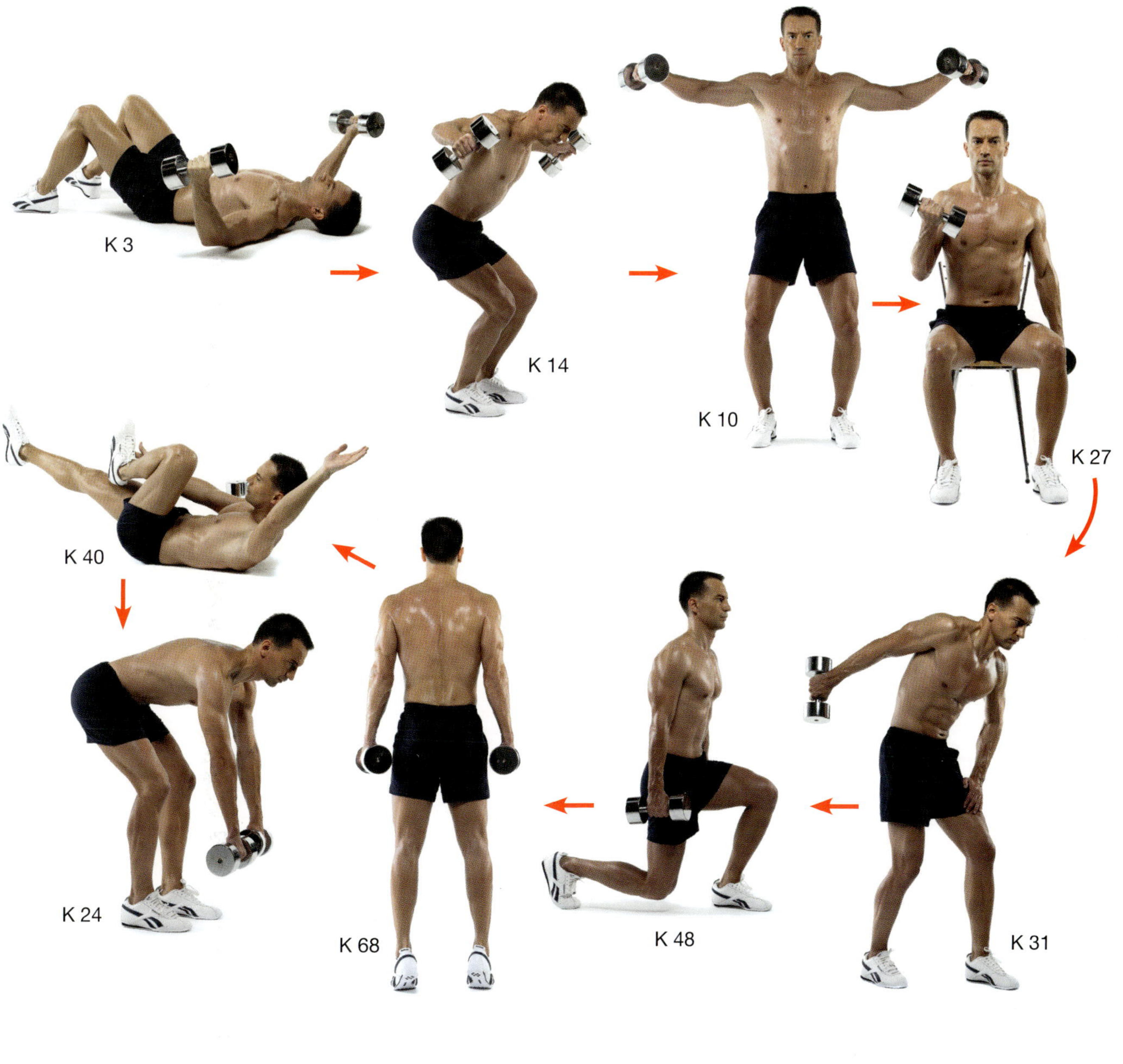

Workout Kraft C: Oberkörper

Aufwärmübung
Dehnen Ganzkörperprogramm oder Kurzprogramm (siehe unten)
Kräftigen mit Trainingsziel Fitness: 2–3 Sätze, 15–20 Wdh. je Satz
Kräftigen mit Trainingsziel Körperfettreduktion: 2–3 Sätze, 8–12 Wdh. oder 15–20 Wdh. je Satz
Kräftigen mit Trainingsziel Muskelaufbau: 2–3 Sätze, 8–12 Wdh. je Satz
Abwärmübung
Dehnen nur 1. Dehnphase

Dehnen
D 1: Kopf zur Seite neigen
D 4: Gestreckten Arm dehnen
D 15: Oberkörper seitlich abknicken
D 7: Schulterblätter greifen
D 8: Arm hinter dem Kopf nach unten drücken
D 16: Oberkörper vorziehen

Workout C – Dehnen:

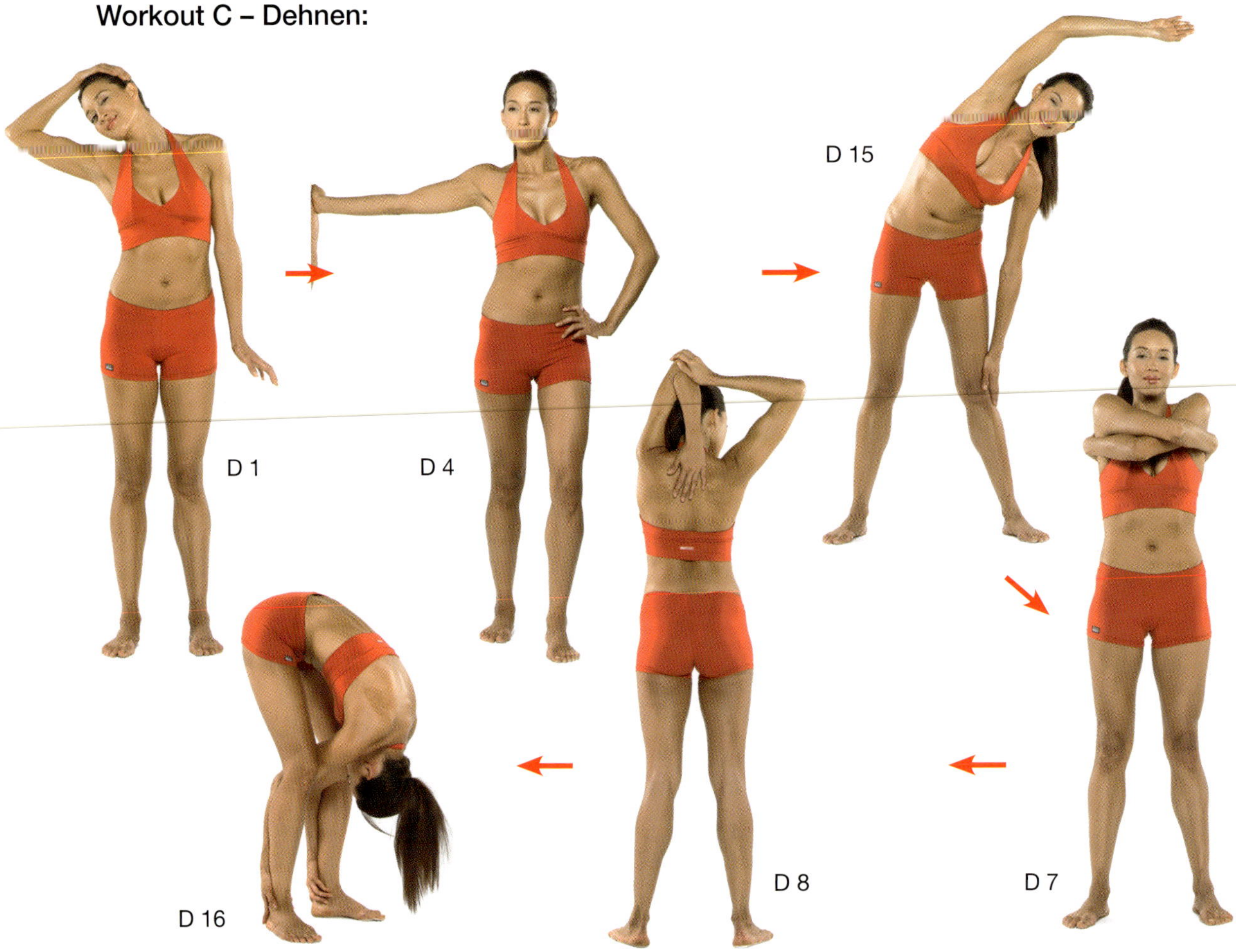

Kräftigen

1. K 4: Liegestütze oder K 2: Bankdrücken oder K 7: Brustpresse im Sitz oder K 6: Überzüge
2. K 3: Flys im Liegen oder K 8: Butterfly
3. K 18: Rudern beidarmig oder K 20: Latzug oder K 22: Klimmzug an Maschine
4. K 14: Reverse Flys vorgebeugt oder K 16: Reverse Flys an Maschine
5. K 9: Nackendrücken oder K 10: Seitheben
6. K 28: Konzentrationscurl oder K 30: Beidarmiger Curl im Stand
7. K 32: Arm strecken nach oben oder K 31: Arm strecken nach hinten oder K 35: Dips an Maschine
8. K 37: Seitlicher Crunch oder K 44: Bauchtrainer im Sitz
9. K 42: Seitstütz oder K 45: Seitneigen auf Bank
10. K 24: Oberkörper aufrichten oder K 25: Rückenstrecker im Sitz oder K 23: Arme und Bein anheben

Workout C – Kraft:

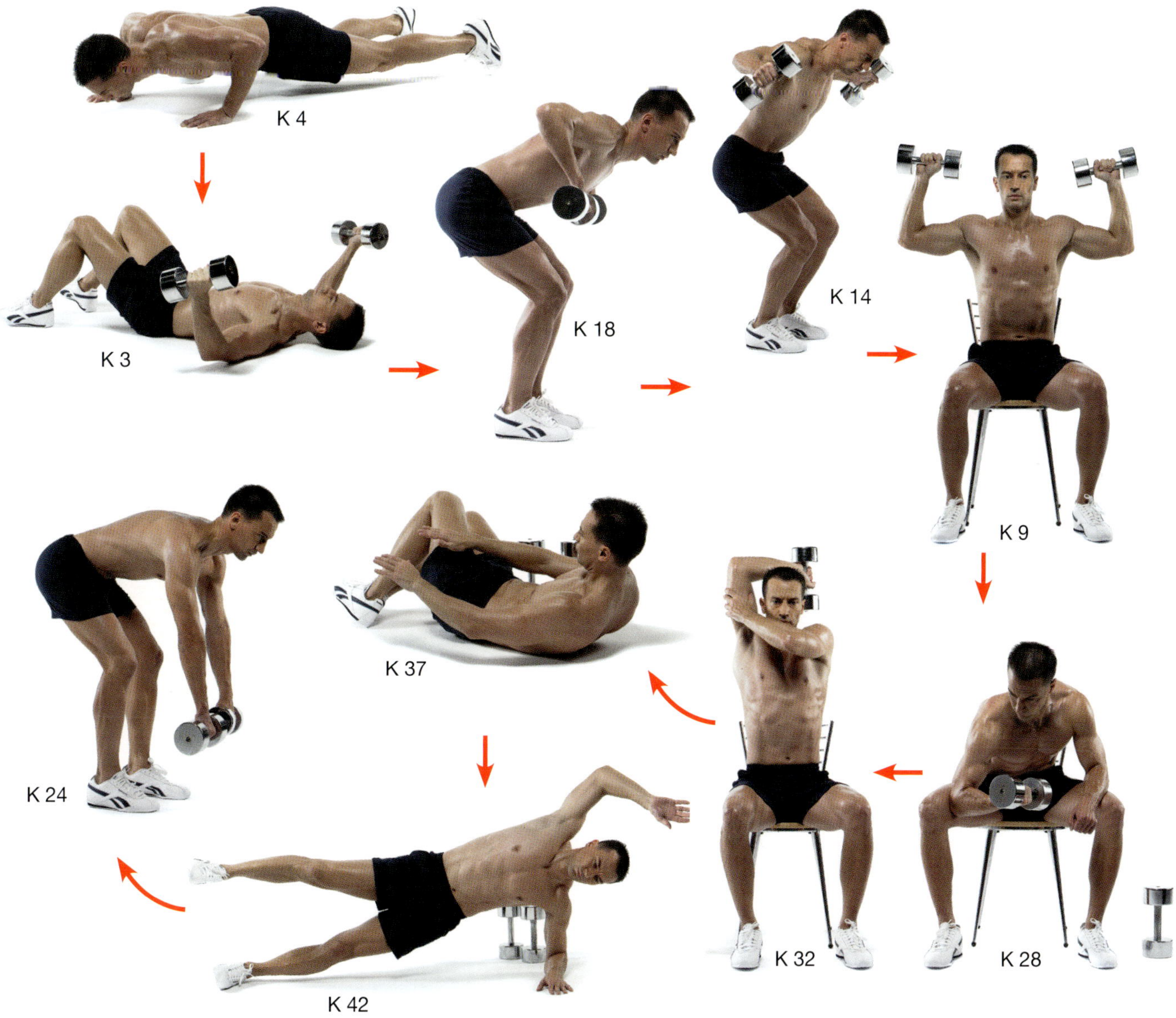

Workout Kraft D: Beine und Gesäß

Aufwärmübung
Dehnen Ganzkörperprogramm oder Kurzprogramm (siehe unten)
Kräftigen mit Trainingsziel Fitness: 2–3 Sätze, 15–20 Wdh. je Satz
Kräftigen mit Trainingsziel Körperfettreduktion: 2–3 Sätze, 8–12 Wdh. oder 15–20 Wdh. je Satz
Kräftigen mit Trainingsziel Muskelaufbau: 2–3 Sätze, 8–12 Wdh. je Satz
K 23: 30–60 Sek. halten je Satz
Abwärmübung
Dehnen nur 1. Dehnphase

Dehnen
D 18: Bein strecken im Ausfallschritt
D 20: Unterschenkel anziehen
D 25: Angehobenes Bein strecken
D 28: Knie nach außen senken
D 32: Fuß anziehen

Workout D – Dehnen:

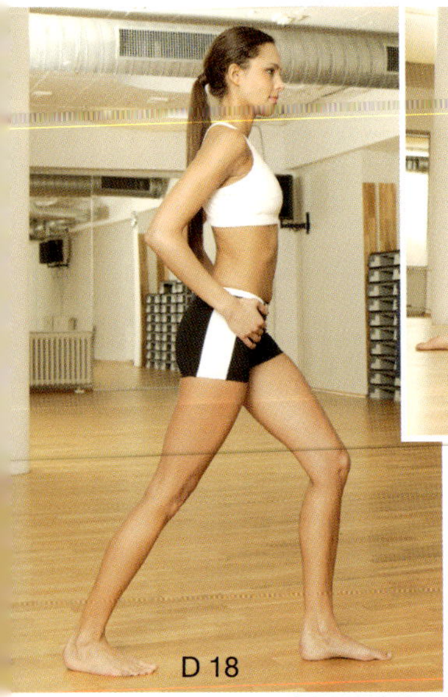
D 18

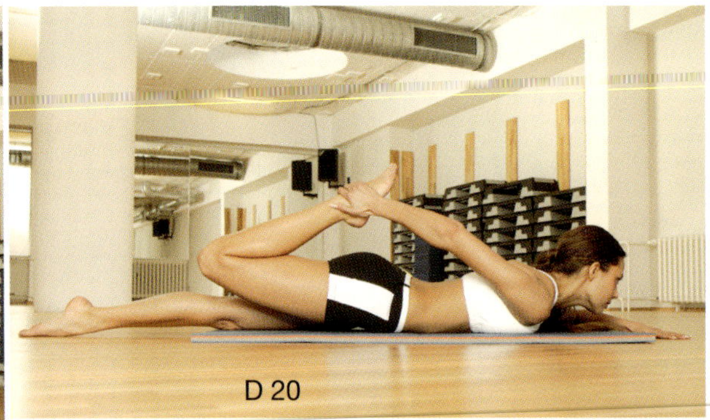
D 20

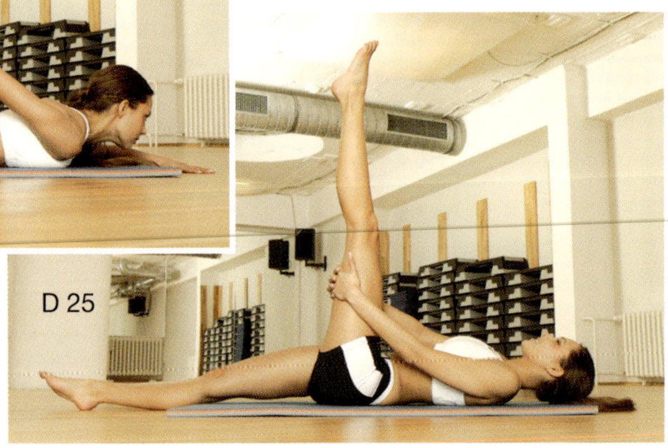
D 25

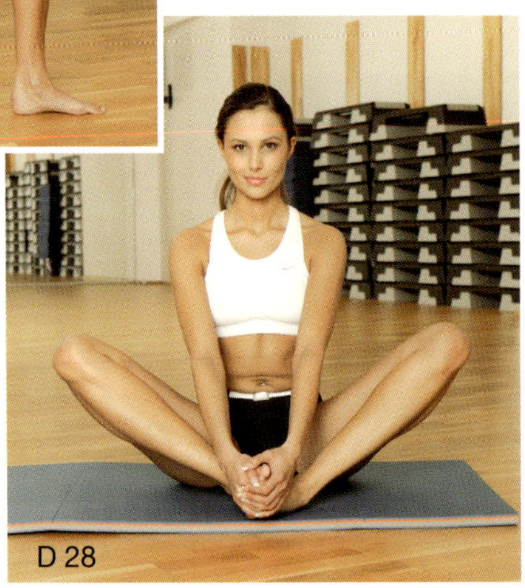
D 28

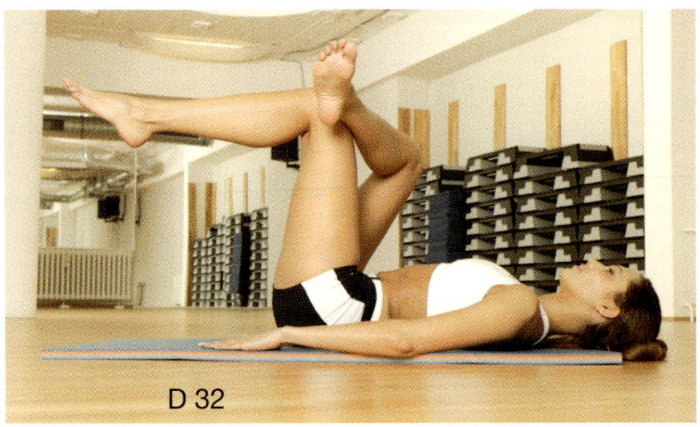
D 32

Kräftigen
1. K 46: Beidbeinige Kniebeuge oder K 51: Beinpresse
2. K 50: Beinvorstrecken im Stand oder K 49: Beinanheben im Unterarmstütz oder K 52: Beinstecker im Sitz
3. K 55: Unterschenkel anziehen oder K 57: Beinbeuger im Sitz
4. K 58: Bein anziehen in Seitenlage oder K 61: Adduktorenmaschine
5. K 62: Bein abspreizen in Seitenlage oder K 64: Abduktorenmaschine
6. K 65: Gesäßtrainer im Unterarmstütz oder K 67: Gesäßtrainer an Maschine
7. K 69: Fersenanheben einbeinig oder K 68: Fersenanheben beidbeinig
8. K 38: Reverse Crunch oder K 43: Crunch auf Bank
9. K 23: Arme und Beine anheben oder K 26: Rückenstrecker im Liegen

Workout D – Kraft:

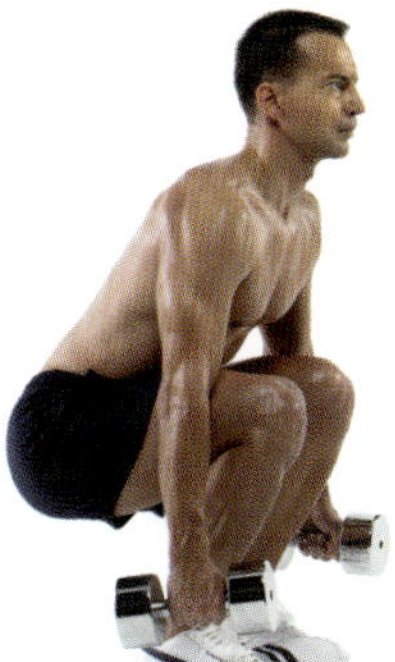
K 46

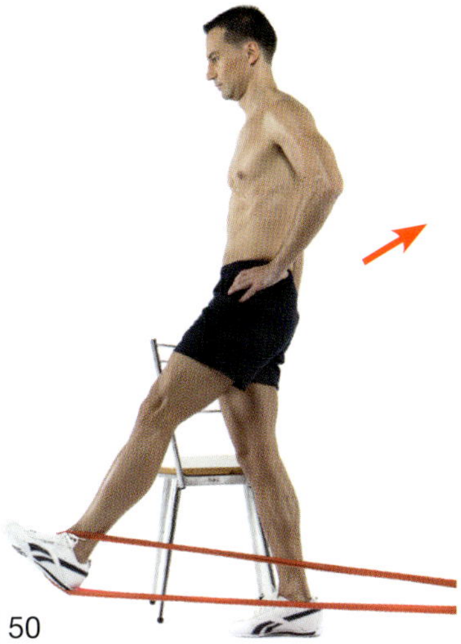
K 50

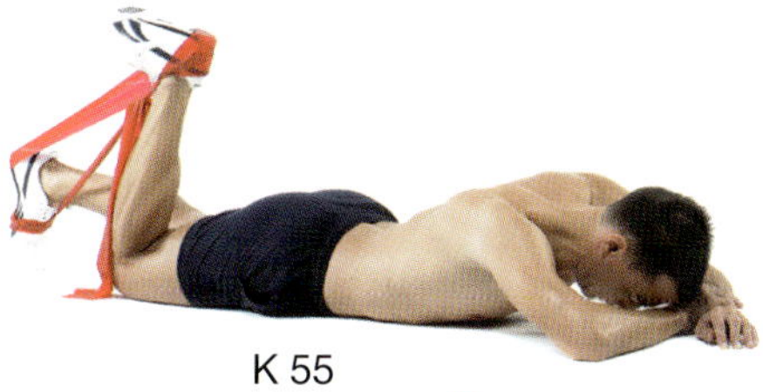
K 55

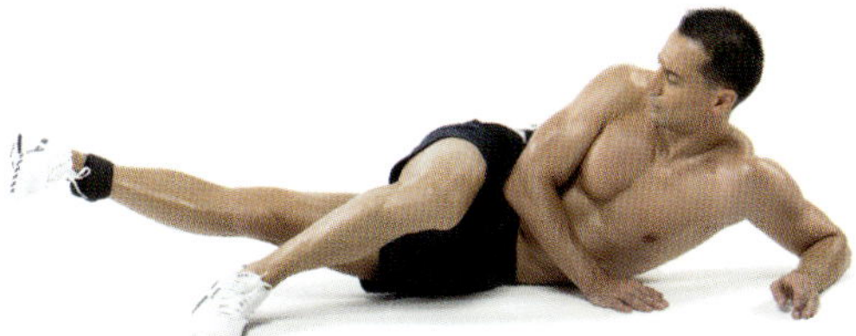
K 58

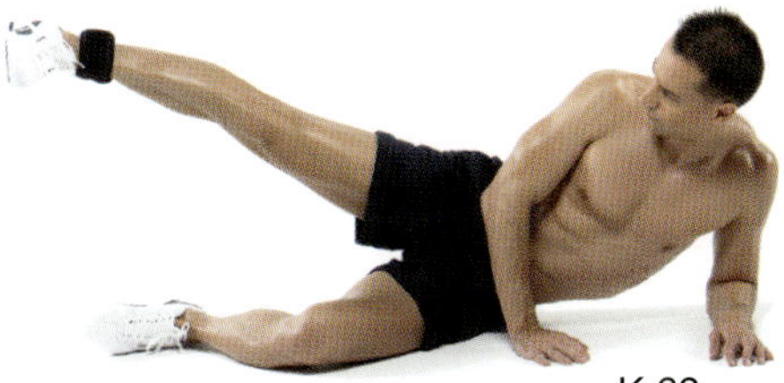
K 62

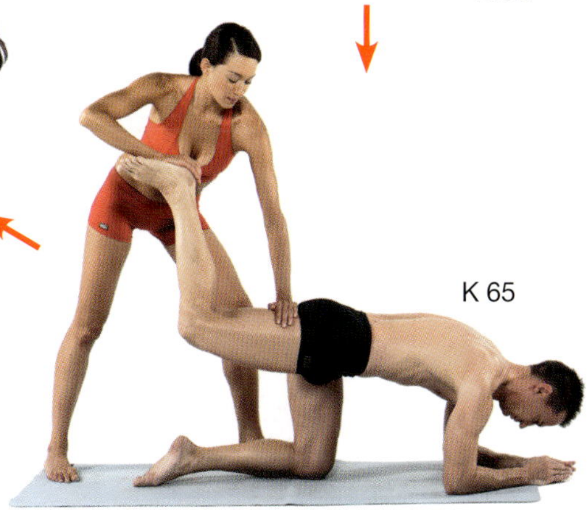
K 65

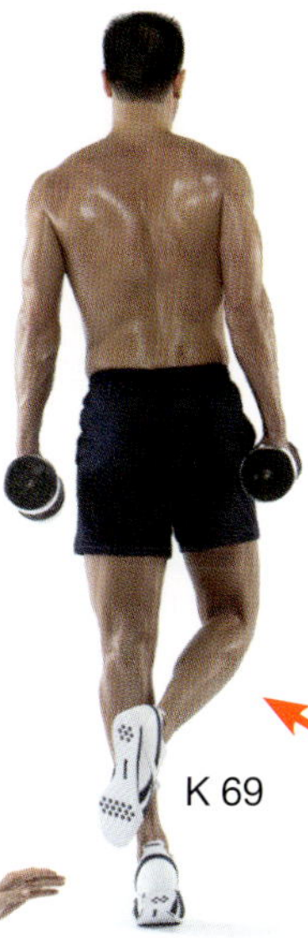
K 69

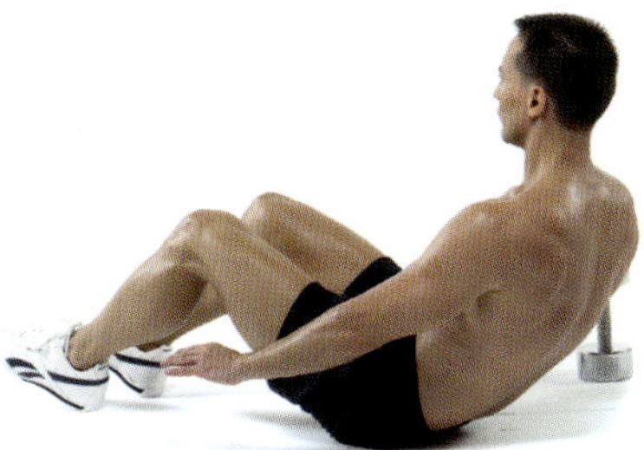
K 38

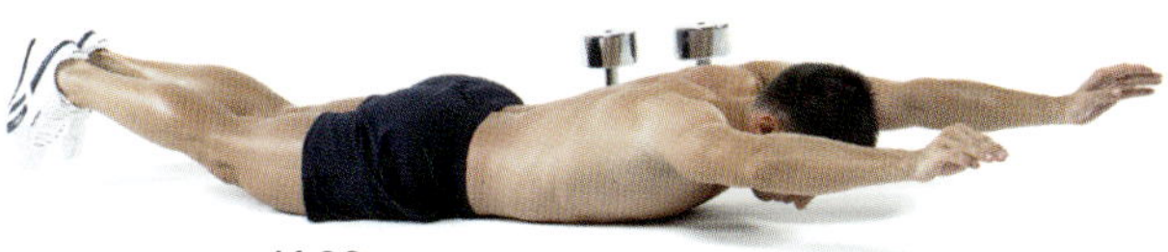
K 23

Workout Kraft E: Split

Brustmuskulatur, vorderer und seitlicher Anteil der Schultermuskulatur und hintere Oberarmmuskulatur.

Aufwärmübung
Dehnen Ganzkörperprogramm oder Kurzprogramm (siehe unten)
Kräftigen mit Trainingsziel Fitness: 3 Sätze, 15–20 Wdh. je Satz
Kräftigen mit Trainingsziel Körperfettreduktion: 3 Sätze, 8–12 Wdh. oder 15–20 Wdh. je Satz
Kräftigen mit Trainingsziel Muskelaufbau: 3–4 Sätze, 8–12 Wdh. je Satz
Abwärmübung
Dehnen nur 1. Dehnphase

Dehnen
D 1: Kopf zur Seite neigen
D 3: Brust vorschieben
D 7: Schulterblätter greifen
D 9: Hände hinter dem Kopf greifen
D 10: Arme hinter dem Rücken strecken

Workout E – Dehnen:

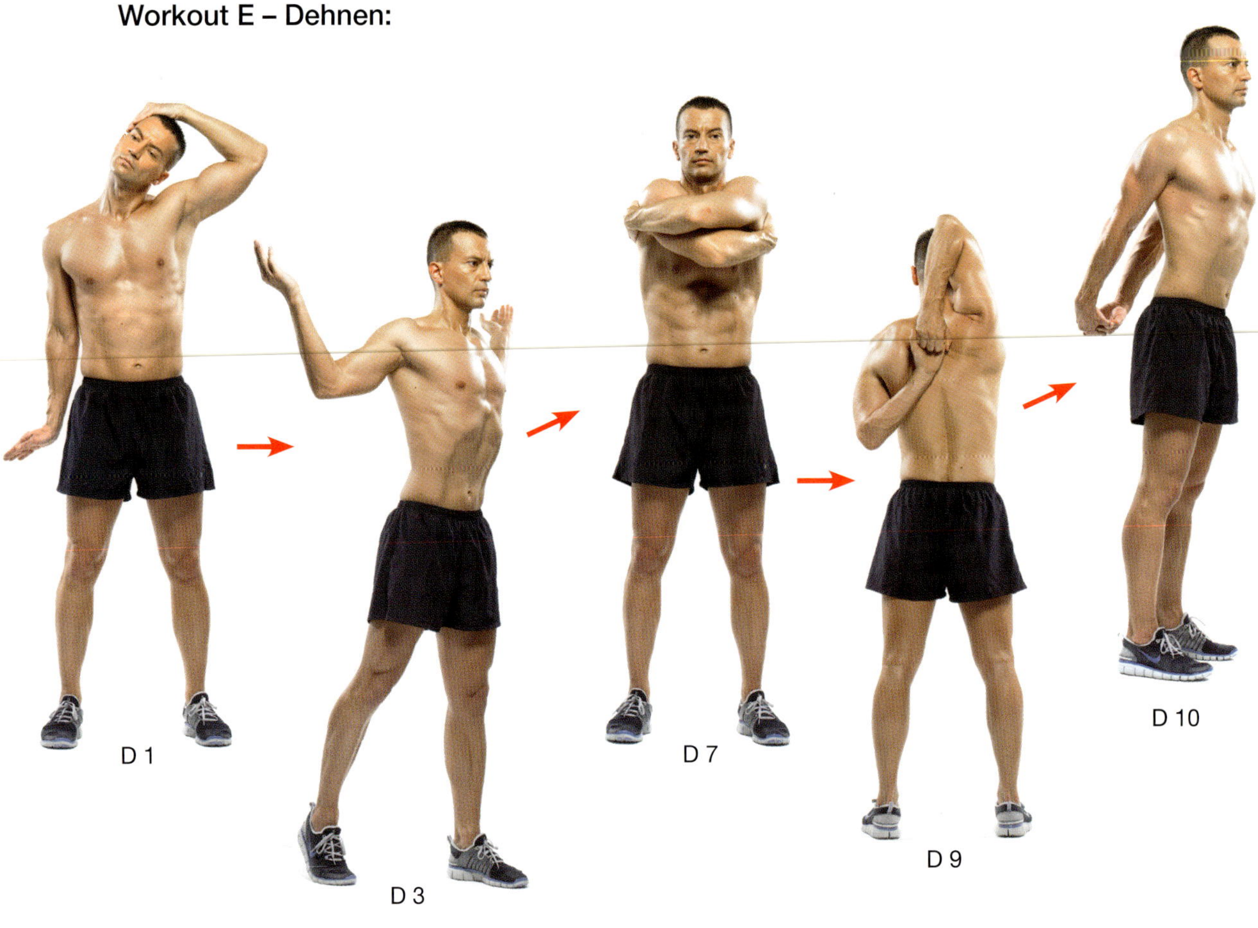

Kräftigen
1. K 6: Überzüge oder K 2: Bankdrücken
2. K 4: Liegestütze oder K 2: Bankdrücken enger Griff
3. K 3: Flys im Liegen oder K 8: Butterfly
4. K 10: Seitheben oder K 11: Frontheben
5. K 9: Nackendrücken
6. K 32: Arm strecken nach oben oder K 34: Dips oder K 35: Dips an Maschine

Workout E – Kraft:

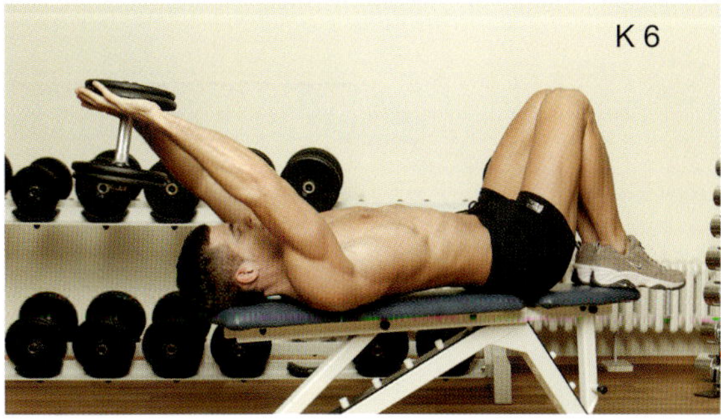

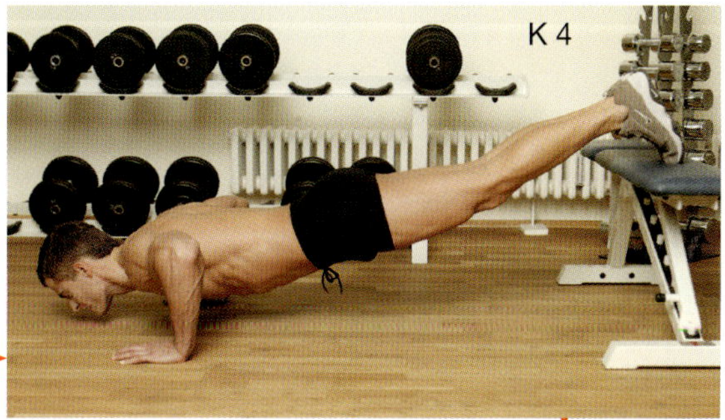

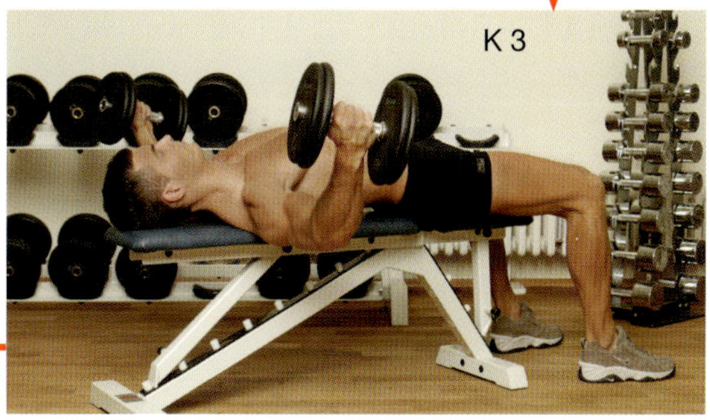

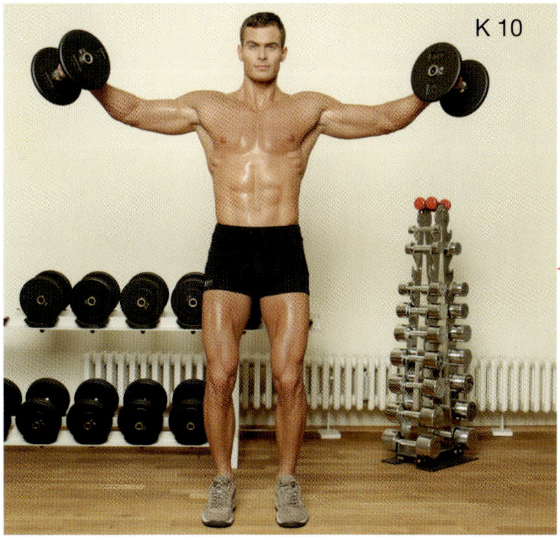

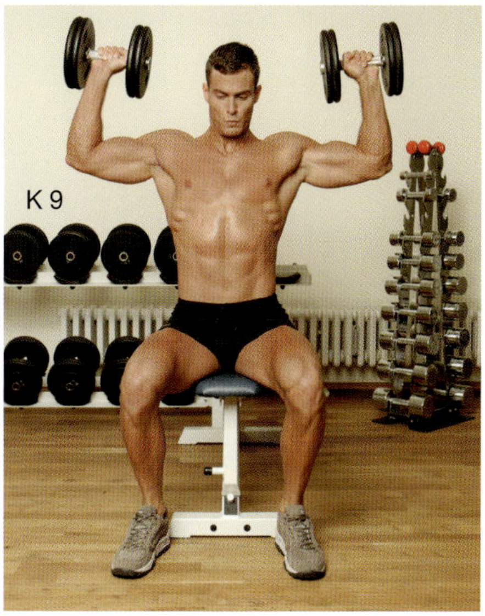

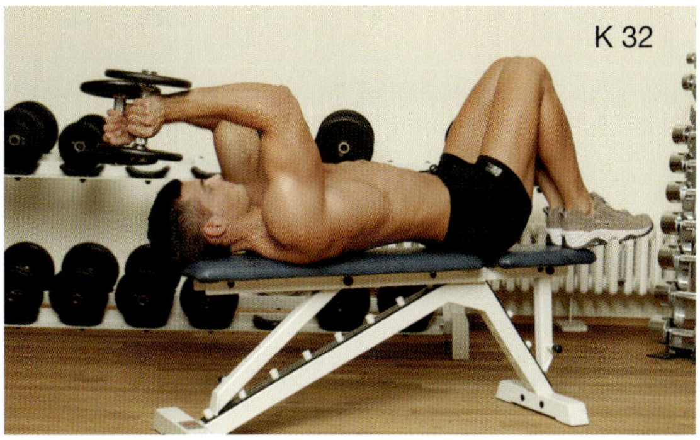

Workout Kraft F: Split

Beinmuskulatur, Gesäßmuskulatur, seitliche Bauchmuskulatur und untere Rückenmuskulatur.

Aufwärmübung
Dehnen Ganzkörperprogramm oder Kurzprogramm (siehe unten)
Kräftigen mit Trainingsziel Fitness: 3 Sätze, 15–20 Wdh. je Satz
Kräftigen mit Trainingsziel Körperfettreduktion: 3 Sätze, 8–12 Wdh. oder 15–20 Wdh. je Satz
Kräftigen mit Trainingsziel Muskelaufbau: 3–4 Sätze, 8–12 Wdh. je Satz
Abwärmübung
Dehnen nur 1. Dehnphase

Dehnen
D 12: Gebeugte Beine zur Seite legen
D 25: Angehobenes Bein strecken
D 20: Unterschenkel anziehen
D 30: Gestreckte Beine im Sitz nach außen bewegen
D 33: Körperdrehung im Sitz

Workout F – Dehnen:

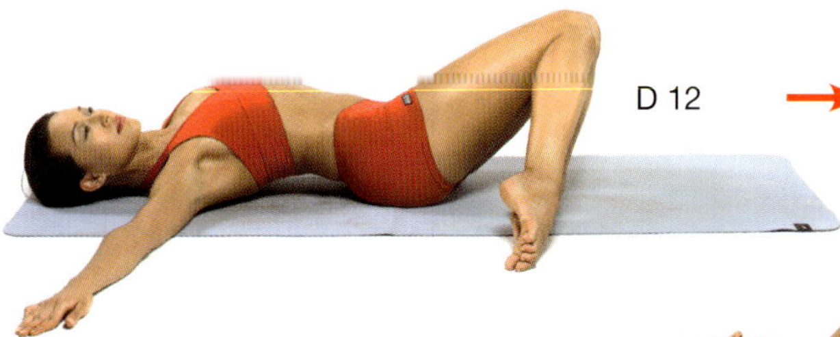
D 12

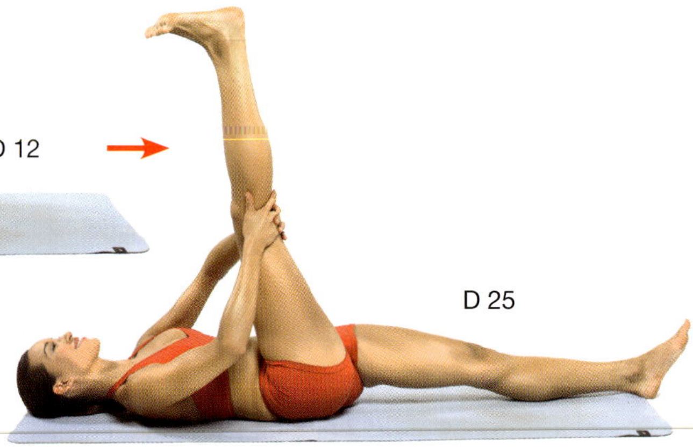
D 25

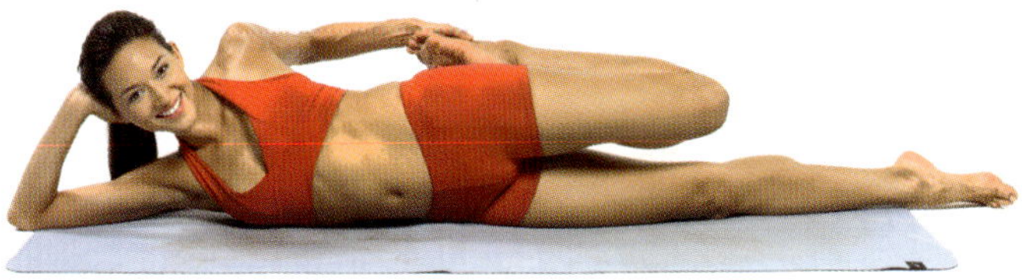
D 20

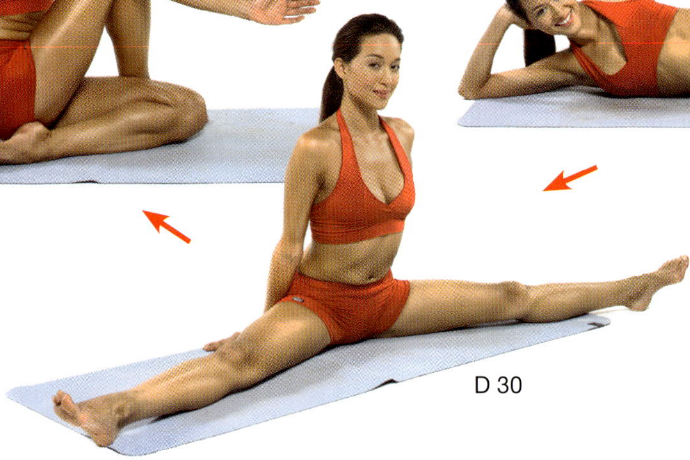
D 30

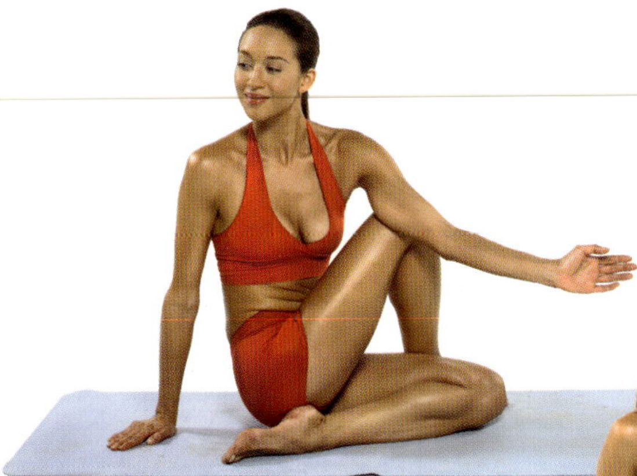
D 33

Kräftigen

1. K 52: Beinstrecker im Sitz oder K 50: Beinvorstecken im Stand
2. K 57: Beinbeuger im Sitz oder K 56: Beinrückheben im Stand oder K 55: Unterschenkel anziehen
3. K 59: Beinanziehen im Stand oder K 61: Adduktorenmaschine
4. K 63: Beinabspreizen im Stand oder K 64: Abduktorenmaschine
5. K 67: Gesäßtrainer an Maschine oder K 65: Gesäßtrainer im Unterarmstütz
6. K 68: Fersenanheben beidbeinig oder K 69: Fersenanheben einbeinig oder K 70: Fersenanheben an Maschine
7. K 45: Seitneigen auf Bank oder K 42: Seitstütz oder K 37: Seitlicher Crunch
8. K 26: Rückenstrecker im Liegen oder K 24: Oberkörper aufrichten

Workout F – Kraft:

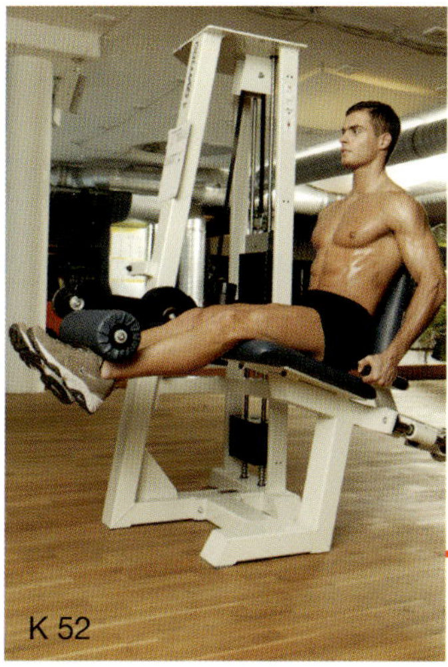
K 52

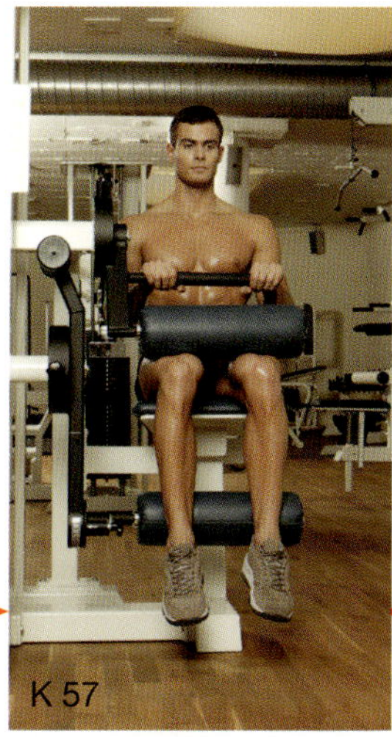
K 57

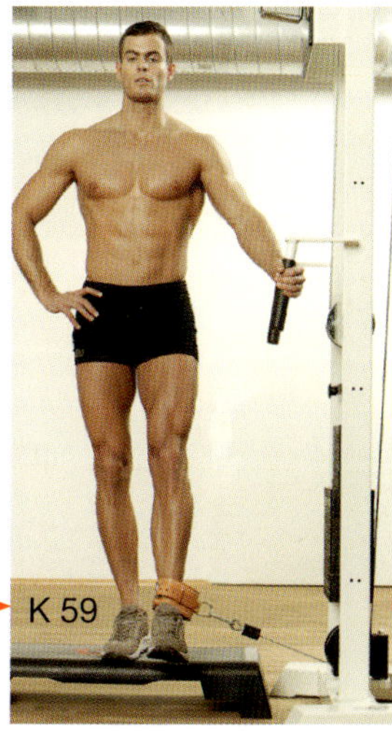
K 59

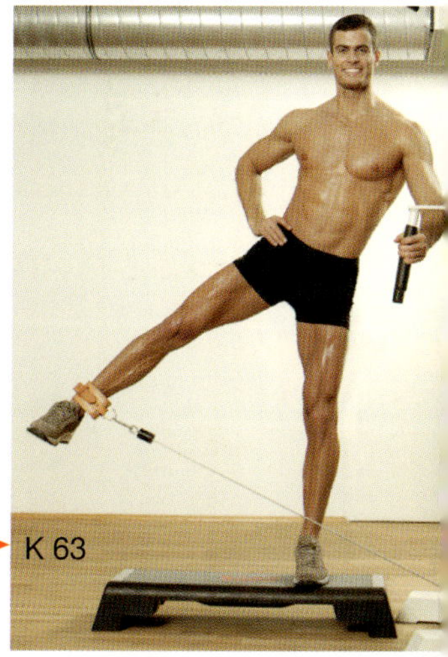
K 63

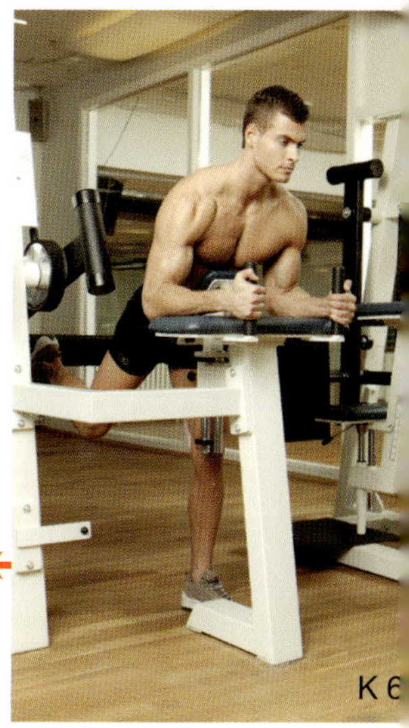
K 6

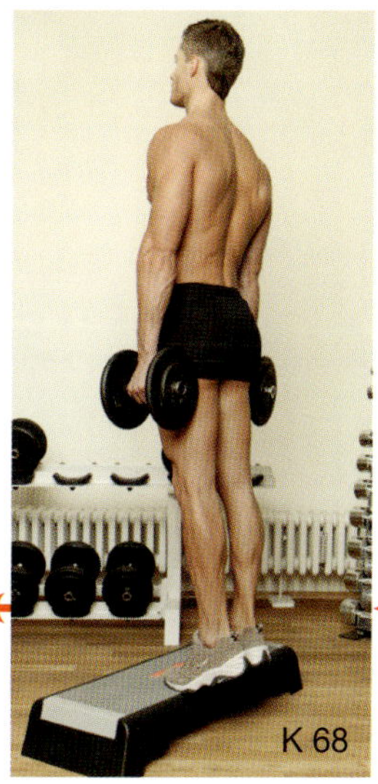
K 68

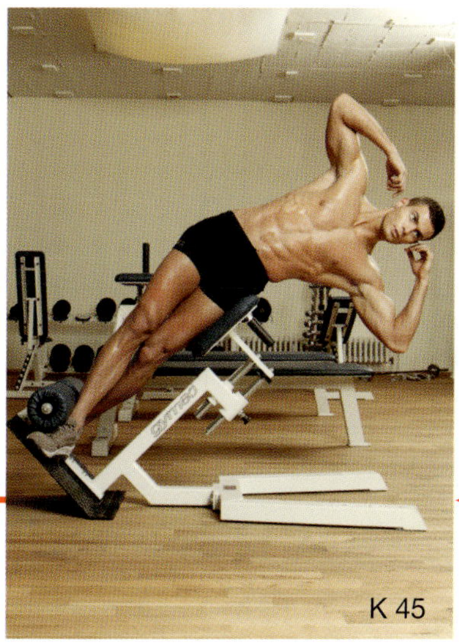
K 45

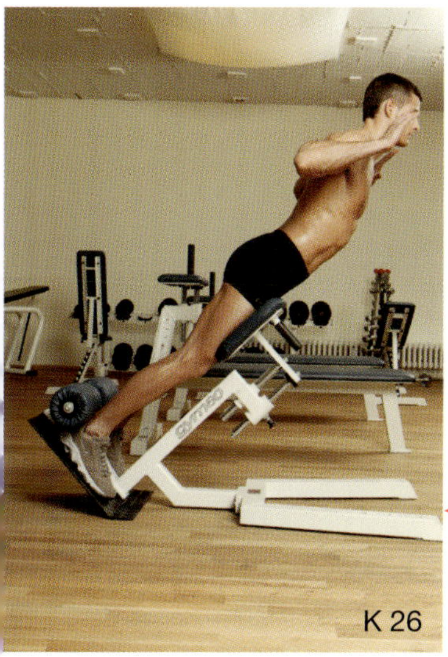
K 26

Workout Kraft G: Split

Obere Rückenmuskulatur, hinterer Anteil der Schultermuskulatur, vordere Oberarmmuskulatur und vordere Bauchmuskulatur.

Aufwärmübung
Dehnen Ganzkörperprogramm oder Kurzprogramm (siehe unten)
Kräftigen mit Trainingsziel Fitness: 3 Sätze, 15–20 Wdh. je Satz
Kräftigen mit Trainingsziel Körperfettreduktion: 3 Sätze, 8–12 Wdh. oder 15–20 Wdh. je Satz
Kräftigen mit Trainingsziel Muskelaufbau: 3–4 Sätze, 8–12 Wdh. je Satz
Abwärmübung
Dehnen nur 1. Dehnphase

Dehnen
D 4: Arm gestreckt dehnen
D 6: Arm seitlich schieben
D 11: Arme und Beine strecken
D 16: Oberkörper vorziehen

Workout G – Dehnen:

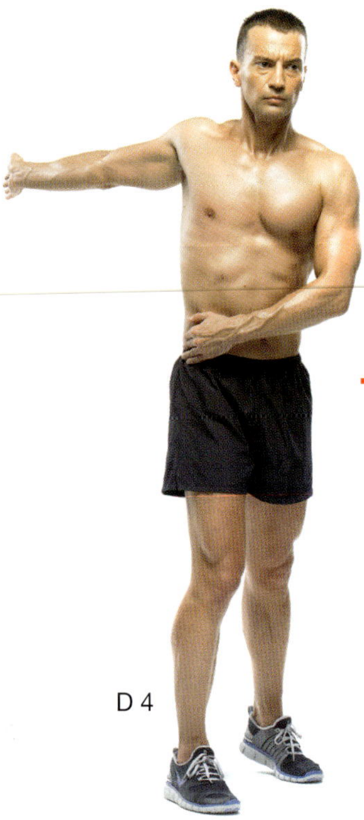

D 4

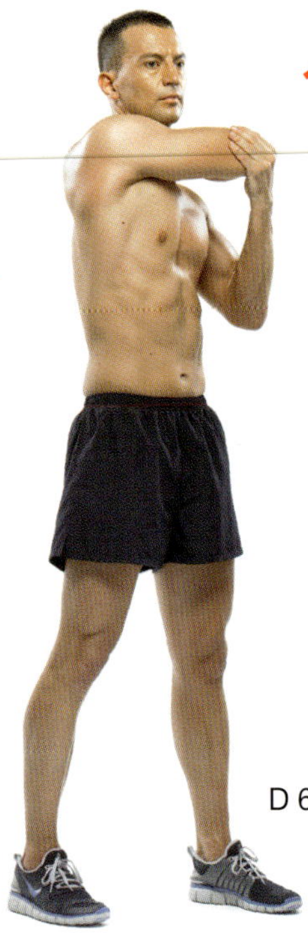

D 6

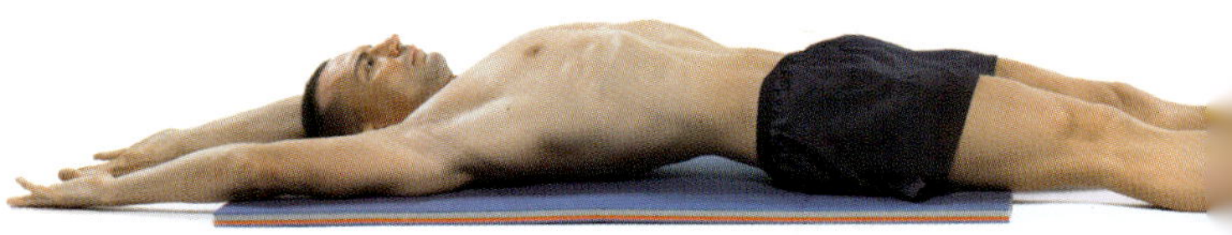

D 11

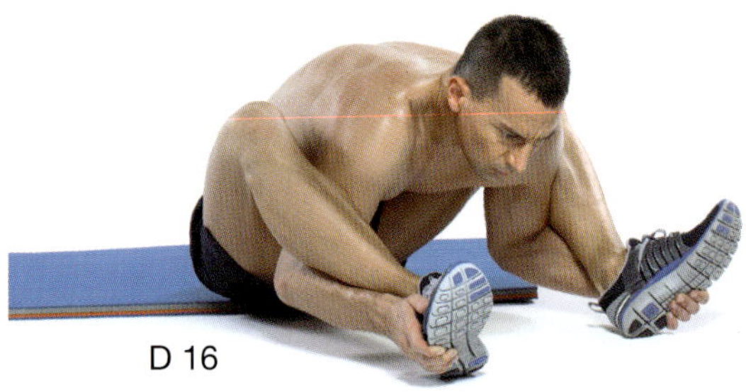

D 16

Kräftigen
1. K 20: Latzug oder K 21: Klimmzug oder K 17: Rudern einarmig
2. K 18: Rudern beidarmig oder K 19: Rudern an Maschine
3. K 14: Reverse Flys vorgebeugt oder K 16: Reverse Flys an Maschine
4. K 28: Konzentrationscurl oder K 27: Bizepscurl im Sitz
5. K 30: Beidarmiger Curl im Stand
6. K 43: Crunch auf Bank oder K 41: Unterarmstütz oder K 39: Becken anheben

Workout G – Kraft:

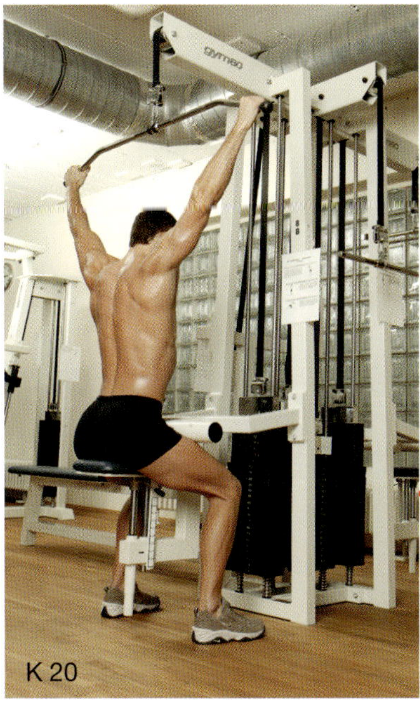
K 20

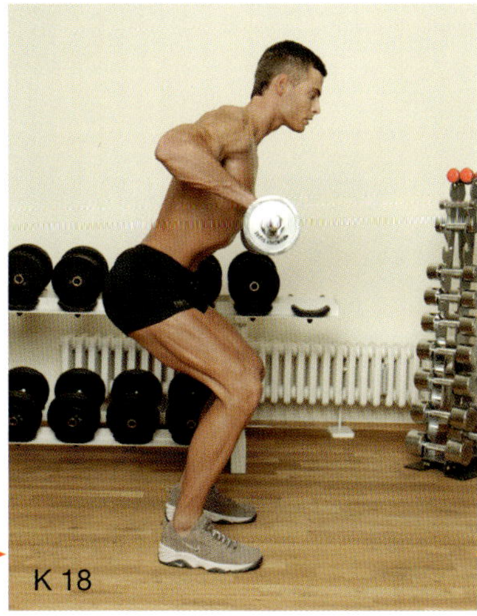
K 18

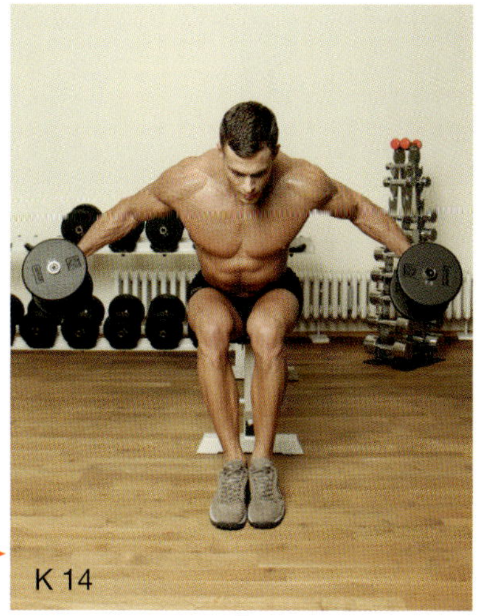
K 14

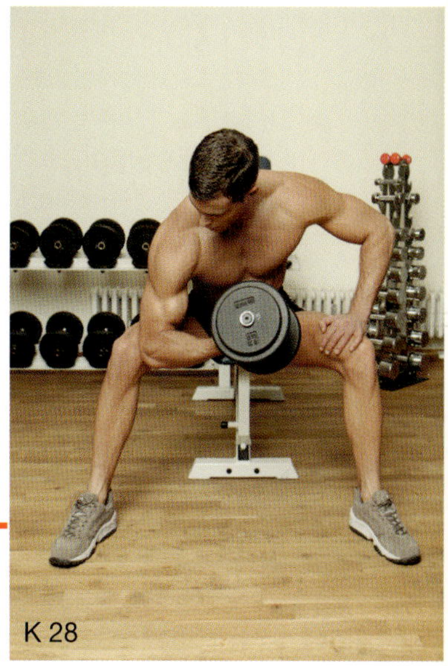
K 28

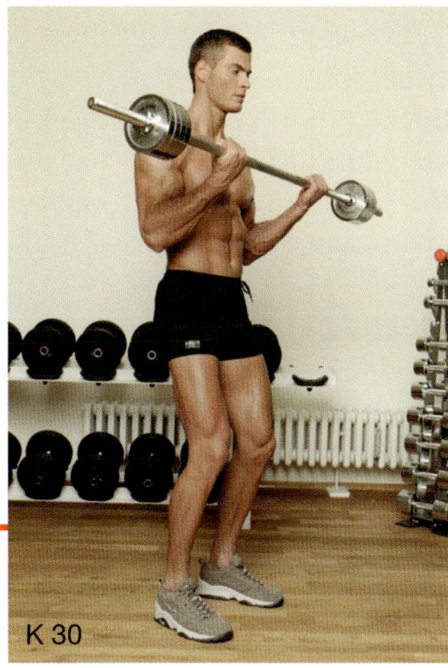
K 30

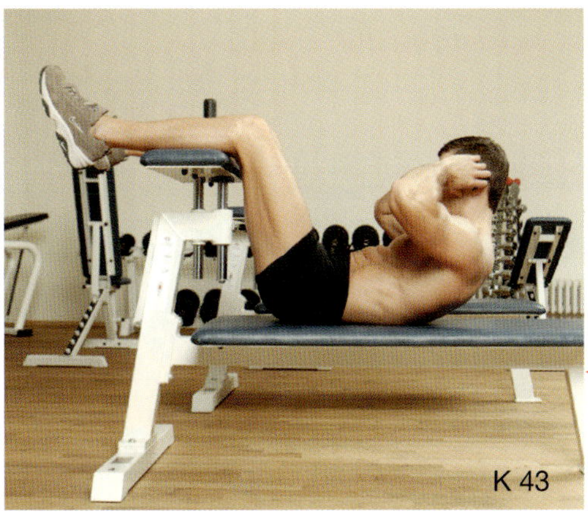
K 43

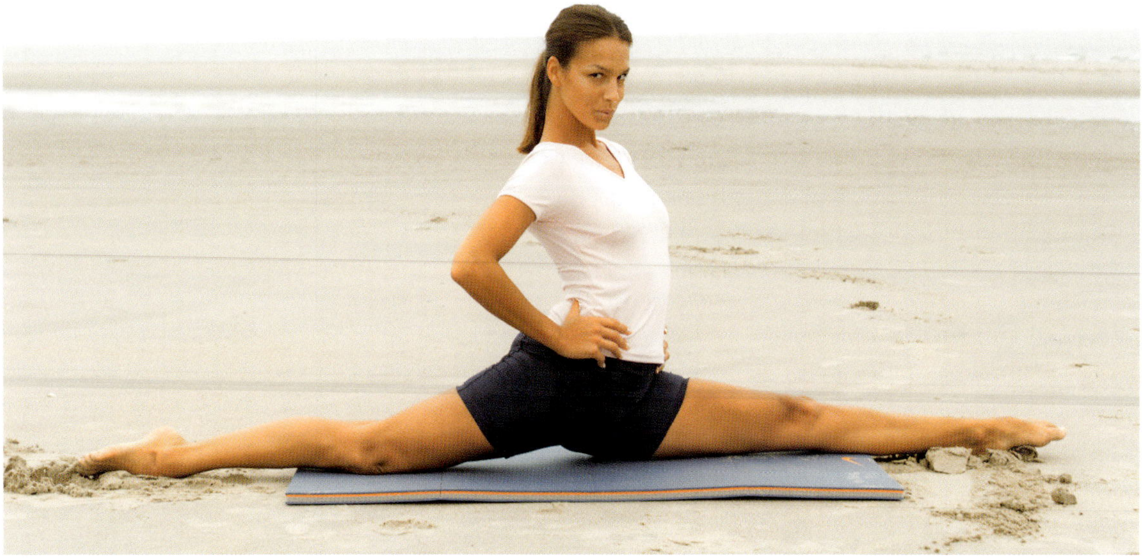

Literaturverzeichnis

Anderson, B.: Stretching. Dehnübungen, die den Körper geschmeidig und gesund erhalten, München 1996.
Boeckh-Behrens, W.-U./Buskies, W.: Fitness-Krafttraining. Die besten Übungen und Methodon für Sport und Gesundheit, 3. Aufl., Reinbek bei Hamburg 2001.
Burger, D.: Effektiv zum schlanken Bauch, Reinbek bei Hamburg 2003.
Cooper, K.: Bewegungstraining, Frankfurt 1980.
Delp, C.: Thai-Boxen basics, 2. Aufl., Stuttgart 2011.
Delp, C.: Fitness für Kampfsportler, 3. Aufl., Stuttgart 2010.
Delp, C.: Perfektes Hanteltraining, 3. Aufl., Stuttgart 2010.
Delp, C.: Kampfsport Solotraining, 3. Aufl., Stuttgart 2009.
Delp, C.: Best Stretching. Dehn-Übungen für alle Sportarten, 2. Aufl., Stuttgart 2008.
Delp, C.: Perfektes Bodyforming, Stuttgart 2008.
Delp, C.: Perfektes Workout mit Kleingeräten, Stuttgart 2008.
Delp, C.: Perfektes Bodyweight-Training, Stuttgart 2007.
Delp, C.: Sixpack-Trainer, Stuttgart 2006.
Deutsche Gesellschaft für Ernährung: Ernährungsbericht 2000, Frankfurt 2000.
Feil, W./Oberem S./Reichenauer-Feil A.: Ernährungs-Coach: Mehr Leistung im Sport, Stuttgart 2005.
Gießing, J. : Ein-Satz Training. Ein wissenschaftliches Konzept für schnellstmöglichen Muskelaufbau im Bodybuilding, Arnsberg 2004.
Riese, T./Wessinghage, T.: Ernährung und Training fürs Leben – 20 Bausteine für Ihre Fitness, 2. Aufl., Nürnberg 2000.
Scholz, A./Hamm, M.: Body Food, München 2005.

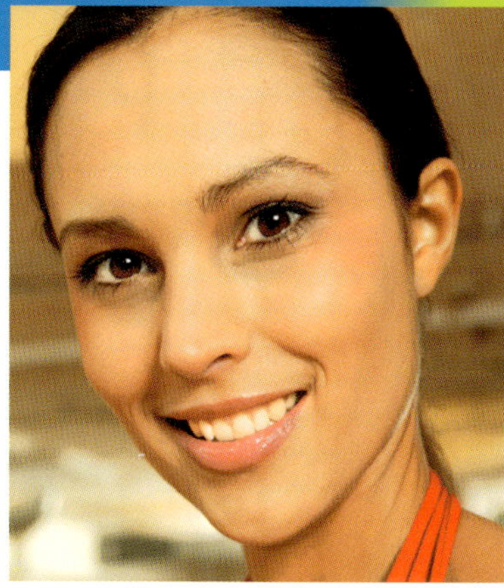

Claudia Hein
Fitnesstrainerin
Miss Germany 2004
www.claudia-hein.de

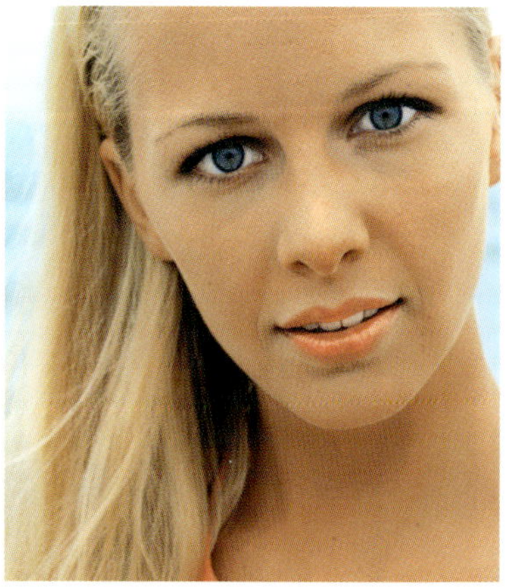

Elise Boulogne
Fitnesssportlerin
Miss Niederlande 2002

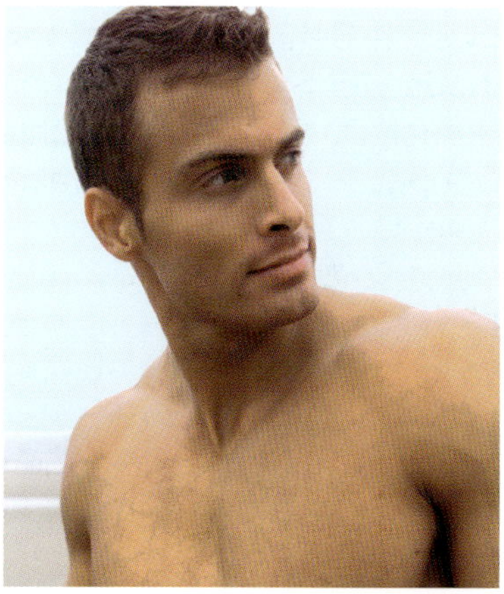

Ernst G.
Model und Fitnesssportler

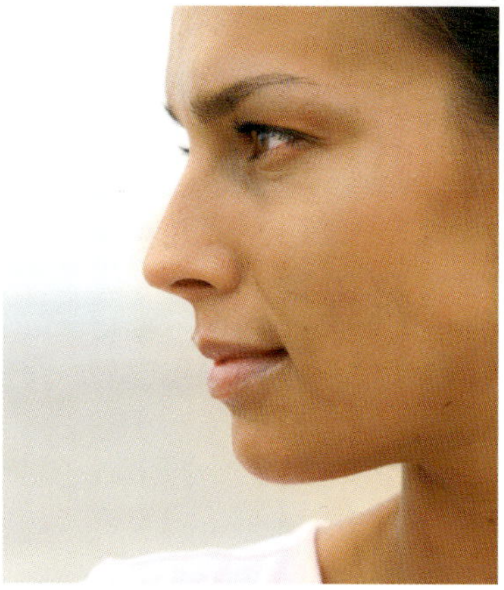

Petra K.
Model und Fitnesstrainerin

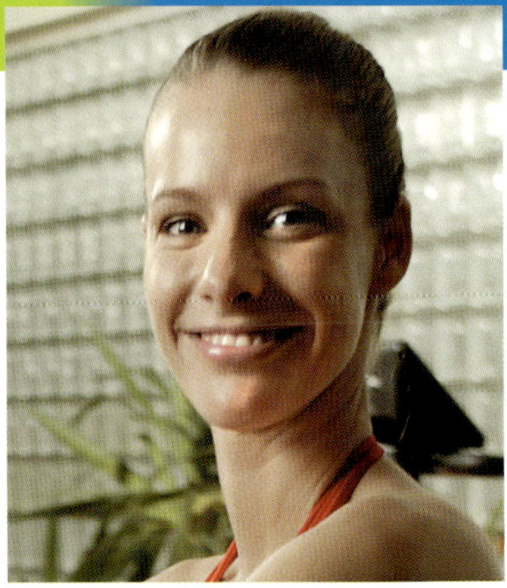

Sabrina Husemann
Model und Medizinstudentin

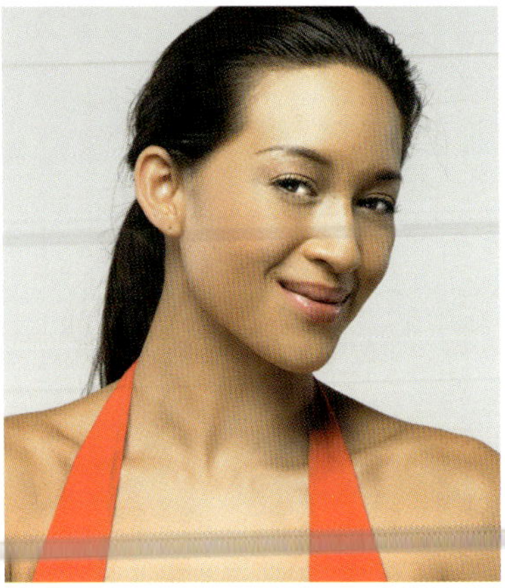

Tui Sang
Model und Fitnesssportlerin

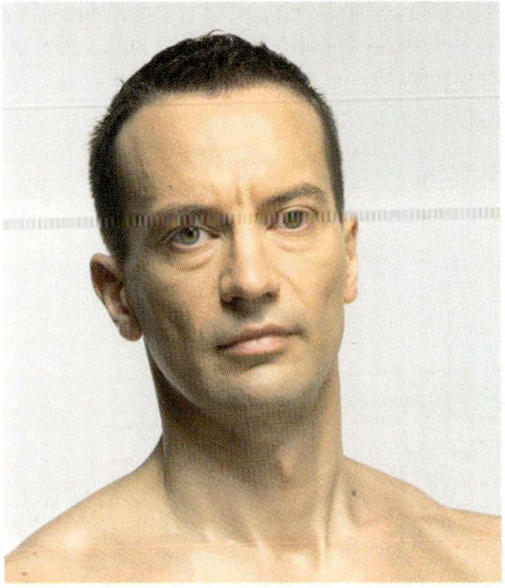

Autor
Christoph Delp, Diplom-Betriebswirt und Autor
Trainer für Fitness und Muay Thai (Thai-Boxen)
Neuste deutschsprachige Publikationen:
»Thai-Boxen basics« (2011), »Perfektes Hanteltraining« (2010) »Dehnen für Kampfsportler« (2009), »Perfektes Bodyforming« (2008), »Thai-Boxen fight« (2008), »Perfektes Workout mit Kleingeräten« (2008),
www.christophdelp.de, www.muaythai.de

Bildverzeichnis

Fotos von Nopphadol Viwatkamolwat www.astudioonline.com: Seiten 6, 9, 15, 18, 20, 24, 26, 27, 28, 29, 30, 44, 45, 49, 53, 55, 57, 59 (o.), 60, 67, 68, 69, 70, 73 (l. + m.), 74 (o.), 80, 82 (u.), 85, 86 (r.), 87 (o.), 88 (o.), 90 (o.), 92, 94, 95 (o.), 96, 97, 98 (u.), 104 (u.), 105 (u.), 107 (l. + m.), 110, 112 (o.), 113 (o.), 115 (u.), 116 (l. + m.), 119 (u.), 120 (l. + m.), 126 (l. + m.), 129, 130, 136, 139, 140, 143, 145, 146, 147, 148, 150, 152, 153, 157, 158, 160 (r.), 161, 162, 163, 164, 165, 167, 168, 169, 170 (o.), 177, 178, 188, 194, 201, 211, 217, 219, 221, 222, 225, 226, 227, 229, 230, 232, 234, 238 (m. + u.).

Alle anderen Aufnahmen von Erwin Wenzel.

Experten-Wissen für Kampfsportler

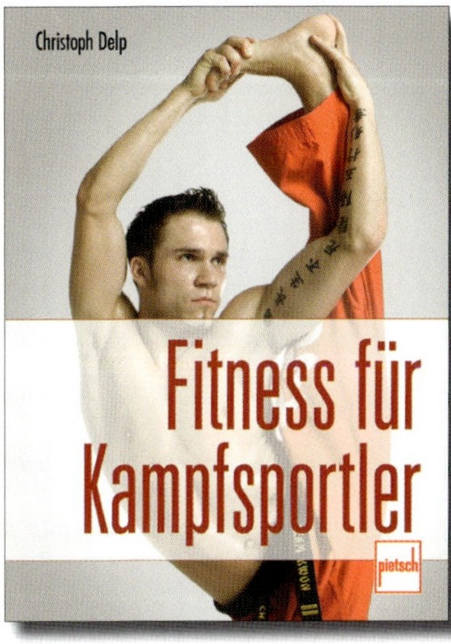

Christoph Delp
Fitness für Kampfsportler
Auch bei Kampfsportlern ist körperliche Fitness Grundlage des Erfolges – spezielles Training ist unerlässlich. Der Autor stellt hier die effektivsten Übungen vor.

96 Seiten, 216 Bilder, 1 Zeichnung, Format 195 x 265 mm

ISBN 978-3-613-50489-9

€ 14,90

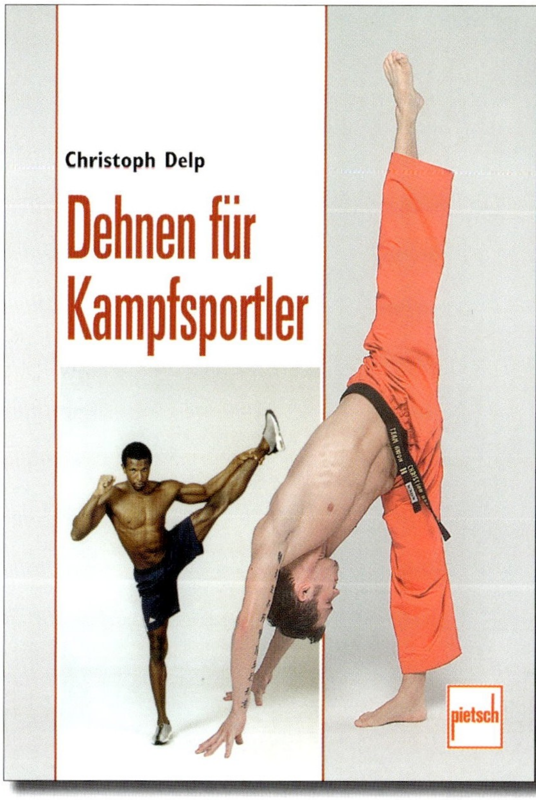

Christoph Delp
Dehnen für Kampfsportler
Dieses Buch liefert die Grundlagen zum Dehnen, stellt die wichtigsten Dehnmethoden und komplette Dehnprogramme zu den verbreitetsten Kampfsportarten vor.

112 Seiten, 155 Bilder, Format 170 x 240 mm

ISBN 978-3-613-50598-8 **€ 14,95**

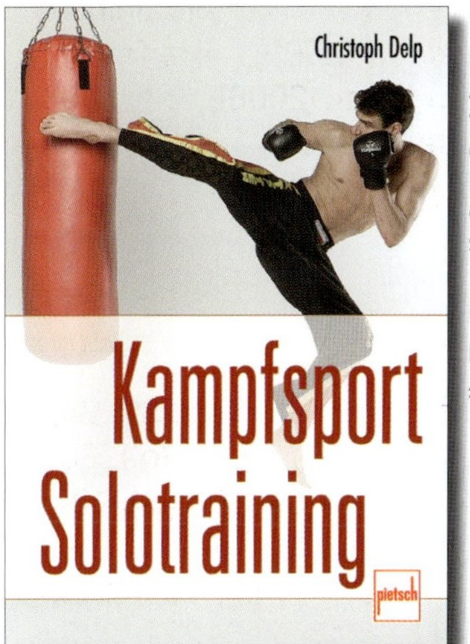

Christoph Delp
Kampfsport Solotraining
Alle, die zur Verbesserung von Technik und Fitness in den eigenen vier Wänden Kampfsport trainieren wollen, erhalten in diesem Ratgeber sämtliche Informationen.

112 Seiten, 205 Bilder, Format 170 x 240 mm

ISBN 978-3-613-50535-3

€ 14,95

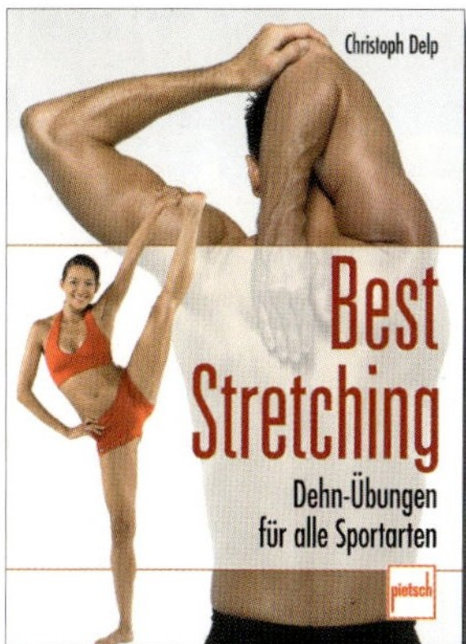

Christoph Delp
Best Stretching
Dieses Grundlagenbuch für jeden Sportler enthält alles Wissenswerte über das Dehnen allgemein sowie Übungen, die geeignet sind, um sich danach fit und erholt zu fühlen.

96 Seiten, 176 Bilder, Format 195 x 265 mm

ISBN 978-3-613-50472-1

€ 14,95

IHR VERLAG FÜR KAMPFSPORT-BÜCHER

pietsch

Postfach 10 37 43 · 70032 Stuttgart
Telefon: 01805/00 41 55*; Fax: 01805/959 729*
www.pietsch-verlag.de
*0,14 €/Min. aus dem dt. Festnetz, max 0,42 € pro Minute aus Mobilfunknetzen

Stand Februar 2011
Änderungen in Preis und Lieferfähigkeit vorbehalten

Mit perfektem Training zum Erfolg

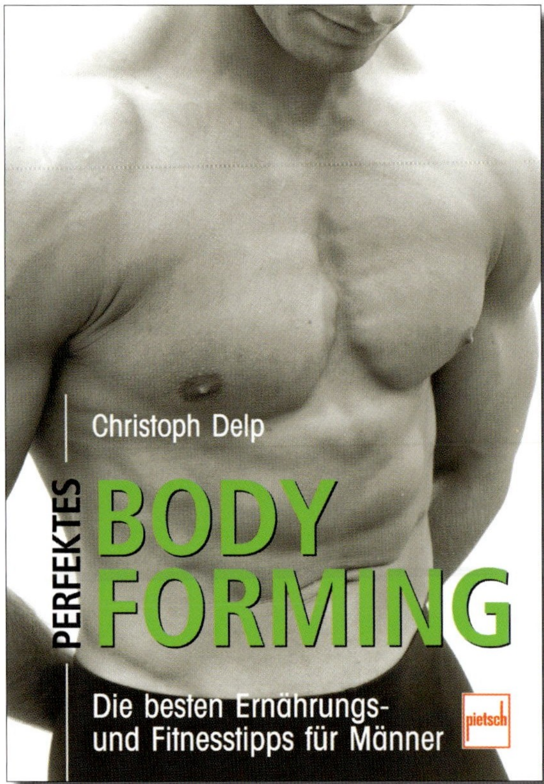

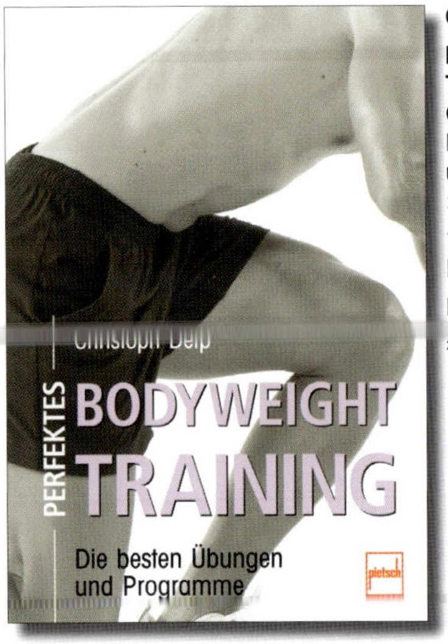

Christoph Delp

Perfektes Bodyweight Training
Christoph Delp stellt in diesem Ratgeber die besten Übungen und Programme zum Thema »Bodyweight« vor.

112 Seiten, 198 Bilder, Format 170 x 240 mm

ISBN 978-3-613-50538-4

€ 14,95

Christoph Delp

Perfektes Bodyforming
Dieser Ratgeber zeigt Männern den Weg zur Traumfigur – egal von welchem persönlichen Level und individuellen Voraussetzungen man(n) zu trainieren beginnt.

112 Seiten, 209 Bilder, Format 170 x 240 mm

ISBN 978-3-613-50584-1 € 14,95

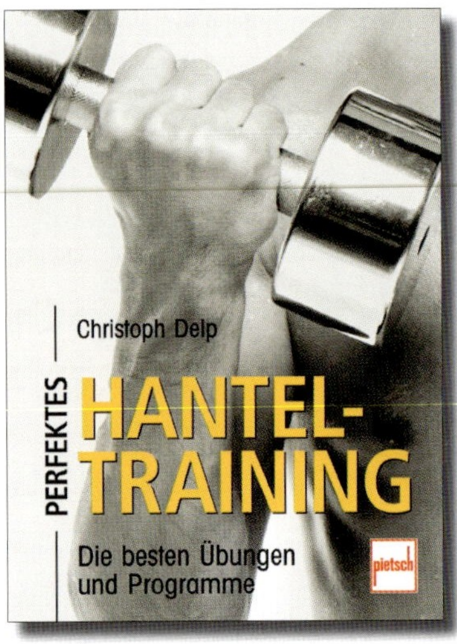

Christoph Delp

Perfektes Hanteltraining
Zahlreiche Übungen werden, nach den zu trainierenden Muskelgruppen gegliedert, beschrieben und in Trainingseinheiten zu Programmen zusammengefasst.

96 Seiten, 171 Bilder, 1 Zeichnung, Format 170 x 240 mm

ISBN 978-3-613-50483-7

€ 14,90

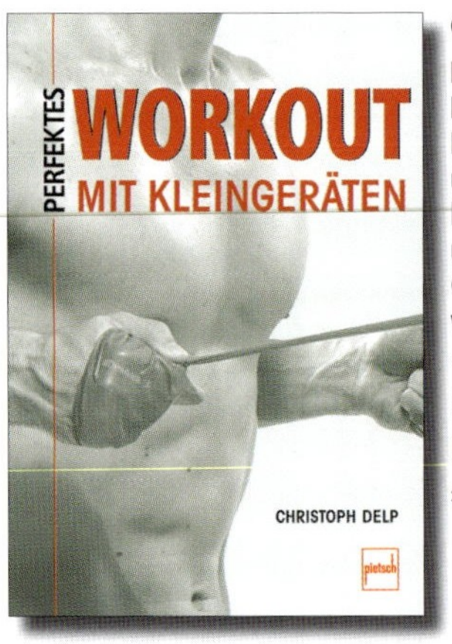

Christoph Delp

Perfektes Workout mit Kleingeräten
Der Autor zeigt Übungen, die unter anderem die intermuskuläre Koordination verbessern und präsentiert die besten Geräte zu diesem extrem wichtigen Thema.

112 Seiten, 249 Bilder, Format 170 x 240 mm

ISBN 978-3-613-50566-7

€ 14,95

IHR VERLAG FÜR FITNESS-BÜCHER
Postfach 10 37 43 · 70032 Stuttgart
Telefon: 01805/00 41 55*; Fax: 01805/959 729*
www.pietsch-verlag.de
*0,14 €/Min. aus dem dt. Festnetz, max 0,42 € pro Minute aus Mobilfunknetzen

pietsch

Stand Februar 2011
Änderungen in Preis und Lieferfähigkeit vorbehalten